KB171318

보청기 적합

오세진 지음

Σ 시그마프레스

보청기 적합

발행일 | 2016년 11월 10일 1쇄 발행

저자 | 오세진
발행인 | 강학경
발행처 | ㈜ 시그마프레스
디자인 | 송현주
편집 | 이지선

등록번호 | 제10-2642호
주소 | 서울특별시 영등포구 양평로 22길 21 선유도코오롱디지털타워 A401~403호
전자우편 | sigma@spress.co.kr
홈페이지 | http://www.sigmapress.co.kr
전화 | (02)323-4845, (02)2062-5184~8
팩스 | (02)323-4197

ISBN | 978-89-6866-823-4

• 이 책의 내용은 저작권법에 따라 보호받고 있습니다.
• 잘못 만들어진 책은 바꾸어 드립니다.

* 이 도서의 국립중앙도서관 출판시도서목록(CIP)은 서지정보유통지원시스템 홈페이지(http://seoji.nl.go.kr)와 국가자료공동목록시스템(http://www.nl.go.kr/kolisnet)에서 이용하실 수 있습니다.(CIP제어번호 : 2016025249)

노령화 사회로의 변화가 매우 급속히 진행되는 가운데 30년 후에는 전체 인구의 35%가 65세 이상의 노인이 될 것으로 예상된다. 따라서 노인성 난청으로 인해 보청기의 착용이 필요한 노인들의 수요가 지속적으로 증가할 것이다. 이러한 추세에 맞추어 보청기에 관련된 산업의 규모도 함께 커지고 있다.

보청기도 아날로그에서 디지털 기술로 전환되면서부터 보청기의 기능들이 크게 발전하고 있다. 실제로 아날로그 방식의 보청기는 음성을 단순히 증폭시키는 데서 크게 벗어나지 못한 상태였다고 할 수 있다. 그러나 디지털 기술은 주변 환경에 관계없이 어음명료도와 음질을 높여주고, 음향되울림과 음상 등을 비롯한 여러 가지 기능들을 추가하여 보청기의 편리성과 착용효과를 향상시켜주고 있다. 이러한 보청기 기능들은 대체로 심리음향에 기초를 둔 여러 가지 음향기술들을 활용한 것이다. 예를 들면, 보청기의 기능들은 공연음향이나 방송음향에서 사용되고 있는 기술들로부터 응용된 경우가 대부분이다. 이들 분야에서의 음향기술은 심리음향이 갖는 특성에 따라 운영되고 있다.

보청기에서 사용되는 기능들을 적절하게 사용하기 위해서는 이들 음향 분야와 심리음향에 관련된 지식과 기술이 요구될 것이다. 그러나 보청기 산업에 종사하고 있는 사람이 이들을 모두 공부하거나 익히기에는 현실적으로 다소 어려울 수 있다.

이 책에서는 3개의 제조사에서 판매하는 보청기들이 갖고 있는 기능들을 최대한 이해하기 쉽게 설명하고 있다. 각 기능들이 갖고 있는 심리음향과 음향기술 측면에서의 배경에 대해서도 자세히 설명하는 가운데 그들 기능의 목적과 용도에 대한 이해를 돕고 있다.

이들 제조사에서 사용하는 적합 프로그램에 들어 있는 각종 기능들에 대해서도 자세히 설명하고 있다. 이들 제조사에서 제공하고 있는 보청기의 기능을 충분히 활용하여 난청인의 청력재활을 최대한 돕고자 한다. 뿐만 아니라 적합 프로그램들의 사용법을 사용자 입장에서 이해하기 쉽도록 적고 있다.

이 책은 보청기 산업에 관련된 종사자의 직무능력을 향상시키기 위한 것보다는 난청인을 위해 저술되었다고 할 수 있다. 사람이 가질 수 있는 여러 종류의 장애 중에서 청각에 관련된 장애로 인한 불편함도 매우 크다고 할 수 있다. 따라서 각각의 제조사에서 난청으로 인해 발생하는 불편함을 줄여주기 위해 많은 노력을 기울이고 있는데 불구하고, 난청인이 이들의 노력을 충분히 활용할 수 없는 것도 안타까운 일이다.

아무쪼록 난청인들이 보청기를 통해 보다 나은 청력재활 서비스를 받을 수 있도록 이 책이 활용되기를 기원한다.

2016년 10월

| 차례 |

제4장 보청기의 처방공식

제5장 보청기의 부가기능

제6장 보청기의 적합

제1장

보청기의 기초

보 ■ 청 ■ 기 ■ 적 ■ 합

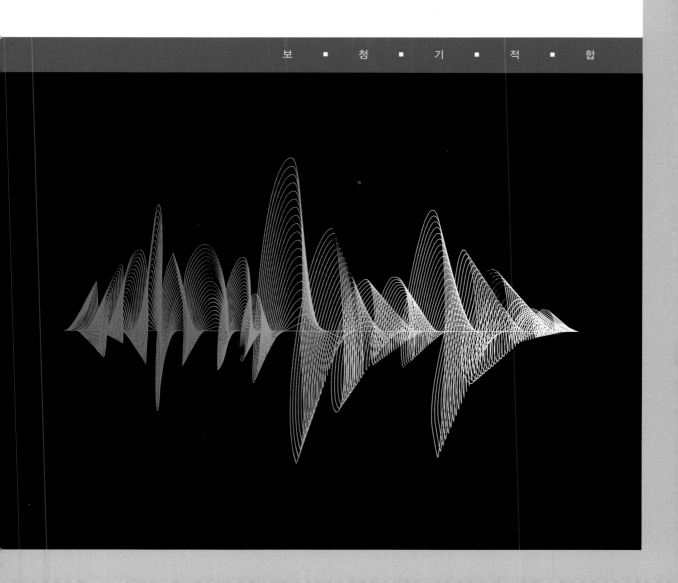

1 음향기초

1) 음압레벨

공기 입자의 파동에 의해 전달되는 소리의 세기(sound intensity)는 단위면적당 음향에너지로 정의된다. 따라서 소리의 세기는 소리의 전파 방향과 직각을 이루는 $1m^2$의 단위면적으로 1초 동안에 통과되는 음향에너지의 양으로 정의한다. 소리의 세기는 어떤 소리가 갖는 실제적인 세기와 사람이 들을 수 있는 가장 작은 소리의 세기($10^{-12}W/m^2$) 사이의 비율을 로그함수에 적용한 **음압레벨**(Sound Pressure Level, dB SPL)로 나타낸다.

$$SPL = 20log(p/p_o)$$

여기서 p는 측정하고자 하는 순간에 소리가 갖는 순간음압이고, 기준음압인 p_o는 가장 작은 소리의 음압으로서 20μPa이 된다.

난청인의 청력손실과 보청기의 특성 등을 표시하는 음압레벨은 다음과 같이 세 가지 종류가 있다.

● 음압레벨

위에서 설명한 바와 같이 측정하고자 하는 소리의 음압과 기준음압(20μPa) 사이의 비율을 로그함수로 표시한 소리의 세기이다. 이는 공기 중에서 소리가 갖는 절대적인 세기로서, 사람의 청각이 아닌 오디오 분석기(audio analyzer)에 의해 측정된다.

● 가청수준

건청인이 들을 수 있는 가장 작은 소리의 음압레벨(dB SPL)은 주파수에 따라서 달라진다. 예를 들면, 3~4kHz에서 건청인의 가청수준은 0dB SPL이지만 다른 주파수에서는 이와 다르다. 이처럼 주파수에 따라서 달라지는 것은 가청수준이 사람의 청각특성에 의한 심리량이기 때문인데, 건청인이 각 주파수별로 갖는 가장 작은 소리의 세기를 건청인의 **가청수준**(Hearing Level, dB HL)이라고 한다.

헤드폰(TDH-39)을 착용한 상태에서 청력손실이 없는 건청인이 겨우 들을 수 있는 주파수에 따른 건청인의 가청수준(0dB HL)과 음압레벨(dB SPL) 사이의 관계를 〈표 1.1〉과 〈그림 1.1〉에서 볼 수 있다(British Standard Institution 2000, RETSPL).

만약 청력손실이 있다면 건청인의 가청수준은 청력손실의 정도를 결정하는 데 기준이 된다. 예를 들어, 1kHz에서 건청인의 가청수준이 7dB SPL인 가운데, 어떤 난청인의 청력역치에 해당하는 음압레벨을 40dB SPL이라고 하자. 건청인에 대한 이 난청인의 청력손실은 40dB SPL에서 7dB SPL을 뺀 것이 될 것이고, 이 음압레벨(33dB SPL), 즉 그 난청인의 가청수준(그림 1.1의 ①) 또는 청력역치(hearing threshold)를 dB SPL에서 dB HL로 나타낸다.

순음이 아닌 어음의 경우 건청인의 가청수준과 0dB SPL 사이의 차이는 20dB SPL이다.

표 1.1 TDH-39를 사용하였을 때의 dB HL과 dB SPL의 차이

주파수(Hz)	dB HL	dB SPL(RETSPL)
250	0	26
500	0	12
1,000	0	7
2,000	0	9
4,000	0	10
8,000	0	13
어음(대화음)	0	20

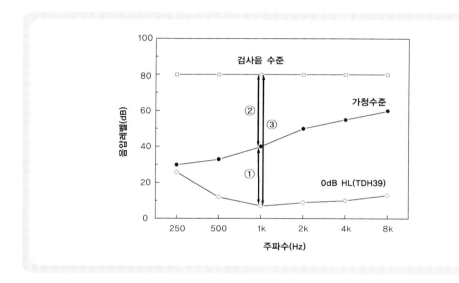

그림 1.1
가청수준 및 지각수준

따라서 어음청력검사를 통하여 dB HL단위의 가청수준은 다음과 같이 구할 수 있다.

$$가청수준(dB\ HL) = 음압레벨(dB\ SPL) - 20$$

일반적으로 대화음(어음)이 갖는 소리의 세기는 53~77dB SPL인데, 이는 33~57dB HL에 해당한다.

사람이 들을 수 있는 가장 작은 소리의 세기를 가청수준으로 정의한다. 이는 각 개인의 청력역치와 동일한 의미를 가지며, dB SPL이 아닌 dB HL 단위로 나타낸다.

● **지각수준**

만약 청력에 아무런 손실이 없으면 어음의 음압레벨에서 건청인의 가청수준인 20dB을 뺀 소리의 세기로 듣게 될 것이다. 그러나 청력에 손실이 존재한다면 단순히 음압레벨에서 20dB만을 뺄 수는 없다. 다시 말하면 음압레벨에서 20dB을 뺀 후에 다시 각 개인의 청력 손실을 추가적으로 빼줘야 한다. 이는 어음청력검사음의 세기를 dB HL(dB SPL − 20)로 나

타낸 후에, dB HL 단위의 청력손실을 뺀 값이 될 것이다.

어음이 아닌 순음을 사용하여 청력을 검사하는 경우에도 각 주파수별로 dB HL 단위의 검사음의 세기에서 개인의 가청수준(청력역치)을 다음의 식과 같이 **빼준다**.

$$지각수준(dB\ SL) = 검사음의\ 세기(dB\ HL) - 가청수준(dB\ HL)$$

따라서 dB HL 단위의 검사음의 세기에서 난청인의 가청수준을 뺀 음압레벨의 차이를 지각수준(Sensation Level, dB SL)이라고 한다. 예를 들어, 1kHz에 80dB HL의 세기(그림 1.1의 ③)를 갖는 검사음을 청력역치가 40dB HL(그림 1.1의 ①)인 난청인에게 들려주었을 때 40dB HL이 바로 그 사람의 지각수준인 것이다. 즉 난청인은 동일한 소리에 대해 지각수준이 높을수록 건청인이 느끼는 소리의 세기와 비슷하게 듣는다.

2) 음량

공기 중에서 소리의 세기로 표현되는 물리적인 소리의 강약은 사람의 청각구조에 심리가 더해진 것이다. 물리적인 요소에 심리적인 요소까지 합쳐진 소리의 강약을 소리의 크기인 **음량**(loudness)이라고 한다. 소리의 세기라고 하는 물리적인 객관적 양이 사람의 심리에 의해 소리의 크기라는 심리적인 양으로 바뀐 것이다. 음압레벨이 물리적인 측면의 소리에 대한 강약이라면, 음량은 심리적인 관점에서의 소리에 대한 강약을 표시한다. 따라서 음압레벨을 정의하는 데 기초가 되는 소리의 세기와 청각에서의 소리의 크기는 서로 다른 차원의 양이다. 사람이 청각에서 느끼는 소리의 감도인 음량은 폰(phon)이라는 단위를 사용하며, 소리의 크기에 대한 사람의 가청한계는 0~130phon이다. 심리적인 측면에서 1phon에 해당하는 소리의 크기는 물리적인 측면에서 1,000Hz 순음에서의 1dB과 동일하다. 물리적인 음압레벨의 차이에 따라서 사람의 청각에서 느끼는 지각의 변화를 〈표 1.2〉에 나타냈다.

청각적으로 소리의 크기가 2배가 되려면 10dB 또는 10phon에 해당하는 소리의 세기 또는 크기가 변해야 한다. 사람의 청각에서 감지되는 소리의 크기와 폰의 변화량은 서로 정비례하지 않는다는 것을 〈표 1.3〉에서 알 수 있다.

표 1.2 1,000Hz에서 음압레벨의 차이에 따른 지각의 변화

음압레벨의 변화(dB)	지각(loudness)의 정도
1	변화를 느끼기 어려움
3	약간의 변화를 느낄 수 있음
5	변화를 확실하게 느낌
10	소리의 크기를 2배로 느낌
20	소리의 크기를 4배로 느낌

표 1.3 폰에 따른 지각의 변화

폰의 변화(phon)	지각의 차이
10	2배
20	4배
30	8배
40	16배
50	32배

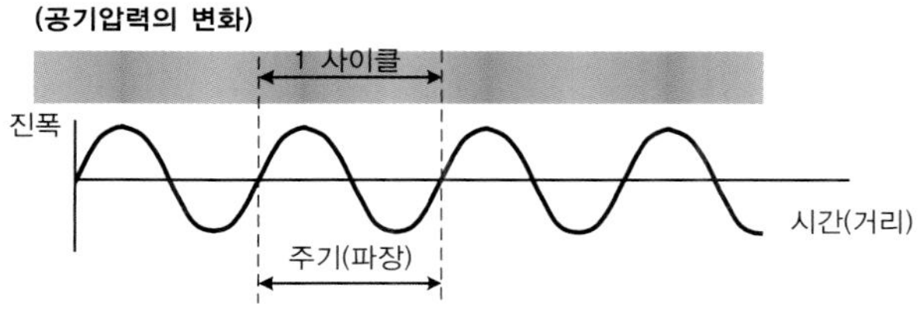

(공기압력의 변화)

1 사이클

진폭

주기(파장)

시간(거리)

그림 1.2
주기적인 공기압력의 변화

3) 주파수

주기운동에서 1초 동안에 동일한 운동이 반복되는 횟수를 **주파수**(frequency, f 또는 진동수)라고 정의하고, 단위는 Hz(Hertz, 헤르츠)를 사용한다. 따라서 주기운동의 주파수를 알면 그 운동이 1초 동안에 몇 번이나 반복되는지를 알 수 있다.

　〈그림 1.2〉에서 보여주는 것처럼 소리에 의해 공기압력이 주기적으로 높아졌다가 낮아졌다가를 반복한다면 그 소리의 주파수를 알 수 있다. 예를 들어, 어떤 소리의 주파수가 100Hz라면 공기압력의 변화가 1초 동안에 100번을 주기적으로 반복한다는 것을 의미한다. 이처럼 공기압력의 변동분을 의미하는 음압의 변화가 1초 동안에 몇 번 반복되는지를 나타내는 횟수를 소리의 주파수라고 정의한다.

4) 역동범위

음향기기나 사람이 소리를 내거나 또는 귀로 소리를 들을 때 어느 정도의 작은 소리부터 얼마나 큰 소리까지 들을 수 있을까? 이처럼 소리를 내거나 들을 수 있는 가장 작은 소리부터 큰 소리까지의 범위를 **역동범위**(dynamic range)라고 한다.

　사람이 소리를 인식할 수 있는 청력, 음성 및 음악의 역동범위를 살펴보면 〈그림 1.3〉과 같다. 청력손실이 없는 건청인이 갖는 청력의 역동범위는 120dB이다. 이는 건청인의 불쾌수준(UnComfortable Level, UCL)에서 청력역치를 뺀 음압레벨의 범위를 말한다. 여기서 불쾌수준이라 함은 사람이 소리를 들을 때 소리의 크기가 너무 커서 불쾌감을 느끼기 시작하는 음압레벨을 말한다. 따라서 사람의 청력에 대한 역동범위를 다음과 같이 정의할 수 있다.

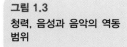

그림 1.3
청력, 음성과 음악의 역동
범위

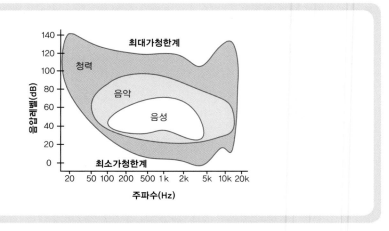

$$역동범위(dB) = 불쾌수준(UCL) - 청력역치(HL)$$

5) 파형

일반적으로 소리신호를 나타내는 **파형**(waveform)이란 시간에 따른 소리의 진폭 변화를 의미한다. 주파수 성분이 하나인 순음의 파형은 정현파의 모습을 갖는다. 그러나 2개 이상의 순음이 합성되면 순음이 갖는 정현파의 모습이 변하기 시작하는데, 주파수가 다른 순음의 숫자가 많을수록 정현파의 모습이 사라진 파형으로 변한다.

만약 파형의 형태가 서로 다르다면 그 결과는 음색(timbre)의 차이로 나타난다. 파형이 동일하지 않다는 것은 그 파형을 구성하고 있는 주파수 성분이 다르다는 것을 의미한다. 여러 악기에서 나오는 소리가 서로 다른 것은 각 악기에서 나오는 소리의 파형이 서로 다르기 때문이다. 여기서 각 소리의 음색은 파형뿐만 아니라 엔벨롭(envelop)이나 주파수에 의해서도 달라진다.

6) 옥타브 밴드

피아노 건반을 보면 '도'부터 '시'가 있은 후에 다시 '도'가 나온다. 사람의 귀는 이들 2개의 '도'를 같은 음으로 인식하지만, 이들 사이에는 주파수의 차이가 있다. 다시 말하면 피아노의 각 건반을 두드릴 때 나는 소리의 주파수는 왼쪽에서 오른쪽 방향으로 갈수록 높아진다. 이때 동일한 '도'를 발생시키는 건반들에서 나는 소리의 주파수를 분석하면 가장 낮은 '도'의 주파수에 비해 정수배가 된다. 이처럼 주파수가 2배가 되는 음정을 **옥타브**(octave)라고 한다.

사람이 들을 수 있는 주파수대역은 20~20,000Hz라고 했다. 이 가청주파수대역은 10개의 옥타브로 구성되어 있다. 이들 각각의 옥타브를 1옥타브 밴드로 부르고, 각 옥타브에서의 중심주파수를 〈표 1.4〉에서 보여준다. 보청기에서는 음성의 주된 주파수영역인 3~8번째 옥타브 밴드까지만 사용한다. 그리고 1옥타브 밴드를 다시 3등분한 것을 1/3옥타브 밴드

표 1.4 1옥타브와 1/3옥타브 밴드별 중심주파수 (단위 : Hz)

번호	1옥타브(Hz)	1/3옥타브(Hz)	번호	1옥타브(Hz)	1/3옥타브(Hz)
1	31.25	25 31.25 40	6	1,000	800 1,000 1,250
2	62.5	50 62.5 80	7	2,000	1,600 2,000 2,500
3	125	100 125 160	8	4,000	3,150 4,000 5,000
4	250	200 250 315	9	8,000	6,300 8,000 10,000
5	500	400 500 630	10	16,000	12,500 16,000 20,000

라고 부르며, 각 1/3옥타브 밴드별 중심주파수는 〈표 1.4〉에서 볼 수 있다.

② 청각장애의 특성

1) 전음성 난청

소리를 내이로 전달하는 외이와 중이에 있는 청각기관의 장애로 인해 청력이 손실된 형태를 **전음성 난청**(conductive hearing loss)이라고 한다. 다시 말하면 외이 또는 중이에 병변이 있어 소리를 내이로 전달시키지 못하는 난청이다. 전음성 난청의 경우에 귀로 들어오는 소리가 클수록 소리에 대한 이해도가 높아진다. 이때 골전도에 의한 소리의 인식에는 아무런 문제가 없다.

전음성 난청의 원인은 다음과 같다.

- 외이 또는 외이도가 없는 경우
- 고막이 없거나 천공이 있는 경우
- 중이에 있는 이소골을 이루는 뼈들이 서로 붙어 있는 경우
- 중이의 이소골이 서로 연결되어 있지 않은 경우
- 감염으로 인해 중이에 고름이 차 있는 경우
- 중이에서의 출혈로 인해 고실이 피로 잠겨 있는 경우
- 귀지로 인해 외이도가 폐쇄된 경우

전음성 난청은 외이 또는 중이에서 소리의 크기를 단순히 감쇠시키는 작용을 한다. 건청인이 소리를 들을 때와 같이 내이에 있는 와우는 정상적으로 기능한다. 따라서 전음성 난청이 어음명료도(speech intelligibility)에 미치는 영향은 매우 단순하다. 그러므로 보청기를 통해 소리의 크기를 적절하게 증폭만 시켜줘도 난청에서 해방될 수 있다. 그러나 전음성 난청으로 인한 청력손실이 커지면 소리가 발생하는 방향에 대한 분별력이 감소할 수 있다. 전음성 난청으로 인한 청력손실의 증가는 와우로 들어가는 골전도(bone conduction)의 비중을 높여준다. 이로 인해 양쪽 귀의 와우로 들어가는 소리신호들이 서로 유사해지기 때문에 청각을 담당하는 대뇌에서 소리가 들어오는 방향을 식별하기가 어려워진다. 만약 보청기를 착용하여 공기전도방식의 비중을 높여준다고 해도 소리가 발생한 방향에 대한 모호성은 여전히 남는다. 왜냐하면 보청기의 양이착용을 통해 공기전도방식의 소리성분이 증폭되어 각 귀로 들어간다고 해도 각각의 와우에는 골전도로 인해 좌우측에서 들어온 소리성분들이 서로 혼합될 수 있기 때문이다.

2) 감각신경성 난청

소리를 실제적으로 인식하는 내이에 병변이 있어서 청각신호를 정상적으로 인식하지 못하거나 청각신경 또는 중추신경계에 이상이 있어서 소리를 정상적으로 대뇌에 전달하지 못하는 경우를 **감각신경성 난청**(sensorineural hearing loss)이라고 부른다. 감각신경성 난청은 감각과 신경계통의 병변으로 인한 난청들의 합성어이다.

감각성 난청(sensory hearing loss)은 와우에 전달된 기계적인 진동이 청각신호로 변환되는 과정에서 발생하는 것을 말한다. 예를 들면, 와우관(cochlear duct, 달팽이관)을 형성하는 구조의 강성(stiffness) 변화로 인해 발생하는 와우전도성 난청(cochlear conductive loss)을 들 수 있다. 그리고 기저막의 진동에 의해 유모세포에 위치한 부동섬모(stereocilia)들의 비정상적인 운동으로 발생하는 난청을 'strial sensorineural loss'라고 한다.

신경성 난청(neural hearing loss)은 정상적인 내·외유모세포에서 나온 청각신호가 청각신경(auditory nerve)에 연결되는 과정이나 청각신경 자체에 병변이 있는 경우에 발생하며, 'auditory neuropathy spectrum disorder'라고도 불린다. 이는 인큐베이터와 같은 시설에서 특별한 치료를 받았던 아동에게 많이 발생한다.

감각신경성 난청을 일으키는 원인은 미로염이나 뇌수막염과 같은 각종 고열질환, 약물중독, 유전, 소음과 고령 등 매우 다양하며 미숙아에게서도 발생할 수 있다. 그리고 큰 소리로 말을 해도 명료도나 이해도가 전음성 난청만큼 좋아지지 않는다. 소리가 나지 않는데도 불구하고 마치 소리가 나는 것처럼 들리는 이명 현상을 동반하는 경우가 있다.

내이에 있는 유모세포(hair cell)들이 제 기능을 하지 못하는 경우에 감각신경성 난청이 발생한다. 유모세포들은 내이의 코르티 기관에 있는 코르티 관을 경계로 하여 내유모세포(inner hair cell)와 외유모세포(outer hair cell)로 나누어진다. 각각의 주파수에 대응하는 기저막(basilar membrane)의 내유모세포와 외유모세포 모두가 제 기능을 하지 못하여 감각신경성 난청을 일으킬 수도 있지만 이들 중 어느 한쪽에만 의해서도 감각신경성 난청이 발생할 수 있다. 여기서 내·외유모세포들의 기능저하는 유모세포 내부와 유모세포에 연결된 시냅스의 비정상적인 요소 또는 유모세포 자체의 파괴 등에 의해 발생한다.

외유모세포의 기능만 감소할 경우 그 주파수에서의 청력역치는 높아지면서 나중에 설명하게 될 역동범위, 주파수와 시간에 대한 해상도가 감소한다. 그러나 내유모세포만이 제기능을 하지 못할 경우 청력역치가 상승하지만 주파수에 대한 해상도는 건청인과 거의 동일한 수준을 유지할 수 있다.

내유모세포에서의 발화(firing) 횟수 또는 각 내유모세포에 연결된 시냅스 숫자들의 감소로 인해 뇌간으로 신호가 들어오는 시간이 부정확해진다. 내유모세포의 기능저하는 향후 1~2년에 걸쳐 나선신경절세포의 죽음으로 이어진다.

3) 혼합성 난청

앞서 설명한 전음성 난청과 감각신경성 난청이 동시에 나타나는 경우를 **혼합성 난청**(mixed hearing loss)이라고 한다. 혼합성 난청의 경우 공기와 골도청력이 모두 떨어지고, 특히 공기청력의 손실이 더 크게 나타난다. 청력손실이 심할수록 혼합성 난청이 발생하기 쉬워지는 경향이 있다.

4) 소음성 난청

비행장이나 이어폰에서 나오는 소리처럼 큰 소리에 청각이 장기간 노출되었을 때 발생하는 난청을 **소음성 난청**(noise induced deafness)이라고 하며, 난청이 서서히 진행하는 경우인 만성진행성 소음성 난청과 갑자기 청력이 떨어지는 돌발성 소음성 난청으로 구분할 수 있다. 소음성 난청은 노인성 난청처럼 유모세포의 손상에 의한 일종의 감각신경성 난청으로서, 초기에는 4kHz 부근의 청력이 감소하는 C^4 dip 현상이 나타나다가 차츰 고음과 저음으로 청력손실이 확대된다. 이명을 동반하는 경우가 많으며 일반적으로 양쪽의 청각기관에서 나타난다. 심도난청까지 진행되는 경우는 흔하지 않지만 노출된 소음으로부터 벗어나면 청력손실이 더 이상 진행되지 않는다.

소음성 난청에 관련된 요소를 살펴보면 소리의 크기와 주파수, 소음환경, 노출시간과 개인적 감수성 등이 있다. 강력한 소음에 의해 발생한 일시적인 난청은 금방 회복이 가능하지만, 영구적으로 고착된 난청의 경우에는 회복되기가 매우 어렵다. 〈표 1.5〉에서는 소음레벨에 따라 미국 노동안전위생법에 의해 권장되는 허용폭로시간을 보여준다.

5) 청력손실의 등급

청력손실의 정도는 편의상 하나의 수치로 표현할 필요가 있다. 따라서 일반적인 대화음의 청취능력과 관계가 깊은 500Hz, 1kHz, 2kHz, 3kHz, 4kHz에서의 청력손실을 산술평균하여 **평균순음역치**(Pure Tone Average, PTA)로 나타낸다. 이를 위해 3분법, 4분법, ASHA 4분법, 6분법 등이 사용되는데 다음과 같이 구한다.

표 1.5 소음레벨에 따른 허용폭로시간

폭로시간	허용레벨(dB)	폭로시간	허용레벨(dB)
8시간	90	30분	110
4시간	95	15분	115
2시간	100	충격음	140
1시간	105	–	–

표 1.6 미국언어청각 임상협회에 의한 난청등급

청력손실(dB HL)	구분	
−10~15	normal	정상
16~25	slight	
26~40	mild	경도난청
41~55	moderate	중도난청
56~70	moderately severe	고도난청
71~90	severe	
91~	profound	심도난청(농)

- 3분법 : (a + b + c) / 3
- 4분법 : (a + 2b + c) / 4
- ASHA 4분법 : (b + c + d + e) / 4
- 6분법 : (a + 2b + 2c + e) / 6

여기서 a, b, c, d, e는 500Hz, 1kHz, 2kHz, 3kHz, 4kHz에서의 청력손실을 의미한다. 특히 ASHA 4분법은 소음성 또는 노인성 난청의 청력손실에 많이 사용되는 반면에, 6분법은 보건복지부에서 청각장애진단을 위한 산업재해보상법에 적용되고 있다.

〈표 1.6〉에서는 일반적으로 사용하는 청력손실의 정도에 의한 난청등급을 보여준다. 난청의 등급에 따라 청력의 특징을 살펴보면 다음과 같다.

● **정상**

정상상태에 해당하는 20dB HL까지의 청력손실은 실제로 일상적인 대화에 아무런 지장을 주지 않을 뿐만 아니라 심지어 속삭이는 소리까지도 들을 수 있다.

● **경도난청**

소위 "가는귀가 먹었다."고 표현되는 정도로서, 본인은 청력손실에 대해 잘 느끼지 못할 수도 있으며 실제로 청력에 심각한 문제를 일으킬 수 있는 정도는 아니다. 다만 말소리의 일부를 듣지 못하고 특히 시끄러운 장소에서 그 정도가 다소 증가한다. 청력손실이 지속되는 것을 억제하기 위해 난청의 원인을 파악하는 것은 매우 중요한 일이다. 어떤 경우에는 경도난청의 청력손실만으로도 다른 사람과 대화를 나누는 것이 어려울 수 있다.

● **중도난청**

약 1m 이내의 가까운 거리에서 나누는 대화는 문제가 없지만 거리가 좀 멀어지면 대화가 어려워진다. 난청인은 보통 크기의 대화를 듣기 위해 신경을 쓰며 TV의 편안한 청취를 위해 볼륨을 다소 높이게 된다.

● **고도난청**

고도난청은 중고도난청과 고도난청으로 다시 나눌 수 있다. 중고도난청에서는 대체로 큰 소리만을 들을 수 있기 때문에 일반적인 크기의 대화를 잘 알아듣지 못하는 특징을 갖는다.

고도난청의 경우 다른 사람과 대화를 나누기 위해서 매우 큰 소리가 필요하기 때문에 대화가 대체로 원활하지 못하다. 예를 들면, 가까운 거리에서 울리는 자동차의 경적 소리나 개가 짖는 소리를 겨우 듣는다. 따라서 난청인은 매우 큰 소리에만 반응한다.

● **심도난청**

청력손실이 가장 심한 상태로서 대부분의 말이나 소리를 듣지 못하는 정도를 말한다. 실제로 대부분의 소리를 듣지 못하며 폭발음과 같은 매우 큰 소리에만 반응한다. 심도난청은 농(deaf)까지 포함하는데, 농은 언어청취가 거의 불가능한 상태를 말하며 보청기만으로 청력재활이 어려워서 특수한 교육이 요구된다.

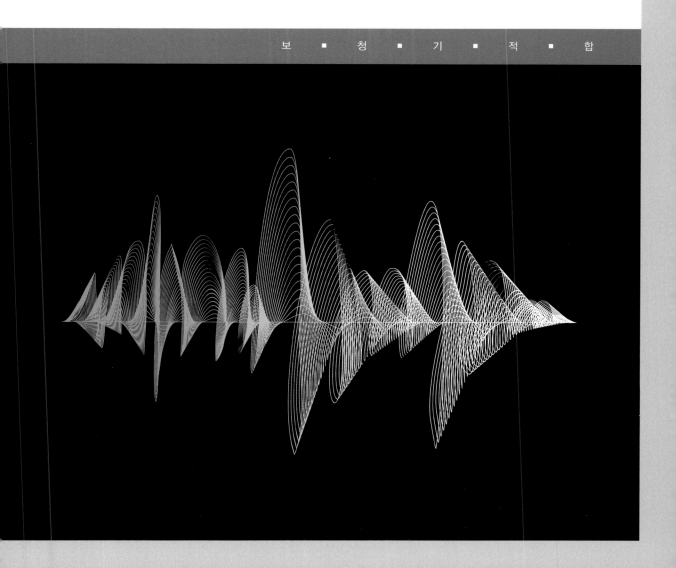

제2장

보청기의 부품

보 ■ 청 ■ 기 ■ 적 ■ 합

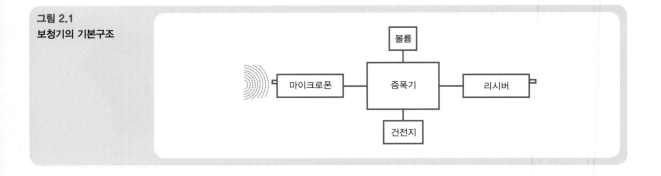

그림 2.1
보청기의 기본구조

보청기는 마이크로폰으로 입력된 작은 소리를 증폭기에서 증폭시킨 후에 리시버를 통해 더 큰 소리로 출력하는 일종의 초소형 음성확성장치(public address system)이다. 일반적으로 보청기는 '마이크'라고 불리는 마이크로폰(microphone), 증폭기(amplifier)와 리시버(receiver) 등으로 구성된다(그림 2.1). 그 외에 텔레코일, 볼륨, 여과기와 환기구 등은 청취환경에 맞춰 보청기의 착용효과를 높일 수 있도록 보청기의 기능을 보강한다.

이들 세 가지 부품 중 하나인 마이크로폰은 보청기로 들어오는 소리(음향에너지)를 전기적인 신호(전기에너지)로 바꿔주는 일종의 에너지변환장치이다. 마이크로폰에서 소리를 전기신호로 변환시켜줘야만 증폭기에서 증폭을 할 수 있다. 보청기에서 두 번째로 중요한 부품인 증폭기에서는 마이크로폰에서 들어온 전기신호를 증폭하는 일을 한다. 그 결과 보청기에 입력된 작은 크기의 소리를 큰 소리로 리시버에서 재생할 수 있다. 마이크로폰에서 입력된 전기신호를 증폭기에서 더 크게 증폭할 때 필요한 전기에너지는 보청기 안에 있는 건전지에서 공급되는데, 증폭기에서 증폭된 출력전압이 이 건전지의 전압을 초과할 수는 없다. 마지막으로 중요한 부품인 리시버는 스피커의 다른 명칭이다. 일반적으로 보청기나 휴대전화에 들어가는 매우 작은 스피커를 리시버라고도 부른다. 이 리시버에서는 증폭기를 통해 증폭된 전기신호를 다시 소리로 재생시켜주는 역할을 한다. 다시 말하면 증폭기에서 출력된 전기신호(전기에너지)를 다시 원래의 소리(음향에너지)로 바꿔주는 에너지변환장치이다. 리시버는 마이크로폰의 정반대 에너지변환장치라고 할 수 있다. 따라서 마이크로폰과 리시버를 모두 트랜스듀서(transducer)라고 부르기도 한다.

❶ 마이크로폰

1) 마이크로폰의 원리

보청기에서 많이 사용되는 마이크로폰에 관련된 구동원리와 특성은 다음과 같다.

● 일렉트릭 콘덴서 마이크로폰

일반적인 콘덴서 마이크로폰은 2개의 전극 사이에 정전용량을 유지시키기 위해 외부에서 전류를 공급할 수 있는 전원을 필요로 한다. 이때 필요한 전원을 팬텀전원이라고 부르

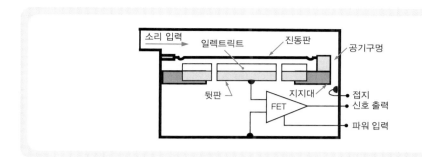

그림 2.2
일렉트릭트 콘덴서 마이크
로폰의 구조

며, 이로 인해 콘덴서 마이크로폰의 크기가 커진다는 단점이 있다. 따라서 콘덴서 마이크로폰에 필요한 전원을 별도로 공급하지 않기 위해 두 전극 사이에 일렉트릭트(electret, dielectric substance)를 삽입한 장치를 일렉트릭트 콘덴서 마이크로폰(electret condenser microphone)이라고 한다(그림 2.2).

〈그림 2.2〉에서 일렉트릭트는 외부에서 전기장을 가했을 때 발생한 유전분극이 전기장을 없앤 후에도 없어지지 않는 물질로 만든 하전체를 말한다. 예를 들면, 폴리프로필렌이나 마일러 등과 같은 플라스틱 절연체 속에 전하가 영구적으로 보유되어 있어서 그 주위에 전기장을 항상 만든다. 실제적으로 일렉트릭트는 뒷판(back plate)의 표면에 테플론(teflon)과 같은 물질을 코팅하여 만든다. 그러나 콘덴서에서 나오는 미세한 정전용량의 변화를 전기신호로 도출하기 위해서는 증폭기(Field Effect Transistor, FET)가 반드시 필요하기 때문에 별도의 전원을 공급해야만 한다.

일렉트릭트 콘덴서 마이크로폰은 신호대잡음비(SNR)와 주파수특성은 좋지만 오래 사용할 경우 기능의 저하가 우려된다. 그러나 보청기의 크기를 작게 만들 수 있어서 1980년대 이후에 보청기용으로 현재까지 가장 많이 사용되고 있는 마이크로폰의 종류이다.

● MEMS 마이크로폰

2000년대부터 실용화되고 있는 MEMS 마이크로폰(micro electro mechanical microphone)은 실리콘을 이용한 집적회로기술을 이용한 것이며, 실리콘 마이크로폰이라고도 불린다. 다시 말하면 실리콘의 표면을 에칭(etching)한 후에 다른 물질로 채우는 반도체 설계기술을 응용한 것이다. 만약 MEMS 마이크로폰의 감도를 좀 더 높이고 회로 자체에서 발생하는 내부잡음을 줄일 수 있다면 현재 사용되고 있는 일렉트릭트 마이크로폰을 대체할 수 있을 것으로 기대된다. 왜냐하면 마이크로폰의 크기는 작아지면서 신뢰성이 높아지기 때문이다. 그리고 높은 생산성을 통해 마이크로폰의 가격도 낮아질 것으로 예상된다.

2) 지향특성

마이크로폰은 소리를 전기신호로 바꿔주는 일종의 변환장치라고 앞에서 설명한 바 있다. 그러나 '어느 방향에서 들어오는 소리를 집음하여 전기신호로 변환할 것인가'는 매우 중요한 요소이다. 다시 말하면 '모든 방향에서 들어오는 소리를 집음할 것인가' 아니면 '특정한

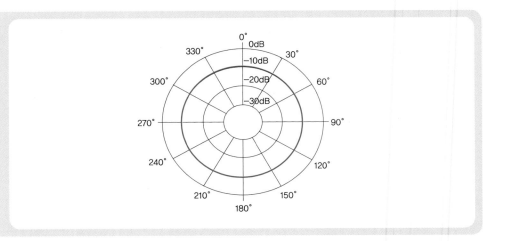

그림 2.3
무지향성 마이크로폰

방향에서 들어오는 소리만을 전기신호로 변환할 것인가'에 대한 문제이다. 이와 같이 마이크로폰에서 집음하는 소리의 방향성은 마이크로폰의 신호대잡음비(SNR)에 영향을 준다.

모든 방향에서 들어오는 소리를 집음하는 무지향성 마이크로폰과 특정한 방향에서 들어오는 소리만을 집음하는 지향성 마이크로폰의 특성은 다음과 같다.

● **무지향성 마이크로폰**

모든 방향에 대한 소리의 감도(sensitivity)가 동일한 마이크로폰을 무지향성 마이크로폰(non-directional 또는 omni-directional microphone)이라고 한다. 〈그림 2.3〉은 무지향성 마이크로폰의 지향특성을 표시할 수 있는 극도표(polar diagram)이다. 여기서 0°는 마이크로폰의 정면을, 그리고 180°는 뒷면을 의미하는데, 각 원은 음압레벨을 표시한다. 일반적으로 진동판의 뒷면이 마이크로폰의 케이스로 완전히 둘러싸여 음압에 노출되지 않는 구조를 갖는다. 가장 대표적인 예로는 압력 마이크로폰을 들 수 있다.

● **지향성 마이크로폰**

일반적으로 사람들은 대화를 나눌 때 서로 마주 본다. 그리고 난청인이 보청기를 착용하는 주된 목적은 다른 사람과의 대화를 좀 더 용이하게 하는 데 있다. 따라서 보청기를 착용한 난청인의 경우 서로 마주 보고 대화를 나누는 사람의 음성에 더 많은 관심을 갖는 것이 당연할 것이다. 왜냐하면 이들 사이의 대화를 방해하는 소음이나 다른 사람의 목소리는 대개 정면이 아닌 다른 방향에서 들어오기 때문이다.

만약 보청기에 무지향성 마이크로폰을 사용한다면 여러 방향에서 들어오는 소음과 정면에서 들어오는 말소리가 서로 혼합되어 어음명료도가 감소할 수 있다. 그러나 **지향성 마이크로폰**을 사용하여 정면에서 들어오는 말소리만을 입력시키면 무지향성 마이크로폰에 비해 신호대잡음비(SNR)가 크게 향상될 수 있다.

지향성 마이크로폰에는 〈그림 2.4〉와 같이 2개의 소리 음구(inlet)가 있다. 마이크로폰의 후방에서 들어오는 소리는 이들 음구를 통해 진동판의 서로 다른 면으로 도달한다. 다

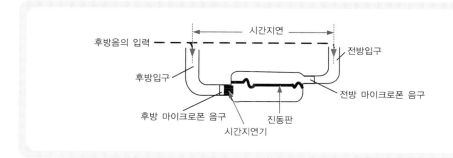

그림 2.4
지향성 마이크로폰의 일반적인 구조

시 말하면 후방음이 전방입구를 통해 들어오면 진동판의 앞쪽으로 그리고 후방입구로 들어오는 경우는 진동판의 뒤쪽으로 각각 입력된다(그림 2.4). 이 과정에서 이들 사이에는 두 종류의 시간지연이 발생한다. 첫 번째는 전방과 후방 입구들 사이의 거리 차이에 의한 시간지연이다. 후방음이 후방입구로 먼저 들어가고, 이들 사이의 거리만큼 더 이동한 다음에 전방입구로 들어갈 때 발생하는 시간 차이이다. 이 시간 차이는 이들 사이의 거리를 음속으로 나눈 값으로서 외부시간지연이라고 부른다. 두 번째는 〈그림 2.4〉의 후방입구를 통하여 진동판의 뒤쪽으로 들어가기 바로 직전에 설치된 음향 여과기(acoustic damper)나 저항을 사용한 시간지연기에 의해 발생하는 내부시간지연이다. 이 시간지연기는 진동판의 뒤쪽에 있는 공간과 결합되어 저음통과필터(low-pass filter)의 역할도 할 수 있다.

먼저 후방입구를 통해 들어가는 소리가 후방 마이크로폰 음구에 설치된 시간지연기를 통해 저음만이 통과되는 가운데 시간지연이 발생한다. 만약 외부시간지연과 내부시간지연이 동일하고 180°의 위상 차이를 갖는다면, 2개의 음구를 통해 들어온 후방음들이 동일한 시간에 진동판의 양쪽 면에 도달할 것이다. 그러나 이들 사이의 위상이 180°의 차이를 갖기 때문에 진동판은 움직이지 않게 된다. 다시 말하면 진동판의 양쪽 면에 입력된 후방음들이 역위상일 경우에 발생하는 소멸간섭이 일어나서 후방음이 사라지는 것이다. 만약 내부시간지연이 외부시간지연에 비해 적다면 다른 방향에서 들어오는 소리에 대해서도 감도가 줄어든다.

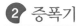 증폭기

1) 아날로그 증폭기의 특성

청력손실에 의해 난청이 발생했을 경우 작은 소리를 정상적으로 잘 알아듣지 못할 수 있다. 이런 경우에 소리를 더 크게 만들어주어 그 소리를 인식할 수 있도록 해주는 일종의 음성확성장치가 바로 보청기이다. 실제로 보청기에서도 소리의 확성에 직접적으로 관여하는 부품이 바로 증폭기이다. 마이크로폰에서 소리가 전기신호로 바뀐 다음에 그 전기신호가 입력될 때보다 더 큰 출력이 되도록 만들어주는 장치가 바로 **증폭기**(amplifier)이다. 이처럼 전기신호를 더 크게 만드는 데 필요한 전기에너지를 증폭기가 스스로 발생시키는 것은 아니고 건전지로부터 공급받는다. 요즘에 많이 사용되는 보청기의 증폭기에는 여러 개의 트랜지스터(transistor)들이 하나로 묶여진 **집적회로**(Integrated Circuit, IC)가 사용되어 많은 기능이 추가되었다. 하나의 트랜지스터만 사용하는 증폭기의 경우에는 전기신호를 증폭하는 기능 외에 다른 기능을 갖지 못한다.

증폭기가 전기신호를 증폭시키는 방법에는 세 가지가 있다. 첫 번째는 정전류 방식으로서 전류를 일정하게 유지하는 가운데 전압을 증폭시킨다. 반면에 두 번째는 전압을 일정하게 유지하는 가운데 전류를 증폭하는 정전압 방식이다. 가장 일반적으로 사용되는 세 번째 방식은 전압과 전류를 모두 증폭시키는 것이다.

지금까지 설명한 것처럼 마이크로폰에 입력된 전기신호를 증폭하는 장치는 **주증폭기**(power amplifier)라고 부른다. 그러나 마이크로폰의 내부에도 전기신호를 증폭하는 **전치증폭기**(pre-amplifier)가 있다. 이처럼 전치증폭기가 별도로 필요한 이유는 마이크로폰에서 변환된 전기신호가 매우 약해 신호대잡음비(SNR)가 매우 좋지 않기 때문이다. 작은 전기신호의 신호대잡음비를 높여주는 전치증폭기로서 전기장에 의해 전류를 제어하는 FET(Field Effect Transistor) 증폭기가 많이 사용된다.

(1) 증폭기의 구조

실제로 증폭기의 전기회로가 완성되기 위해서는 트랜지스터를 비롯하여 다이오드와 콘덴서 같은 여러 개의 전기소자가 필요하다. 이들을 이용하여 증폭기의 전기회로를 어떤 방식으로 구성하느냐에 따라서 그 특성이 달라진다. 예를 들어, 증폭기의 특성은 크게 증폭량, 주파수대역, 입력과 출력의 임피던스 그리고 등급(class) 등으로 설명된다.

(2) 출력

마이크로폰을 통해 나온 작은 전기신호는 증폭기에서 증폭된다. 이처럼 증폭기에서 나오는 증폭된 신호를 **출력**(output)이라고 한다. 증폭기의 출력은 dB SPL로 나타내는데, 최대파워출력(Maximum Power Output, MPO), 포화음압레벨(Saturation Sound Pressure Level, SSPL), 출력음압레벨(Output Sound Pressure Level, OSPL) 등을 제시하는 데 사용된다(자세한 설명은 뒷부분 참조).

(3) 이득

증폭기에서 **이득**(gain)이란 증폭기로 들어간 입력과 증폭기에서 나온 출력 사이의 차이를 말한다. 예를 들어, 50dB SPL의 신호가 증폭기에 입력되어 80dB SPL로 출력되었다면 80dB SPL에서 50dB SPL을 뺀 30dB이 이득이 된다. 이득은 dB SPL이 아닌 dB로 간단히 나타내며 출력과는 다른 의미를 갖는다. 주파수에 따라서 난청인의 청력손실 정도가 다른 것처럼 증폭기에서의 이득이 주파수에 따라서 다를 수 있다. 따라서 평균최대이득(average maximum gain)으로 보청기의 이득을 표현하고 있다. 이득의 정도는 볼륨에 의해 조정되는데, 가장 오른쪽으로 최대한 돌렸을 때 최대이득(peak 또는 full-on gain)이 된다.

(4) 정점절단과 고조파 왜곡

증폭기의 출력을 증가시키기 위해서는 크게 두 가지 방법이 있다. 첫 번째는 이득을 일정하게 고정하고 증폭기의 입력을 증가시키는 것이다. 두 번째는 입력을 일정하게 고정하고 이득을 높이는 것이다. 이처럼 증폭기의 입력이나 이득을 높이면 출력이 증가하는데, 이들을 지속적으로 높인다고 해서 출력이 계속해서 증가하는 것은 아니다. 〈그림 2.5〉에서 보여주는 것처럼 입력이 a일 때까지는 출력이 선형적으로 증가한다. 그러나 a를 지나면서 증폭기의 출력이 다소 비선형적으로 증폭되다가 입력이 b에 도달하면 출력이 최대(즉 건전지의 전압)가 된다. 뿐만 아니라 왜곡의 발생도 급격하게 증가하기 시작하는 것을 볼 수 있다. 그 이후부터는 입력이 더 크게 증가한다고 해도 출력이 오히려 감소하는 것을 볼 수 있다. 따라서 모든 증폭기에서는 〈그림 2.5〉와 같이 특정한 출력에서 포화 현상이 일어난다. 이처럼 증폭기의 입력이나 이득을 높여도 출력이 더 이상 증가하지 않고 고조파 왜곡만 증가하는 현상을 **정점절단**(peak clipping)이라고 한다.

한 예로서 증폭기에 입력되는 신호의 크기에 따라서 정점절단의 발생여부에 의한 출력파형을 〈그림 2.6〉에서 보여준다. 증폭기에 매우 큰 전압을 갖는 정현파(sine wave)가 입력되었을 때 정점절단 현상이 발생하는데, 이를 간단히 **클리핑**(clipping)이라고도 부른다. 정현파의 피크부분이 입력될 때와는 다르게 절단되어 정현파의 파형이 그대로 보존되지 못하는 것을 볼 수 있다. 이처럼 〈그림 2.6〉에서 점선으로 표시된 정현파의 곡선이 아닌 직선형태의 신호성분이 만들어지는데, 이는 원래의 입력신호에 존재하지 않는 신호성분이다.

직선으로 변한 신호성분으로 인해 증폭기로 입력된 원래의 신호는 왜곡이 발생한다. 이처럼 정점절단에 의해 입력신호의 주파수에 정수배가 되는 고조파 왜곡이 발생할 수 있다. 모든 증폭기는 정점절단 현상의 유무와 관계없이 다소간의 고조파 왜곡을 발생시킨다. 그러나 과대입력이나 이득에 의해 정점절단 현상이 발생하면 고조파 왜곡은 매우 크게 증가한다. 어떤 말소리가 여러 개의 기본주파수 성분으로 구성되어 있다고 하자. 이때 각각

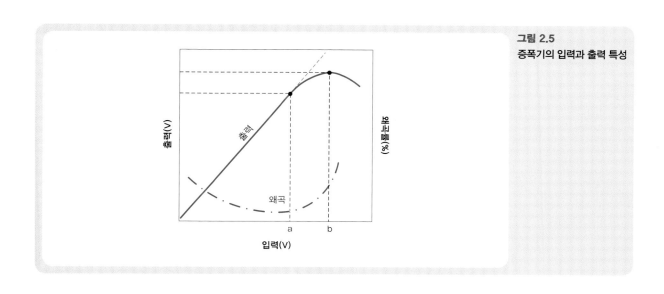

그림 2.5
증폭기의 입력과 출력 특성

그림 2.6
과대입력에 의한 정점절단 현상

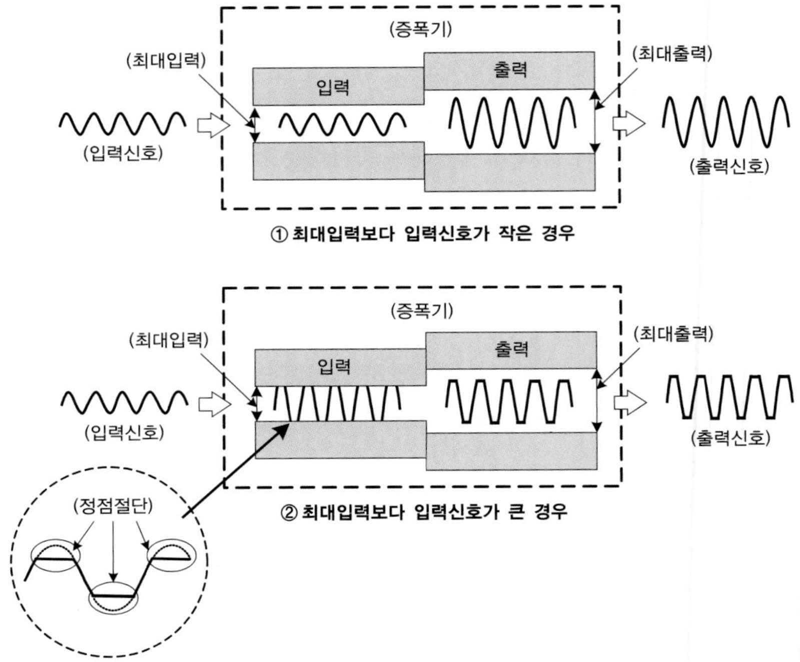

의 기본주파수 성분에 대하여 여러 개의 배음이 발생하는데, 이를 **고조파 왜곡**(harmonic distortion)이라고 한다. 만약 입력신호가 대칭적으로 정점절단을 일으킨다면 이때는 기본주파수의 홀수차수(예 : 3차, 5차, 7차 등)에 해당하는 성분의 고조파만 만들어진다. 그러나 입력신호의 정점절단이 비대칭적으로 만들어지면 기본주파수의 대한 모든 배음(예 : 2차, 3차, 4차 등)이 발생된다.

일반적으로 정점절단에 의해 발생하는 고조파 성분의 세기는 차수가 높아질수록 감소한다. 2차와 3차 고조파의 세기(intensity)가 가장 강하게 나타나는 것이 일반적이기 때문에, 고조파의 강도를 2차와 3차의 세기만으로 표현하는 경우도 있지만 모든 고조파의 세기를 더한 후에 기본주파수가 갖는 세기와 상대적으로 비교하여 표시하는 경우가 있다. 이를 전조화왜곡률(Total Harmonic Distortion, THD)이라고 부르며, 다음의 식으로 계산할 수 있다. 여기서 I_1, I_2, I_3는 기본주파수와 2차 그리고 3차 배음성분의 세기를 말한다.

$$THD(\%) = [(I_2^2 + I_3^2 + \cdots)^{1/2} / I_1] \times 100$$

전조화왜곡률(THD)이 10% 이상이 되면 보통 사람들이 소리의 왜곡을 감지할 수 있다. 따라서 고조파에 의한 전조화왜곡률이 10%를 넘지 않는 것이 바람직하다. 만약 전조화왜곡률이 10%보다 커지면 말소리와 같이 듣고자 하는 목적음의 음질과 명료도가 크게 감소한다. 그러나 10%를 넘는 전체 조화왜곡률이 항상 문제가 되는 것은 아니다. 심도의 청력손실을 갖는 난청인의 경우에는 주파수에 대한 해상도가 경도에서 고도 사이의 청력손실을 지닌 난청인에 비해 감소한다. 이러한 특징은 왜곡을 감지하는 능력도 그들에 비해 떨어진다는 것을 의미한다. 따라서 압축방식의 보청기에 비해 정점절단으로 인한 고조파 왜곡을 활용하여 최대출력(OSPL90)을 순음에서는 3dB, 말소리에서는 9dB 정도를 일부 심도 난청인을 위해 실제로 높일 수 있다.

정점절단에 의해 발생한 고조파 성분 중에서 짝수차 배음성분보다는 홀수차 배음성분이 사람의 감성을 더 불쾌하게 만든다. 그 결과 2차 배음성분보다는 3차 배음성분이 청각에 좀 더 강렬하게 작용한다. 한 예로서 2차 배음성분이 많은 음악에 비해 3차 배음성분이 상대적으로 많은 말소리를 통해서 소리의 왜곡정도를 파악하기가 쉽다. 그리고 낮은 차수의 배음보다 높은 차수의 배음이 더 불쾌한 느낌을 준다. 이러한 청각특성으로 인해 전조화왜곡률이 동일하다고 해도 고조파 배음성분의 종류에 따라서 다른 느낌을 줄 수 있다.

(5) 프로그램 보청기

아날로그 보청기는 수동식과 프로그램식으로 나눌 수 있다. 여기서 수동식은 이득을 비롯하여 저음과 고음의 주파수반응특성, 압축비율과 압축역치 등을 보청기의 플레이트에 달려 있는 트리머를 통해 조절한다. 그러나 플레이트의 크기가 제한되어 있기 때문에 많은 기능을 조절하기 위해 트리머의 수를 무조건 늘릴 수는 없다. 일반적으로 단채널 방식인 수동식 보청기의 경우에 대개 1~4개의 트리머를 사용하여 보청기의 기능을 조절한다.

수동식 보청기에서는 저음과 고음영역을 별도로 분리하기 위해 채널 수를 2개로 늘리고 기억장치(memory)의 숫자도 2개로 증가시켜 청취환경에 따른 적절한 보청기의 적합을 선택할 수 있다. 그리고 이들 보청기의 기능을 트리머가 아닌 컴퓨터 프로그램(NOAH)을 통해 볼륨조절할 수도 있다. 이때부터 보청기와 컴퓨터를 연결해주는 일종의 통신포트(RS-232C)인 Hi-Pro Box의 사용이 시작되었다.

컴퓨터 프로그램을 이용한 보청기의 조정은 수동식에 비해 더 많은 기능을 조절할 수 있다. 아날로그 방식의 프로그램 보청기에서 조정할 수 있는 기능으로는 주파수반응곡선, 이득과 최대출력 그리고 압축에 관련된 기능으로 크게 나눌 수 있다. 첫 번째, 주파수반응곡선에 관련해서는 저음과 고음의 채널을 나누는 차단주파수(cutoff frequency)와 저음과 고음의 주파수특성들을 분리하여 별도로 조절할 수 있다. 두 번째, 이득과 최대출력의 측면에서 이득은 큰 소리, 보통 소리 그리고 작은 소리로 구분하고 최대출력은 저음과 고음으로 나누어 조정할 수 있다. 마지막으로 압축에 관련된 압축역치(CK, CT 또는 TK)와 압축비율(CR)은 저음과 고음으로 구분하여 별도로 조정할 수 있다. 이러한 기능의 조정을 대부분 저음과 고음으로 나누는 것은 프로그램 보청기가 저음과 고음으로 나눠진 2채널 방식이기 때문이다.

수동식에 비해 프로그램식 보청기는 다음과 같은 장점을 가지고 있다.

• 보청기의 착용효과를 높일 수 있는 기능들의 조정이 많아지고 수월해진다.

- 부품의 수가 적기 때문에 제조비용이 감소하고 기계적 고장이 감소한다.
- 난청인의 청력특성에 적절한 보청기의 적합을 신속하게 수행할 수 있다.
- 다중기억장치를 사용함에 따라서 보청기의 착용효과를 상대적으로 비교하기가 수월하다.
- 수동식에서 트리머로 조정할 수 있는 기능들 이외의 조정을 위해 제조사로 보내는 번거로움이 감소한다.

2) 디지털 증폭의 특성

소리는 물체의 진동으로 인해 연속적으로 변하는 공기의 압력이 공기 중으로 전달되는 파동 현상이라고 설명했다. 소리로 인한 공기압력의 연속적인 변화는 마이크로폰을 통해 연속적인 전기신호로 전환된다. 이처럼 마이크로폰에서 출력된 연속적인 전기신호가 증폭기와 리시버를 거쳐 다시 소리로 재생하는 방식을 아날로그 보청기라고 한다. 다시 말하면 음압, 전압 또는 전류와 같이 그 양의 변화를 연속적으로 다루는 방식을 말한다. 예를 들면, 커다란 벽시계에서 시간, 분과 초를 가리키는 바늘이 연속적으로 회전하는 것이다(숫자로 표시하는 것은 대체로 디지털 방식임).

1990년 중반부터 상용화되기 시작한 디지털 기술은 아날로그처럼 연속된 신호를 처리하는 방식이 아니고 이진법의 논리에 의해 '0'과 '1'로 조합된 숫자들을 취급하는 컴퓨터를 이용하여 전기신호를 수학적으로 처리한다. 여기서 '0'은 집적회로(IC)에 '전류를 통과시키지 않음(switch off)', 그리고 '1'은 '전류를 통과시킴(switch on)'을 의미한다.

디지털 기술을 사용한 보청기의 기본적인 구조를 〈그림 2.7〉에서 볼 수 있다. 다만 마이크로폰으로부터 입력된 연속적인 전기신호는 아날로그의 형태이기 때문에 아날로그-디지털 변환기(Analog to Digital Converter, ADC)를 통해 아날로그 신호를 디지털 신호로 바꾼다. 이때 표본화(sampling), 양자화(quantization)와 부호화(coding)과정을 순서적으로 거친다. 이처럼 변환된 디지털 신호가 작고 얇은 집적회로로 만들어진 디지털신호처리기(Digital Signal Processor, DSP)로 입력된 이후에, Hi-Pro Box를 통해 연결된 컴퓨터의 전용 프로그램에 의해 제어된다. 디지털신호처리기에서 처리된 디지털 신호는 디지털-아날로그 변환기(Digital to Analog Converter, DAC)를 통해 다시 아날로그 신호로 변환된다. 이처럼 변환된 아날로그 신호가 리시버로 보내져서 소리로 다시 재생된다.

디지털과 아날로그 기술을 비교했을 때 디지털 기술이 갖는 장점은 다음과 같다.

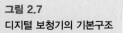

그림 2.7
디지털 보청기의 기본구조

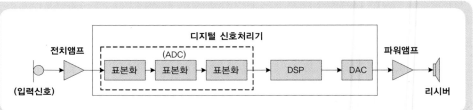

● **잡음**

- 외부잡음에 의해 디지털 신호가 어느 정도 왜곡되어도 부호는 변하지 않기 때문에 잡음에 강하다.

● **기능**

- 복잡하고 다양한 기능을 만들 수 있다.
- 하드웨어는 그대로 둔 상태에서 프로그램에 의해 시스템의 기능을 변경할 수 있다.
- 하나의 시스템으로 다양한 기능을 할 수 있다.

● **정밀도**

- 높은 정밀도로 신호처리가 가능하다.

● **편리성**

- 작고 가벼운 집적회로로 만들 수 있다.
- 대부분이 컴퓨터 프로그램에 의해 제어하거나 모니터링할 수 있다.

3) 디지털과 아날로그 보청기의 비교

현재 아날로그 보청기에 관련된 기술은 더 이상 발전되지 않고 정체되어 있는 상황일 것이다. 이는 디지털 보청기가 갖는 장점이 아날로그 보청기에 비해 상대적으로 많기 때문일 것이다. 이들의 장점을 살펴보면 다음과 같다.

● **기능의 다양화**

디지털 보청기는 좀 더 다양한 기능을 수행할 수 있다. 이것이 가장 큰 장점이다.

● **소비 전력**

아날로그 보청기와 유사한 기능을 수행하는 데 필요한 전력이 디지털 보청기에서는 크게 줄어든다. 예를 들면, 아날로그 보청기에서 광대역역동범위압축(WDRC) 기능을 수행하는 데 필요한 전류가 0.1mA인데 비해, 디지털 보청기에서는 불과 0.005mA의 전류만 있으면 된다. 이처럼 집적회로(IC)에서 소비하는 전력이 작을 경우 동일한 용량의 건전지를 좀 더 오랫동안 사용할 수 있다. 만약 건전지의 동일한 사용일수를 기준으로 한다면 건전지의 크기를 줄일 수 있어서 보청기를 좀 더 작게 만들 수 있다.

● **보청기의 크기**

집적회로(IC)는 보청기의 크기를 결정하는 데 가장 큰 영향을 줄 수 있다. 집적회로를 설계하는 기술의 발전으로 말미암아 크기가 감소되면 보청기의 크기도 감소시킬 수 있다. 따라서 디지털 보청기의 기능이 더 다양해졌음에도 불구하고 집적회로의 가로와 세로의 크기가 수 밀리미터에 불과하기 때문에 보청기의 크기가 많이 줄어들었다. 실제로 집적회로의 발전은 크기와 전력소비량을 함께 감소시켰기 때문에 소비전력과 보청기의 크기 사이에도 관련성이 존재한다. 만약 집적회로에서 소비되는 전력량이 감소하지 않는다면 동일한 사용일수를 얻기 위해 필요한 건전지의 크기로 인해 보청기 크기의 감소효과가 크지 않을 수도 있다.

● 회로 잡음

아날로그 기술에서 신호를 처리하는 동안에 회로잡음이 발생할 수 있다. 그러나 디지털 기술에서는 회로잡음에 의해 신호의 파형이 다소간 변한다고 해도 이 신호를 통해 부호화하는 데는 큰 문제가 없다. 따라서 어느 정도의 회로잡음에는 영향을 받지 않는다.

● 출력

디지털 기술에서 입력신호에 대한 신호처리는 수학적인 연산에 의해 수행된다. 따라서 디지털 보청기가 갖고 있는 다양한 기능에 대하여 사용자가 원하는 출력을 각각의 기능에서 정확하게 얻을 수가 있다.

● 신호의 안정성

아날로그 방식의 신호처리는 주변의 온도나 습도에 의해 변할 수 있다. 그러나 디지털 방식은 입력신호가 부호화되기 때문에 외부조건에 의한 영향을 거의 받지 않는다.

● 프로그램의 편리성

아날로그 보청기에서 각 기능을 조정할 때는 트리머를 이용한다. 그러나 디지털 보청기에서의 기능은 Hi-Pro 박스를 통해 컴퓨터에서 프로그램을 통해 제어할 수 있기 때문에 매우 편리하다. 뿐만 아니라 아날로그 보청기에서 조정할 수 없었던 기능도 디지털 보청기에서는 조절할 수 있다. 실제로 아날로그 방식에서 저음의 주파수특성이나 최대출력 등을 바꾸려면 그에 관련된 부품을 교체하는 방식으로 이루어졌으나 디지털 보청기에서는 프로그램으로 쉽게 조정할 수 있다.

보청기에 디지털 기술을 사용했을 때 장점만 있는 것은 아니다. 다시 말하면 디지털 보청기에서 여러 개의 필터를 사용함에 따라서 전체 주파수반응곡선에 딥(dip)이 만들어질 수도 있다. 각각의 필터에서 출력된 작은 주파수영역의 주파수반응특성들이 모두 연결되어 전체 주파수대역에 대한 주파수반응특성이 만들어지는 과정을 살펴보자. 서로 이웃하는 필터들의 차단주파수는 동일하지만, 이들이 각각 가지고 있는 위상은 서로 다를 수가 있다. 이들 사이의 위상 차이가 180°인 상태에서 서로의 주파수반응곡선을 합성하면 〈그림 2.8〉에서와 같이 차단주파수에서 커다란 딥이 만들어져 음질이 크게 감소한다.

디지털 보청기를 통해 재생된 소리의 음질이 CD와 동일하다고 말하는 경우가 있다. 이는 CD와 디지털 보청기가 동일한 디지털 기술을 사용한다는 의미로, 이들 사이의 음질이 동일하다고 볼 수는 없다. CD의 경우 이미 모든 신호가 디지털 신호로 전환되어 있는 상태이기 때문에 배경소음이나 잡음이 들어갈 수가 없다. 그러나 보청기의 경우 청취환경에 따른 배경소음과 마이크로폰에서 발생하는 잡음이 목적음과 함께 아날로그-디지털 신호변환기(ADC)에서 디지털 신호로 전환된다. 그리고 이들은 디지털신호처리(DSP)를 거쳐 리

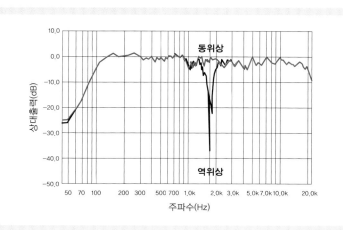

그림 2.8
두 필터의 동위상과 역위상에 따른 주파수반응곡선

시버에서 함께 재생하기 때문에 CD와 동일한 음질을 유지하기는 어렵다.

4) 선형증폭기

보청기에서 입력의 크기에 관계없이 일정한 이득을 제공하는 증폭기를 **선형증폭기**(linear amplifier)라고 한다. 〈그림 2.9〉에서 보여주는 것처럼 증폭기에 들어가는 입력이 40dB, 60dB, 80dB일 때의 출력이 70dB, 90dB, 110dB로, 이들의 모든 입력에 대한 이득이 30dB로 동일하다. 입력이 지속적으로 커짐에 따라서 출력이 증가하다가 어느 수준부터는 포화되면서 정점절단 현상이 발생하여 더 이상 증가하지 않는다. 그리고 압축방식의 비선형증폭기에 있는 여러 개의 채널 중에서 특정한 채널에서는 입력을 선형적으로 증폭하기도 한다.

5) 비선형증폭기

보청기에 사용되는 선형증폭기에서는 입력 증가에 따른 출력 이득이 동일하다. 다시 말해 입력이 10dB씩 증가하면 출력도 동일하게 10dB씩 증가하여 입력과 출력 사이의 증폭률

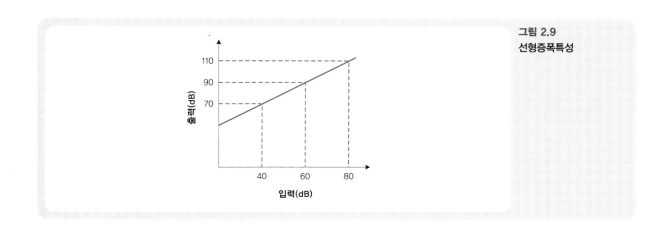

그림 2.9
선형증폭특성

(=출력증가량/입력증가량)이 1이라는 것이다. 이처럼 입력의 증폭률은 보청기의 출력이 최대가 될 때까지 지속적으로 유지된다.

비선형증폭기의 경우에는 입력과 출력 사이의 증폭률이 어느 특정한 입력수준(input level)까지는 1(선형증폭률)로 유지되다가 그 이상부터는 증폭률이 1 이하로 감소한다. 이처럼 보청기의 출력이 최대에 이르기 이전에 2개 이상의 증폭률을 갖는 경우를 **비선형증폭기**(nonlinear amplifier)라고 부른다. 보청기에서 사용하는 가장 대표적인 비선형증폭기의 실례가 바로 압축기(compressor)이다. 여기서 압축이라 함은 입력의 증가량에 비해 출력의 증가량이 작다는 것을 의미한다(입력의 증폭률<1). 따라서 입력이 마치 압축되어 출력이 감소하는 현상처럼 보이기 때문에 이를 **압축방식**이라고 부른다.

(1) 압축방식의 필요성

감각신경성 난청이 있는 사람에게 왜 비선형증폭기가 필요한지에 대해서는 이미 앞에서 설명했다. 소리의 크기만 높여주어도 청력의 손실을 크게 회복할 수 있는 전음성 난청과는 달리 감각신경성 난청의 경우에는 소리를 크게 들려주어도 역동범위가 증가하지 않기 때문이다. 따라서 난청인의 좁아진 역동범위 안에서 모든 크기의 소리를 다 들을 수 있도록 만들기 위해서는 선형방식보다 비선형방식의 증폭기가 더욱 적절할 수 있다.

선형증폭방식에 비해 압축방식이 항상 장점만 있는 것은 아니다. 예를 들어, 선형증폭기와 압축역치가 낮은 압축방식의 비선형증폭기에 작은 소리가 입력되었다고 하자. 선형증폭기에 비해 비선형증폭기가 더 많은 이득을 제공하기 때문에 그 소리를 더 잘 알아들을 수 있다. 그러나 더 큰 이득의 제공은 환기구나 보청기와 외이도 사이의 틈으로 새어나오는 누설음의 크기를 높여서 음향되울림 현상을 일으킬 수도 있다.

사람들과 대화를 나눌 때의 어음명료도에 대하여 압축방식이 갖는 특징을 살펴보면 다음과 같다.

● 출력제한

압축방식은 정점절단에 의해 고조파 왜곡의 발생을 감수하면서까지 추가적인 출력의 보강이 필요한 심도 이상의 난청인을 제외한 모든 난청인에게 권장할 수 있다. 다만 고도 및 심도 난청의 경우에 모든 크기의 소리를 좁아진 역동범위 안에 적용하기 위해서는 **압축제한**(compression limiting)방식이 유리할 것이다. 그리고 중도와 고도난청의 경우에는 압축제한방식이 특별한 장점을 제공하는 것은 아니지만, 그렇다고 어떠한 단점이 존재하는 것도 아니다. 따라서 이들도 압축제한방식의 보청기를 무난하게 사용할 수 있다. 마지막으로 청력손실의 정도가 약하여 정점절단으로 인한 왜곡을 인식할 수 있는 경도난청의 경우 압축제한방식을 선호한다.

● 보통 소리의 입력

만약 난청인이 선형증폭기로 볼륨을 조절하여 편안한 크기의 음량을 얻을 수 있다면 비선형증폭기가 반드시 필요한 것은 아니다. 압축방식의 증폭기를 통해 말소리의 어음명료도를 선형증폭기보다 더 높일 수 있는 것이 아니기 때문이다. 압축을 하지 않은 상태에서 보통 크기의 말소리가 압축방식의 보청기에 입력될 때 느린 압축방식은 말소리에 특별한 영향을 주지 않는다. 그러나 압축을 빠르게 조정해도 전반적인 어음명료도는 크게 달라지지 않는다.

● 작은 소리의 입력

만약 작게 말하는 사람의 말소리가 압축방식의 증폭기에 입력되면 어음명료도가 선형방식에 비해 더 높아질 수 있다. 왜냐하면 선형방식보다도 압축방식이 어음청취능력과 이득을 더 많이 제공하기 때문이다.

● 큰 소리의 입력

만약 보통 크기보다 큰 소리가 압축방식의 증폭기로 들어온다면 선형방식에 비해 말소리를 듣는 편안함이 증가할 것이다. 왜냐하면 압축방식은 선형방식보다 큰 소리에 대해 작은 이득을 제공하기 때문이다.

　보청기로 입력되는 소리의 크기는 대체로 큰 소리, 보통 소리와 작은 소리 등으로 나뉜다. 이들이 서로 각각의 이득특성곡선을 갖는 가운데 이들의 주파수에 따른 이득이 자동으로 조절된다면 난청인이 스스로 볼륨을 조절할 필요가 없어서 편리할 수 있다. 뿐만 아니라 볼륨을 수동으로 조절하는 데 있어서 신체적으로 장애를 가진 난청인에게는 매우 큰 장점이 될 것이다.

　자동압축방식의 단점을 살펴보기 위해 1초 이하로 빠르게 압축하는 경우를 하나의 실례로 들어보자. 만약 작은 소리가 입력될 경우 그 소리가 난청인이 듣기 원하는 소리인지 아니면 원하지 않는 소리인지를 구별하기는 어렵다. 그 작은 소리가 원하지 않는 소음이라면 선형증폭방식에 비해 더 시끄러워질 것이다. 따라서 작은 소리의 특성이 말소리에 가까운지 아니면 소음과 비슷한지를 보청기가 성공적으로 판단할 수 있어야만 이 약점을 극복할 수 있다. 뿐만 아니라 압축방식이 자동적으로 이득을 조절할 경우에 음향되울림이 발생할 가능성이 좀 더 높아진다. 압축이 빠르게 작동함으로써 소리와 소리 사이에 나타나는 음압레벨의 차이를 감소시킬 수 있다. 그 결과 빠른 자동압축방식이 오히려 어음명료도를 낮추는 경우가 발생할 수 있다.

(2) 압축방식의 기본특성

입력신호를 압축방식으로 증폭하는 과정에는 선형증폭방식에 없는 여러 가지 기본적인 특징이 있다. 이들은 압축방식의 비선형증폭기를 이해하고 사용하는 데 있어서 중요한 역할을 한다.

① 압축역치

감각신경성 난청으로 인해 좁아진 역동범위를 고려하여 모든 크기의 소리를 압축할 필요

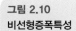

그림 2.10
비선형증폭특성

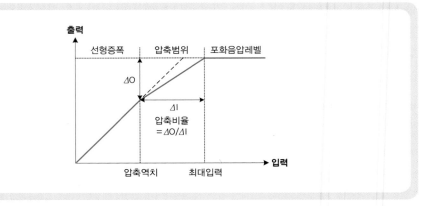

그림 2.11
**보청기의 입력과 출력관계
에 의한 압축역치**

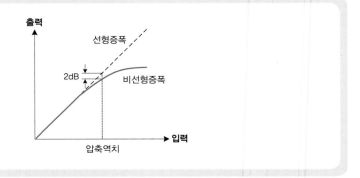

는 없다. 만약 작은 크기의 소리가 압축되어 충분히 증폭되지 못한다면 난청인은 그 소리를 잘 알아듣지 못할 수도 있다. 따라서 작은 소리는 압축하지 말고 충분히 크게 증폭하여 난청인이 잘 들을 수 있도록 해야 한다. 반면에 작은 소리에 제공했던 이득을 동일하게 큰 소리에 적용하면 그 소리가 지나치게 커져서 난청인에게 불쾌감을 일으킬 수 있다.

증폭기로 입력되거나(입력압축방식) 또는 증폭기에서 출력되는(출력압축방식) 신호의 특정한 크기를 기준으로 정하고, 이 크기보다 입력이나 출력이 적은 경우와 큰 경우로 구분하여 서로 다른 증폭률을 적용하여 증폭하면 좋다. 증폭기의 입력 또는 출력이 이 특정한 크기보다 적은 경우의 증폭률은 1보다는 크거나(압축비율<1) 같은 반면에, 큰 경우의 증폭률은 1보다 작아서(압축비율>1) 압축을 한다. 여기서 증폭률이 1보다 크면 확장기라고 부르고, 1과 동일하면 선형방식의 증폭기가 된다. 증폭기의 입력 또는 출력신호를 압축하기 시작하는 음압레벨을 **압축역치**[Compression Threshold(CT), Compression Kneepoint(CK), Threshold Kneepoint(TK)]라고 한다(그림 2.10). 비선형보청기에서의 압축역치는 난청인의 개인적 청력조건에 따라서 보청기전문가에 의해 결정된다.

성능분석기를 통해 압축방식의 비선형보청기에서 측정된 입력과 출력 사이의 관계가 〈그림 2.11〉과 같다고 하자. 점선으로 표시된 선형증폭의 출력과 실선으로 그려진 압축방식의 출력 사이의 차이가 2dB이 되는 입력을 압축역치라고 한다.

② 압축비율

압축역치보다 큰 신호가 입력될 경우에 압축기능이 작동하기 시작한다. 압축역치 이상의 신호성분을 압축하는 과정에서 얼마만큼 압축할 것인가를 결정해야 한다. 예를 들면, 2 : 1로 압축할 것인지 또는 3 : 1로 압축할 것인지 아니면 더 높은 비율로 압축할 것인지를 결정해야 한다. 여기서 2 : 1은 입력신호에서 압축역치보다 높은 초과분의 크기를 50%로, 3 : 1은 33.3%로 줄이는 것을 의미한다. 이처럼 입력신호의 크기를 얼마만큼 감소시킬 것인가를 나타내는 비율을 **압축비율**(compression rate)이라고 한다. 〈그림 2.10〉에서 보여주는 것처럼 비선형증폭기의 압축비율은 입력음압레벨의 증가량(ΔI)과 출력음압레벨의 증가량(ΔO) 사이의 비율($=\Delta I/\Delta O$)로 주어지는데, 이는 증폭률($=\Delta O/\Delta I$)의 역수에 해당한다.

만약 압축역치가 50dB이고 압축비율이 2 : 1인 경우에 70dB의 입력신호가 들어온다고 가정하자. 이 경우 압축역치의 초과분인 20dB($=70dB-50dB$)은 50%로 압축되고 10dB만큼만 증폭되어 총 60dB로 출력될 것이다. 광대역역동범위압축방식의 보청기에서는 1.5 : 1에서 3 : 1 사이의 압축비율을 많이 사용한다. 압축비율이 8 : 1이 넘는 경우를 압축제한방식이라고 부르는데, 이는 압축비율이 너무 높아서 압축이라기보다는 리미터처럼 출력제한의 특성에 매우 가까워진다. 따라서 압축제한방식은 압축기와 리미터를 조합해놓은 것으로서 높은 압축비율을 갖는 것이 특징이다.

③ 압축범위

압축방식의 비선형증폭기에 입력되는 신호의 음압레벨이 압축역치를 초과하면 압축기능이 시작된다. 이때 자동이득트리머가 입력신호를 압축하는 음압레벨의 범위는 압축역치부터 불쾌수준 또는 임상적인 최대출력 사이가 될 것이다. 따라서 압축기능이 실제적으로 작동하는 압축역치와 불쾌수준(또는 최대출력) 사이의 음압레벨구간을 **압축범위**라고 한다.

④ 압축시간과 해제시간

자동차를 운전하고 있는 운전자가 도로를 횡단하는 보행자를 보았다고 가정하자. 이 운전자가 브레이크를 사용하여 자동차의 속도를 줄이다가 보행자가 도로를 완전히 횡단한 것을 확인하고 난 이후에 다시 속도를 높이는 경우를 생각해보자(정차하지는 않음). 이때 운전자가 어떤 방식으로 브레이크를 발로 밟았다가 놓는가에 따라서 운전자를 비롯하여 승객들의 승차감은 달라질 것이다.

마이크로폰으로 계속해서 들어오는 신호의 크기는 매우 다양할 것이다. 이들 신호 중에서 압축역치보다 큰 신호는 압축기능을 작동시킨다. 그러다가 압축역치보다 작은 크기의 신호가 이어서 들어오면 그동안 작동하던 압축기능을 해제하여 입력신호를 압축하지 않은 상태에서 신호를 처리하게 된다. 입력신호의 종류에 따라서 압축기능의 시작과 해제를 매우 자주 시행해야 하는 경우가 있다.

비선형증폭기에서 압축기능이 시작되는 과정을 어택(attack)이라고 부르며, 어택이 시작

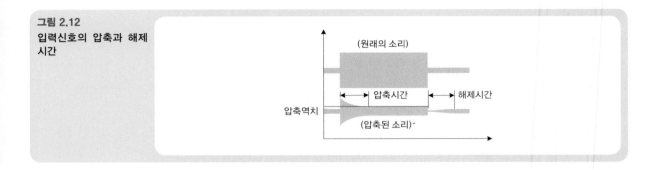

그림 2.12
입력신호의 압축과 해제 시간

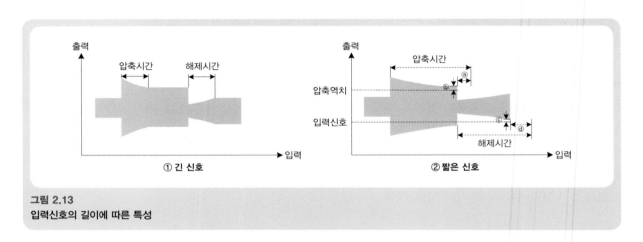

그림 2.13
입력신호의 길이에 따른 특성

된 이후에 입력신호가 압축비율에 의해 목표음압레벨로 감소할 때까지 걸리는 시간을 **압축시간**(attack time)이라고 한다(그림 2.12). 성능분석기를 이용하여 입력신호의 압축시간을 측정하기 위한 IEC와 ANSI-1987의 규정이 약간 다르다. IEC규정에서는 55dB SPL에서 80dB SPL로 순간적으로 25dB SPL만큼을 증가시킨 후에, 압축에 의해 출력이 감소하여 목표음압레벨로부터 2dB 이내로 안정화될 때까지의 시간을 말한다. 그러나 ANSI-1987에서는 90dB SPL까지 35dB SPL을 높인 후에 압축에 의해 출력이 감소하여 목표음압레벨로 3dB 이내에서 안정화될 때까지 걸리는 시간으로 한다.

마이크로폰으로부터 입력되는 신호가 압축역치보다 작은 크기로 변했다고 해서 그 순간에 압축기능이 해제될 수는 없다. 입력신호가 압축역치보다 작아짐에 따라서 압축기능이 완전히 해제될 때까지 걸리는 시간을 **해제시간**(release time)이라고 부른다(그림 2.12). 압축기능이 완전히 해제되면 입력신호는 압축되지 않고 그대로 압축기를 통과하여 신호처리를 받는다.

자동이득조절기로 들어오는 신호의 지속시간(duration)이 압축시간이나 해제시간보다 길어서 압축이나 해제가 완전하게 일어날 수 있는 경우를 정적압축(static compression)이라고 부른다(그림 2.13의 ①). 그러나 〈그림 2.13〉의 ②와 같이 압축시간이나 해제시간에 비해 ⓐ와 ⓓ만큼 짧은 시간을 갖는 입력신호(예 : 펄스)가 입력될 수 있다. 이 경우에는 압축역치에 비해 ⓑ만큼 높은 음압레벨에서 그리고 ⓒ만큼 입력신호에 비해 적게 회복된 상태에서 압축기능이 종료된다.

〈그림 2.13〉의 ②처럼 시간의 길이가 짧은 신호들이 연속해서 빠르게 입력되는 경우가 있다. 이때를 정적압축으로 가정하여 주어진 압축시간과 해제시간은 실제로 짧은 신호에서 정상적으로 작동하지 못하게 된다. 다시 말하면 짧은 신호에서 작동하는 실제적인 압축시간과 해제시간은 정적압축의 경우보다 짧아진다. 이처럼 짧은 시간을 갖는 큰 신호와 작은 신호가 연속적으로 빠르게 입력될 때 실제로 작용하는 압축비율을 유효압축비율(effective compression ratio)이라고 한다. 유효압축비율은 압축시간이나 해제시간보다 짧은 시간을 갖는 큰 신호와 작은 신호의 길이에 의존하는데, 정적압축에서의 압축비율보다 항상 낮다. 입력신호의 크기가 연속적으로 변하는 예들로 음소(phoneme)나 음절(syllable)을 들 수 있다. 음절의 평균적인 지속시간은 약 120ms(0.12초)이고 압축시간과 해제시간은 120ms보다 작기 때문에 정적압축처럼 취급할 수 있다.

압축역치보다 큰 신호가 들어왔을 때의 압축시간과 해제시간은 어느 정도가 적당할까? 현재의 디지털 기술은 0ms에 매우 가까운 압축시간과 해제시간을 만들 수 있다. 그러나 압축시간의 경우 대체로 2~12ms 정도를 사용하고 있다. 이처럼 압축시간을 짧게 함으로써 큰 소리로부터 난청인의 청각을 보호할 수 있다. 그러나 압축시간은 아래에서 설명할 해제시간에 의해서도 달라질 수 있다.

비선형보청기의 압축기능에 대한 해제시간은 압축시간에 비해 길다. 요즘에는 해제시간이 20~30ms처럼 짧은 경우도 있지만, 3~5초와 같이 긴 경우도 있다. 만약 해제시간이 지나치게 짧으면 말을 할 때 입으로부터 많은 공기가 한꺼번에 순간적으로 튀어나오면서 만들어지는 '퍽퍽' 소리와 유사한 **펌핑**(pumping) 현상이 발생할 수 있다(그림 2.14). 사람이 말을 하는 동안에 이득의 변화가 심하여 소리의 크기가 순간적으로 변하는 펌핑 현상이 발생하는 것이다. 반면에 해제시간이 너무 길면 작은 크기의 신호에 충분한 이득이 제공되지 못하는 'dead spot'이 발생할 수 있다(그림 2.14). 이처럼 짧은 또는 긴 해제시간에 대한 만족도는 난청인에 따라서 다르게 나타난다.

실제로 각 난청인의 청력조건에 적절한 해제시간을 얻는 것은 매우 어려운 일이다. 어떤 난청인에게는 적절한 해제시간이 다른 난청인에게는 적절하지 않을 수도 있다. 이처럼 각

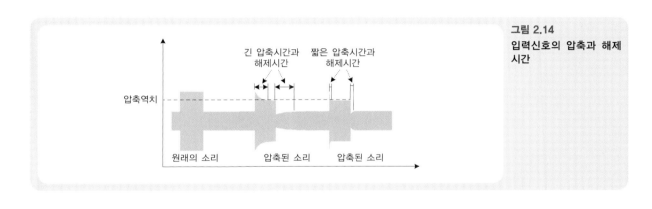

그림 2.14
입력신호의 압축과 해제시간

압축역치

긴 압축시간과 해제시간

짧은 압축시간과 해제시간

원래의 소리   압축된 소리   압축된 소리

각의 난청인에 따라 적절한 해제시간을 처방하기 위해서는 이에 대한 많은 임상적인 경험이 요구된다. 비록 압축역치, 압축비율 그리고 해제시간을 필터를 통해 조정할 수 있다고 해도 충분한 경험이 생길 때까지 제조사에서 설정해놓은 해제시간을 사용하는 것이 바람직하다.

요즘에는 입력신호의 특성에 따라서 압축시간과 해제시간을 자동적으로 조절하는 보청기도 있다. 예를 들면, 펄스처럼 신호의 길이(시간)가 짧은 반면에 크기가 큰 신호가 입력될 경우에는 압축과 해제를 매우 빠르게 하고, 말소리와 같은 신호가 들어오면 해제를 느리게 하여 펌핑 현상이 일어나지 않도록 하는 이중시간압축(dual time compression)방식이 있다.

(3) 광대역역동범위압축

감각신경성 난청으로 인해 좁아진 역동범위 안에서 비정상적으로 음량이 증가하는 모든 크기의 소리를 인식할 수 있도록 자동이득조절기 또는 음절압축조절기가 소리의 크기를 압축한다고 설명했다. 특히 경도 및 중도난청의 경우에는 청력손실의 정도가 적기 때문에 대체로 낮은 압축역치와 압축비율을 사용한다. 이처럼 압축역치를 낮추면 압축이 일어나기 시작하는 입력의 크기가 낮아지기 때문에 압축이 수행되는 범위가 넓어진다. 그리고 압축비율이 낮으면 소리의 왜곡이 감소하기 때문에 음질을 향상시키는 데도 도움이 된다.

입력압축방식으로 55dB SPL 이하의 압축역치와 4 : 1 이하의 압축비율(일반적으로 2 : 1)을 가지고 넓은 범위의 입력을 압축하는 방식을 **광대역역동범위압축**(Wide Dynamic Range Compression, WDRC)이라고 한다. 작은 소리에 대해서는 큰 이득을 제공하여 듣기 편하게 만들어주는 반면에(그림 2.15의 a), 큰 소리에 대해서는 이득을 작게 제공하여 소리가 지나치게 커지는 것을 방지한다(그림 2.15의 b). 그 결과 소리가 갖는 모든 음량을 감각신경성 난청인의 좁아진 역동범위 안에 규격화(normalization) 또는 균등화(equalization)시킬 수 있도록 해준다.

2000년까지만 해도 선형증폭과 광대역역동범위압축 중에서 어떤 방식이 더 크게 긍정

그림 2.15
가청수준에 따른 소리의 크기 증가

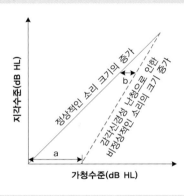

적인 효과를 주는지 분명하지 않았다. 예를 들어, 2000년에 발표한 Larson의 연구에 따르면 난청인들이 압축제한방식(41.6%), 광대역역동범위압축방식(29.8%), 정점절단방식(28.6%)의 순서로 보청기의 증폭방식을 선호한 반면에[1] 1999년에 발표된 Humes의 조사에서는 많은 난청인들이 광대역역동범위압축방식을 가장 좋아했던 것으로 나타났다.[2] 요즘에는 각 난청인의 청력을 재활시키는 데 필요한 주파수별 목표이득을 광대역역동범위압축방식으로 쉽고 정밀하게 얻을 수 있어서 광대역역동범위압축보청기가 많이 사용되고 있다. 광대역역동범위압축방식으로 난청인의 청력상태에 적절한 적합을 수행하기 위해서는 다음과 같은 두 가지 요소를 결정해야 한다.[3]

● **어느 정도의 이득을 제공할 것인가**

광대역역동범위압축방식에서는 보청기의 이득을 처방할 때 사용하는 일반적인 음량의 규격화 또는 균등화에 의해 난청인은 다음과 같이 소리를 듣게 된다.

- 음량의 규격화 : 청력손실이 없는 건청인이 듣는 음량과 동일하게 들을 수 있도록 모든 주파수의 음량을 증폭한 소리를 난청인이 지각한다.
- 음량의 균등화 : 청력손실이 없는 건청인이 듣는 말소리의 어음명료도를 난청인에게 유지시킬 수 있는 음량으로 증폭된 말소리를 지각한다. 어음명료도를 최대한으로 향상시키는 데 목적을 둔 NAL-NL1 처방법을 음량의 균등화에 관한 한 예로 볼 수 있다.

● **입력신호의 크기가 변할 때 보청기의 이득을 얼마나 빠른 속도로 변화시킬 것인가**

보청기에 입력되는 소리의 음압레벨이 증가하면 광대역역동범위압축방식에 의한 이득은 대개 빠르게 감소한다. 그러나 보청기에 들어오는 소리의 음압레벨이 감소할 때 광대역역동범위압축보청기에서 이득을 증가시키는 속도는 일정하지 않고 넓은 범위 안에서 달라진다. 이와 같이 보청기의 이득이 증가할 때의 속도는 다음과 같이 **자동이득조절**(automatic volume control)방식과 **음절압축**(syllabic compression)방식에 따라서 달라질 수 있다.

- 자동이득조절방식 : 일반적으로 입력이 감소할 때 보청기의 이득은 서서히 증가하는 특징을 갖는다. 보청기로 들어오는 입력의 크기가 큰 소리에서 작은 소리 사이에서 연속적으로 변할 때는 가장 큰 소리의 크기에 의해 이득의 변화속도가 '느리게' 결정된다. 그 결과 이때의 이득변화가 몇 초에 걸쳐 일어날 수 있다.
- 음절압축방식 : 보청기의 이득을 증가시키는 속도가 자동이득조절방식에 비해 빠르다. 여기서 음절압축은 단어나 문장을 구성하는 많은 음절을 각각 독립적으로 분리하여 하나의 음절 단위로 압축하는 방식이다.

광대역역동범위압축방식의 이득이 변하는 속도가 어느 정도일 때 가장 적절한지는 난청인에 따라서 달라질 수 있다. 예를 들어, 2000년 Bentler와 Duve의 조사에 따르면 말소리를 들을 때 자동이득조절방식과 음절압축방식에 따른 차이는 크게 나타나지 않았다.[4] 그러나 2002년 Hansen의 연구에서는 느리게(해제시간 : 약 4초) 반응하는 다채널 광대역역동범위압축보청기에서 최고의 음질과 어음명료도를 얻었다고 했다. 반면에 2003년에 Marriage와 Moore는 경도난청부터 심도난청에 이르기까지 어린이의 경우에는 선형증폭방식보다 빠르게 작동하는 광대역역동범위압축방식에서 큰 효과를 보았다고 보고했다.[5]

③ 리시버

소리는 마이크로폰을 통해 전기신호로 전환된 다음에 증폭기를 거쳐 리시버로 입력된다. 리시버에서는 증폭기에서 나온 전기신호를 다시 소리로 바꿔준다. **리시버**는 마이크로폰과는 정반대의 역할을 하는 것으로, 보청기가 아닌 일반적인 음향기기에서는 스피커라고 부른다. 보청기에 사용되는 부품 중에서 내구성이 가장 약한 편에 속한다.

1) 리시버의 구조

일반적인 귀걸이형이나 귓속형 보청기의 경우에 BA형(Balanced Armature type) 리시버를 사용한다. 일반적인 다이나믹 스피커에서 사용하는 구동원리와는 크게 다른 구조를 갖는다. 〈그림 2.16〉에서 보여주는 것처럼 증폭기에서 증폭된 전기신호는 아마튜어(armature)를 감고 있는 보이스 코일에 입력되어 자기장을 형성한다. 이때 사용되는 아마튜어는 자기장에 의해 자화(magnetize)가 강하게 일어나는 가운데 잘 움직일 수 있는 얇은 퍼멘더(permendur)로 제작된다. 보이스 코일에서 발생한 자기장에 의해 자석이 된 아마튜어의 한쪽 끝(영구자석 사이에 위치)이 전류의 방향에 따라서 자석의 극성(S극 또는 N극)을 바꿔가며 영구자석의 극성과 상호작용하여 상하로 운동하게 된다. 이 상하운동을 통하여 아마튜어와 진동판 사이를 연결하는 드라이브 핀(drive pin)이 진동판을 연쇄적으로 운동시켜 소리가 발생한다.

2) 주파수반응특성

마이크로폰처럼 리시버도 증폭기를 거쳐 입력된 전기신호에 대하여 소리의 형태로 출력한

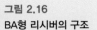

그림 2.16
BA형 리시버의 구조

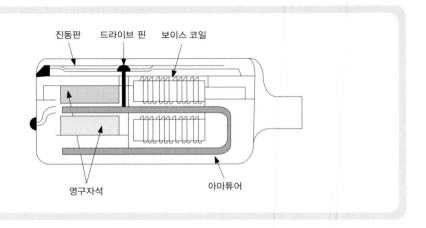

진동판   드라이브 핀   보이스 코일

영구자석

아마튜어

다. 만약 리시버에 들어오는 입력이 모든 주파수에서 동일한 크기를 갖는다고 하면 리시버에서의 출력도 주파수에 관계없이 동일한 음압레벨로 출력될 것이라고 생각하지만 실제로는 그렇지 않다. 이처럼 주파수에 따라서 전기신호를 소리로 변환시키는 효율이 다른 것이 일반적인데, 이러한 특성을 보여주는 그래프를 리시버의 **주파수반응곡선**이라고 한다.

리시버가 보청기에 장착되지 않은 상태에서 리시버 자체가 갖는 고유의 주파수반응특성은 보청기의 종류에 관계없이 동일할 수도 있다. 그러나 리시버가 보청기의 외형(shell) 안에 장착되었을 경우의 주변 조건은 서로 다를 수가 있다. 따라서 보청기에 사용되는 리시버의 주파수반응특성은 귀걸이형과 귓속형으로 크게 나눌 수 있다. 그 이유는 앞에서도 설명한 바와 같이 별도의 음도관(ear tube)에 의해 리시버와 귀꽂이가 연결되는 경우와 리시버가 보청기의 외형 안에 일체형으로 들어 있는 경우에 따라서 음향특성이 달라지기 때문이다. 리시버가 보청기의 외형 안에 장착된 상태에서 갖는 주파수반응특성들을 종류에 따라서 살펴보면 다음과 같다.

(1) 귀걸이형 보청기

귀걸이형 보청기의 리시버에서 나오는 주파수반응곡선에는 여러 개의 피크(peak)가 존재하는데, 이들은 크게 세 가지의 원인에 의해 발생하는 것으로 알려져 있다.

첫 번째, 리시버가 귀의 외이도에 위치하지 않는 형태의 구조를 갖는 전통적인 귀걸이형 보청기의 경우 음도관에 의해 본체에 있는 리시버와 귀에 삽입되는 귀꽂이 사이가 연결된다. 귓속형 보청기에 비해 소리를 고막에 전달하기 위해 음도관이라는 하나의 단계를 더 거치는 것이다. 이때 소리가 음도관을 거치는 동안에 관(tube)에서 기주공명이 발생한다.

기주공명에서는 관의 양쪽 끝이 열려 있는 경우와 어느 한쪽이 닫혀 있는 경우에 따라서 공명진동수가 달라진다. 보청기의 본체 속에 들어있는 리시버에 연결되는 음도관의 끝은 음향임피던스(acoustic impedance)가 높은 반면에, 귀꽂이에 연결된 음도관의 끝은 상대적으로 음향임피던스가 낮다. 이는 리시버의 음구 크기가 음도관의 직경보다 작아서 리시버 방향의 음도관 끝에서의 음향임피던스가 음도관의 내부에 들어 있는 공기의 음향임피던스에 비해 작기 때문이다. 반면에 음도관이 연결된 귀꽂이의 출구 면적은 음도관보다 크기 때문에, 귀꽂이 방향의 음도관 끝에서의 음향임피던스는 음도관 내부에 들어 있는 공기의 음향임피던스에 비해 낮다. 여기서 음도관이 아닌 귀꽂이의 출구 면적을 고려하는 것은 보청기를 빠져나오는 소리의 최종적인 출구가 음도관이 아닌 귀꽂이기 때문이다.

음도관의 양쪽 끝에서 갖는 음향임피던스의 차이로 인해 음도관은 음향학적으로 일종의 한쪽 끝이 막힌 기주로 취급할 수 있다. 이러한 경우에 발생하는 공명주파수(f_n)는 다음 식에 의해서 구할 수 있다. 여기서 c와 ℓ은 음속과 음도관의 길이(m)를 나타낸다.

$$f_n = nc / 4\ell, \ (n = 1, 3, 5\cdots)$$

만약 음도관의 길이가 80mm라고 가정해보자. 이 음도관의 길이를 위에 있는 식에 대입하면 처음 3개(n=1,2,3)의 기주공명이 1,062Hz, 3,187Hz와 5,312Hz에서 발생하는 것을

그림 2.17
귀걸이형 보청기에서 리시
버의 주파수반응곡선[6]

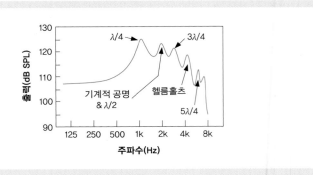

〈그림 2.17〉에서 볼 수 있다(단, 음속은 340m/s로 가정).[6]

두 번째, 리시버에 있는 진동판의 운동에 관련된 기계적인 공명주파수이다. 리시버도 일반적인 음향기기에서 사용하는 스피커의 또 다른 이름임을 앞에서 지적한 바 있다. 스피커(리시버)에서 기계적으로 갖는 고유의 공명주파수(f_o)는 진동계의 질량(M)과 진동판을 케이스에 고정시켜주는 에지(서라운드)의 강성(stiffness, s)에 의해 다음의 식처럼 정의된다.

$$f_o = 1 / 2\pi \cdot (s / M)^{1/2}$$

리시버에서의 기계적인 공명주파수는 음도관에 의해서 영향을 받는다. 리시버의 기계적인 공명주파수에서는 리시버에 연결되는 음도관에서의 음향임피던스가 낮아지기 때문에 음도관의 양단이 열려 있는 기주로 취급할 수 있다. 따라서 기계적인 공명주파수에서 음도관에 의해 추가적으로 발생하는 공명주파수(f)도 다음의 식에 의해 구할 수 있다.

$$f = c / 2\ell$$

만약 음도관의 길이가 80mm라면 음도관에 의해 추가적으로 발생하는 공명주파수는 2,125Hz가 된다. 이때 리시버의 고유한 기계적인 공명주파수가 2kHz 근처라면 서로 중첩된다는 것을 〈그림 2.17〉에서 보여준다.

세 번째, 마이크로폰에서 설명했던 바와 같이 리시버의 형태도 일종의 헬름홀츠 공명기로 볼 수 있다. 따라서 헬름홀츠 공명에 의한 피크는 〈그림 2.17〉의 4kHz 근처에서 보여주고 있다. 이 공명주파수는 리시버 안에 있는 공기의 체적과 음도관을 채우고 있는 공기의 질량에 의해 변할 수 있다.

(2) 귓속형 보청기

귀걸이형 보청기에서 소리를 외이도의 안쪽으로 넣어주기 위해서는 음도관이 필요하지만 귓속형 보청기에서는 별도의 음도관을 사용하지 않는다. 따라서 음도관에 의해 만들어지는 피크들이 귓속형 보청기의 리시버에서 나오는 주파수반응곡선에서 나타나지 않는다.

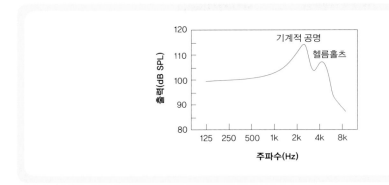

그림 2.18
귓속형 보청기에서 리시버의 주파수반응곡선[7]

따라서 귓속형에서는 리시버 자체가 가지는 기계적인 공명과 헬름홀츠 공명에 의한 공명주파수들만이 존재한다.

첫 번째, 리시버의 고유한 기계적인 공명주파수에 관련된 이론은 귀걸이형과 동일하다. 다만 귓속형 보청기가 삽입되는 위치가 외이도 안쪽이기 때문에 보청기의 크기가 작아지고, 이로 인해 리시버의 크기도 귀걸이형에 비해 감소한다. 리시버의 크기 감소는 리시버 안에 들어 있는 진동판의 질량을 감소시키면서 에지의 강성에도 변화를 준다. 그 결과 귓속형 리시버의 기계적인 공명주파수가 귀걸이형에 비해 다소 높아진다.

리시버의 기계적인 공명은 2.5~3kHz의 범위에서 발생하는 것이 바람직하다. 만약 난청인이 보청기를 외이도 안에 착용하면 건청인처럼 외이도 공명이 효과적으로 발생하지 않기 때문에 이를 인위적으로 만들어주는 효과가 존재하기 때문이다.

두 번째, 귀걸이형 보청기의 리시버에서와 마찬가지로 리시버의 구조에 의해 헬름홀츠 공명이 발생한다. 〈그림 2.18〉을 보면 첫 번째 피크는 리시버 자체가 갖는 기계적인 공명에 의한 피크이고, 두 번째 피크가 바로 헬름홀츠 공명에 의한 피크이다.[7]

귓속형 보청기에 들어가는 리시버의 주파수반응특성은 제조업체 또는 모델에 따라서 다소 달라질 수 있다. 이는 보청기에 사용되는 증폭기 출력단에서의 전기임피던스(electrical impedance)의 영향을 받기 때문이다. 그 결과 리시버의 주파수반응특성을 약간 변화시키기도 하지만, 소수의 업체와 모델들에 한해서만 적용한다.

4 환기구

난청인이 청력재활을 위해 착용하게 되는 보청기는 귀의 외이도에 삽입된다. 이처럼 보청기가 외이도에 삽입되면 거의 모든 외이도가 보청기에 의해 막히게 된다. 그 결과 보청기에서 나오는 소리가 메아리처럼 울리면서 어음명료도가 크게 감소되는 폐쇄효과가 발생한다. 폐쇄효과는 보청기를 통해 들리는 다른 사람의 목소리를 비롯하여 자신의 목소리까지도 보청기를 착용하지 않았을 때와 다르게 느껴지도록 만든다. 이로 인해 어떤 난청인은 보청기의 착용을 심지어 기피하기도 한다. 보청기의 착용으로 인해 발생하는 폐쇄효과를 줄이거나 없앨 수 있는 방법은 다음과 같이 여러 가지가 있다.

- 개방형 귀꽂이나 외형의 사용
- 환기구를 설치
- 외형을 작게 제작하여 보청기를 골부에 위치시킴
- 저음의 이득을 조절

보청기에 환기구를 설치함으로써 보청기의 착용으로 인한 폐쇄효과의 발생을 억제할 수 있다. 뿐만 아니라 외이도의 잔여공간에 있는 공기들이 외부와 순환될 수 있기 때문에 외이의 건강을 높여주는 가운데 보청기의 고장도 방지하는 효과가 있다. 그러나 보청기에 환기구를 설치하게 되면 이러한 장점만 나타나는 것이 아니고 보청기의 특성에도 다음과 같은 영향을 줄 수 있다.

● 저음의 이득과 최대출력

일반적으로 외이도에서 발생하는 폐쇄효과는 주파수가 낮은 저음에 의해 일어난다. 따라서 폐쇄효과를 감소시키기 위해서 저음의 이득을 감소시키는 것이 좋은 방법이다. 그러나 저음의 이득이 감소하면 보청기의 최대출력(최대삽입이득)도 함께 낮아질 수 있다. 따라서 청력손실이 커서 높은 최대출력이 요구되는 경우에는 환기구의 설치가 적절하지 않을 수도 있다.

● 음향되울림

환기구를 통해 외부로 새어나온 소리(특히 저음성분)가 다시 마이크로폰으로 입력되었을 때 음향되울림이 발생할 수 있다. 여기서 음향되울림은 마이크로폰으로 들어가는 소리보다 마이크로폰으로 다시 들어가는 환기구로 새어나온 소리의 크기가 더 클 때 발생한다. 외이도에서의 폐쇄효과를 줄이기 위해 환기구의 직경을 크게 만들수록 음향되울림이 발생할 가능성은 그만큼 높아진다. 디지털보청기 중에는 환기구에서 새어나온 소리로 인한 음향되울림의 발생을 억제할 수 있는 기능을 가진 것도 있다.

● 지향성

환기구가 설치된 보청기에서는 두 가지 소리성분이 고막에 도달하게 된다. 첫 번째는 보청기를 통해서 출력된 소리성분이고, 두 번째는 환기구를 통해 들어온 소리성분이다. 실제로 보청기에서 나온 저음이 환기구를 통해 외부로 빠져나가기도 하지만 외부소리의 저음성분이 환기구를 통해 들어올 수도 있다. 만약 보청기에서 출력된 소리성분이 지향특성에 대한 정보를 잘 가지고 있다고 해도 환기구를 통해 들어온 소리성분의 지향특성이 좋지 못하면 이들이 서로 합쳐진 전반적인 지향특성은 나빠지게 된다. 이들 사이의 음압레벨 차이가 5dB 이하이면 지향특성이 크게 감소한다. 좋은 지향특성을 그대로 유지하기 위해서는 약 10dB 이상의 음압레벨 차이를 가져야 한다. 따라서 폐쇄효과를 크게 줄이기 위해 환기구의 직경을 지나치게 높일 경우에는 음향되울림의 발생 가능성도 높아질 뿐만 아니라 지향특성도 크게 감소할 수 있다.

● 소음

보청기에서 나온 소리성분과 환기구를 통해 들어온 소리성분이 합쳐졌을 때 환기구로 들어오는 소리성분에 들어 있는 소음성분은 제거할 수가 없어서 신호대잡음비(SNR)가 크게 감소할 수 있다. 따라서 직경이 큰 환기구의 경우 소음을 감소시키는 효율이 낮아질 수 있다.

● 내부잡음

환기구를 보청기에 설치하면 저음에서 만들어지는 내부잡음의 수준을 낮출 수 있다. 내부 잡음이 들어 있는 저음성분이 외부로 많이 빠져나가기 때문이다.

● 압축과 소비전류

저음에 대한 청력손실이 크지 않을 경우에는 환기구를 통해 들어오는 저음성분의 크기만으로도 충분할 수가 있다. 이때는 건전지의 전류를 가장 많이 소비하는 저음성분에 압축기능이 작동하도록 보청기의 채널을 배정할 필요가 없다. 특히 2~4개의 채널을 갖는 보청기의 경우에는 이들 채널을 가급적 고음성분에 배정하여 어음명료도를 높이는 것이 오히려 바람직할 수도 있다.

지금까지 설명한 바와 같이 보청기의 환기구는 청력손실의 정도에 맞추어 설치해야 한다. 청력손실이 높을수록 환기구의 직경을 감소시키고, 청력손실이 낮을수록 환기구의 직경도 좀 더 크게 제작할 수 있다. 청력손실의 정도에 따라서 권장되는 환기구의 종류와 직경은 〈표 2.1〉과 같다.

환기구의 종류는 〈그림 2.19〉와 같이 크게 내부 환기구와 외부 환기구로 나눌 수 있다.

〈그림 2.19〉에서 보여주는 내부 환기구는 다음과 같이 세 가지 형태로 다시 분류할 수 있다.

● 대각형 환기구

〈그림 2.20〉의 ①처럼 음도관(sound bore)으로 구멍을 뚫어 환기구와 음도관을 합치는 것을 대각형 환기구라고 한다. 따라서 〈그림 2.20〉 ①의 A지점에서 음도관과 환기구가 하나로 통합된다. 고막을 향하는 귀꽂이(또는 외형)의 구멍은 소리를 외이도로 방출하는 음구

표 2.1 1kHz에서 청력손실에 따른 최적의 환기구 종류

청력손실(dBHL)	환기구 종류
30 이하	IROS 환기구
30~60	φ1~2mm
60 이상	압력완화환기구 또는 폐쇄형

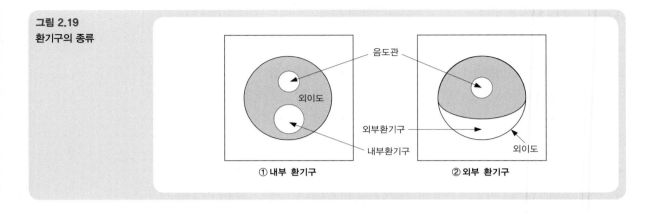

그림 2.19
환기구의 종류

① 내부 환기구　　　　② 외부 환기구

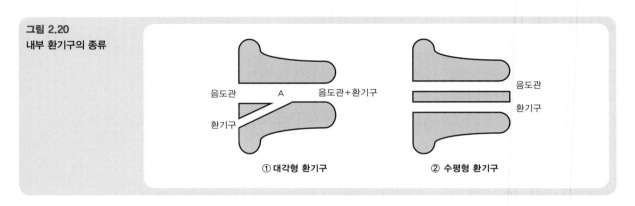

그림 2.20
내부 환기구의 종류

① 대각형 환기구　　　　② 수평형 환기구

와 환기구의 역할을 동시에 한다. 외이도의 직경이 작을 때 대각형 환기구를 사용한다. 이때 음도관의 길이를 줄이거나 A지점을 안쪽(고막 방향)에 위치시키거나 또는 음도관을 혼형으로 제작하면 고음의 이득이 감소한다.

● **수평형 환기구**

외형이나 귀꽂이 안에 들어 있는 음도관과 대체로 평행하게 환기구를 수평형 환기구라고 한다(그림 2.20의 ②). 일반적으로 수평형 환기구는 대각형에 비해 고음에서 약 10dB의 이득을 더 얻을 수 있기 때문에 대각형보다 수평형 환기구를 먼저 선택한다. 이 효과는 환기구의 직경이 커질수록 더 증가한다.

● **가변형 환기구**

각 난청인의 청력조건에 적절한 환기구의 직경을 정확히 예측하기란 매우 어렵다. 동일한 환기구의 외경을 갖는 가운데 내경이 다른 환기구들로 간편하게 바꿔가면서 난청인에게 적절한 환기구를 선정할 수도 있다. 이러한 환기구의 세트를 가변형 환기구라고 부르며, 현재 SAV(Select-a-Vent)와 PVV(Positive Venting Valve) 등이 있다(그림 2.21). 서로 인접한 직경의 환기구 사이에서 음향특성의 차이가 나타나지 않을 수 있으며, 직경이 매우 작을 경우에는 보청기 외형과 외이도 사이에 존재하는 틈에 의한 slit-leak 효과에 의해 실제

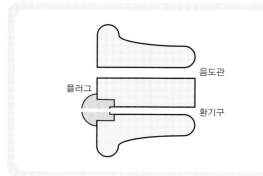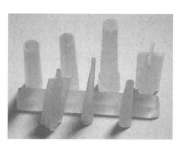

그림 2.21
SAV 가변형 환기구

음도관
플러그
환기구

표 2.2 환기구의 크기에 따른 주파수별 음압레벨의 감소특성 (단위 : dB)

환기구의 직경 (mm)	주파수(Hz)								
	250	500	750	1,000	1,500	2,000	3,000	4,000	6,000
없는 경우	−4	−2	−1	−1	0	0	0	0	0
1	−5	−2	−1	−1	1	0	0	1	1
2	−11	−3	−1	−1	1	1	1	1	2
밀폐형 돔	−10	−8	−3	−2	−2	−1	1	−2	0
IROS (ITE/ITC)	−16	−11	−4	−3	2	4	2	−1	0
3.5	−21	−12	−6	−4	1	2	2	1	1
Janssen (ITE)	−23	−13	−3	−3	1	6	4	−1	1
개방형 돔	−30	−24	−16	−12	−8	−3	5	0	0

환기구 효과가 나타나지 않을 수도 있다.

　환기구의 종류와 직경에 따라서 주파수별로 나타나는 이득의 변화를 〈표 2.2〉에 정리했다. 앞에서 지적했던 바와 같이 주로 저음성분의 이득이 크게 감소하는 것을 볼 수 있다.

　〈표 2.3〉에서는 BTE, ITE와 ITC에 설치된 환기구의 직경에 따른 최대삽입이득을 보여준다. 모든 보청기의 종류에서 환기구의 직경이 클수록 최대삽입이득이 감소하는 것을 쉽게 알 수 있다.

　보청기의 적합 프로그램에 따라서 환기구의 직경을 선택하는 형식은 다음과 같이 다르다.

● **정량적으로 표시**

환기구의 직경을 9단계로 나누는데, '완전밀폐(0.0mm)'와 '완전개방(open)'을 제외하고

표 2.3 BTE, ITE와 ITC에서 환기구의 직경에 따른 최대삽입이득   (단위 : dB)

보청기 종류	환기구의 직경 (mm)	주파수(kHz)								
		0.25	0.50	0.75	1	1.5	2	3	4	6
BTE	완전밀폐[1]	–	65	66	64	60	56	41	45	50
	1	–	65	64	61	58	52	39	45	47
	2	–	60	60	57	54	49	36	41	48
	3.5	–	51	53	52	48	43	31	35	41
ITE	완전밀폐[1]	62	56	56	56	47	41	23	24	12
	평균밀폐[2]	62	54	52	49	44	33	24	22	13
	1.5	61	57	54	53	48	37	26	25	15
	2	54	50	46	46	42	33	24	23	13
	IROS	44	42	40	38	38	32	19	16	12
	Janssen	42	41	40	39	36	31	17	16	13
ITC	완전밀폐[1]	58	52	49	52	45	39	31	33	13
	평균밀폐[2]	52	48	44	45	42	37	23	28	11
	1.5	47	47	44	45	39	34	28	31	12
	2	44	41	38	38	38	32	21	27	17
	IROS	39	34	31	31	29	26	15	23	7

[1] 보청기의 외형이나 귀꽂이가 외이도를 완전히 밀폐한 경우
[2] 보청기의 외형이나 귀꽂이가 외이도를 완전히 밀폐하지 않고 평균적인 크기로 밀폐한 경우

0.8mm, 1.0mm, 1.3mm, 1.6mm, 2.0mm, 2.5mm, 3.0mm와 IROS 등으로 직경을 구분하기도 한다. 그리고 실리콘으로 제작된 RITA BTE용 '라이프 팁(life tip)'에서 밀폐형(life tip)이나 개방형(life tip closed) 그리고 이중으로 된 팁(double tip)을 사용할 것인지도 선택할 수도 있다. 여기서 개방형 라이프 팁은 환기구와 유사한 역할을 한다고도 볼 수 있다.

● **정성적으로 표시**

환기구의 직경을 '완전밀폐', '완전개방', '작은 환기구', '중간 환기구' 그리고 '큰 환기구'처럼 정성적인 크기의 형태로 나누기도 한다.

5 댐퍼

음향여과기(acoustic filter)라고도 불리는 금속, 플라스틱 또는 양털로 제작된 **댐퍼**(acoustic damper, 음향댐퍼)는 보청기에서 출력되는 소리의 주파수반응곡선과 음질 또는 음향되울

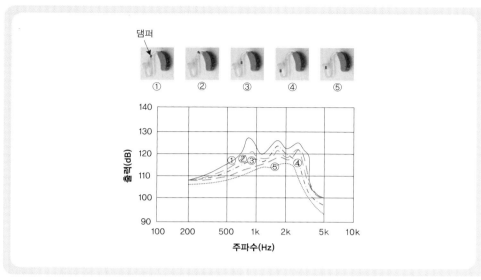

그림 2.22
음도관에서 댐퍼 위치에
따른 주파수반응특성[8]

림에 영향을 줄 수 있다. 예를 들면, 기주공명주파수와 같이 특정한 주파수에서의 음압레벨이 난청인의 불쾌수준보다 높아지는 것을 방지할 수 있다. 그리고 음향되울림을 발생시키는 주파수의 출력을 낮춤으로써 보청기의 전체출력을 좀 더 높일 수 있게도 만들어준다.

　댐퍼를 만드는 재료의 임피던스, 댐퍼의 길이 그리고 소리가 지나가는 통로의 숫자 등에 의해 댐퍼의 설치효과가 달라지지만, 댐퍼를 어디에 위치시키는가도 큰 영향을 줄 수 있다. 예를 들면, 귀걸이형 보청기의 음도관에서 댐퍼의 위치에 따른 주파수반응곡선의 변화를 〈그림 2.22〉에서 보여준다.

　귀걸이형 보청기에서 댐퍼의 임피던스가 보청기의 이득과 최대출력(OSPL90)에 미치는 영향을 댐퍼의 위치별로 〈표 2.4〉에 나타냈다. 일반적으로 임피던스가 높을수록 댐퍼의 감쇠효과가 증가하는 것을 볼 수 있다.

　기계적인 방식으로 주파수반응곡선을 변화시키기 위해 댐퍼를 사용할 때 매번 임피던스를 측정하는 것은 번거로운 일이다. 따라서 〈표 2.5〉와 같이 댐퍼의 색깔을 통해 임피던스의 용량을 쉽게 알 수 있다.

　댐퍼와 같이 환기구와 음도관들은 주파수반응곡선, 음질과 음향되울림의 발생 등에 영향을 줄 수 있다. 이들 세 가지 요소가 주파수반응곡선에 영향을 줄 수 있는 주파수대역은 다음과 같이 서로 다르다(그림 2.23).[9]

● 환기구
약 1kHz까지의 저음영역에 주로 영향을 주지만 환기구의 직경이 클 때는 거의 모든 주파수대역에 영향을 줄 수 있다. 이는 환기구에서 외이도처럼 공명을 일으킬 수 있기 때문이다.

표 2.4 귀걸이형 보청기에서 임피던스의 용량에 따른 댐퍼의 효과[10]   (단위 : dB)

임피던스 (Ω)	위치	주파수(Hz)								
		250	500	750	1,000	1,500	2,000	3,000	4,000	6,000
330	리시버 방향	0	0	0	−1	−1	−1	−1	0	0
680		0	−1	−1	−3	0	−1	−1	0	0
1,500		−1	−2	−3	−7	−1	−2	−4	−1	−1
2,200		−1	−1	−2	−6	0	−3	−3	−4	−1
330	귀꽂이 방향	0	0	−1	−3	−1	−1	0	−1	0
680		0	0	−2	−6	−1	−1	−1	−1	−1
1,500		−1	−2	−6	−11	−3	−1	−2	−4	−1
2,200		−3	−4	−9	−16	−4	−1	−1	−5	−1

※ 단, 댐퍼의 위치는 이어후크를 기준

표 2.5 임피던스 용량에 따른 댐퍼의 색깔

임피던스(Ω)	색깔	임피던스(Ω)	색깔
330	회색	2,200	붉은색
680	흰색	3,300	주황색
1,000	갈색	4,700	노란색
1,500	초록색	−	−

그림 2.23
음도관, 댐퍼와 환기구가 영향을 주는 주파수대역

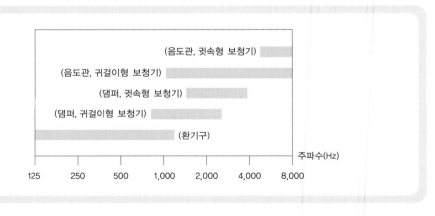

● **여과기**

주로 1~4kHz에 걸친 주파수대역의 반응곡선에 영향을 준다. 예를 들면, 귀걸이형 보청기
는 800~2,500Hz에, 귓속형 보청기는 1,500~3,500Hz에 주로 영향을 준다.

● **귀꽂이나 외형에 들어 있는 음도관**

2kHz 이상의 주파수특성에 주로 영향을 준다. 특히 귀걸이형 보청기는 1kHz 이상을 그리
고 귓속형 보청기는 5kHz 이상의 주파수대역에 영향을 줄 수 있다.

⑥ 귀꽂이

전통적인 귀걸이형 보청기에서 소리를 재생하는 리시버는 본체(마이크로폰과 DSP가 들
어 있으며 귀의 상단 뒤편에 고정)에 위치한다. 보청기의 본체에서 발생된 소리는 음도관
을 통해서 난청인의 외이도 안으로 전달된다. 그러나 소리를 외이도의 안쪽으로 전달하기
위해 음도관만을 외이도에 삽입할 수는 없다. 만약 음도관을 외이도에 직접 삽입한다면 외
이도가 음도관으로 채워지지 않는 공간이 만들어질 수 있다. 만약 보청기에서 나온 소리가
이 공간을 통해 외부로 새어나간다면 보청기의 착용효과가 크게 감소할 수 있다. 따라서
음도관을 통해 들어온 보청기 소리가 외부로 빠져나가지 못하도록 외이도의 비어 있는 부
분을 적절히 막아주는 **귀꽂이**(earmold)를 사용한다(그림 2.24).

　귀꽂이가 외이도를 밀폐하는 정도에 따라서 〈그림 2.25〉에서와 같이 종류를 나눌 수가
있다. 이처럼 귀꽂이에 의한 외이도의 밀폐 정도가 달라지면 그들이 갖는 음향특성도 다음
과 같이 변한다.

● Carved Shell

모든 갑개를 이용하기 때문에 고출력을 얻을 수 있어서 고도 이상의 난청을 가진 난청인에
게 많이 사용된다. 그러나 외이도에 너무 꽉 끼면 착용감이 떨어지고 귀꽂이를 삽입하기가
어려워진다.

● Skeleton

Carved Shell과 매우 유사하며 갑개의 중앙에 구멍이 있다. 전통적인 귀걸이형 보청기에서

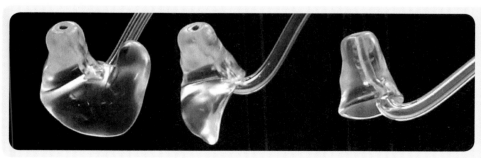

그림 2.24
귀걸이형 보청기의 귀꽂이
[11]

넓은 범위의 청력손실에 적용할 수 있다.

● Semi-Skeleton과 Canal Lock

Skeleton의 중앙 주변을 제거한 형태이다. 귀꽂이를 외이도에 삽입하거나 빼기가 수월하며 폐쇄효과를 줄일 수 있다.

● Canal

외이도를 꽉 채우지 않아 출력이 낮은 편이기 때문에 청력손실이 비교적 낮은 경도나 중도 난청에 사용한다. 크기가 작은 편이라서 귀꽂이의 삽입과 빼기가 대체로 쉽지만 자주 빠질 수 있어서 조심해야 한다.

● CROS

갑개를 전체적으로 사용하지만 주간절흔(heel), 갑개 그리고 이갑개정(helix lock)의 형태를 이용하여 여러 가지 종류로 만들 수가 있다. 중음과 고음 영역에서 중도 이하의 난청에 많이 사용된다. 귀꽂이의 개방된 부분으로도 소리가 들어 오기 때문에 저음에 대한 청력이 정상적인 감각신경성 난청인의 청력재활에 도움이 될 수 있다.

〈그림 2.25〉의 상단에 있는 6개(Carved Shell~Hollow Canal)는 외이도를 완전히 밀폐시키는 폐쇄형이라서 환기구를 설치하여 폐쇄효과를 줄일 수도 있다. 하단에 있는 나머지 6개(CROS-A~Sleeve)는 외이도의 아랫부분이 뚫리는 개방형이다.

그림 2.25
귀꽂이의 종류

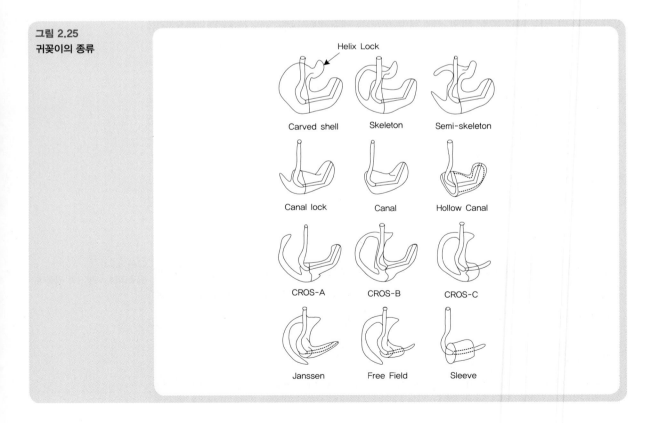

　　Carved Shell, Skeleton과 Semi-Skeleton에 있는 이갑개정은 귀꽂이를 외이도에 잘 안착시킴으로써 보청기의 안전성과 착용감을 높여주고 음향되울림의 발생을 다소 감소시킨다. 여기서 음향되울림은 귀꽂이와 외이도 틈새로 새어나오는 소리로 인해 발생할 수 있다. 만약 이갑개정이 귓바퀴를 누르는 압박감 때문에 불편할 경우에는 이를 귀꽂이에서 제거해도 된다.

❼ 기타

　　작은 소리를 크게 증폭하여 난청인의 청력을 향상시켜주는 것이 보청기의 가장 기본적인 역할이다. 이처럼 난청인의 청력재활에 필요한 정도로 소리의 크기를 증폭해줄 보청기의 종류는 다양할 수 있다. 그러나 보청기에 들어 있는 어떤 추가적인 기능은 말소리의 명료도를 더욱 높여주거나 또는 난청인이 다른 사람과 전화통화를 쉽게 할 수 있도록 만들어준다. 이처럼 보청기에 추가적으로 선택할 수 있는 기능들은 보청기가 갖는 고유의 기능을 향상시키거나 또는 난청인이 보청기를 편리하게 사용할 수 있도록 해준다. 따라서 보청기 착용에 대한 난청인의 만족도를 향상시키기 위해 난청인이 보청기에 설치하기를 원하는 선택기능을 먼저 결정하는 것이 좋다. 그러면 난청인에게 적용이 가능한 보청기 종류의 숫자가 감소하여 난청인의 청력상태에 가장 적절하면서도 난청인이 선호하는 기능이 들어 있는 보청기를 선정하기가 쉽다. 난청인이 추가적으로 보청기에 장착할 수 있는 기능에 대하여 알아보면 다음과 같다.

1) 다중기억장치

청취환경에 따른 보청기의 착용효과는 볼륨으로 소리의 크기만을 단순히 조정한다고 해서 높아지는 것은 아니다. 소음이 많은 청취환경에서는 저음의 이득을 감소시켰을 때 어음명료도가 높아질 수 있다. 이처럼 조용한 환경, 군중, 회의, 식당, 자동차, 음악, 극장, TV, 휴식, 스포츠, 야외, 아이들 소리, 전화사용 등과 같이 대화를 나누는 청취환경이나 조건이 다양하다. 따라서 각각의 청취환경에 맞추어 보청기 기능들을 적절히 조정해놓은 **적합특성**(프로그램이라고도 불림)들을 다중기억장치에 별도로 저장해둔다. 만약 4개의 기억장치를 가지고 있는 다중기억장치라면 4개의 청취환경이나 조건에 맞추어 조정한 보청기의 적합특성을 각각의 기억장치에 별도로 저장할 수 있다. 그 결과 난청인은 청취환경이나 조건에 맞춘 보청기의 기능을 별도의 조정 없이 수동 또는 자동으로 선택하여 편리하게 사용할 수 있다.

2) 조절기

동일한 소리라고 해도 청취환경에 따라서 청각에서 지각되는 소리의 크기는 다를 수 있다. 예를 들면, 큰 소음이 조용한 환경에서 갑자기 발생했을 때 그동안 잘 들리던 보통 크기의 소리가 더 이상 들리지 않는 경우가 있다. 이처럼 사람이 지각하는 소리의 음량은 청취환경에 따라서 변할 수가 있다. 난청인이 보청기를 착용했을 때도 건청인과 동일한 상황이 발생할 수 있다. 만약 보청기에서 출력된 소리의 크기가 충분하지 못할 때는 보청기의 볼륨을 높여야만 말소리를 제대로 알아들을 수 있을 것이다.

보청기의 출력을 조절할 수 있는 볼륨과 위에서 설명한 다중기억장치에서 프로그램의 종류를 선택할 수 있는 방법은 다음과 같이 자동방식, 수동방식 그리고 혼합방식으로 나눌 수 있다.

● **자동방식**

청취환경이나 조건에 따라서 보청기의 볼륨과 프로그램을 보청기가 자동으로 조정하거나 선택하는 방식을 의미한다. 난청인은 이들을 청취환경이나 조건에 맞도록 조정(또는 선택)할 필요가 없기 때문에 편리하다는 장점도 가지고 있지만, 청취환경이나 조건 또는 난청인이 개인적으로 선호하는 음량이나 음질에 완전히 부합하지 못할 수도 있다. 다음과 같은 경우에 자동방식의 조절을 권장할 수 있다.

- 난청인의 신체적인 장애로 인해 수동으로 볼륨을 조절하기 어려운 경우
- 자동조절기능을 사용한 경험이 있고, 이에 대한 만족도가 높은 경우
- 보청기의 크기가 작아서 별도의 볼륨을 실질적으로 장착하기가 어려운 경우
- 보청기의 기능을 무선방식으로 조절할 수 있는 리모컨을 사용하는 경우

● **수동방식**

보청기의 볼륨과 프로그램을 청취환경이나 조건과 더불어 개인적 선호도에 맞추어 난청인이 스스로 조정하는 방식이다. 자동방식에 비해 불편한 점은 있지만 청취환경이나 조건 또는 개인적으로 선호하는 음량이나 음질에 좀 더 적절하도록 조정할 수 있는 장점을 가지고 있다. 다음과 같은 경우에는 이들 조절기를 수동방식으로 조정하도록 권장할 수 있다.

- 광대역역동범위압축방식(WDRC)에 의해 이득이 자동으로 조정될 때 보청기의 착용 효과가 낮은 청취환경이 많은 경우
- 심리적으로 보청기의 볼륨을 스스로 조정하기를 강하게 선호하는 경우
- 수동조절방식의 볼륨을 사용해본 경험이 많은 경우

● **혼합방식**

보청기의 볼륨과 프로그램을 자동방식과 수동방식을 혼합한 형태로 조정(또는 선택)하는 방식을 말한다. 일반적으로는 보청기에서 이들이 자동으로 조정되지만 필요한 경우에 난청인이 자동으로 조정된 보청기의 적합조건을 수동으로 다시 조정하는 방식이다. 따라서 보청기 착용에 관한 난청인의 만족도를 좀 더 높일 수 있다.

보청기에서 수동방식으로 이득을 조정하거나 다중기억장치에서 프로그램을 선택할 때 사용할 수 있는 조절(또는 선택)장치는 다음과 같이 나눌 수 있다.

표 2.8 음도관의 명칭과 내부 및 외부직경   (단위 : mm)

명칭	내부직경	외부직경	명칭	내부직경	외부직경
#9	φ3.00	φ4.01	#14 표준	φ1.68	φ2.95
#12 표준	φ2.16	φ3.18	#15 표준	φ1.50	φ2.95
#13 표준	φ1.93	φ2.95	#16 표준	φ1.35	φ2.95
#13 보통 두께	φ1.93	φ3.10	#16 얇은 두께	φ1.35	φ2.16
#13 두꺼운 두께	φ1.93	φ3.30	얇은 두께(Thin Tube)*	φ0.75~0.95	φ1.0~1.2
#13 매우 두꺼운 두께	φ1.93	φ3.61	–	–	–

* 얇은 두께(Thin Tube) : Mini-BTE용 음도관으로서 NAEL에서 규정한 직경은 아님

다. 음도관의 길이와 직경 그리고 재질과 두께에 의한 영향을 정리하면 다음과 같다.

● **음도관의 길이**

음도관의 길이가 증가하면 저음의 출력은 증가하는 반면에 중음 이상의 출력이 감소한다. 그러나 음도관의 길이가 변하면 난청인의 귀에 통증을 유발할 수 있기 때문에 음도관의 길이보다 오히려 직경으로 주파수반응곡선을 변화시키는 것이 바람직하다.

● **음도관의 직경**

음도관의 직경(내경)이 증가할수록 1~2kHz 사이의 이득은 증가하는 반면에 저음의 이득이 감소한다. 직경이 작고 긴 경우에는 기주공명주파수가 낮아지는 반면에 직경이 크고 짧은 음도관에서는 공명주파수가 높아지는 경향이 있다.

● **음도관의 재질과 두께**

귀걸이형 보청기에서 음향되울림을 발생시키는 원인 중에 한 가지를 음도관의 직경 또는 진동으로 볼 수 있다. 귀걸이형 보청기에서 발생하는 출력이 매우 높을 경우에 음도관을 통해서 소리가 새어나오거나 또는 음도관이 진동할 수 있기 때문이다. 그러나 음도관의 두께를 증가시키면 음도관이 굵어져서 외부에 쉽게 노출될 수 있다.

9) 매트릭스

보청기는 제품별로 기능적으로 출력할 수 있는 최대출력과 이득의 차이가 있다. 이와 같이 각 보청기의 최대출력과 이득을 나타내는 형식을 **매트릭스**라고 한다. 예를 들면, 최대출력과 이득이 각각 130dB과 70dB이라면 '130/70'의 형식으로 나타낸다. 매트릭스는 최대출력과 이득에 기울기(slope)를 포함시켜 '130/70/30'의 형식으로 제공되는 경우도 있다. 여기서 보청기의 주파수반응곡선이 어느 정도로 편평한지에 대해 일종의 척도처럼 사용되는 기울기(예 : 30)는 가장 높은 이득에서 500Hz의 이득을 빼는 방식으로 계산된다.

표 2.9 각 제조사의 제품 명칭에 따른 특징

제조사	16채널/16밴드	12채널/12밴드	8채널/8밴드	6채널/6밴드	4채널/4밴드
스타키	110	90	70	30	20
지멘스	700~701	500~501	300~301	100~101	–
오티콘	–	–	–	–	–

10) 제품번호

어떤 제조사에서는 여러 제품의 특징을 제품명으로도 구분할 수 있게 하기 위해 제품이름에 번호를 포함시키고 있다. 이 번호는 대체로 채널(또는 밴드)의 숫자를 의미하는 경우가 많다. 예를 들어, 'Connexx6.0'에서는 'performance level'이라는 메뉴에서 이들 번호를 이용하여 보청기를 선정할 때 도움을 준다. 제조사에 따른 예를 살펴보면 〈표 2.9〉와 같다.

11) 기타

(1) 색깔

보청기에서 외형(특히 플레이트)의 색깔은 보청기가 외부에 노출되는 정도를 줄일 수 있다. 예를 들면, 플레이트의 색깔이 이주와 대주의 안쪽 피부색과 유사할수록 다른 사람의 눈에 적게 노출될 것이다. 이 부근의 색깔에 있어서 고유의 피부색만을 단순히 살필 것이 아니라 이주와 대주의 안쪽이 다소 그늘이 만들어진 상태까지 함께 고려하는 것이 좋다. 그리고 귓속형 보청기가 외이도에 삽입되고 난 이후에는 플레이트를 제외한 나머지 외형은 외부에 잘 노출되지 않는다. 그러나 초소형 고막보청기(IIC)의 경우 보청기의 크기가 매우 작아서 오른쪽과 왼쪽을 구별하기 어려울 수 있다. 따라서 외형의 색깔을 달리하여 이들을 구별하기도 한다. 이와 같이 귓속형 보청기의 플레이트와 외형의 색깔과 더불어 귀걸이형 보청기의 외형(case) 색깔까지 선택하는 옵션을 가진 적합 프로그램에서는 그들의 색깔을 다음과 같이 구분할 수 있다.

- 귓속형 보청기의 플레이트 : 밤색(chestnut), 어두운 갈색(dark brown), 중간 갈색(medium brown), 밝은 갈색(light brown), 핑크색(pink) 등
- 귓속형 보청기의 외형 : 파란색(blue), 빨간색(red), 밝은 갈색(light brown), 핑크색(pink), 투명(clear)한 외형 등
- 귀걸이형 보청기의 외형 : 은색(sterling), 점판암(slate) 색상, 커피색(espresso), 샴페인색(champagne), 구리색(bronze), 검은색(black), 밝은색(red hot, purple pop, pink pixie, fuchsia fabulous, blue pacific, blue ice) 등

(2) 귀지방지장치

음구를 통해 보청기의 리시버로 귀지와 같은 이물질이 들어가면 고장이 발생할 수 있다. 이처럼 귀지나 이물질이 리시버로 들어가는 것을 방지하는 장치는 제조사마다 조금씩 다르기는 하지만 그 역할에는 큰 차이가 없다고 할 수 있다. 이들 귀지방지장치에 대하여 살펴보면 다음과 같다.

● ERX

리시버의 음구에 끼우는 약 2mm 정도의 길이를 가진 장치(extended receiver tube, ERX 또는 스마트 가드)를 말한다. 보청기의 음구가 좀 더 길어지면서 고막에 가까워지면 마치 보청기의 출력이 높아진 것처럼 느끼게 된다. 그리고 소리를 통과시키는 가운데 습기나 땀 등을 막아주는 필터 기능을 가지고 있어서 이들로 인한 고장을 줄일 수 있다. 중이염을 앓고 있는 난청인에게 적절한 것으로 알려져 있지만 오히려 ERX가 외이도에 있는 농을 퍼서 보청기로 들여오는 경우도 있어서 많이 사용하지는 않는다.

● 귀지방지망

망(net)을 사용하여 귀지나 이물질의 유입을 막는 방법으로서 가장 일반적으로 사용되고 있다(그림 2.32). 망의 구멍이 미세하여 작은 귀지까지 걸러낼 수 있지만 잘 막힌다는 단점도 있다.

● 귀지방지 스프링(BWG)

귀지가 리시버로 들어가는 것을 방지하는 일종의 장치로서 리시버의 음구에 나사처럼 돌려서 끼우는 스프링 방식을 사용하며 내구성이 좋다. 그러나 작은 귀지를 걸러내지 못한다는 단점이 있다.

● 귀지방지도어(WPF)

외이도에 중이염이나 물기가 많이 있을 경우에 사용한다. 그러나 도어에 의해 소리의 음질이 왜곡될 수 있어서 많이 사용하지는 않는다.

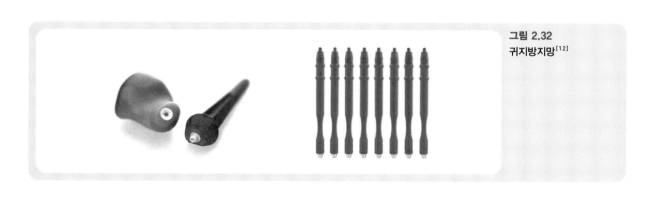

**그림 2.32
귀지방지망**[12]

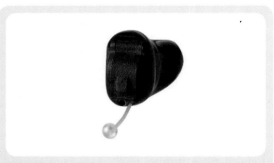

그림 2.33
고막보청기의 플라스틱 손잡이[13]

(3) 손잡이

고막보청기는 외부에서 잘 보이지 않도록 만든 가장 작은 크기를 가진 보청기이다. 외이도의 깊숙한 자리에 위치한 고막보청기(CIC 또는 IIC)는 손가락으로 잡는 것이 쉽지 않다. 따라서 이들 보청기를 외이도에서 빼는 것이 어려울 수 있다. 플레이트에 플라스틱으로 만든 손잡이(removal handle)를 달아 고막보청기를 뺄 때 도움을 주고 있다(그림 2.33).

(4) 마이크 커버

보청기에 있는 마이크로폰은 외부에 노출되기 때문에 먼지와 같은 이물질에 쉽게 노출될 수 있다. 만약 이물질이 마이크로폰에 쌓이거나 들어간다면 보청기의 성능이 감소할 수도 있다. 따라서 이물질이 마이크로폰으로 들어가는 것을 방지하는 일종의 그물망을 말한다. 다만 마이크 커버의 형태는 제조사마다 조금 다른 방식을 사용하고 있다.

(5) 무광택

보청기의 외형은 코팅과 더불어 광택을 낼 수도 있다. 코팅할 경우 보청기를 외이도에 좀 쉽게 삽입하거나 뺄 수 있는 장점이 있다. 그러나 난청인의 개인적인 취향에 따라서 보청기의 외형을 무광택(null/matte finish)으로 제작하기도 한다.

(6) 볼륨 뚜껑

소리의 크기를 조절해주는 볼륨의 크기가 너무 작아서 손가락으로 잘 돌리지 못하는 난청인도 있다. 이때 볼륨의 위쪽에 뚜껑을 추가로 달아서 볼륨을 좀 더 플레이트에서 돌출시켜주는 부품을 **볼륨 뚜껑**(double VC cap)이라고 한다. 볼륨의 크기가 커지면서 좀 더 돌출되어 볼륨을 쉽게 조절할 수 있다.

(7) 제거 노치

작은 보청기를 손가락으로 좀 더 쉽게 잡을 수 있도록 보청기의 외형에 파놓은 일종의 손톱자국처럼 생긴 홈을 제거노치(removal notch)라고 부른다.

(8) 카날 벨

작은 귀지가 리시버로 들어가지 못하도록 리시버의 음구(외형의 두께부분)에 만들어놓은 종 모양의 웅덩이를 **카날 벨**(canal bell)이라고 한다. 음구에 카날 벨을 만듦으로 인해 음질이 다소 변할 수도 있다.

제3장

보청기의 종류

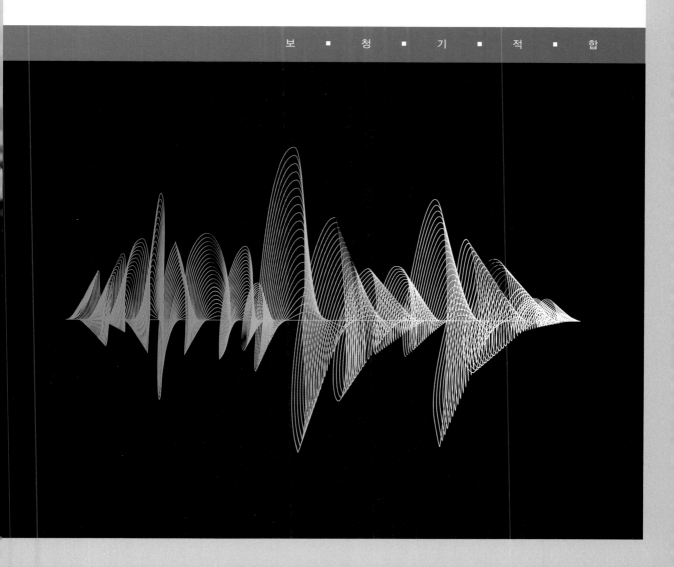

적합 프로그램을 사용해 보청기를 선정하는 과정에서 선택해야 하는 보청기의 종류는 크게 귀걸이형과 귓속형으로 나눌 수가 있다. 귀걸이형과 귓속형 보청기는 다시 여러 형태로 분류할 수 있다. 각 제조사의 적합 프로그램에 따라서 이들 형태에 대한 배열이나 명칭이 서로 다르게 구성되어 있지만, 이들 각각의 형태에 따른 특징을 살펴보면 다음과 같다.

① 귀걸이형 보청기

일반적으로 귀걸이형 보청기는 본체, 이어후크(ear hook)와 이어튜브(ear tube)로 불리는 음도관으로 구성된다. 여기서 본체에는 마이크로폰과 DSP를 비롯한 리시버가 들어 있는 가운데 귓바퀴의 뒤쪽 상단에 위치한다. 그러나 최근에 판매되기 시작한 RIC 형태의 귀걸이형 보청기는 리시버를 귀꽂이(ear mold)에 위치시키는 경우도 있다. 그리고 귀걸이형 보청기는 다시 '전통적인 귀걸이형 보청기'를 의미하는 BTE와 최근에 개발되어 'Mini-BTE'라고 불리는 RIC(RITE BTE) 보청기로 분류된다.

1) BTE

〈그림 3.1〉에서 보여주는 것처럼 전통적인 귀걸이형 보청기는 대체로 음도관의 직경이 두꺼운 편이었다. 요즘에는 'Mini-BTE' 제품 중에 하나로서 음도관의 굵기가 크게 줄어든 RITA BTE(Receiver-In-The-Aid BTE) 보청기도 전통적인 귀걸이형 보청기로 취급하는 경향이 있다(그림 3.2). RITA BTE와 전통적인 귀걸이형 보청기 사이의 차이는 음도관의 굵기가 가장 주된 요소이다. 이들 귀걸이형 보청기에 대한 특성을 살펴보면 다음과 같다.

- 전통적인 귀걸이형 보청기는 건전지와 리시버가 들어갈 수 있는 공간이 충분하여 경도부터 심도난청까지 다양한 형태로 널리 사용할 수 있다. 다만 RITA BTE는 경도부터 중도까지의 난청을 갖는 사람에게 적당하다.
- 마이크로폰과 귀꽂이 사이의 거리가 멀기 때문에 음향되울림이 잘 발생하지 않아서 높은 출력을 얻을 수 있다.
- 지향성 마이크로폰, 블루투스, 텔레코일과 음량입력(Direct Auditory Input, DAI)과 같은 기능을 포함하기가 쉽다.
- 아동의 경우에 지속되는 성장으로 인한 보청기의 교체를 단순히 귀꽂이만의 교체로 대신할 수 있다.
- 귀꽂이, 음도관과 이어후크를 이용한 기계적인 방법으로 주파수반응곡선을 변화시킬 수도 있다. 예를 들면, 음도관에서 발생하는 기주공명에 의해 1~4kHz의 소리가 증폭할 수 있다.
- 귀지나 습도 또는 땀 속에 들어 있는 염분으로 인한 보청기의 고장을 감소시킬 수 있다. 그러나 음도관의 교체 및 수리비용이 발생할 수 있다.

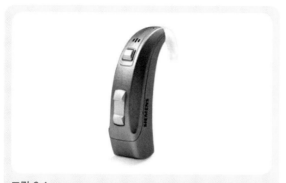

그림 3.1
전통적인 귀걸이형 보청기[14]

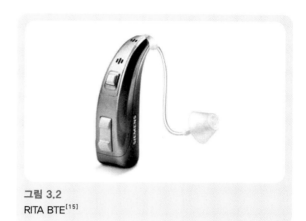

그림 3.2
RITA BTE[15]

- 개방형 귀꽂이를 사용하는 제품은 당일에도 보청기의 구입 및 착용이 가능하다.
- 안경을 착용하는 경우에는 안경다리와 보청기의 위치가 서로 겹쳐서 불편할 수 있으며 심한 운동을 할 때 보청기가 이탈하여 바닥에 떨어질 수 있다.

2) RIC

〈그림 3.3〉에서 보여주는 RIC 보청기는 리시버를 이어몰드(ear mold)라고 불리는 귀꽂이에 위치시키고, 본체와 리시버 사이를 얇고 가느다란 전선으로 연결한다. 이 전선은 전통적인 귀걸이형 보청기에서의 음도관처럼 보청기를 귓바퀴에 고정시키는 기능도 함께 가지고 있다.

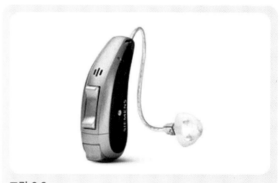

그림 3.3
RIC 귀걸이형 보청기[16]

- 외관상으로 디자인이 좋다.
- 전통적인 귀걸이형 보청기에 비해 작고 가벼워서 오래 착용해도 편안하다.
- 실리콘 귀꽂이를 선택할 경우에는 보청기를 구매하기로 결정한 당일에도 보청기의 착용이 가능하다.
- 머리카락으로 살짝 보청기 본체를 가리면 다른 사람의 눈에 거의 띄지 않는다.

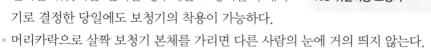

2 귓속형 보청기

귓속형 보청기는 제조사에 따라서 맞춤형(custom)이라고도 불리는데 모든 부품이 외형(shell) 안에 들어가 있는 일체형이다. 뿐만 아니라 보청기가 귀걸이형과는 다르게 귀의 외이도 내부에 위치한다. 보청기의 크기가 매우 작은 편이라서 외부에 거의 노출되지 않는 형태도 있다. 이처럼 보청기의 크기가 작아지면 마이크로폰과 리시버 사이의 거리가 가까워져서 음향되울림이 발생할 가능성도 함께 높아진다. 따라서 귀걸이형 보청기에 비해 출

그림 3.4
귓속형 보청기의 종류

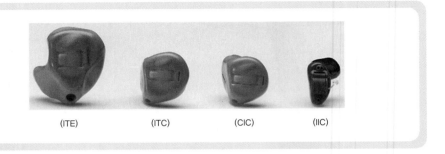

그림 3.4
귓속형 보청기의 종류

(ITE)   (ITC)   (CIC)   (IIC)

력이 작은 편이었지만 요즘은 보청기 기술의 지속적인 발전으로 인해 그 차이가 많이 감소했다.

귓속형 보청기는 크기에 따라 갑개보청기(ITE), 외이도 보청기(ITC), 고막보청기(CIC와 IIC) 등으로 〈그림 3.4〉와 같이 나누어진다. 이들 보청기 사이의 크기 차이에 따른 출력과 수명 그리고 노출에 관련된 특징을 간략하게 살펴보면 다음과 같다.

- 보청기의 크기
  ITE > ITC > CIC > IIC
- 노출 정도
  ITE < ITC < CIC < IIC
- 보청기의 출력과 수명
  ITE > ITC > CIC > IIC

보청기의 크기가 작을수록 외부에 적게 노출이 되는 것은 당연한 결과로 볼 수 있다. 그러나 보청기의 크기가 클수록 보청기의 출력 또는 수명이 높아지는 것은 마이크로폰과 리시버 사이의 거리와 보청기의 부품에 의해 발생한다. 그 이유에 대하여 살펴보면 다음과 같다.

- 마이크로폰과 리시버 사이의 거리 : 보청기에서 마이크로폰과 리시버 사이의 거리가 멀수록 음향되울림이 발생할 가능성이 낮아진다. 따라서 음향되울림이 발생할 가능성이 낮아지면 그만큼 보청기에서 출력을 높여서 내보낼 수 있다.
- 보청기의 부품 : 보청기의 크기가 클수록 공간의 여유가 많아져서 큰 리시버를 사용하여 높은 출력을 얻을 수 있다. 다만 큰 리시버를 사용할 경우에 소비전류가 커져서 보청기의 수명이 단축될 수 있기 때문에 리시버의 크기와 건전지의 용량을 동시에 고려해야 좋다.
- 보청기의 수명 : 만약 이들 보청기의 소비전류가 모두 동일하다고 가정한다면 보청기의 크기가 클수록 보청기의 수명이 길어질 수 있다. 보청기가 클수록 큰 전기용량을 가진 건전지를 사용할 수 있기 때문이다.

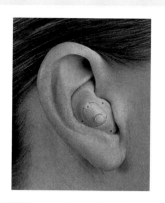

그림 3.5
Full Shell[17]

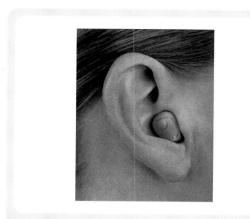

그림 3.6
Half Shell[18]

1) ITE

외이에 있는 갑개(concha)는 귀굴레다리(crus of helix)를 경계로 하여 아래쪽은 이개강 (cymba-concha)이라고 하는 반면에 위쪽은 이개정(cavum-concha)이라고 한다. 갑개를 완전히 채우든지 아니면 절반 정도만 채우든지 간에 상관없이 이들 보청기를 모두 **갑개 보청기**(In-The-Ear, ITE)라고 부른다. 그러나 모든 갑개를 사용하는 갑개 보청기는 'Full Shell'이라고 하는 반면에, 귀굴레다리까지의 이개강만을 채우는 보청기는 'Half Shell'이라고 별도로 분리해서 부르기도 한다(그림 3.5 및 3.6). 'Half Shell'은 ITE와 ITC 사이의 크기로 외부에 노출된다.

2) ITC

외이의 이개강이 완전히 채워지지 않을 정도로 작은 크기의 보청기가 있다. 이를 **외이도 보청기**(In-The-Canal, ITC)라고 부르며 이개강의 일부와 외이도의 절반 정도만을 채운다(그림 3.7). 그리고 보청기의 바깥면이 이개강으로 약간 튀어나온다.

3) CIC

보청기의 대부분이 외이도 안쪽에 삽입될 정도로 작은 크기를 가진 보청기를 **고막보청기**(Completely-In-the-Canal, CIC)라고 한다(그림 3.8). 일반적으로 고막보청기의 음구가 외이도의 제2굴곡 부근에 위치하도록 제작한다. 매우 작은 부품을 사용하기 때문에 보청기가 이개강

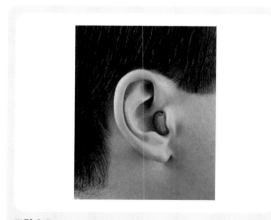

그림 3.7
외이도 보청기[19]

으로 튀어나오지 않아서 외부에 많이 노출되지 않는다. 고막보청기를 외이도에서 쉽게 꺼

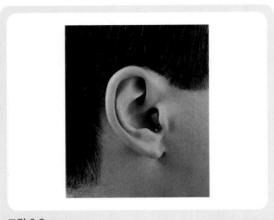

그림 3.8
고막형 CIC 보청기[20]

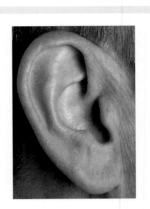

그림 3.9
고막형 IIC 보청기[21]

낼 수 있도록 플레이트에 플라스틱 손잡이를 달아서 사용한다.

4) IIC

모든 보청기 중에서 가장 작은 크기를 갖는 보청기로서 외이도 안쪽에 깊숙이 위치하기 때문에 외부에서 거의 보이지 않는 보청기를 **초소형 고막보청기**(Invisible-In-the Canal, IIC)라고 한다(그림 3.9). 보청기의 음구가 고막으로부터 약 5mm가 되는 지점까지 접근하기 때문에 1kHz 이상의 고음성분에 대한 이득을 ITE나 ITC보다 더 높게 제공할 수 있다. 고음성분의 이득증가는 소리를 발생시키는 음원의 위치를 좀 더 빠르고 정확하게 파악하는데 도움이 된다. 그러나 작은 리시버를 사용하는 IIC의 전체적인 출력은 ITE나 ITC보다 낮은 것이 일반적이다. 따라서 청력손실이 매우 높은 고도난청 이상의 난청인에게 사용하는 것이 적절하지 않을 수도 있다.

CIC와 더불어 IIC는 외이도의 안쪽에 위치하기 때문에 바람에 의한 영향을 크게 줄일 수 있다. 실제로 바람이 보청기의 마이크로폰에 부딪치면서 만들어내는 소음의 영향은 매우 크다고 할 수 있다.

고막보청기에는 장점만 있는 것이 아니라 다음과 같은 단점도 함께 존재한다.

- 비록 고막보청기의 플레이트에 플라스틱 손잡이가 달려 있다고 해도 작은 크기의 보청기를 외이도의 깊숙한 위치에 삽입하거나 뺄 때 다소 불편함을 느낄 수 있다.
- 보청기의 크기가 작을수록 오른쪽과 왼쪽 보청기의 모양이 서로 비슷하여 구별이 어렵다. 따라서 오른쪽은 빨간색으로 그리고 왼쪽 보청기는 파란색으로 보청기의 외형을 제작하기도 한다. 비록 이들의 외형 색깔이 살색이 아니어도 외이도 안에 깊숙이 삽입되기 때문에 외부에서는 보이지 않는다.

지금까지 설명한 바와 같이 귀걸이형과 귓속형 보청기는 여러 측면에서 특징의 차이가

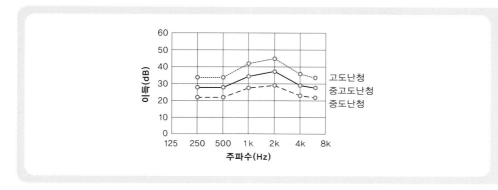

**그림 4.6
수평형 청력손실에 따른
Berger 처방법의 이득특성**

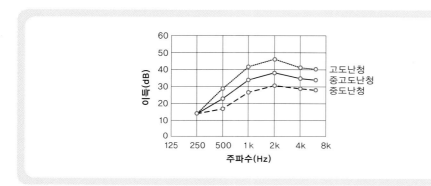

**그림 4.7
경사형 청력손실에 따른
Berger 처방법의 이득특성**

있다. 그러나 청력손실의 정도에 따른 주파수이득곡선들의 형태가 서로 정확하게 일치하는 것은 아니다. 다시 말하면 청력손실의 증가와 함께 모든 주파수에서의 이득이 동일하게 증가하는 것이 아니고, 1kHz와 2kHz에서의 이득이 다른 주파수에 비해 가장 크게 증가했다. 이러한 결과는 2kHz에서의 청력손실이 4~6kHz보다 적은데도 불구하고 오히려 더 많은 이득이 제공된다는 것을 의미한다. 따라서 청력재활을 위한 Berger 처방은 보청기의 이득을 2kHz에 중심을 두는 것으로 볼 수 있다. 〈그림 4.1〉에서 보여주는 수평형 청력손실에서도 이와 동일한 결과를 보여준 바 있다.

(3) POGO II

1983년 McCandless와 Lyregaard가 제안한 POGO(Prescription Of Gain and Output) 처방법은 Lybarger의 1/2이득법을 가장 간단히 보정(correction)한 처방이다.[25] 특히 80dB HL까지의 청력역치를 가진 감각신경성 난청인의 청력재활에 필요한 보청기의 실이삽입이득과 최대출력을 결정한다. POGO II 처방법은 65dB HL의 청력역치를 기준으로 두 가지의 공식을 사용하여 최적이득을 실이삽입이득(REIG)으로 정하게 된다.

$$IG_i = 0.5 \times H_i + k_i \qquad\qquad (H_i \leq 65\text{dB HL})$$
$$IG_i = 0.5 \times H_i + k_i + 0.5(H_i - 65) \qquad (H_i > 65\text{dB HL})$$

표 4.3 청력역치가 65dB HL 이상인 경우의 POGO Ⅱ 처방법

주파수(Hz)	k_i(dB)	실이삽입이득(dB HL)
250	−10	$0.5 \times H_i + 0.5 \times (H_i - 65) - 10$
500	−5	$0.5 \times H_i + 0.5 \times (H_i - 65) - 5$
1,000	0	$0.5 \times H_i + 0.5 \times (H_i - 65)$
2,000	0	$0.5 \times H_i + 0.5 \times (H_i - 65)$
4,000	0	$0.5 \times H_i + 0.5 \times (H_i - 65)$

이와 같이 난청이 심한 경우에 실이삽입이득을 좀 더 높게 제공하는 것은 고도 및 심도 난청을 가진 사람들이 1/2이득법에 의해 제공된 소리의 크기보다 좀 더 큰 소리를 더 편안하게 느끼고 있다는 것을 실험적으로 알았기 때문이다. 따라서 65dB HL 이상의 난청에서는 Lybarger의 1/2이득법이 아닌 Knudsen과 Jones의 처방법을 적용한다(표 4.3).

모든 주파수에서의 청력손실이 동일한 〈그림 4.1〉에 대한 POGO Ⅱ의 처방을 〈그림 4.8〉에 나타냈다. 이들 난청등급에 따른 주파수이득곡선의 형태는 NAL-RP에서와 같이 정확하게 서로 동일하다. 다시 말하면 청력손실의 정도가 POGO Ⅱ 처방법에 의한 주파수이득곡선의 형태에 아무런 영향을 주지 않는다는 것을 의미한다. 청력손실이 증가했을 때 주파수이득곡선의 형태에는 아무런 변화가 없지만 전체 이득의 크기는 증가했다. 동일한 청력손실에 대한 주파수별 이득의 특성도 NAL-RP와 매우 유사하다. 1kHz까지 이득이 증가하다가 1kHz부터는 주파수에 상관없이 모든 이득이 동일하게 제공된다(그림 4.8). 다시 말하면 난청인의 청력재활을 위해 저음보다는 1kHz 이상의 고음을 중점적으로 동일하게 증폭시키는 것이 POGO Ⅱ 처방법이 갖는 대표적인 특징이다. 그리고 NAL-RP 처방법에서는 1kHz에서 6kHz까지 약 3dB 정도의 이득이 감소하지만, POGO Ⅱ 처방법에서는 이들 사이에 아무런 차이가 없이 동일한 크기의 이득을 제공한다.

〈그림 4.9〉는 세 가지 경사형 청력손실(그림 4.3)에 대한 처방결과이다. 수평형 청력손실과는 다르게 청력손실 정도에 따라서 주파수이득곡선의 형태가 약간 변하는 것을 알 수

그림 4.8
수평형 청력손실에 따른 POGO Ⅱ 처방법의 이득특성

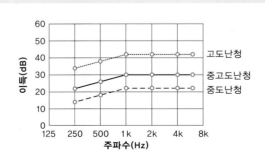

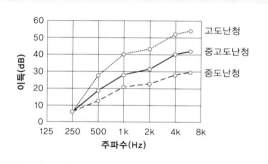

그림 4.9
경사형 청력손실에 따른 POGO II 처방법의 이득특성

있다. 청력손실의 정도가 증가할수록 저음보다는 고음의 이득이 상대적으로 더 많이 증가한다. 다시 말하면 주파수별 청력손실의 정도를 표시하는 청력도를 뒤집어놓은 것과 매우 유사한 형태로서 청력도와 가장 비슷한 처방법이라고 할 수 있다.

2) NAL-RP, Berger와 POGO II 처방공식의 비교

앞에서 설명한 NAL-RP, Berger와 POGO II 처방법은 서로 다른 공식을 이용하여 최적이득을 계산할 뿐만 아니라 이들 각각의 처방에 기초가 되는 기본적인 개념의 차이에 의해 동일한 주파수반응곡선이 주어지지 않는다. 이들 차이점은 난청인의 청력상태에 적합한 처방결과를 서로 다르게 제공하는 원인이 된다. 그러나 난청인이 보청기에 장착된 볼륨을 스스로 조절할 수 있다면 이들 사이의 처방이 다소 다르다고 해도 전체 이득은 볼륨을 통하여 어느 정도 조정할 수 있다. 이는 청각전문가가 난청인에게 적절한 평균최적이득을 다소 잘못 처방했다고 해도 볼륨의 조정을 통해 이를 극복할 수 있다는 것이다. 그러나 많은 난청인이 청취환경에 적절하도록 스스로 볼륨을 조정하는 것을 원하지 않기 때문에 요즘에는 자동으로 볼륨이 조정되는 보청기가 많이 사용되고 있다. 뿐만 아니라 볼륨을 스스로 조정할 수 없는 유아나 어린이 그리고 성인의 경우 본인들의 청력조건에 대한 부적절한 처방으로 인해 보청기의 착용효과가 크게 감소할 수 있다. 따라서 난청인의 청력상태에 가장 적절한 처방법을 선택하는 데 도움이 될 수 있는 NAL-RP, Berger와 POGO II 처방법 사이의 특성 차이는 다음과 같다.

(1) 수평형 청력손실

NAL-RP, Berger과 POGO II 처방법이 갖는 기본적인 주파수이득특성을 서로 비교하기 위해 〈그림 4.1〉의 세 가지 청력도를 이용했다. 난청인의 청력을 중도난청, 중고도난청과 고도난청으로 구분하였으며, 이들 세 가지 처방법 사이의 특징은 다음과 같다.

① 중도난청

〈그림 4.1〉에서 중도난청을 나타내는 청력도에 대한 NAL-RP, Berger과 POGO II의 처방

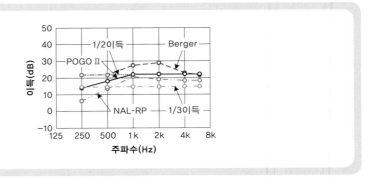

그림 4.10
수평형 중도난청에 대한
세 종류의 처방결과

결과를 〈그림 4.10〉에서 볼 수 있다. 이들 세 가지 종류의 처방결과를 살펴보면 Berger 처방법이 모든 주파수에서 대체로 가장 높은 이득을 제공하는 반면에 NAL-RP 처방법의 경우 가장 낮은 이득을 제공하고 있다. Berger 처방법의 결과는 1/2이득과 같거나 또는 더높은 이득을 제공하는데 1kHz와 2kHz를 특별히 강조한다. 다시 말하면 250~500Hz와 4~8kHz에서의 이득은 1/2이득과 동일하거나 또는 매우 유사한 반면에, 1kHz와 2kHz에서는 1/2이득으로부터 약 5~6dB 정도 높게 처방한다. 뿐만 아니라 이들 중에서 POGO II 처방법이 가장 수평적인 주파수이득곡선을 보여주는 가운데, Berger보다도 NAL-RP 처방에 좀 더 가까운 주파수이득곡선의 형태를 갖는다. 1kHz 이상의 주파수에서 POGO II 처방법에 의한 이득은 1/2이득과 매우 비슷하다. 그리고 NAL-RP 처방법의 500Hz 이하를 제외한 모든 이득은 1/3이득보다 높게 주어지는 것을 〈그림 4.10〉에서 알 수 있다. 말소리의 크기에 영향을 주는 저음의 최적이득은 NAL-RP 처방법에서 가장 작게 나타나는 반면에 어음의 명료도에 관련된 고음의 최적이득은 Berger 처방법에서 가장 높게 제공하고 있다. 그러나 저음의 이득을 줄이거나 또는 고음의 이득을 증가시킨다고 해서 어음명료도가 단순하게 증가하는 것이 아니라 이들 사이의 균형을 비롯한 여러 요소가 어음명료도에 관련되어 있다. 따라서 이들 처방의 결과만으로 난청인의 어음명료도를 성급히 판단해서는 안 된다.

② 중고도난청

청력손실이 중도난청(55dB HL)에서 15dB HL이 증가하여 중고도난청(70dB HL)으로 바뀌어도 NAL-RP, Berger와 POGO II의 처방결과가 갖는 특징은 중도난청에서와 매우 유사하다(그림 4.11). 다시 말하면 Berger 처방이 가장 높은 이득을 제공하는 반면에 NAL-RP가 가장 낮은 이득을 준다. POGO II와 NAL-RP는 1kHz 이상의 주파수에서 대체로 수평적인 주파수이득곡선을 갖는다. 다만 이들 사이에는 주파수가 높아짐에 따라서 NAL-RP는 이득을 약간 감소시키는 반면에 POGO II는 동일하게 유지하는 차이가 있다. 〈그림 4.10〉과 〈그림 4.11〉 사이에는 다소간의 차이가 존재하는데, 이는 POGO II와 NAL-RP에서의 이득이 전반적으로 약간 높아졌다는 것이다. 그 결과 1kHz 이상의 POGO II 처방법

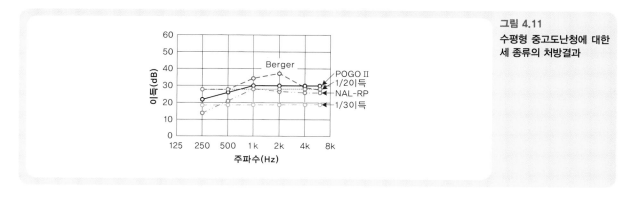

그림 4.11
**수평형 중고도난청에 대한
세 종류의 처방결과**

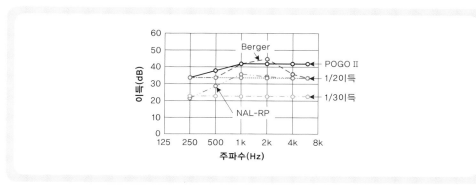

그림 4.12
**수평형 고도난청에 대한
세 종류의 처방결과**

은 1/2이득에서 약간 높아지는 가운데 NAL-RP의 처방결과는 1/3이득보다 1/2이득에 더
가까워진다.

③ 고도난청

평균청력손실이 85dB HL인 고도난청의 경우에도 Berger, NAL-RP와 POGO II 처방결
과 사이의 특징이 중도난청과 중고도난청의 경우들과 유사하다(그림 4.12). 특히 Berger,
1/2이득법과 1/3이득법에 대한 처방결과들 사이의 특징은 청력손실의 정도와 관계없이 항
상 동일하다고 할 수 있다. 그러나 NAL-RP와 POGO II의 처방결과는 청력손실이 증가함
에 따라서 이득도 함께 높아지는 것을 볼 수 있다. 예를 들면, 이들의 처방결과가 1/2이득
보다도 높아져서 Berger 처방결과와의 차이가 줄어드는 것을 〈그림 4.12〉에서 볼 수 있다.
실제로 2kHz를 제외한 다른 주파수에서는 POGO II가 Berger 처방보다 더 높은 이득을 제
공하고 있다. 따라서 Berger보다 오히려 POGO II가 더 큰 이득을 제공한다고 할 수도
있다.

(2) 경사형 청력손실

사람의 나이가 많아지면서 고음에 대한 청력의 감소가 증가하는 가운데 청력손실이 점차
저음으로 확대될 수 있다. 이처럼 저음보다 고음에서의 청력손실이 더 큰 청력손실의 유형

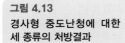

그림 4.13
경사형 중도난청에 대한
세 종류의 처방결과

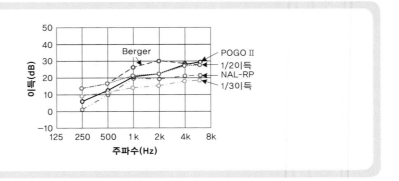

을 경사형이라고 부른다. 뿐만 아니라 지속적인 청력의 손실은 상대적으로 저음보다 고음에서 더 높은 비율로 발생한다. 이러한 경사형 청력손실의 형태가 더욱 심화된 유형을 고음급추형이라고 부른다. 〈그림 4.3〉에서는 경사형에서 고음급추형까지의 유형을 보여준다. 다시 말하면 중도난청과 중고도난청은 경사형으로 취급하는 가운데 고도난청을 고음급추형으로 볼 수 있다. 따라서 난청인에게 가장 일반적으로 나타나는 청력손실의 유형을 가지고 NAL-RP, Berger와 POGO II 처방에 따른 특징을 비교하고자 한다.

① 중도난청(경사형)

〈그림 4.1〉의 수평형 중도난청과 〈그림 4.3〉의 경사형 중도난청들을 서로 비교해보면 6분법에 의한 평균청력손실이 55dB HL로 동일한 가운데 청력손실의 유형만이 다르다. 이처럼 수평형과 경사형의 차이가 NAL-RP, Berger와 POGO II 처방의 결과를 크게 변화시키지 못한다는 것을 〈그림 4.10〉과 〈그림 4.13〉에서 보여준다. 다시 말하면 Berger가 가장 높게 처방하는 가운데 NAL-RP에 의한 이득이 가장 낮다. 〈그림 4.10〉에서 보여주는 것처럼 POGO II는 1kHz부터 1/2이득법에 의한 결과와 매우 유사하지만 NAL-RP에 의한 처방결과는 1/2이득과 1/3이득 사이에 놓여진다. 그러나 POGO II에 의한 6kHz의 이득이 다른 처방법에 비해 가장 높게 제공되고 있음을 주의 깊게 살펴야 한다.

② 중고도난청

평균청력손실의 정도가 70dB HL인 중고도난청의 경우에도 중도난청의 경우와 마찬가지로 수평형과의 차이가 크지 않음을 〈그림 4.11〉과 〈그림 4.14〉에서 알 수 있다. 다만 이들 사이에서 가장 두드러지게 나타나는 차이는 POGO II에 의한 고음의 이득이다. 수평형에서 경사형으로 청력손실의 유형이 바뀌면서 1kHz 이상의 주파수에 대한 이득이 POGO II에서 가장 높게 나타난다. 다시 말하면 POGO II를 제외한 다른 모든 처방법이 갖는 특징은 청력손실의 유형이 수평형인가 또는 경사형인가에 관계없이 매우 유사하다. 그러나 POGO II 처방법의 경우는 고음에서 수평형에 비해 경사형 청력손실에서 더 높은 이득이 주어졌다. 왜냐하면 POGO II 처방법에서는 청력손실이 65dB HL 이상일 때 $0.5(H_i-65)$

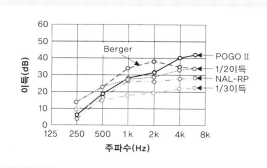

그림 4.14
경사형 중고도난청에 대한
세 종류의 처방결과

만큼의 이득이 추가로 주어지는 가운데 이들 주파수에서는 별도의 보정값(k_i)을 사용하지 않기 때문이다. 따라서 4kHz와 6kHz에서 POGO II와 Berger(또는 1/2이득) 사이의 이득 차이가 수평형에 비해 더욱 증가한다.

③ 고도난청

고음급추형 청력도를 갖는 고도난청의 경우에도 중도난청이나 중고도난청이 갖는 특징들과 큰 차이가 없다. 고도난청의 수평형 청력손실에서 나타나는 처방결과와도 유사한 특징을 갖는다. 다만 POGO II의 처방결과가 1/2이득으로부터 더욱 크게 벗어나서 4kHz와 6kHz를 제외한 500~2,000Hz의 Berger 처방결과와 매우 유사해진다(그림 4.15). 그러나 4~6kHz에서의 이득은 다른 모든 처방법에 비해 매우 높게 제공된다. 이는 중도난청과 중고도난청에서도 이미 나타난 특징으로 고도난청에서 이들보다 좀 더 심화된 결과라고 할 수 있다.

지금까지 설명한 것처럼 이들 처방법에 의한 결과들은 평균최적이득과 주파수이득곡선(주파수에 따른 최적이득) 측면에서 서로 동일하지 않다. 그러나 청력손실의 유형이나 정도에 따른 이들 처방법의 결과로부터 다음과 같은 공통된 점을 찾을 수 있다.

- 각 처방법은 청력손실의 유형에 관계없이 대체로 동일한 특징을 갖는다.
- 청력손실의 유형에 관계없이 Berger 처방법이 가장 높은 최적이득을 제공하고 NAL-

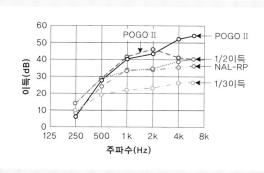

그림 4.15
경사형 고도난청에 대한
세 종류의 처방결과

　　　　RP 처방법이 가장 낮은 최적이득을 제공한다.
- 수평형 청력손실에서는 NAL-RP와 POGO II 방식이 청력손실의 정도에 관계없이 고음에서 가장 수평적인 주파수이득곡선을 갖지만 경사형에서는 NAL-RP에서만 수평적인 주파수이득곡선을 제공한다.
- POGO II 처방에 의한 고음의 최적이득은 청력손실이 작을 때는 NAL-RP에 가깝지만 청력손실이 증가할수록 Berger 처방법에 더 접근하게 된다.

〈그림 4.10~4.15〉에서 보여주는 것처럼 이들 세 가지 종류의 처방법 사이에는 분명한 특성 차이가 존재한다. 그러나 이들이 난청인에게 적용되었을 때 그들 사이의 차이가 임상적으로 잘 나타나지 않을 수도 있다. 왜냐하면 어떤 처방법이 자신의 청력재활을 위해 활용되었는지를 난청인이 알지 못하는 가운데 모두 동일한 주파수이득특성을 갖는다고 생각할 수 있기 때문이다. 그리고 이들 사이의 특성 차이가 보청기를 실제로 적합하는 과정에서 크게 줄어들 수 있기 때문이다. 예를 들면, 보청기에서의 음향되울림이 발생하는 것을 억제하기 위해 POGO II로 처방된 주파수이득특성에서 3~4kHz 대역의 이득을 추가로 낮추게 되면 NAL-RP 방식의 처방과 유사해져서 이들 사이의 임상적인 음향특성 차이가 감소한다.

보청기를 특정한 방식으로 처방해야만 말소리에 대한 어음청취능력이나 어음명료도를 높일 수 있는 것은 아니다. 어음청취능력은 일부 또는 전체 주파수에서 난청인이 인식할 수 없을 정도의 작은 이득 차이만으로도 변화될 수 있다. 그러나 볼륨을 사용하여 난청인이 선호하는 음량으로 소리의 크기를 조절했는데도 불구하고 어음명료도가 특정한 방식으로 처방했을 때보다 오히려 더 낮아질 수도 있다. 따라서 어느 특정한 처방법이 각 난청인의 보청기 적합을 위한 최적의 방법이 되지는 않는다. 다시 말하면 난청인에게 적절하지 않다고 생각하는 처방법을 다소 수정하여 적용했을 때 오히려 말소리에 대한 이해나 음질이 더 높아질 수도 있다.

3) 음량과 어음명료도 특성

선형방식으로 보청기를 적합할 때 난청인의 청력상태에 맞추어 선택할 수 있는 처방법의 종류는 여러 가지가 있다. 이들이 갖는 주파수이득곡선의 형태나 이득의 크기는 처방법에 따라서 서로 다르다. 이처럼 각 처방법이 갖는 특징이 서로 다른 것은 각각의 처방법이 올바르거나 또는 잘못되었다는 문제가 아니다. 각 난청인의 청력재활에 어떤 처방법이 더 적절한가에 대한 선택에 문제인 것이다. 왜냐하면 이들 모두의 처방법은 어느 누군가의 청력재활에 가장 적절한 처방이 될 수 있기 때문이다. 따라서 각 난청인에게 가장 적합한 처방법을 선택하는 것도 보청기의 착용효과를 높이는 데 매우 중요한 일이다.

난청인의 청력재활에 필요한 처방법의 선택은 난청인이 갖는 청력손실의 정도와 형태뿐만 아니라 난청인이 선호하는 음질과도 관련이 있다. 다시 말하면 이들 처방법에 의해 주어진 각각의 주파수이득곡선은 난청인에게 서로 다른 음질의 차이를 만들어낼 수 있기 때문이다. 따라서 NAL-RP, Berger와 POGO II 처방법이 갖는 고유의 특징이 음질의 차이에 어떤 영향을 주는지를 음량과 어음명료도의 측면에서 살펴보는 것도 바람직한 일이다.

(1) 음량

난청인이 보청기를 착용했을 때 가장 우선적으로 기대할 수 있는 것이 작은 소리를 큰 소리로 바꿔 들을 수 있다는 것이다. 다시 말하면 소리의 크기를 의미하는 음량이 너무 작아서 잘 듣지 못하던 소리가 보청기를 통해 큰 소리로 바뀜으로 인해 들을 수 있게 된다. 따라서 보청기가 가져야 할 가장 기본적인 기능 중에 하나인 소리의 크기를 각 난청인의 청력재활에 적합하도록 적절하게 제공해야 한다.

어떤 소리가 보청기로 입력되었을 때 각 처방법에 의해 출력된 소리의 크기가 서로 동일하지 않을 수 있다. 일반적으로 소리의 크기는 말소리를 구성하는 자음보다 모음에 의해 결정된다고 할 수 있다. 그리고 모음은 주로 고음보다 저음대역에서 생성된다고 알려져 있다. 예를 들면, 한국 사람들이 발성하는 /a/, /e/, /i/, /o/, /u/의 기본주파수(f_0)는 110~240Hz의 주파수대역에 들어 있는 가운데 제1퍼먼트주파수(F_1)도 300Hz부터 1kHz 사이에 존재한다. 따라서 1kHz 이하의 주파수에 제공되는 이득이 각각의 처방법에 의해 출력되는 소리의 크기에 큰 영향을 줄 것이다. 그러나 1kHz 이하의 이득에 의해서만 소리의 크기가 결정되는 것이 아님을 유의해야 한다. 소리의 크기는 모든 주파수 성분이 갖는 음향에너지의 총합에 의해 결정되기 때문에 고음에서의 음압레벨도 소리의 크기가 결정되는데 이는 매우 중요하므로 간과해서는 안 된다. 예를 들면, 모음을 완성하는 데 필요한 제2퍼먼트주파수(F_2)와 제3퍼먼트주파수(F_3)가 고음대역에 존재한다.

각각의 처방법에 따른 소리의 크기를 알아보기 위해 수평형과 경사형 청력손실을 나타내는 〈그림 4.1〉과 〈그림 4.3〉을 모두 조사했다. 소리의 크기에 영향을 크게 주는 1kHz 이하의 주파수에 대한 이득만을 고려했을 때 청력손실의 정도에 관계없이 Berger 처방이 가장 큰 소리로 출력하는 반면에 NAL-RP 처방은 가장 작은 음량으로 출력할 것이다. 다만 수평형 고도난청에서 500Hz에 대한 POGO II의 이득이 Berger 처방보다 높다. 만약 이 주파수만을 제외한다면 소리의 크기에 대한 순서는 Berger, POGO II와 NAL-RP로 간단히 정리할 수 있다. 그리고 이들 처방법 사이에는 500Hz에서 약 5dB 정도씩의 음압레벨 차이를 갖는데, 이 정도의 음압레벨 차이를 결코 작다고 할 수는 없다. 왜냐하면 어떤 소리의 음압레벨이 약 5dB 정도 차이가 날 때 건청인은 그 소리의 크기변화를 충분히 감지할 수 있으며, 누가 현상을 발생시키는 감각신경성 난청의 경우에 이 차이는 확대되어 더 큰 음압레벨의 차이로 작용하기 때문이다.

(2) 어음명료도

보청기에서 소리의 크기만큼 중요한 다른 요소가 바로 어음명료도이다. 만약 귀에서 들리는 소리가 무슨 말인지를 정확하게 인식할 수 없다면 보청기의 착용효과도 크게 감소하기 때문이다. 이처럼 어음명료도는 자음에 의해 가장 큰 영향을 받는다고 할 수 있다. 예를 들어, '가자'와 '사자'의 차이는 2kHz 정도에서 생성되는 /ㄱ/과 4.5kHz 근처에서 형성되는 /ㅅ/의 자음 차이이다. 만약 난청인이 2kHz 이상의 주파수에서 심한 청력손실을 가지고 있다면 이들 모두가 '가자'와 '사자'가 아닌 '아자'처럼 들리기 쉽다.

어음명료도에 직접적인 영향을 주는 자음은 대체로 1kHz 이상의 주파수에서 많이 형성된다. 따라서 보청기의 착용을 통해 고음에 대한 지각능력을 높여주는 것도 매우 중요한 일이다. NAL-RP 처방법은 청력손실의 정도와 유형에 관계없이 모든 1kHz 이상의 주파수에 대하여 대체로 유사한 이득을 제공하여 수평적 주파수이득곡선을 갖는다. 그러나 POGO II의 경우에는 청력손실의 정도가 높아질수록 많은 이득이 주어지는 반면에 Berger 는 2kHz에 가장 높은 이득을 제공한다. 다시 말하면 Berger 처방법은 청력손실 정도에 관계없이 2kHz의 주파수에 가장 큰 이득을 제공하는 가운데 4kHz 이상부터는 큰 폭으로 이득을 감소시킨다. 이러한 Berger 처방법의 특징은 〈표 4.2〉에 주어진 처방공식에서 쉽게 확인할 수 있으며, 이는 주파수가 높아질수록 청력손실이 증가하는 경사형에서도 동일하게 나타난다.

말소리에 대한 어음명료도는 고음에 대한 이득뿐만 아니라 저음과 고음 사이의 음압레벨 차이도 중요하다. 왜냐하면 말소리에 들어 있는 저음성분에 의해 고음성분이 차폐될 수 있기 때문이다. 따라서 저음성분에 대한 지나친 이득은 어음명료도를 감소시키는 결과로 이어질 수도 있다. 500Hz와 2kHz의 이득을 서로 비교해보면 대체로 Berger, POGO II 와 NAL-RP의 순서로 그 비율이 증가한다. 다시 말하면 500Hz와 2kHz 사이의 이득 차이가 Berger 처방법에서 가장 큰 반면에 NAL-RP에서 그 차이가 가장 적게 주어진다. 따라서 NAL-RP에서 저음에 의한 고음의 차폐가 발생할 가능성이 가장 높은 반면에 Berger 처방법은 소리의 음색을 가장 날카롭게 만들 수가 있다.

2 비선형증폭

1) 비선형증폭방식의 처방공식

(1) FIG6

1993년 Killion과 Fikret-Pasa의 논문에서 Figure 6에 소개되었다고 하여 붙여진 FIG6 처방법은 기존의 선형증폭방식을 새로운 비선형증폭방식으로 전환시키는 데 중요한 역할을 했다.[26] FIG6 처방법은 IHAFF/Contour나 ScalAdapt 처방법처럼 음량의 규격화에 기초를 두고 있으며, 광대역역동범위압축방식(WDRC)의 보청기에 매우 적합하다고 할 수 있다. 이들 두 처방법에서의 음량규격화는 각각의 난청인을 개인적 차원에서 음량을 지각하는 수준에 대해 분석하는 방식으로 이루어졌지만, FIG6 처방법에서는 비슷한 청력역치를 가지고 있는 많은 난청인으로부터 구한 평균적인 음량수준의 개념에서 음량의 규격화를 수행했다. 따라서 각 난청인들에 대해서는 그들의 청력역치에 대한 정보만을 요구하기 때문에 청각재활현장에서 IHAFF/Contour나 ScalAdapt 처방법보다 좀 더 많이 활용되기도 한다.

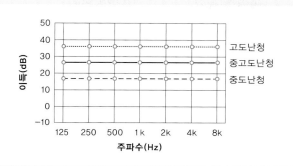

그림 4.16
수평형 청력손실에 따른
FIG6 처방법의 이득특성

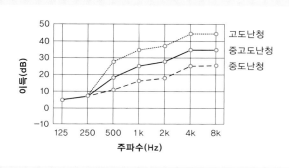

그림 4.17
경사형 청력손실에 따른
FIG6 처방법의 이득특성

〈그림 4.16〉에서는 FIG6 처방법이 갖는 기본적인 특성을 알아보기 위해 〈그림 4.1〉의 세 가지 청력손실에 대한 주파수이득곡선을 보여준다. 청력손실의 정도에 관계없이 모든 주파수에서의 이득들이 동일한 것으로 보아서 주파수에 따른 별도의 보정이 존재하지 않음을 알 수 있다. 뿐만 아니라 이들 세 가지 청력도 사이의 평균청력손실 차이는 15dB로 동일한 가운데 이들 사이에서 발생하는 이득 사이의 차이도 마찬가지로 동일하게 주어진다. 따라서 청력손실의 정도에 따른 이득의 보정이 수행되지 않는다.

〈그림 4.3〉의 경사형 청력손실에 따른 FIG6의 처방결과를 〈그림 4.17〉에서 보여준다. 청력손실의 정도에 관계없이 주파수이득곡선의 형태가 서로 유사한 것을 쉽게 알 수 있다. 이는 수평형 청력손실에서 얻은 〈그림 4.16〉의 결과가 기본적으로 작동하고 있음을 보여주는 것이다.

FIG6 처방법은 소리의 크기를 작은 소리(40dB SPL), 보통 소리(65dB SPL)와 큰 소리(95dB SPL)로 크게 나눈다. 따라서 FIG6 처방법은 세 종류의 이득과 주파수반응곡선을 제공하는데, 이들 세 종류의 소리는 다시 2~3종류의 청력역치로 구분되어 삽입이득(REIG)을 결정하게 된다(표 4.4). 그러나 청력역치가 80dB HL이상일 경우에는 〈표 4.4〉의 적용에 유의해야 한다.

표 4.4 소리의 크기에 따른 FIG6 처방법

소리의 크기	청력역치(H_i)	삽입이득
작은 소리 (40dB SPL)	0~20 dB HL	0
	20~60 dB HL	$H_i - 20$
	> 60 dB HL	$0.5H_i + 10$
보통 소리 (65dB SPL)	0~20 dB HL	0
	20~60 dB HL	$0.6(H_i - 20)$
	> 60 dB HL	$0.8H_i - 23$
큰 소리 (95dB SPL)	0~40 dB HL	0
	> 40 dB HL	$0.1(H_i - 40)^{1.4}$

(2) DSL[i/o]

앞에서 설명했던 처방법과 같이 DSL[i/o] 처방법(Desired Sensation Level input/output)도 음량의 규격화에 기초를 두고 있으며, 1995년 Cornelisse 등에 의해 처음으로 제안된 이후부터 지금까지 여러 번에 걸쳐 보완되었다. 가장 처음으로 제안된 DSL 처방법을 DSL[i/o]라고 부르며, 그 이후부터 지속적으로 개정된 처방법을 DSLm[i/o]라고 한다.[27] 여기서 m은 개정된 번호를 의미하며, 숫자가 클수록 최근에 개정된 것으로 생각하면 된다.

DSL[i/o]의 처방과정에서는 역동범위에 대한 압축을 중점적으로 다룬다. 다시 말하면 건청인이 갖는 120dB의 역동범위 안에 들어가는 모든 크기의 소리를 청력손실로 인해 좁아진 난청인의 역동범위 안에 압축방식으로 증폭하여 넣는 것이다. 그 결과 모든 크기의 소리를 건청인과 동일한 음량으로 난청인이 들을 수 있도록 한다.

각 주파수에서 난청인에게 남아 있는 잔여역동범위(residual dynamic range)를 구하기 위해 난청인의 불쾌수준(UCL)과 청력역치에 대한 정보를 DSL[i/o] 처방에서 요구할 것이다. 뿐만 아니라 증폭기의 최대출력도 불쾌수준을 넘어서는 안 된다. 만약 난청인으로부터 불쾌수준을 직접 측정할 수 없다면 유사한 난청을 가진 많은 난청인으로부터 구해진 평균적인 불쾌수준을 사용해도 된다. DSL[i/o] 처방은 작은 소리(40dB SPL), 보통 소리(65dB SPL)와 큰 소리(95dB SPL)에 대한 각각의 주파수반응곡선이 적합을 위해 생성된다. 채널이 2개 이상인 다채널 보청기의 경우에는 서로 다른 역동범위를 갖는 각 채널의 압축조건으로 인해 이들 곡선의 형태도 채널에 따라서 달라질 수 있다. 그러나 단채널 보청기의 경우에는 이들을 2kHz의 주파수에서 결정하거나 또는 여러 주파수에서 얻은 값들을 평균하여 결정할 수 있다.

DSL[i/o] 처방의 기본적인 특성을 살펴보기 위해 〈그림 4.1〉의 수평형 청력손실에 따른 주파수이득곡선을 〈그림 4.18〉에 나타냈다. DSL[i/o] 처방에서는 청력손실 정도에 관계없이 주파수이득곡선의 형태가 매우 유사한 가운데, 250~500Hz의 저음보다 1~4kHz의

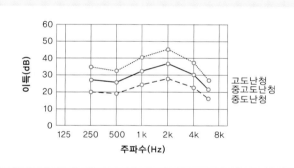

그림 4.18
수평형 청력손실에 따른
DSL[i/o] 처방법의 이득
특성

고음에 많은 이득이 제공되고 있다. 그러나 6kHz에서는 저음보다 더 작은 이득을 제공하는 특징을 가진다. 특히 2kHz에서 가장 높은 이득을 보이는 것은 선형처방법 중에 하나인 Berger 처방에서와 유사할 뿐만 아니라 이들 처방법 사이의 주파수이득곡선도 전반적으로 비슷한 형태를 갖는다.

〈그림 4.3〉에서 보여주는 경사형 청력손실에 대한 DSL[i/o]의 처방결과를 〈그림 4.19〉에 나타냈다. 청력손실의 정도에 관계없이 주파수이득곡선의 형태가 서로 유사하다. 2kHz보다 4kHz와 6kHz에서의 청력손실이 더 높은데도 불구하고 이득은 2kHz에서 가장 높게 나타나고 있다. 이는 〈그림 4.18〉의 수평형 청력손실에서 나타난 결과에 의한 것이다.

DSL[i/o] 처방에 의한 입/출력곡선을 넓은 입력 범위에서 직선이나 곡선의 형태로 나눌 수 있다. 첫 번째, 직선 형태의 입/출력곡선을 보여주는 처방을 'DSL[i/o] linear'라고 한다. 여기서 'linear'는 선형증폭을 의미하는 것이 아니라 입력의 넓은 범위에서 압축비율이 일정하여 입/출력곡선의 형태가 직선을 이룬다는 의미이다. 두 번째, 압축이 일어나는 입력범위에서의 입/출력곡선이 곡선의 형태로 나타나는 처방을 'DSL[i/o] curvilinear'라고 한다. 이처럼 곡선형태의 입/출력곡선은 음량을 규격화하게 된다. 이 과정에서 건청인의 청력역치에 해당하는 소리를 난청인의 청력역치수준으로 증폭하는 반면에 건청인의 불쾌수준에 해당하는 소리는 난청인의 불쾌수준으로 증폭한다. 그리고 입/출력곡선의 곡률은 난청인에게 남아 있는 역동범위가 적을수록 증가할 것이다.

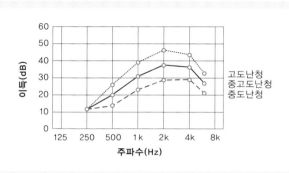

그림 4.19
경사형 청력손실에 따른
DSL[i/o] 처방법의 이득
특성

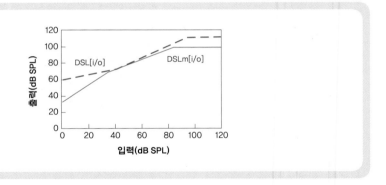

그림 4.20
DSL[i/o]와 DSLm[i/o] 처방 사이의 입출력곡선특성

DSL[i/o]에서 개선된 DSLm[i/o] 처방의 특징은 다음과 같다.

- 음압레벨이 높은 경우에는 정점절단방식으로 입력을 제한한다.
- 보통 크기의 소리는 광대역역동범위압축방식(WDRC)으로 입력을 증폭한다.
- 압축역치보다 작은 크기의 입력은 선형적으로 증폭한다.
- 매우 작은 크기의 소리는 확장기능을 사용하여 증폭한다.
- 작은 음압레벨의 소리가 어음이 아닌 경우에는 접지(ground)를 통해 입력을 제한한다.

DSL[i/o]와 DSLm[i/o]의 처방에 의한 입출력곡선의 차이를 〈그림 4.20〉에서 보여준다. 〈그림 4.20〉은 1kHz에서 50dB HL의 청력손실을 가진 난청인으로부터 얻은 자료이다. 이들 처방에 의해 얻은 입출력곡선 사이의 차이를 소리의 크기에 따라서 살펴보면 다음과 같다.

- 작은 소리 : DSL[i/o]의 출력이 DSLm[i/o]보다 높다.
- 보통 소리 : 입력의 크기에 따른 DSL[i/o]와 DSLm[i/o]의 입출력곡선이 거의 일치한다.
- 큰 소리 : DSLm[i/o]에서는 80dB부터 정점절단방식으로 입력을 제한하는 반면에 DSL[i/o]는 약 94dB부터 정점절단을 일으키기 때문에 DSLm[i/o]의 출력이 DSLm[i/o]보다 높게 나타난다.

(3) NAL-NL1과 NAL-NL2

NAL-R과 NAL-RP 처방법을 비선형방식으로 개선한 NAL-NL1과 NAL-NL2 처방법에서는 각 주파수별로 정상적인 음량을 얻으려고 시도하지는 않는다. 이들 처방법의 기본적인 개념은 어음명료도를 최대한으로 높이기 위해 어음에 관련된 주파수들에게 이득을 제공하는 것이다.[28] 이때의 이득은 건청인이 지각하는 음량수준보다 크지 않아야 한다. 건청인이 동일한 어음을 들었을 때 느끼는 음량수준보다 크지 않아야 하기 때문이다. 말소리의 음량을 건청인이 듣는 수준보다 더 높였다고 해서 그 어음에 대한 명료도가 항상 높아지는 것은 아니다. 예를 들면, 어음에 들어 있는 저음성분의 이득을 높여주면 어음의 음량이 전반적으로 높아지는 것은 맞지만 저음성분이 고음을 차폐하여 어음명료도가 감소될 수 있

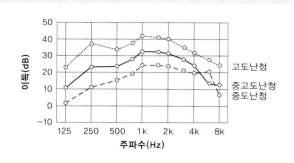

그림 4.21
수평형 청력손실에 따른
NAL-NL1 처방법의 이득
특성

다. 다시 말하면 말소리가 크게 들린다고 해서 그 말소리를 반드시 더 정확히 인식할 수 있다는 것은 아니라는 의미이다. 그러나 고도 이상의 난청을 가진 난청인에게는 건청인이 지각하는 음량수준보다 더 음량을 높이는 경우가 있다. 이는 어음명료도를 높이는 데 있어서 다른 단서도 함께 이용하기 때문이다. 따라서 이들 처방법은 청각장애의 재활을 위해 어음명료도를 최대한으로 높이는 데 중점을 둔다.

NAL-NL1 처방법은 청력손실의 정도에 따라서 주파수이득곡선의 형태가 다소 바뀌는 것을 〈그림 4.21〉에서 볼 수 있다. 수평형 청력손실에 따른 이득은 1~2kHz에서 가장 높게 주어지는데, 이보다 낮거나 높은 주파수에서의 이득들이 1~2kHz를 중심으로 대체로 대칭적으로 감소한다. 청력손실의 정도가 높아지면서 250Hz에서의 이득이 다른 주파수에 비해 높은 비율로 증가한다.

〈그림 4.21〉에 나타난 NAL-NL1 처방법이 갖는 기본적인 특징을 기초로 한 경사형 청력손실의 처방결과를 〈그림 4.22〉에서 볼 수 있다. 〈그림 4.3〉의 청력도들은 주파수가 높아질수록 청력손실이 증가하고 있다. 그러나 〈그림 4.22〉에서는 4kHz와 8kHz보다도 1kHz와 2kHz에서 오히려 더 높은 이득을 보여준다. 500Hz 이하의 저음에서는 고음보다 상대적으로 작은 이득을 제공하여 어음명료도를 높이려는 의도를 볼 수 있다. 이들 저음에서는 청력손실이 증가해도 이에 따른 이득의 증가가 고음에 비해 상대적으로 낮은 비율로 주어진다.

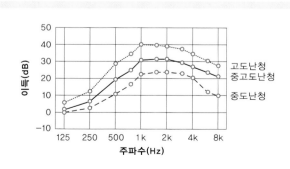

그림 4.22
경사형 청력손실에 따른
NAL-NL1 처방법의 이득
특성

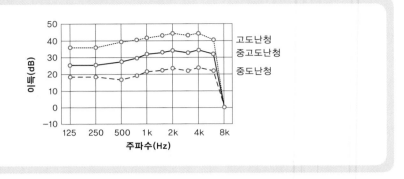

그림 4.23
수평형 청력손실에 따른 NAL-NL2 처방법의 이득 특성

〈그림 4.1〉의 수평형 청력손실에 따른 NAL-NL2의 처방결과를 〈그림 4.23〉에서 보여준다. 수평형 청력도를 통해 NAL-NL2가 갖는 기본적인 처방특징을 살펴보면 NAL-NL2가 대체로 수평적인 주파수이득특성을 제공하고 있다. 8kHz를 제외한 모든 주파수 사이의 이득 차이가 다른 처방법에 비해 작게 주어진다. 주파수가 1kHz보다 낮은 저음은 다소 적은 이득을, 고음은 좀 더 높은 이득을 제공하고 있다. 1kHz를 기준으로 한 저음과 고음 사이의 이득 차이가 대체로 비슷한 편이다. 예를 들면, 1kHz에서의 이득을 기준으로 고음에서 높아진 이득의 정도나 저음에서 낮아진 이득의 정도가 서로 유사하다.

〈그림 4.24〉는 〈그림 4.3〉의 경사형 청력손실에 따른 NAL-NL2의 처방결과를 보여준다. 〈그림 4.24〉에서 보여주는 주파수이득곡선은 〈그림 4.3〉에 나타난 청력도를 마치 뒤집어 놓은 것과 매우 유사하다. 이러한 결과는 수평형 청력손실에 따른 처방결과가 그대로 반영된 것으로 볼 수 있다. 다시 말하면 NAL-NL2의 처방이 고음에서 대체로 수평적인 주파수이득곡선의 형태로 이득을 제공하기 때문이다. 그러나 6kHz 이상의 주파수에서는 이득을 줄여서 제공하는 또 다른 특징을 가지고 있다. 4kHz에서보다도 8kHz에서의 청력손실이 더 높은데도 불구하고 4kHz에서의 이득이 8kHz에서의 이득보다 더 큰 것을 〈그림 4.24〉에서 쉽게 확인할 수 있다.

NAL-NL1과 NAL-NL2 처방은 각 입력크기에서 어음명료도를 최대로 높이기 위해서는 음성명료도지수(Speech Intelligibility Index, SII)를, 그리고 정상적인 음량수준을 얻기 위

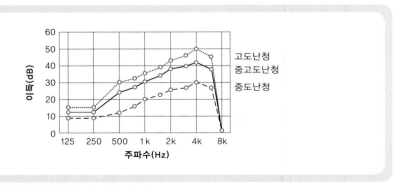

그림 4.24
경사형 청력손실에 따른 NAL-NL2 처방법의 이득 특성

해 국제장시간평균음성스펙트럼(international long-term average speech spectrum)을 이용한다. 다채널보청기에서 비선형 NAL 프로그램은 50dB, 65dB과 80dB의 입력에 대해 압축역치, 압축비율, 크로스오버 주파수(crossover frequency)와 이득을 제공한다.

NAL-NL1에서 개선된 NAL-NL2 처방은 125~8,000Hz까지 1/3옥타브밴드 단위로 삽입이득을 결정한다. 이때 각 주파수대역에서의 이득은 해당하는 주파수대역만이 아니라 다른 주파수대역에서의 청력역치들도 모두 고려하여 결정된다. 이득은 실이삽입이득(REIG)에서 실이공명이득(REUG)을 더한 실이증폭이득(REAG)의 형태로 주어질 수 있으며, 처방의 형태는 입출력곡선이나 커플러주파수이득곡선의 형태로 주어질 수 있다.

NAL-NL2 처방은 다음과 같은 점에서 NAL-NL1과 차이를 갖는다.

- 좀 더 최근의 음량모델을 사용한다.
- 가청이 가능한 어음으로부터 정보를 축출하는 데 사용되는 난청인의 능력에 관한 데이터를 음성명료도지수(SII)의 모델을 개선하는 데 사용했다.
- 여자보다 남자에게 약간 높은 이득을 제공한다.
- 처음으로 보청기를 착용할 경우에는 보청기를 계속해서 사용한 난청인보다 약간 낮은 이득을 제공한다.
- 고도 이상의 난청을 갖거나 빠른 압축속도를 가진 난청인을 위해 작은 소리나 큰 소리에 대한 이득이 최적이 되도록 압축비율을 지나치게 높이지 않는다.
- 아동을 위한 이득은 성인을 위한 보통 소리에서의 이득보다 5dB 높게 조정한다.
- 단측착용보다 양측착용은 약간 낮게 처방한다.

NAL-NL1과 NAL-NL2 처방법 사이의 결과를 〈그림 4.25〉에서 보여준다. 이들 사이의 차이를 가급적 쉽게 이해하기 위해 수평형 청력손실을 가진 〈그림 4.1〉을 이용했다. 우선 〈그림 4.25〉에서는 청력손실의 정도에 관계없이 NAL-NL2가 NAL-NL1에 비해 수평적인 주파수이득특성을 갖는 것을 보여준다. 다시 말하면 NAL-NL2는 8kHz를 제외한 모든 주파수에 제공된 이득에서 최대와 최소 사이의 차이가 NAL-NL1에 비해 크지 않다. 그러나 NAL-NL1은 500Hz까지의 저음과 8kHz에서의 이득들이 500~4,000Hz의 주파수대역에 비해 크게 감소한다. 따라서 NAL-NL1은 음량보다 어음명료도의 향상에 좀 더 적절하다고 이해할 수 있는 가운데, NAL-NL2는 어음명료도보다 음량의 조절에 더 적합할 것으로 예상된다. 청력손실이 상대적으로 낮은 중도난청(55dB HL)에서는 NAL-NL1과 NAL-NL2 사이의 처방결과들이 250Hz 이하를 제외하고 서로 유사한 것을 〈그림 4.25〉의 ①에서 알 수 있다. 따라서 평균청력손실이 55dB HL 이하의 중도 또는 경도난청에서는 250Hz 이하의 저음을 제외한 NAL-NL1과 NAL-NL2 처방법에 의한 주파수이득곡선 사이의 차이를 무시할 수 있다. 중고도난청 이상의 경우에는 NAL-NL1보다 NAL-NL2가 다소 높은 이득을 제공하지만 이들 사이의 차이가 250~2,000Hz의 주파수대역에서 매우 큰 것은 아니다. 그러나 4~6kHz에서의 이득 차이가 매우 증가하여 NAL-NL1과 NAL-NL2 사이의 특성을 분명하게 만들어준다.

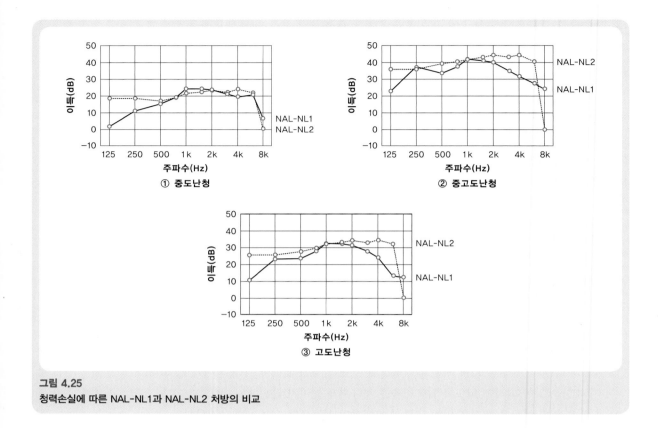

그림 4.25
청력손실에 따른 NAL-NL1과 NAL-NL2 처방의 비교

2) DSL[i/o], FIG6, NAL-NL1, NAL-NL2 처방공식의 비교

선형처방법에서와 같이 비선형처방법의 종류에 따라서 주파수이득곡선의 형태를 비롯한 특성의 차이가 나타난다. 따라서 보청기의 적합에 가장 일반적으로 활용되고 있는 DSL[i/o], FIG6, NAL-NL1과 NAL-NL2 처방법에 대한 특성을 서로 비교했다. 이들에 대한 결과를 비교하는 것은 난청인의 청력상태 또는 개인적으로 선호하는 음색이나 음질을 실현시킬 수 있는 최적의 처방을 선정하여 보청기의 착용효과를 최대한으로 높이는 데 큰 도움이 되기 때문이다. 이 처방법들 사이의 결과는 실제로 주파수이득특성이나 출력에서 다소 큰 차이를 갖는다. 따라서 이들 특성 차이에 대한 상세한 이해를 통해 각 난청인의 청력상태에 가장 적절한 처방법의 선정과 적합으로 보청기의 착용효과를 향상시킬 수 있다.

(1) 수평형 청력손실

DSL[i/o], FIG6, NAL-NL1과 NAL-NL2 처방법이 갖는 기본적인 특징을 서로 비교하기 위해 〈그림 4.1〉에 나타난 수평형 청력손실의 세 가지 형태를 이용했다. 여기서 세 종류의 형태는 중도난청(55dB HL), 중고도난청(70dB HL) 그리고 고도난청(85dB HL)에 해당하는 각각의 수평형 청력손실이다. 이들 각각의 형태에 따른 DSL[i/o], FIG6, NAL-NL1과 NAL-NL2 처방에 대한 결과는 다음과 같다.

① 중도난청

수평형 청력손실에 대한 1/2이득, 1/3이득과 FIG6 처방결과로서, 모든 주파수에서의 이득이 동일하게 주어지는 것을 〈그림 4.26〉에서 보여준다. 이처럼 1/2이득법과 1/3이득법에 의한 이득들이 모든 주파수에서 동일한 것은 각 주파수에서의 청력손실이 같기 때문이다. 그리고 FIG6 처방법에서 동일한 이득을 각 주파수에 제공하는 것은 모든 주파수에서의 청력역치가 동일하기 때문에 이들에 적용되는 FIG6의 처방공식이 같기 때문이다. 이들을 제외한 DSL[i/o], NAL-NL1과 NAL-NL2 처방법은 저음보다 고음에 중점적으로 이득을 제공한다(그림 4.26). 이처럼 고음에 많은 이득을 제공하는 것은 어음명료도의 향상에 중점을 두는 것으로 보인다. 특히 NAL-NL1의 경우에는 저음과 고음 사이의 차이가 다른 처방법에 비해 가장 크게 나타난다. 저음에 비해 고음의 이득이 상대적으로 높을수록 어음명료도는 향상되지만 음색이 날카롭게 변하는 가운데 음량이 감소할 수 있어서 항상 바람직한 것은 아니다.

〈그림 4.26〉에 나타난 비선형처방법 중에서 가장 낮은 이득을 제공하는 것은 1/3이득법인 반면에 가장 많은 이득이 주어지는 처방법은 DSL[i/o]이다. FIG6의 처방결과는 1/3이득에 매우 가까운데, 이들 사이의 이득 차이는 약 1.5dB 정도에 불과하다. 다시 말하면 중도난청에서 FIG6 처방법과 1/3이득법에 의한 처방결과를 거의 동일하게 취급할 수 있다. 1/2이득법은 FIG6 처방법과 1/3이득법에 의한 이득보다도 오히려 DSL[i/o], NAL-NL1이나 NAL-NL2에 의한 처방결과에 좀 더 가깝다고 할 수 있다. 다만 500Hz 이하에서는 1/2이득법이 이들보다 더 높은 이득을 제공하지만 고음에서는 이들보다 1/2이득법이 더 낮은 이득으로 처방된다. 그리고 각 주파수에 따른 이득특성을 살펴보면 NAL-NL1과 DSL[i/o] 처방법에서는 1kHz와 2kHz에 가장 많은 이득을 제공하는 반면에 NAL-NL2는 1~6kHz의 주파수대역에 대체로 유사한 이득을 제공한다. 500~4,000Hz에서는 DSL[i/o] 처방법이 NAL-NL1과 NAL-NL2 처방법들보다도 약 3~5dB 정도의 이득을 더 높게 제공한다.

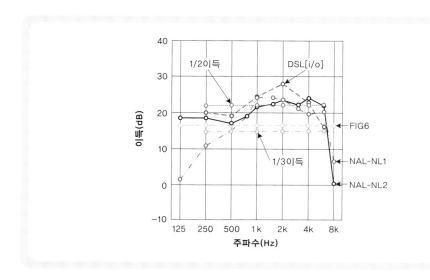

그림 4.26
수평형 중도난청에 대한 비선형처방특성

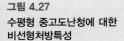

그림 4.27
수평형 중고도난청에 대한 비선형처방특성

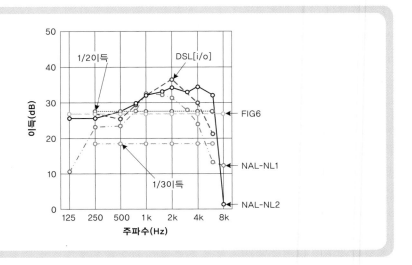

② 중고도난청

청력손실의 정도가 중도난청에서 중고도난청으로 높아지면 DSL[i/o], FIG6, NAL-NL1과 NAL-NL2 처방 사이의 특징들도 다소간 변하게 된다(그림 4.27). 한 예로서 대부분의 처방결과가 1/3이득에서 10dB 이상 높아져서 1/2이득보다 높거나 매우 가까워진다. 다시 말하면 NAL-NL1과 FIG6를 제외한 모든 처방결과들이 1/3이득이 아닌 1/2이득보다 높은 이득을 주파수별로 제공한다. 여기서 FIG6 처방법은 중도난청에서 중고도난청으로 청력손실이 증가하면서 1/3이득에서 1/2이득에 매우 가까워진다. 이처럼 청력손실이 증가하면 DSL[i/o], FIG6, NAL-NL1과 NAL-NL2에 의해 처방된 이득이 증가하는 것은 당연한 결과지만, 이는 1/2이득을 기준으로 정했을 때 다른 처방법의 결과들이 중도난청에서보다도 더 높게 증가한다(1/2이득보다 DSL[i/o]에 가까워짐). 한 예로서 중도난청에서 나타나는 DSL[i/o]와 NAL-NL1과 NAL-NL2 처방법 사이의 이득 차이에 비해 중고도난청에서 나타난 이들 사이의 차이가 크게 감소하여 서로 비슷해진다. 다만 NAL-NL2에서 주어지는 4kHz와 6kHz의 이득은 DSL[i/o]가 제공하는 이득보다 크게 높아진다.

③ 고도난청

청력손실이 더욱 높아져서 중고도난청에서 고도난청으로 변하는 경우에도 중도난청에서 중고도난청으로 바뀔 때 나타난 각 비선형처방들의 특징이 전반적으로 비슷하게 재연된다(그림 4.28). 우선 청력손실의 정도가 더 높아짐에 따라서 DSL[i/o], NAL-NL1과 NAL-NL2로 처방된 이득이 〈그림 4.27〉에서 보다 더 증가하는 가운데, 이들 모든 이득이 1/2이득보다 높아진다. 그러나 NAL-NL2가 DSL[i/o]보다 더 높은 이득을 제공하는 것이 〈그림 4.28〉에 나타난다. 중고도난청까지 가장 높은 이득을 제공하던 처방이 DSL[i/o]에서 NAL-NL2로 바뀐 것이다. 1kHz 이하에서의 DSL[i/o] 처방결과는 NAL-NL1과 큰 차이를 보이지 않는다. 이는 소리의 크기가 대체로 비슷한 가운데 어음명료도가 NAL-NL1보

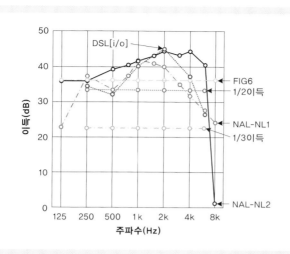

그림 4.28
수평형 고도난청에 대한 비선형처방특성

다 DSL[i/o]에서 더 높게 나타날 수도 있다는 것을 의미한다. 1/3이득법은 다른 처방법에 의해 주어지는 이득에 비해 10dB 이상 낮게 제공된다. 〈그림 4.28〉에 나타난 NAL-NL1은 1kHz를, DSL[i/o]는 2kHz를 그리고 NAL-NL2는 500Hz부터 6kHz까지의 주파수대역을 중점적으로 증폭하는 특징은 청력손실의 유형에 관계없이 동일하다.

(2) 경사형 청력손실

난청인에게서 가장 일반적으로 나타나는 청력손실의 형태는 수평형보다 경사형이다. 따라서 수평형과 동일한 평균청력손실의 정도를 갖는 가운데 경사형 청력손실의 유형을 갖는 〈그림 4.3〉을 이용하여 청력손실의 정도에 따른 DSL[i/o], FIG6, NAL-NL1과 NAL-NL2의 특징을 다음과 같이 살펴보았다.

① 중도난청

〈그림 4.3〉에서는 주파수가 증가할수록 청력손실이 함께 높아진다. 이처럼 청력손실의 유형이 수평형에서 경사형으로 바뀌면서 1/2이득과 1/3이득특성도 청력도와 유사한 경사도를 갖는다(그림 4.29). 이들과 함께 FIG6 처방법도 대체로 직선형 주파수이득곡선을 갖지만 이들과 주파수이득곡선의 경사도는 약간 다르다. 다시 말하면 FIG6의 경사도가 1/2이득과 1/3이득의 경사도에 비해 더 크다. 이는 청력손실의 정도와 이득 사이의 비율이 더 크다는 것을 말한다. FIG6와 다른 처방법 사이의 차이점은 4kHz 이상의 주파수에서도 FIG6는 이득을 감소시키지 않고 청력손실에 지속적으로 비례하는 이득을 지속적으로 제공한다는 것이다. 그러나 DSL[i/o], NAL-NL1과 NAL-NL2는 특정한 주파수부터 이득의 증가를 오히려 감소시키는 특성을 가지고 있다(그림 4.29). 예를 들면, DSL[i/o]와 NAL-NL2는 4kHz부터 그리고 NAL-NL1은 2kHz의 고음부터 이득을 감소시킨다.

각각의 주파수별로 처방법에 따른 특성을 살펴보면 250~500Hz의 저음에서는 1/2이

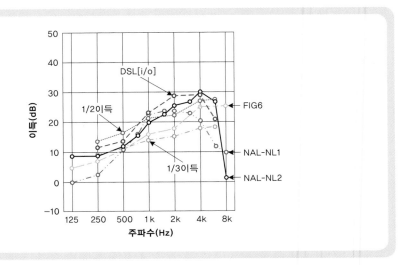

그림 4.29
경사형 중도난청에 대한
비선형처방특성

득법이 가장 높은 이득을 제공하는 반면에 DSL[i/o]를 제외한 FIG6, NAL-NL1과 NAL-NL2에 의한 이득은 1/3이득 이하로 주어진다. 그리고 1~4kHz의 고음에서는 이들 처방법에 의한 이득이 크게 증가한다. FIG6를 제외한 DSL[i/o], NAL-NL1과 NAL-NL2는 대부분의 주파수에서 1/2이득보다 높게 주어진다. 그러나 6kHz 이상의 주파수에서는 모든 처방법이 다시 이득을 감소시켜 1/2이득 이하로 제공한다. 특히 NAL-NL1 처방의 경우에는 1/3이득보다도 더 낮은 이득을 제공한다.

② 중고도난청

청력손실의 정도가 중도난청에서 중고도난청으로 증가하면서 각 처방법에 따른 주파수 이득곡선들 사이의 차이가 증가하는 것을 〈그림 4.30〉에서 보여준다. DSL[i/o], FIG6, NAL-NL1과 NAL-NL2에 의한 처방이득이 1/3이득이나 1/2이득에 비해 높게 주어진다. 이는 청력손실의 정도가 높아지면서 이들 처방법에 의한 이득의 크기도 함께 증가했다고 볼 수 있다. 이들 처방법에서 가장 높은 이득을 제공하는 처방법은 NAL-NL2로 나타났다. 이는 수평형 청력손실에서도 동일한 결과를 보여준 바 있다. 그리고 4kHz부터 청력손실의 정도에 따라서 이득이 증가하는 비율이 큰 폭으로 낮아지기 시작한다. NAL-NL2에 이어서 두 번째로 높은 이득을 제공하는 처방법은 DSL[i/o]이다. DSL[i/o]의 경우에도 2kHz부터 청력손실의 증가에 따른 이득의 증가폭이 크게 감소한다. 그리고 NAL-NL1은 NAL-NL2와 DSL[i/o]에 비해 가장 낮은 이득을 제공하는 가운데 2kHz부터 이득이 감소하기 시작한다. 이들 모두의 처방결과는 500Hz부터 1/3이득과 많은 차이를 보이고 있다. 그리고 FIG6 처방에 따른 주파수이득곡선의 경사도가 청력손실의 증가와 함께 더 높아졌다. 이로 인해 FIG6의 이득은 2kHz부터 1/2이득보다 더 높아진다.

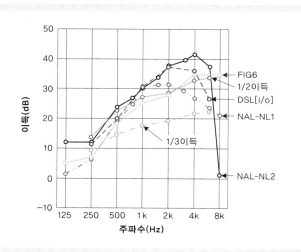

그림 4.30
경사형 중고도난청에 대한
비선형처방특성

③ 고도난청

평균청력손실이 85dB HL인 고도난청의 경우 이들 처방법에 의한 거의 대부분의 이득이
1/3이득에 비해 매우 높게 제공된다(그림 4.31). 이들 처방에 의한 500Hz 이하의 결과들이
서로 유사한 것을 알 수 있다. 이들 처방법 사이에는 1~6kHz의 고음에서 큰 차이를 보여
준다. 우선 DSL[i/o]와 NAL-NL1에서 4kHz 이상의 주파수를 제외한 모든 이득이 1/2이득
보다 높게 제공된다. 청력손실이 고도난청으로 증가해도 NAL-NL2는 4kHz부터, DSL[i/o]는
2kHz부터 그리고 NAL-NL1은 1kHz부터 이득의 증가율을 감소시킨다. 이는 매우 높은 청
력손실을 재활하는 데 필요한 고음의 이득이 지나치게 높아지는 것으로부터 발생할 수 있
는 단점을 보완하기 위한 것으로 보인다. 예를 들면, 고음에서의 지나친 이득에 따른 날카
로운 음색으로 인해 음질이 자연스럽지 못할 수가 있다. NAL-NL2가 중도난청 및 중고도

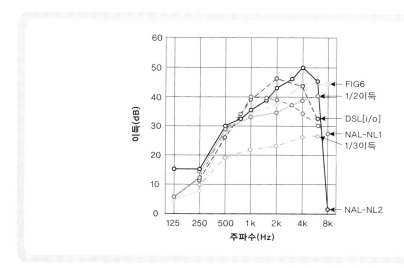

그림 4.31
경사형 고도난청에 대한
비선형처방특성

난청에서와 같이 가장 높은 이득을 제공하고 있다. 그리고 DSL[i/o]와 NAL-NL1의 순서로 높은 이득이 제공되고 있음을 〈그림 4.31〉에서 보여준다. 그리고 FIG6의 경우에 1/2이득과 1/3이득을 제외한 처방법 중에서 대체로 가장 낮은 이득을 제공하고 있지만, 4~8kHz의 주파수대역에서는 NAL-NL2를 제외하고 두 번째로 높은 이득을 제공한다.

3) 음량과 어음명료도 특성

선형처방법에서 이미 설명했던 바와 같이 소리의 크기와 어음명료도가 보청기의 착용효과에 미치는 영향은 매우 크다. 따라서 비선형처방법에서 음량과 어음명료도에 대한 특성은 다음과 같다.

① 음량

각 처방법이 갖는 고유의 특성을 다소 쉽게 이해할 수 있는 수평형 청력손실의 유형을 이용하여 음량을 의미하는 소리의 크기에 대한 정보를 얻었다. 중도난청에서는 1kHz 이하의 주파수에 대한 이득이 DSL[i/o], NAL-NL2, FIG6 그리고 NAL-NL1의 순서로 높게 나타났다. 그러나 청력손실의 정도가 중고도난청을 거쳐 고도난청으로 심해진다고 해도 NAL-NL2, FIG6 그리고 NAL-NL1의 순서에는 대체로 큰 변화가 없었으나 DSL[i/o]에 의한 처방은 상대적으로 낮은 이득을 제공했다. 낮은 청력손실에서는 DSL[i/o] 처방법이 가장 높은 이득을 1kHz까지 제공하지만 청력손실의 정도가 높아지면서 다른 처방법에 비해 상대적으로 가장 낮은 이득을 제공하게 된다는 의미이다. 이러한 특성들은 청력손실의 형태가 수평형에서 경사형으로 바뀌면서 이들 사이의 차이를 말하기가 다소 어려워진다. 다시 말하면 청력손실의 정도가 증가하면서 1kHz까지의 주파수이득곡선들에서 나타나는 차이가 감소한다. 따라서 각 비선형처방법에 따른 음량의 변화가 크지 않을 수 있다.

② 어음명료도

비선형처방법에 의한 말소리의 어음명료도는 처방법에 따라서 다소 변할 수 있다. 왜냐하면 각 처방법마다 중점적으로 이득을 제공하는 주파수에 차이가 있기 때문이다. 어음명료도에 큰 영향을 주는 고음대역에서 가장 많은 이득이 제공되는 주파수와 상대적으로 작은 이득이 주어지는 주파수의 차이가 어음명료도의 차이를 만들어낼 수도 있다. 이는 각 주파수대역에서 생성되는 자음을 비롯한 음소들의 종류가 다르기 때문이다. 뿐만 아니라 각 처방법에서 강조하는 주파수에 따라서 음색이 변할 수도 있기 때문에 음질에 대한 난청인의 선호도에 영향을 줄 수 있다.

FIG6 처방법의 경우에는 선형처방법에서의 POGO II와 유사한 특징을 갖는다. 주파수에 따른 청력손실이 동일한 수평형의 경우에는 주파수에 관계없이 동일한 이득이 제공된다. 그러나 청력손실의 유형이 수평형에서 경사형으로 바뀔 때는 각 주파수에서의 이득이 청력손실 정도에 따라서 제공된다. 어떤 특정한 주파수에 대한 이득의 가중치를 사용하지 않는 것이다. FIG6를 제외한 DSL[i/o], NAL-NL1과 NAL-NL2의 경우에는 어느 특정한

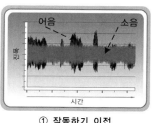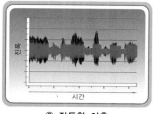

① 작동하기 이전   ② 작동한 이후

그림 5.1
'Voice iQ²'에 의한 어음강화[29]

2) Acoustic Scene Analysis(스타키)

❖ 'Acoustic Scene Analysis'란?

짧은 시간의 입력신호가 갖는 음향특성들에 따라 적응기능을 작동시켜 어음에 대한 명료도와 어음을 청취할 때의 편안함을 높인다.

어떤 연속되는 움직임에 대하여 여러 순간에 스냅사진을 찍고, 이들 사진에 들어 있는 여러 정보를 이용하여 분석할 수 있다. 소리도 각 순간에서의 시간적인, 공간적인 그리고 스펙트럼이 갖는 정보들과 신호대잡음비를 마치 스냅사진처럼 찍어서 분석한 후에 소음을 관리하는 데 활용할 수 있다. 다시 말하면 연속적으로 들어오는 소리를 매우 짧은 시간 단위(ms)로 나누고, 각 순간에 들어 있는 소리의 여러 가지 음향특성을 분석하여 어음에 대한 명료도와 어음을 청취할 때의 편안함을 높이는 기능을 'Acoustic Scene Analysis'라고 부른다. 이처럼 'Acoustic Scene Analysis'에서 어음명료도와 편안함을 높이는 과정을 살펴보면 다음과 같다(그림 5.2).

• 각 순간의 소리가 갖는 음향특성을 분석한다. 여기서 음향특성으로는 소리의 세기 변동(over amplitude와 level fluctuation), 시간적인 변동(temporal fluctuation), 스펙트럼(spectral profile), 음고의 세기(tonality)와 음고(pitch)의 변화, 입력신호의 유형, 두 귀 사이의 시간과 음압레벨 차이, 진폭과 주파수의 변조 등 이 있다.
• 분석된 소리의 음향특성에 따라서 소리의 유형(예 : 조용한 환경, 바람소리, 기계음, 소음속의 어음, 소음 등)을 분류한다.
• 분류된 소리의 유형에 따라 신호처리를 수행한다. 여기서 신호처리란 'AudioScapes'와 'InVision Directionality' 그리고 자동전화(Automatic Telephone) 및 T²와 같은 적응기능이 작동하는 것을 말한다.

'Acoustic Scene Analysis'는 실제로 'AudioScapes', 'InVision Directionality', 자동전화 및 T²와 같은 적응기능이 작동하는 것을 의미하기도 한다. 이들 기능은 각 순간의 입력신

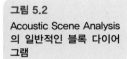

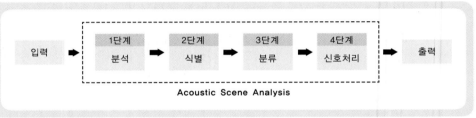

그림 5.2
Acoustic Scene Analysis의 일반적인 블록 다이어그램

호가 갖는 음향특성과 이들 기능이 갖는 고유특성에 의해 작동하며 높은 어음명료도와 편안함을 제공한다.

3) InVision Directionality/Directionality(스타키)

❖ 'InVision Directionality/Directionality'란?

소음 속에서 지향성 마이크로폰 기술을 활용하여 어음명료도를 개선하는 기능을 말한다.

주변에 소음이 존재하면 어음에 대한 명료도가 감소하면서 어음이 발생한 위치(방향)를 정확히 찾기 어려워진다. 따라서 어음이 발생하는 방향을 좀 더 쉽게 찾을 수 있도록 무지향성, 지향성과 다이나믹 특성을 사용하고 있다. 여기서 무지향성은 모든 방향, 지향성은 특정한 방향, 다이나믹 지향성은 청취조건에 따라서 무지향성과 지향성 사이를 자동으로 적절히 전환하는 것을 말한다. 특히 소음 속에서 지향성 마이크로폰 기술을 활용하여 어음명료도를 개선하는 기능을 'InVision Directionality(Dynamic Directionality)'라고 한다.

지향특성의 종류(무지향성, 지향성, 다이나믹 지향성)를 비롯하여 저음 감쇠(roll off), 지향성 전환역치(switching threshold), 시간상수(time constant) 등을 보청기의 지향특성을 설정하는 매개변수로 다음과 같이 사용한다.

● 저음 감쇠

저음 감쇠는 보청기의 마이크로폰이 지향성 모드에 있을 때 저음영역의 주파수 특성을 조정할 수 있다. 여기서 "저음영역의 주파수특성을 조정한다."는 것은 경계 주파수부터 한 옥타브씩 주파수가 낮아질 때마다 몇 dB씩 감소시킬 것인가(기울기와 같은 의미)를 의미한다. 다시 말하면 소리의 지향성은 저음이 아닌 고음성분에 의해 결정되기 때문에 저음의 강도를 어느 정도로 줄일 것인지를 결정하는 것이다. 저음 감쇠는 '끄기(감쇠를 시키지 않음, off)', '부분(경계주파수로부터 한 옥타브씩 감소할 때마다 6dB씩 감소, partial)' 그리고 '전체(경계주파수로부터 한 옥타브씩 감소할 때마다 12dB씩 감소, full)' 등의 3단계로 구성되어 있다.

여기서 '끄기'는 저음의 강도를 그대로 유지하고, '부분'은 약간만 줄이는 대신에 '전체'는 지향성을 높이기 위해 저음성분을 크게 감소시키게 된다. '최적적합(Best Fit)'에서 난

청인의 500Hz에 대한 청력역치를 기초로 하여 저음 감쇠를 수행할 때의 각 단계를 다음과
같은 방법으로 선택하면 된다.

- 끔(off) : 500Hz에서의 청력역치 > 70dB HL
- 부분(partial) : 500Hz에서의 청력역치 = 40~70dB HL
- 전체(full) : 500Hz에서의 청력역치 = 0~40dB HL

● 전환역치(switching threshold)

어떤 프로그램(메모리)이나 또는 모든 프로그램에서 무지향성 모드를 지향성 모드로 얼마
나 자주 전환할 것인지를 설정한다. 이때 9단계로 설정된 지향성 전환의 빈도수는 왼쪽에
서 오른쪽으로 갈수록 증가한다. 중앙으로부터 왼쪽(예 : 천천히)으로 갈수록 지향특성이
'무지향성'에, 그리고 중앙으로부터 오른쪽(예 : 자주)으로 갈수록 지향특성이 '지향성'에
머무르는 경향을 갖는다.

● 시간상수(time constant)

마이크로폰의 지향특성이 무지향성 모드에서 지향성 모드로 얼마나 빠르게 변환시킬지
에 대한 변환속도를 설정한다. 이때 '느리게(slower)', '중간(medium)' 그리고 '빠르게
(faster)' 중에서 한 가지를 선택할 수 있다.

4) AudioScapes(스타키)

❖ 'AudioScapes'란?

주변 환경음을 실시간으로 감지하여 음향패턴을 분석한 후에 난청인이 그 청취환경에서 어음을 편안하게 들을
수 있도록 지원한다.

주변 환경음을 실시간으로 감지하여 음향패턴을 분석한 후에 난청인이 그 청취환경에서
어음을 편안하게 들을 수 있도록 지원하는 기능을 'AudioScapes'라고 한다. 환경음은 난
청인이 대화를 나누는 장소에서 어음을 제외한 다른 소리가 존재하는 일종의 청취환경으
로서, 그 종류를 '소음 속 어음', '조용한 환경', '바람소리'와 '기계소음'으로 분류하고 있
다. 여기서 '조용한 환경'은 주변에 다른 소음이 거의 없는 상태를, '바람소리'는 바람이
마이크로폰의 표면에 부딪치면서 만들어내는 소음을, '기계소음'은 주변소음이 매우 커서
난청인과의 대화가 거의 어려운 청취환경을 의미한다.

'AudioScapes'는 각각의 프로그램(메모리)별로 작동하는 가운데, 청취환경에 따라서 환
경음의 종류가 자동으로 선택된다. 다만 각각의 환경음에서 'AudioScapes' 기능을 얼마나
활성화시킬 것인지를 3~5단계로 구분하고 있다. 여기서 5단계는 0(Off), 1(5dB), 2(10dB),
3(15dB), 4(20dB)로 구성되어 있는데, 괄호 안에 있는 dB은 이득적응(gain adaptation)
을 의미한다. 예를 들어, 2(10dB)의 경우 1~10dB의 이득적응이 제공되는데, 이때의 이

득 크기는 주파수에 따라서 달라진다. 가장 높은 이득적응은 입력이 가장 큰 채널에서 발생한다. 그리고 단계가 높아질수록 난청인에게 'AudioScapes' 기능이 강력하게 적용된다. 'AudioScapes'의 시간상수(time constant)는 'InVision Directionality'에서와 같이 '느리게 (slower)', '중간(medium)' 그리고 '빠르게(faster)'로 구분되어 있다.

5) Binaural Spatial Mapping(스타키)

❖ 'Binaural Spatial Mapping'이란?
소음 속에 들어 있는 어음의 청취능력을 향상시키기 위해 양쪽의 보청기로 입력된 정보를 무선방식으로 서로 교환하여 분석하는 프로토콜을 말한다.

양쪽 귀에 착용된 보청기로 들어온 정보들을 이용하여 소음 속에 들어 있는 어음의 청취능력을 높일 수 있다. 무선방식으로 상호 간에 교환된 양쪽 보청기의 정보는 난청인의 청취환경을 지속적으로 분석하여 소음 속에서의 어음명료도를 향상시켜주는 'InVision Directionality(Dynamic Directionality)', 'Acuity Directionality(Adaptive Directionality)', 'AudioScapes'와 'Voice IQ' 등의 기능에 주요한 자료로 활용된다. 예를 들어, 어음이 존재할 때는 'InVision Directionality'와 'Acuity Directionality' 기능이 신호대잡음비(SNR)를 적절히 유지시키는 반면에, 어음이 존재하지 않을 때 존재하는 기계소음이나 바람소리에 의한 영향은 'AudioScapes'가 감소시켜준다. 그 결과 난청인이 노출된 청취환경에 맞추어 이들 기능이 적절하게 작동하도록 자동으로 조정되어 편안하고 선명한 어음을 난청인에게 제공한다. 이처럼 양쪽 귀에 착용된 보청기 사이의 정보를 서로 교환할 수 있도록 무선방식으로 통신하는 프로토콜을 'Binaural Spatial Mapping'이라고 하며, 무선통신기능을 가진 2개의 보청기를 착용했을 때만 가능하다. 지속적으로 수집된 정보를 서로 반대편과 교환함으로써 보청기를 한쪽만 착용할 때 발생하는 낮은 신호대잡음비로 인해 감소하는 어음청취능력을 향상시킬 수 있다.

보청기에서 소음에 의한 영향을 감소시키기 위해 양쪽 보청기로 들어온 신호들의 처리를 동기화(synchronization)하는 대칭신호처리(symmetric signal processing) 방식이 대체로 일반적이다. 예를 들면, 양쪽 보청기의 마이크로폰을 동일한 모드로 구동시키는 방식이다. 그러나 'Binaural Spatial Mapping'에서는 양쪽 마이크로폰의 모드를 청취환경에 따라서 지향특성을 다르게 선정할 수도 있는 비대칭신호처리(asymmetric signal processing) 방식을 사용한다. 예를 들면, 한쪽 마이크로폰은 무지향성을 그리고 다른 쪽의 마이크로폰은 지향성 모드로 운영하는 것이다. 그 결과 'Binaural Spatial Mapping' 기능은 어음청취에 대한 능력을 다음과 같이 향상시킬 수도 있다.

• 양쪽 보청기에서 신호대잡음비가 높아질 수 있도록 마이크로폰의 지향성 모드를 'InVision Directionality'에서 자동으로 선정한다.

- 어음에 부정적인 영향을 주지 않는 가운데 'Voice IQ' 기능을 빠르게 작동시켜 주변소음의 영향을 줄인다.
- 소음과 어음이 혼합된 약 80dB 이상의 입력에서는 어음청취력을 유지하는 가운데 편안한 크기의 음량을 유지할 수 있도록 소음과 어음 사이에 균형을 잡는다. 예를 들면, 어느 한쪽 보청기는 신호대잡음비를 높여서 어음청취력을 유지시키는 반면에 다른 쪽의 보청기는 음량을 보존하여 편안함을 얻도록 한다.
- 신호를 처리하는 과정에서 발생할 수 있는 청각적 교란(auditory disturbance)도 줄여준다. 예를 들면, 각각 독립적으로 작동하는 이들 보청기에서 모드의 전환이나 적응이 난청인이 지각하지 못하도록 충분한 시간지연을 가지고 일어날 수 있다.
- 어음이 존재하지 않을 때는 보청기의 마이크로폰이 지향성 모드로 전환되어 소음의 영향을 줄이기 때문에 난청인이 편안한 상태를 유지할 수 있다.

'Binaural Spatial Mapping'은 모든 청취환경과 프로그램(메모리)에서 자동으로 사용될 수 있다. 그러나 지향특성을 무지향성이나 지향성을 사용하는 전화 프로그램에서는 'InVision Directionality'와 'Acuity Directionality' 기능을 사용할 수 없다.

6) iQ Boost(스타키)

> ### ❖ 'iQ Boost'란?
> 소음이 심각한 청취환경에서 마이크로폰의 지향성을 높여 소음의 영향을 크게 감소시킬 수 있도록 'Voice iQ²' 기능을 최고단계인 '4(20dB)'로 자동으로 전환시킨다.

소음이 매우 심한 청취환경에서 소음성분을 좀 더 강력하게 감소시키기 위해 마이크로폰의 지향성을 이용하는 기능을 'iQ Boost'라고 부른다. 난청인이 소음이 심하다고 판단될 때 일시적으로 리모컨에 있는 버튼이나 휴대전화를 이용하여 무선통신방식으로만 작동시킬 수 있다. 이때 'iQ Boost'에서는 마이크로폰을 지향특성을 지향성 모드로 변환시킴과 동시에 'Voice iQ²'의 활성화 단계를 최대인 '4(20dB)'로 자동으로 변환시킨다. 그 결과 'Voice iQ²'의 적응이득을 약 20dB(또는 15dB, 10dB)까지 높이게 된다. 따라서 소음이 매우 심각한 청취환경에서 난청인이 수동으로 'iQ Boost' 기능을 켜고 끔으로써 좀 더 편안하면서도 최적화된 음질을 제공받을 수 있다.

7) Directionality Plus(스타키)

> ### ❖ 'Directionality Plus'란?
> 'iQ Boost'처럼 소음이 심각한 청취환경에서 마이크로폰의 지향성을 높여 소음의 영향을 추가적으로 감소시킬 수 있도록 'Voice iQ²'의 활성화 단계를 최대인 '4(20dB)'로 자동으로 전환시킨다.

'iQ Boost'와 같이 소음이 심한 청취환경에서 소음의 영향을 감소시켜 줄 수 있는 또 다른 기능이다. 보청기에서 마이크로폰의 기본(default)적인 지향특성이 지향성 모드로 설정되어 있으며 소음이 심각한 청취환경에서 소음의 영향을 더욱 강력하게 감소시키기 위한 추가 기능으로 'iQ Boost' 또는 'Directionality Plus'를 선택할 수 있다. 'Directionality Plus' 기능도 'Voice iQ²'의 활성화 단계를 최대인 '4(20dB)'로 자동으로 전환시킨다. 이때 지향성을 최대로 얻기 위해 입력에 대한 전환역치(switching threshold)를 85dB에서 80dB로 낮추며, 'Voice iQ²'의 적용이득을 약 20dB(또는 15dB, 10dB)까지 높일 수 있다.

8) SpeechFocus(지멘스)

> ❖ 'SpeechFocus'란?
>
> 마이크로폰의 지향성 모드를 자동으로 말소리가 들어오는 방향으로 맞추어 소음의 영향을 감소시킨다.

사람이 대화를 하거나 소리를 들을 때 항상 상대방과 마주하거나 소리가 나는 방향을 향해 있는 것은 아니다. 예를 들면, 자동차를 운전하고 있는 운전자가 뒷자리에 타고 있는 동승자와 대화를 나눌 때 서로 마주 볼 수는 없다. 이때의 운전자는 정면이 아닌 후면 방향에서 귀로 들어오는 소리를 계속해서 듣게 된다. 만약 운전자가 마이크로폰의 지향성 모드를 사용하고 있다면 뒷자리에서 말하는 상대방의 말소리를 듣는 데 어려움이 발생할 수 있다. 왜냐하면 지향성 마이크로폰의 경우에 소리신호를 감지하는 가장 주된 방향이 마이크로폰의 정면으로 맞춰져 있기 때문이다. 이는 말소리를 발생시키는 상대방이 마이크로폰의 정면에 위치한다고 가정한 것이다.

'SpeechFocus' 기능은 마이크로폰에서 감지하는 말소리의 주된 방향을 정면으로만 고정하는 것이 아니고 마이크로폰의 주된 방향이 자동으로 말소리가 발생하는 방향으로 바뀌는 것이다. 다시 말하면 'SpeechFocus'는 난청인이 노출된 청취환경에서 말소리가 갖는 전형적인 음향특성이 형성되는 방향을 지속적으로 찾는다. 그 결과 어느 특정한 방향으로부터 말소리가 감지되면 'SpeechFocus'는 말소리가 들어오는 방향에 가장 효과적으로 초점을 맞출 수 있는 마이크로폰의 지향성 모드(종류)를 자동으로 선택하게 된다. 따라서 상대방과 보청기의 마이크로폰을 서로 정면으로 위치시킬 수 없을 때 매우 큰 장점을 갖는다. 'SpeechFocus'는 다음과 같은 세 종류의 마이크로폰에서 동시에 출력된 지향특성을 이용하여 얻을 수 있다.

- 정면에서 입력되는 말소리를 감지하기 위한 적응지향성 마이크로폰(adaptive directional microphone)
- 정면에서 들어오는 소음성분을 줄이고 후면에서 입력되는 말소리를 감지하기 위한 역지향성 마이크로폰(reverse directional microphone)
- 좌측 또는 우측에서 들어오는 말소리까지 감지하기 위한 무지향성 마이크로폰(omni-

directional microphone)

9) Soft Level Directivity(지멘스)

❖ 'Soft Level Directivity'란?

작은 소음이 존재하는 청취환경에서 지향성 마이크로폰의 지향각을 조절하여 내부잡음의 발생을 감소시켜 어음명료도를 향상시킨다.

마이크로폰도 일종의 전자기기이기 때문에 소음을 자체적으로 발생시킬 수 있다. 특히 외부에 들어오는 소음의 영향을 줄이기 위해 지향성 마이크로폰을 작동시키면 마이크로폰 자체에서 내부잡음이 크게 발생할 수도 있다. 이때 말소리와 마이크로폰의 내부잡음이 함께 증폭되어 출력될 수 있다. 말소리가 작을 경우에는 마이크로폰의 출력에서 내부잡음이 차지하는 비중이 상대적으로 높아져서 어음명료도가 감소할 수 있다. 따라서 마이크로폰에서 발생하는 내부잡음에 의한 영향을 줄이기 위해 마이크로폰으로 들어오는 입력이 50~60dB 이상일 때 지향성 마이크로폰을 작동시키고 있다. 그 결과 청취환경에 들어오는 소음보다도 내부잡음이 마이크로폰의 출력에서 더 커지는 것을 방지할 수 있다. 그러나 소음의 영향을 줄이기 위해 지향성 마이크로폰을 작동시키려면 소음의 크기가 50~60dB보다 높아야만 한다. 이러한 단점을 'Soft Level Directivity' 기능으로 보완하여 훨씬 더 낮은 소음의 크기에서도 지향성 마이크로폰을 사용할 수 있다.

'Soft Level Directivity'의 지향성은 소음의 크기에 의존한다. 예를 들면, 소음의 크기가 낮을수록 마이크로폰의 지향성은 감소한다. 특히 방향에 따라서 소음의 크기가 변하는 경우에 마이크로폰의 지향성을 감소시키면 그만큼 내부잡음의 크기도 함께 줄어든다. 그 결과 청취환경에 들어오는 소음보다 내부잡음의 크기를 더 줄일 수 있으며 지향성이 갖는 장점을 통해 소음환경에서의 어음명료도를 높일 수 있다.

10) Sound Smoothing(지멘스)

❖ 'Sound Smoothing'이란?

마이크로폰으로 어음과 함께 들어온 순간잡음을 제거하여 어음의 명료도를 향상시킨다.

사람들은 일상생활에서 매우 다양한 형태의 소음을 경험하게 된다. 우리가 듣는 전체 소음들 중에서 약 33%가 일시적으로 발생했다가 없어지는 순간소음(transient noise)이라는 연구결과도 있다. 순간소음의 예로는 문 닫는 소리, 접시가 깨지는 소리, 딱딱한 표면에 물건이 떨어질 때 발생하는 소리 등을 들 수 있다. 이런 소음이 보청기를 착용하는 난청인의 어음명료도를 감소시키는 가운데 순간적으로 깜짝깜짝 난청인을 놀라게 만들기도 한다. 이

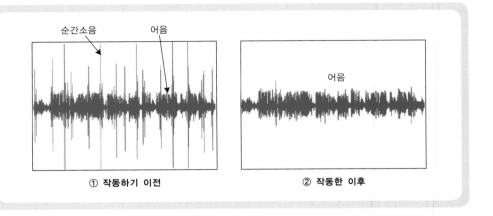

그림 5.3
Sound Smoothing 전/후의 파형특성[30]

순간소음   어음

어음

① 작동하기 이전   ② 작동한 이후

들 소음에 의해 난청인이 실제로 느끼는 '짜증스러운(annoying)' 감정은 일정한 시간 동안 들리는 소음에 의한 것과 거의 유사한 것으로 알려져 있다. 따라서 'Sound Smoothing'은 마이크로폰으로 말소리와 함께 들어온 순간잡음을 제거하여 어음의 명료도를 향상시키는 기능이다(그림 5.3).

11) eWindScreen(지멘스)

❖ 'eWindScreen'이란?

바람이 마이크로폰의 표면에 부딪치면서 만들어내는 소음을 줄이기 위한 기능으로 2개의 마이크로폰에서 나온 출력신호의 연관성을 이용한다.

보청기를 착용한 상태에서 바람이 불면 많은 소음이 만들어진다. 바람이 보청기의 마이크로폰에 부딪히거나 또는 마이크로폰의 음구 안에서 만들어지는 난기류(turbulence)에 의해 높은 음압레벨을 갖는 소음이 발생한다. 이와 같이 바람에 의한 소음의 발생을 억제하기 위해 'eWindScreen'은 바람이 존재하는지의 여부를 우선적으로 감지한다. 바람이 존재하는 것으로 확인되면 2개의 마이크로폰 신호를 이용하여 바람소리 성분을 감소시키게 된다.

만약 바람이 존재하지 않는다면 이들 각각의 마이크로폰에서 출력된 신호들 사이에는 연관성(correlation)이 존재한다(그림 5.4의 ①). 그러나 바람으로 인한 난기류가 마이크로폰의 음구에 만들어지면(또는 바람이 마이크로폰에 부딪히면), 이들 신호가 임의로 달라져서 서로의 연관성이 없어지는 원리를 이용하여 바람소리를 감소시킨다(그림 5.4의 ②). 예를 들면, 2개의 마이크로폰에서 출력된 신호 사이의 연관성이 사라지면 'eWindScreen' 기능이 작동되기 시작한다. 이때 마이크로폰의 지향특성이 무지향성 모드로 바뀌며 1kHz 이하의 주파수에 대한 출력을 최대 30dB까지 감소시킨다.

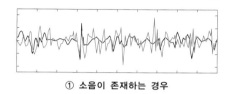 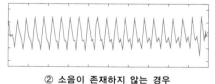

그림 5.4
바람소리 존재에 따른 파형비교[30]

① 소음이 존재하는 경우   ② 소음이 존재하지 않는 경우

최근에는 하나의 마이크로폰을 이용해서 'eWindScreen'을 수행하기도 한다(예 : 고막보청기). 이때는 바람소리가 갖는 고유의 파형특성(spectrum)을 활용한다. 만약 바람소리가 감지되면 1kHz 이하의 주파수에 대한 출력을 감소시키게 된다. 실제로 고막보청기(CIC)의 경우 보청기가 외이도 안쪽의 깊숙한 자리에 위치하기 때문에 바람이 매우 강하게 불 때(속력이 15km/h 이상)를 제외하고 'eWindScreen' 기능을 사용하지 않는다.

12) SoundBrilliance(지멘스)

❖ 'SoundBrilliance'란?

보청기에서 사용하는 고음한계(8kHz)를 12kHz까지 확장하여 음질을 향상시킨다.

보청기는 여러 가지 목적으로 사용할 수 있지만 그중에서 다른 사람과의 대화를 가장 주된 용도로 삼는다. 따라서 사람의 음성이 갖는 주파수특성에 따라서 8kHz까지의 주파수만을 일반적으로 사용한다. 이보다 높은 주파수들이 존재하는 소리(예 : 음악)를 보청기로 듣게 된다면 8kHz 이상의 주파수는 들리지 않기 때문에 음질이 크게 감소한다. 따라서 보청기로 들을 수 있는 고음의 한계를 8kHz 이상으로 높여준다면 좀 더 자연스러운 보청기의 음질을 얻을 수 있을 것이다.

'SoundBrilliance' 기능에서 입력신호를 분석한 후에 12kHz까지의 고음성분을 인위적으로 만들어 출력에 합쳐준다. 특히 음악을 청취하거나 또는 블루투스를 이용하여 소리신호를 전송받을 때 음질이 향상되는 것을 쉽게 느낄 수 있다. 블루투스로 신호가 전송될 때는 주파수대역이 7.5kHz 이하로 제한받기 때문이다. 그리고 'SoundBrilliance' 기능은 마이크로폰으로 들어오는 신호에서 8kHz 이상이 아닌 저음에 의해 작동하기 때문에 음향되울림의 발생과 관계없이 고음성분을 만들 수 있다. 'SoundBrilliance'를 이용하여 고음성분의 출력을 90dB까지도 높일 수 있기 때문에 8kHz에서 85~90dB HL의 청력손실을 갖는 난청인에게 매우 유용하다.

13) Equalizer(스타키), Sound Equalizer(지멘스)

❖ 'Equalizer', 'Sound Equalizer'란?

말소리의 가청력과 명료도를 높이기 위해 청취환경에 적절하도록 주파수반응곡선의 이득을 채널별로 조정할 수 있다.

난청인이 노출될 수 있는 청취환경의 종류는 매우 다양하다. 따라서 말소리에 대한 가청력과 어음명료도를 높여 편안하게 들을 수 있도록 만들어주는 주파수반응곡선은 청취환경에 따라 다를 수 있다. 이들 각각의 청취환경에 적절한 기본적인 주파수반응곡선은 적합 프로그램에서 제공하고 있다. 이들 주파수반응곡선에 의한 소리의 특성이 난청인의 개인적인 특성과 일치하지 않을 경우에 밴드별로 이득을 조절할 수 있으며, 이를 **이퀄라이저**(equalizer)라고 한다. 이퀄라이저로 조절된 주파수반응곡선은 난청인에 따라 청취환경별로 세부적합(청력상태에 따른 채널별 이득조정)을 시작하는 기본적인 주파수반응곡선이 된다.

보청기는 각각의 청취환경에 적절한 주파수반응특성들을 'Equalizer' 또는 'Sound Equalizer' 기능으로 조절한 후에 저장하고 있다가, 난청인이 노출되는 청취환경에 가장 적절한 주파수반응특성을 자동으로 선택하여 사용하게 된다. 난청인이 자주 노출될 수 있는 대표적인 청취환경들에 대한 주파수반응특성을 살펴보면 다음과 같다(그림 5.5).

- 조용한 청취환경(quite) : 저음과 고음대역에 중음보다 더 많은 이득을 제공한다.
- 조용한 가운데 말소리가 있는 청취환경(speech in quite) : 모든 주파수대역에서의 이득을 그대로 유지한다. 이퀄라이저 기능을 사용하여 주파수대역에 따라서 이득을 조정하지 않는다.
- 소음만 있는 청취환경(in noise) : 전반적으로 저음과 고음대역의 이득을 중음보다 더 크게 낮추어, 저음이나 고음에 비해 중음대역에 좀 더 많은 이득을 제공한다.
- 소음 속에 말소리가 있는 청취환경(speech in noise) : 저음과 고음대역의 이득은 낮추는 반면에 중음대역의 이득을 높여서 중음과 저음/고음 사이의 이득 차이를 크게 만

그림 5.5
청취환경에 따른 음향보정

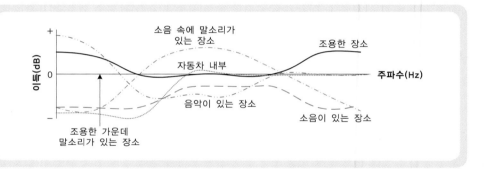

든다.

- 자동차의 실내(car) : 저음과 중음대역의 이득을 낮추는 반면에 고음대역의 이득은 그
  대로 유지한다.
- 음악(music) : 저음대역의 이득을 높이는 가운데 중음대역의 이득은 낮추고 고음대역
  의 이득은 그대로 유지한다.

사람에 따라서 각자 선호하는 음색(또는 음질)이 다를 수도 있다. 예를 들어, 어떤 사람
은 저음이 풍부한 소리를 좋아하는 반면에 다른 사람은 정반대일 수도 있다. 이처럼 각자
가 개인적으로 선호하는 음색이 만들어지도록 이퀄라이저 기능을 사용하여 밴드별로 이득
을 조정할 수도 있다.

14) Free Focus(오티콘)

> ❖ 'Free Focus'란?
>
> 소음환경에서 말소리에 대한 명료도를 높이기 위해 다섯 종류의 지향성 모드를 청취환경과 난청인의 청각상태
> 에 따라 선택한다.

소음이 있는 청취환경에서 어음명료도를 향상시킬 수 있는 여러 방법 중에 하나가 마이크
로폰의 지향성 모드를 사용하는 것이다. 보청기에 장착되어 있는 2개의 마이크로폰에서
출력되는 전기신호 중에서 어느 한쪽의 전기신호를 약간 지연시킨 후에 다른 쪽의 전기신
호와 합성하는 방식이다. 이처럼 어느 한쪽의 전기신호가 갖는 시간지연은 이들 전기신호
사이의 위상을 서로 다르게 만든다. 그리고 이들의 합성을 통해 이들 전기신호의 소멸이
일어난다. 그 결과 난청인이 관심을 갖는 방향에서 들어오는 말소리를 제외하고 다른 방향
에서 입력되는 소리성분들을 제거할 수 있다. 그러나 말소리의 명료도를 높이기 위해 모든
청취환경에서 마이크로폰의 지향성이 항상 유용한 것은 아니다. 예를 들면, 주변 환경이나
난청인의 청각상태에 따라서 마이크로폰의 지향성에 대한 만족도가 달라질 수 있다. 마이
크로폰이 고음성분에 의한 지향성을 가질 때 마치 일종의 약점처럼 취급될 수 있는 특징을
살펴보면 다음과 같다.

- 바람으로 인한 소음의 영향을 크게 받을 수 있다.
- 저음에 대한 낮은 감도로 인해 저음에 들어 있는 주요한 모음이나 자음에 대한 정보를
  잃어버려서 말에 대한 명료도나 맥락의 이해를 감소시킬 수 있다.
- 저음에 대한 낮은 감도로 인해 소리를 발생시키는 음원의 수평적 위치지각능력을 감
  소시킬 수도 있다.
- 여러 사람과 함께 대화를 나눌 때 전방이 아닌 다른 방향(예 : 옆)에 위치한 사람의 말
  소리를 잘 듣지 못할 수 있다.

그림 5.6
보청기의 'Free Focus' 기능[31]

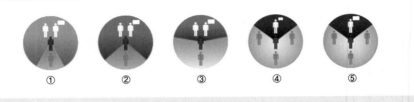

'Free Focus'에서는 다섯 종류의 지향특성을 가지고 각각의 청취환경에 좀 더 적절히 자동으로 대응하여 소음에서의 어음명료도를 향상시킨다(난청인의 개인적 특성에 따라서 추가적으로 조절될 수도 있다). 여기서 청취환경은 소음이 갖는 주파수, 크기와 방향 및 주변소음에 따라서 분류된다. 이들 지향특성은 2개의 무지향적 특성을 갖는 '일반 주변(surround)' 모드와 3개의 지향적 특성을 갖는 '지향성(directional)' 모드로 구성된다. 〈그림 5.6〉에서 보여주는 이들 각각의 특징은 다음과 같다.

● 일반 주변 모드

귓바퀴가 존재함에 따라서 전방을 주된 청취관점으로 삼는 일종의 '무지향성(omni)' 모드이다. 이는 말소리를 좀 더 자연스럽게 만들어줄 뿐만 아니라 앞서 설명한 마이크로폰의 지향성으로 인한 부정적인 약점도 줄여준다. 저주파수대역이 갖는 무지향적 특성과 고주파수 대역이 갖는 지향적 특성을 함께 사용하는데, 최대의 신호대잡음비를 갖는 조용한 곳이나 대체로 소음이 심하지 않은 청취환경에서 활성화된다.

- 전방향 최적(Optimized Omni, 그림 5.6의 ①) : 'Front Focus'를 대체하는 기능이지만 이보다는 2.5~4.0kHz에서의 지향특성을 약간 더 강화하여 전방에서 들리는 소리를 좀 더 강조한다.
- 전방향 어음(Speech Omni, 그림 5.6의 ②) : 난청인의 전방에 위치한 상대방에 좀 더 관심을 갖기 위해 1,880Hz 이상의 주파수가 갖는 지향성을 활용하여 후방에서 들리는 소리를 억제한다. 다시 말하면 지향특성이 무지향성과 지향성의 경계가 되는 주파수를 1,880Hz로 한다.

● 지향성 모드

다음에 있는 세 가지 종류의 지향성 모드가 청취환경, 난청인의 개인특성과 청력손실에 적절하도록 자동으로 설정되는데, 소음레벨이 증가(신호대잡음비가 감소)할수록 마이크로폰의 지향성은 좁아진다. 예를 들면, '완전 방향성'에서 저음에 대한 이득을 보충해주기도 하고 소음이 많은 장소에서는 지향성이 강한 모드로 전환하여 말소리에 대한 명료도를 높여주는 가운데, 여러 방향에서 말소리가 들어올 때는 지향성이 낮은 모드로 빠르게 변경시켜 모든 소리를 잘 들을 수 있도록 해준다.

- 분할 방향성(Split Directional, 그림 5.6의 ③) : 'Speech Omni'에서와 같이 저음이 갖

는 무지향성과 고음이 갖는 지향성을 함께 사용한다. 다만 무지향성과 지향성의 경계
를 1,880Hz가 아닌 1,250Hz로 한다. 이는 소음이 작은 청취환경에서도 사용할 수
있다.

- 완전 방향성(Full Directional, 그림 5.6의 ④) : 난청인의 전방에서 들어오는 말소리에
집중하는 가운데, 후방에서 들어오는 소리는 최대한으로 감소시킨다. 이때 중고도 이
상의 청력손실을 가진 난청인에게는 주로 저음에 의해 주도되는 보청기의 음량이 충
분하지 않을 수도 있다. 이처럼 음량이 중요하게 작용하는 경우에는 '완전 방향성'이
적절하지 않을 수 있다.

- 저음강화 완전 방향성(Full Directional with LF Enhancement, 그림 5.6의 ⑤) : 고도
이상의 난청인에게 '완전 방향성'으로 낮아진 저음의 음량을 추가적으로 보충한다.
이로 인해 청력재활을 위해 충분하지 못했던 저음의 이득을 보강할 수 있다.

15) YouMatic(오티콘)

> ❖ 'YouMatic'이란?
>
> 청력손실에 대한 데이터가 아닌 난청인이 개인적으로 선호하는 음향특성을 보청기의 적합에 반영하는 기능을
> 말한다.

난청인의 손실된 청력을 효과적으로 재활시킬 수 있는 보청기의 기술은 매우 빠르게 발전
을 거듭해가고 있다. 이들 기술을 사용하는 데 필요한 정보의 대부분은 난청인의 청력손
실에 기초하여 이득이나 압축을 어느 정도로 할 것인지에 관련되어 있다. 다시 말하면 난
청인에 대해 청력손실을 제외한 다른 정보는 거의 활용되지 못하고 있다. 예를 들면, 어떤
보청기에서 출력되는 동일한 소리에 대하여 난청인에 따라 정반대의 청각적인 느낌을 가
질 수 있다. 난청인이 실제로 선호하는 음색이나 음질에 관련된 음향특성을 우선적으로 따
르다 보면 청력손실을 기초로 한 적합조건이나 각종 추가기능에 대한 설정이 처음에 목표
했던 상태와 매우 달라질 수도 있다. 그러나 난청인의 효과적인 청력재활을 위해 목표했던
이득이나 압축 그리고 추가기능에 대한 설정을 유지하는 것도 중요하지만, 난청인이 개인
적으로 선호하는 음질 또는 음색과 같은 음향특성에 대한 중요성도 간과해서는 안 된다.

보청기에서 출력되는 소리에 대한 난청인의 개인적인 선호도나 여러 음향특성을
'YouMatic'으로 반영할 수 있다. 이는 보청기의 착용효과를 최대한으로 높이면서 인위적
인 요소에 의해 부자연스러워지는 것들을 최소한으로 줄이기 위한 것이다. 'YouMatic' 기
능에서는 난청인의 청력역치와 같은 청각특성, 나이, 성별, 선호하는 음질, 청취요령 그리
고 소리와 소음에 대한 반응 등에 관련된 정보를 반영한다. 그리고 난청인이 하루 동안 노
출되었던 청취환경에 맞춰 보청기의 특성들을 조정하게 된다. 이때 보청기가 분석하는 청
취환경에 관한 음향특성으로는 입력 크기, 입력신호의 종류(소음, 소음 속의 말소리, 말소
리), 입력신호의 신호대잡음비(SNR), 입력신호에 대한 장/단기 크기변화, 양쪽 귀에서의

음압레벨과 신호대잡음비 차이 등이 있다.

'YouMatic' 기능은 세 종류의 수준으로 나누어져 수행되며, 이들 각각의 수준에 대한 특징은 적합공식에 따라 다음과 같다.

- Premium
  - VAC 처방공식 : 난청인이 개인적으로 선호하는 음향특성을 다섯 가지(LIVELY, EXACT, BALANCED, GENTLE, STEADY) 그룹으로 나뉘고 이들 각각은 다시 15개의 과정으로 구성된다.
  - NAL 처방공식 : 난청인이 개인적으로 선호하는 음향특성을 세 가지(EXACT, BALANCED, GENTLE)로 나뉘고 이들 각각은 다시 9개의 과정으로 구성된다.

- Advanced
NAL 처방공식으로 보청기를 적합할 때만 사용할 수 있으며 난청인이 개인적으로 선호하는 음향특성을 세 가지(EXACT, BALANCED, GENTLE)로 나누며, 이들 각각은 다시 7개의 과정으로 구성된다.

- Essential
NAL 처방공식으로 보청기를 적합할 때만 사용할 수 있으며 난청인이 개인적으로 선호하는 음향특성을 세 가지(EXACT, BALANCED, GENTLE) 과정으로 구성된 한 종류만으로 취급하고 있다.

16) Speech Guard E(오티콘)

❖ 'Speech Guard E'란?

보청기로 갑자기 들어오는 일시적인 큰 소리에 대해 빠른 압축과 해제로 난청인이 말소리를 왜곡 없이 자연스럽게 들을 수 있도록 도와준다.

보청기가 갖는 가장 기본적인 기능은 난청인이 소리를 들을 수 있도록 가청력을 높여주는 가운데 말소리가 지니고 있는 의미를 정확하게 전달하는 것이다. 따라서 요즘에 많이 사용되는 디지털 보청기는 외부에서 들어오는 넓은 역동범위의 소리들을 난청인에게 편안하고 자연스럽게 들려주기 위해 압축기능을 사용한다. 이로 인해 작은 소리는 크게 들을 수 있는 반면에 큰 소리가 지나치게 증폭되는 것을 억제할 수 있다. 그러나 압축방식의 증폭이 항상 장점들만 가지고 있는 것은 아니다. 압축기능은 왜곡이나 정보손실로 인한 말소리의 음질감소를 발생시킬 수 있기 때문이다. 예를 들어, 압축조건(예 : 압축시간, 해제시간 등)에 따라서 발생하는 단점을 살펴보면 다음과 같다.

- **빠른 압축**
적합 프로그램에서 'Syllabic' 압축이라고 불리는 '빠른 압축'은 대체로 10~75ms의 해제시간을 갖는다. '빠른 압축'이 갖는 특징은 'pat'이라는 단어의 조음과정을 통해 다음과 같이 쉽게 설명할 수 있다.

- /p/는 음량이 작기 때문에 난청인에게 들릴 수 있도록 매우 크게 증폭한다.
- /a/는 큰 음량을 갖는 모음이라서 작게 증폭한다.
- /t/는 음량이 작은 편이라서 다소 크게 증폭한다.

이들 과정은 매우 빠르게 일어나며 난청인이 들을 수 있도록 가청력을 높여준다. 그리고 청력손실이 적을수록 난청인이 빠른 압축을 통해 말소리에 대한 이해도를 높일 수 있는 것으로 보인다. 여기까지가 '빠른 압축'이 갖는 장점이라면 다음과 같은 단점도 존재한다.

- 각 음소들의 이득이 증가하여 말소리를 들을 수는 있지만 이들 각각의 음소가 갖는 고유의 음량 차이가 감소한다.
- 그 결과 말소리가 자연스럽지 못할 뿐만 아니라 왜곡이 발생한다. 따라서 각 말소리의 음소 또는 음절이 갖는 고유의 특징이나 단서가 줄어든다.
- 작은 음소뿐만이 아니라 작은 소음까지도 함께 증폭되기 때문에 어음명료도에 대한 소음의 영향이 더욱 커질 수 있다.

● **느린 압축**

상대적으로 소리의 크기가 안정된 말소리(일반 소리도 포함)의 경우 난청인들이 '느린 압축'을 더 선호하는 것으로 알려져 있다. 그 이유를 살펴보면 '빠른 압축'에 비해 음절을 구성하는 음소 사이의 음량 차이가 그대로 유지되어 음질이 더욱 자연스럽기 때문이다. 그러나 압축에 대한 해제가 느려지면 큰 소리에 이어서 순차적으로 입력되는 작은 소리에 대한 정보가 제대로 지각되지 못할 수도 있다.

일반적으로 많이 사용되는 광대역역동범위압축(WDRC) 보청기의 경우 가청력을 크게 높여주는 것으로 잘 알려져 있다. 그러나 WDRC 방식의 증폭은 왜곡도 함께 증가시켜 입력신호에 대한 충실도(fidelity)를 크게 감소시킬 수 있다. 따라서 보청기의 증폭방식을 WDRC로 선택할 경우에 가청력과 왜곡으로 인한 음질감소 사이의 균형을 잘 잡아야 한다. 예를 들면, 왜곡을 최소화하기 위해서는 가청력을 적절하게 조절해야 한다. 다시 말하면 가청력을 최대로 높이기 위해서는 앞서 설명한 압축기능이 매우 빠르게 작동해야 하는 반면에, 입력신호의 충실도를 유지하기 위해서는 압축이 매우 천천히 이루어져야 한다.

WDRC 증폭방식이 갖는 단점을 보완하고 압축의 장점을 최대한으로 높이기 위한 기능이 바로 '말소리 보존시스템'처럼 불리는 'Speech Guard E'이다. 유동적 선형이득(floating linear gain)을 적용하고 있는 'Speech Guard E'에는 입력신호의 크기에 대한 두 가지 형태의 분석기능이 있다. 첫 번째, 보청기로 입력되는 신호의 크기를 천천히 오랜 시간에 걸쳐 평균적으로 분석하는 기능이다. 이때는 보청기로 들어오는 일시적인 소리에 대하여 민감하게 작동하지 않는 가운데 압축기능이 서서히 작동하여 입력신호를 선형방식(linear-like mode)에 가깝게 증폭한다. 마치 큰 배가 작은 파도나 일시적인 큰 파도에 크게 요동하지 않는 것과 마찬가지이다. 그 결과 상대방(말소리)의 위치나 어음명료도에 크게 기여할 수 있는 청각적 단서와 각 음절이 갖는 특징을 잘 보존할 수 있다. 두 번째, 보청기로 입력되는 신호의 크기를 짧은 시간에 걸쳐 빠르게 평균적으로 분석한다. 따라서 입력신호의 순간적인 크기변화에도 민감하게 작동하기 때문에 입력신호에 대한 실시간 분석의 의미를 갖는다. 이들 두 종류의 분석시스템은 난청인이 매우 크거나 작은 말소리를 왜곡 없이 자연스럽게 잘 들을 수 있도록 동시에 작동한다.

이들 각각의 분석시스템에서 나오는 출력들을 서로 지속적으로 비교한다. 이때 두 번째 분석시스템의 출력이 첫 번째 분석시스템의 출력에 비해 주파수별로 +4.5dB 또는 −7.5dB 이상으로 벗어나지 않으면, 첫 번째 분석시스템에 의해 주도되는 '느린 압축'이 수행된다. 만약 두 번째 분석시스템의 출력이 이 범위를 벗어나면 '빠른 압축'을 담당하는 두 번째 분석시스템이 보청기의 압축 기능을 주도하게 된다. 그 결과 작은 소리와 큰 소리에 대한 보청기의 출력들 사이에서 나타날 수 있는 가청력과 음질의 차이를 감소시킨다.

어떤 청취환경에서 보청기로 들어오는 입력신호들이 갖는 음압레벨의 차이가 12dB (−7.5~4.5dB)을 넘지 않는다면 압축기능에 관련된 시간상수가 일정하여 보청기의 이득이 변하지 않는다. 특히 말소리의 경우에는 '음절이나 단어가 존재하는 시간'과 이들이 잠깐 멈춰진 '쉬는 순간'으로 구성된다. 이때 '음절이나 단어가 존재하는 시간' 동안의 말소리 크기는 대체로 안정되어 큰 변화가 발생되지 않지만, 이들이 없는 '쉬는 시간' 동안에는 음압레벨의 차이가 크게 발생한다. 따라서 '음절이나 단어가 존재하는 시간'에는 '느린 압축'이 작동되면서 대체로 '일정한 이득'이 제공된다. 그러나 '쉬는 시간'에는 '빠른 압축'이 작동함과 동시에 이득이 적절하게 새로운 수준으로 변하게 될 것이다.

이와 같이 'Speech Guard E'가 입력신호에 따라서 작동하는 원리를 〈그림 5.7〉에서 다시 살펴볼 수 있다. 〈그림 5.7〉에서의 가는 실선(원래 신호)은 보청기에 들어온 입력이 증폭되지 않고 그대로 출력되는 신호를 의미하는 반면에 2개의 굵은 실선과 굵은 점선들은 압축기능에 의해 증폭된 입력과 출력의 특성이다. 여기서 굵은 점선구간은 'Speech Guard E' 기능이 작동하는 입력범위(①)를 나타낸다. 그리고 굵은 직선으로 나타낸 a까지의 입력범위는 입력보다 출력이 더 큰 비율로 증가하는 확장(expansion) 구간이고, b부터의 입력범위는 입력보다 출력의 변화가 더 작은 압축(compression) 구간이다. 'Speech Guard E'가 작동하는 입력범위(①)는 다시 여러 개의 작은 선형증폭(linear-like mode) 구간(②)들로 나누어진다. 이때 1개의 작은 선형증폭구간이 갖는 입력범위는 보청기 모델에 따라 9dB 또는 12dB로 구분된다. 그리고 'Speech Guard E'가 작동하는 작은 선형증폭구간은 입력신호의 크기에 의해 굵은 점선을 따라서 위 또는 아래 방향으로 빠르게 이동하여 선정된다.

압축시간과 해제시간 등에 관련된 시간상수(time constant)는 입력신호에 대하여 위에서 설명한 두 가지 분석시스템뿐만 아니라 난청인의 개인적 특성에 의해서도 다음과 같은 영향을 받는다. 여기서 시간상수는 '빠른 압축'과 '느린 압축' 사이의 변환속도를 의미한다.

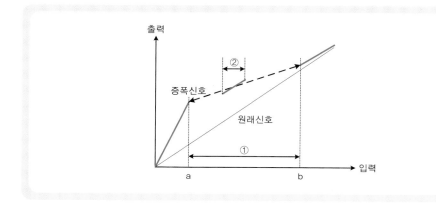

그림 5.7
입력에 따른 'Speech Guard E'의 압축

● **압축시간**

일반적으로 난청인의 개인적 특성의 차이에 의해 약간만 변한다(예 : 10ms).

● **해제시간**

난청인의 개인적인 특성까지 고려한 해제시간은 IEC나 ANSI 규격을 사용하여 측정할 수가 없다. 왜냐하면 'Speed Guard E'가 압축기능을 처음에는 '빠르게' 해제하다가 입력신호의 크기가 점차 안정되면서 '천천히' 해제하는 것으로 작동이 변하기 때문이다.

　이때의 해제시간은 시간에 따른 출력곡선이 '빠르게'에서 '천천히'로 전환되는 시간상수를 기초로 하여 결정된다. 그리고 해제시간은 고음을 압축할 때 달라질 수도 있다. 예를 들면, '외향적인' 성격을 가진 난청인의 해제시간은 약 80ms 정도로 주어지는 반면에 '내성적인' 성격의 경우에는 400ms까지 증가하기도 한다.

　WDRC 증폭방식이 갖는 단점을 보완하기 위한 기능이 바로 'Speech Guard E'이다. 유동적 선형이득(floating linear gain)을 적용하고 있는 'Speech Guard E' 기능은 신호의 크기가 안정적(크게 변하지 않음)으로 계속해서 들어오는 신호(예 : 말소리)에 서서히 반응한다. 그러나 소음과 같이 큰 과도신호가 갑자기 일시적으로 입력되는 경우에는 'Speech Guard E'가 매우 빠르게 작동하여 입력신호의 크기를 순간적으로 크게 감소시킨다. 그 결과 보청기로 갑작스럽게 입력되는 큰 소리를 난청인이 왜곡 없이 자연스럽게 들을 수 있도록 한다.

　압축기능이 서서히 작동하는 WDRC 방식의 보청기는 압축이 해제되는 동안에 작동이 멈추게 된다. 그러나 'Speech Guard E'는 압축기능을 빠르게 해제하여 난청인이 상대방의 말소리에 집중할 수 있도록 도와준다. 실제로 'Speech Guard E' 기능의 압축시간(attach time)과 해제시간(release time)들은 입력신호의 크기에 따라서 수 밀리초와 1초 사이에서 달라진다. 그 결과 'Speech Guard E'는 일종의 '말소리 보존시스템'이라고 불리기도 하며 난청인이 말소리를 듣고 정확히 인식하는 데 필요한 노력을 줄여준다.

17) Transient Manager(오티콘)

> ❖ 'Transient Manager'란?
>
> 'Speech Guard E'를 보강하는 기능으로서 순간적으로 들어오는 과도신호를 편안하고 자연스럽게 만들어준다.

갑자기 순간적으로 입력되는 큰 소리(과도신호)를 난청인이 왜곡 없이 자연스럽고 편안하게 들을 수 있도록 만들어주는 'Speech Guard E'를 보완하는 기능이다. 'Speech Guard E'가 작동하는 입력범위(window)가 넓을수록 순간적인 과도신호에 대한 불쾌감을 감소시키는 효과가 줄어들 수 있다. 이러한 경우에만 'Transient Manager'가 작동하는데, 그 이유는 순간적인 과도신호가 'Speech Guard E'에 의해 잘 관리되고 있어서 매우 심각한 상황이 아니기 때문이다.

'Transient Manager'에 의해 감소하는 이득의 정도는 청취환경에 따라서 달라진다. 뿐만 아니라 보청기로 입력되는 신호에서 말소리의 존재여부에 따라서도 이득을 감소시키는 정도가 변한다. 예를 들어, 말소리를 구성하는 음절이나 단어가 존재하지 않을 경우에 이득을 감소시키는 양이 더 증가한다.

18) Spatial Noise Management(오티콘)

> ❖ 'Spatial Noise Management'란?
>
> 신호대잡음비가 높은 쪽의 말소리에 대한 가청력을 강화하는 '좋은 귀 효과'를 이용하여 소음의 영향을 억제하는 기능을 말한다.

어떤 사람이 원탁에 앉아서 여러 사람들과 함께 식사를 하는 가운데 오른쪽에 있는 상대방과 대화를 나누고 있을 때 왼쪽에 있는 아이들이 다소 시끄럽게 떠든다고 하자. 이때 오른쪽에서 왼쪽 귀로 들어오는 말소리가 두영효과(head shadow effect)에 의해 오른쪽 귀보다 더 약할 뿐만 아니라 아이들이 떠드는 소음에 의해서도 영향을 받을 것이다. 따라서 난청인은 왼쪽 귀로 들어오는 소음의 영향을 줄이고, 오른쪽 귀로 입력되는 말소리에 대한 가청력을 높이기 위해 상대방이 앉아 있는 오른쪽으로 머리를 돌리게 된다. 이처럼 신호대잡음비(SNR)가 낮은 쪽(귀)의 말소리는 경시하는 가운데 신호대잡음비가 높은 쪽(귀)의 말소리에 대한 가청력을 강화하려는 현상을 '좋은 귀 효과(better-ear effect)'라고 한다. 좋은 귀와 나쁜 귀 사이의 말소리에 대한 강화효과는 크게 8dB까지 차이가 나는 것으로 알려져 있다.

난청인은 건청인보다도 말소리가 소음에 의해 쉽게 차폐될 수 있기 때문에 말소리에 대한 가청력의 강화가 더욱 필요하다. 특히 '좋은 귀 효과'는 소음환경에서 말소리 성분을 강화시킬 수 있는 방법 중에 한 가지일 뿐만 아니라 무선통신방식으로 양쪽 보청기를 동시에 조정함으로써 이를 실현할 수 있다. 다시 말하면 양쪽 귀로 들어오는 각각의 청취환경들에 대한 정보들을 서로 공유함으로써 소음성분이 높은(신호대잡음비가 낮은) 쪽의 이득은 줄이는 반면에 말소리 성분이 높은(신호대잡음비가 높은) 쪽의 이득을 높여서 가청력을 최대한 증가시킨다. 이처럼 신호대잡음비가 높은 쪽의 말소리에 대한 가청력을 강화하는 '좋은 귀 효과'를 이용하여 소음의 영향을 억제하는 기능을 'Spatial Noise Management'라고 한다.

19) Multi-Band Adaptive Directionality(오티콘)

> ❖ 'Multi-Band Adaptive Directionality'란?
> 전체 주파수를 4개의 주파수대역으로 나누고 이들 주파수대역별로 각각의 적응지향시스템을 독립적으로 작동시켜 소음의 영향을 감소시킨다.

소음 속에 들어 있는 말소리에 대한 이해도를 향상시킬 수 있는 방법 중에 한 가지가 바로 지향성 마이크로폰을 사용하는 것이다. 다시 말하면 난청인의 정면에서 들어오는 말소리는 그대로 유지하면서 후방을 포함한 다른 방향에서 들어오는 주변 소음(관심이 없는 다른 사람들의 말소리도 포함)의 유입을 억제할 수 있기 때문이다. 소음의 영향을 줄일 수 있는 한 예로 최근 기술 중에 한 가지인 적응지향성(adaptive directionality)은 지금까지 사용해오는 일반적인 지향성(지향성이 고정됨)이 갖는 다음의 두 가지 약점을 극복할 수 있다.

- 모든 청취환경(예 : 공간에 잔향이 있거나 또는 대화자 사이의 거리가 먼 경우)에 대해 고정된 지향성이 항상 적절한 것은 아니다. 적응지향성의 경우에는 무지향성과 지향성 사이의 지향특성을 청취조건에 적절하도록 자동으로 변환한다.
- 적응지향성에서 가장 큰 소음이 들어오는 각도를 탐지했을 때 그 소음의 영향을 최대한으로 줄일 수 있는 지향패턴(polar pattern)이 되도록 자동적으로 변환된다. 다시 말하면 지향패턴의 'null 방향'이 가장 큰 소리가 들어오는 방향이 되도록 자동으로 변환된다. 여기서 'null 방향'은 소리가 들어오지(또는 발생하지) 않는 방향을 말한다. 그 결과 지향성이 고정된 일반적인 지향성에 비해 어음대잡음비(Voice to Noise Rate, VNR)가 향상된다.

　적응지향성이 일반적인 고정식 지향성에 비해 항상 장점만을 가지고 있는 것은 아니다. 적응지향성이 갖는 네 가지 한계점을 살펴보면 다음과 같다.

- 마이크로폰에서 자체적으로 발생하는 내부잡음이 높아져서 마이크로폰의 지향특성이 무지향성에서 지향성으로 전환되는 입력신호의 임계수준(threshold level, 또는 전환역치)이 상대적으로 높아진다.
- 지향성 마이크로폰에서 바람에 의한 소음을 발생시키기 쉽다.

- 1개의 지향패턴을 모든 주파수에 적용하여 사용하기 때문에 각각의 음원에서 독립적으로 발생되는 여러 소음을 동시에 억제할 수 없다.
- 무지향성 또는 지향성 모드의 선택이 '실제로 어떤 모드가 최적의 신호를 제공'할지보다도 '어떤 모드가 최적의 반응을 제공'할지에 대한 예상으로 결정된다.

2개의 무지향성 마이크로폰을 사용하는 'Multi-Band Adaptive Directionality'의 적응 지향성시스템(adaptive directional system)에서는 전체 주파수를 4개의 작은 주파수대역(band)으로 나누어 병렬처리(parallel processing)방식으로 작동한다. 여기서 병렬처리방식이란 여러 개의 디지털신호처리기(DSP)를 이용하여 여러 가지 작업을 동시에 수행하는 것을 말한다. 이들 주파수대역은 별도의 지향패턴을 가지고 독립적으로 운영된다. 그리고 'Multi-Band Adaptive Directionality'에서는 입력신호의 크기에 따라서 다음과 같이 세 가지 모드가 만들어진다.

● 일반 주변
입력신호가 작을(soft) 때 사용하는 모드로서 입력신호에서 이득을 감소시켜야 할 소음성분이 매우 적기 때문에 최적의 모드라고 할 수 있다. 이때는 2개의 무지향성 마이크로폰에서 출력되는 신호들이 서로 더해지기만 하기 때문에 마이크로폰 자체에서 발생되는 소음을 3dB까지 감소시킬 수가 있다. 그 결과 작은 크기를 갖는 입력신호들을 향상시키는 데 매우 유용하다.

● 분할 방향성
입력신호의 크기가 대체로 보통(moderate) 정도에 해당할 경우 'Multi-Band Adaptive Directionality'의 지향성 모드는 '일반 주변'와 '분할 방향성' 중에서 선택된다. '분할 방향성' 모드는 대체로 보통에서 약간 크다고 느낄 정도의 소음이 존재할 때 사용된다.

전통적인 마이크로폰의 지향특성에서는 모든 주파수대역이 무지향성을 갖게 하거나 아니면 지향성을 갖게 하는 것이 일반적이다. 그러나 '분할 방향성'은 전체 주파수대역을 4개의 작은 주파수대역(band)으로 나눈다. 예를 들면, 1kHz 이하에서 무지향성을 갖는 1개의 주파수대역과 1kHz 이상에서 지향성을 갖는 3개의 주파수대역으로 나뉘어 'Multi-Band Adaptive Directionality'가 작동된다. 이때 1kHz 이하의 저음에 대한 무지향성은 '일반 주변' 모드를 사용하는 반면에 1kHz 이상의 중음과 고음에 대해 지향성을 갖는 3개의 주파수대역은 모두 각각의 지향패턴에 따라서 독립적으로 작동된다. 청취환경에 따라 무지향성에서 지향성으로 변환이 이들 4개의 주파수대역에서 모두 동시에 일어날 필요는 없다.

● 완전 방향성
소음과 함께 큰 신호가 입력될 때 사용되는 지향성 모드로서 4개의 주파수대역이 모두 지향성을 갖는다. '분할 방향성'에서와 같이 이들 모든 주파수대역은 각각의 지향패턴에 따라서 독립적으로 동시에 작동한다.

'Multi-Band Adaptive Directionality' 기능이 제공할 수 있는 여러 가지 장점은 다음과 같다.

● **지향성의 향상**

입력신호의 크기가 작을 때 큰 장점을 가질 수 있다. 소리가 입력될 수 있는 마이크로폰의 각도(지향각)가 고정된 일반적인 지향성의 경우에는 입력신호의 크기가 보통 정도는 되어야 유용하다. 반면에 자동(적응)지향성의 경우에는 마이크로폰의 지향특성이 지향성으로 전환되었을 때 발생하는 자체소음에 의해 차폐되지 않을 정도의 크기를 갖는 입력신호에서 유용하기 때문에 무지향성에서 지향성 모드로의 전환이 원활하지 않다. 이처럼 입력신호가 작거나 또는 무지향성에서 지향성으로 지향특성의 전환에 따른 마이크로폰의 내부소음증가를 세 종류의 지향성 모드('일반 주변', '완전 방향성', '분할 방향성')를 이용하여 개선할 수 있다.

● **바람소리의 감소**

마이크로폰의 음구에서 바람이 소용돌이를 일으키면 소리(소음)가 발생한다. 만약 마이크로폰이 무지향성이 아닌 지향성 모드로 설정되었다면 지향각 이내에서의 마이크로폰 감도가 크게 증가하기 때문에 바람소리에 더욱 민감해질 수 있다. 이처럼 바람이 부는 청취환경에서는 그동안 무지향성 모드의 사용을 권장해왔다. 그러나 '분할 방향성' 모드는 보통 정도의 크기를 갖는 바람소리에서도 사용을 권장할 수 있다. 왜냐하면 바람소리가 입력되었을 때 '분할 방향성'의 첫 번째 밴드인 '일반 주변' 모드는 저음 성분에 둔감하여 바람소리에 의한 영향을 감소시켜주는 반면에, 나머지 3개의 밴드가 갖는 고음의 지향성을 잘 활용할 수 있기 때문이다.

● **여러 소음을 동시에 억제**

여러 소음이 서로 다른 방향에서 들어올 때 이들의 영향을 동시에 억제할 수 있다. 예를 들면, 저음으로 구성된 환풍기 소리가 어느 한 방향에서 들어오는 가운데, 고음(또는 중음)으로 이루어진 사람들의 말소리가 다른 방향에 동시에 입력된다고 하자. 이때 'Multi-Band Adaptive Directionality'의 가장 낮은 주파수대역(밴드)에서는 환풍기에서 발생한 소리를 억제하는 가운데, 고음에 대한 나머지 3개의 밴드에서는 다른 사람들의 말소리에 의한 영향을 동시에 줄인다. 마이크로폰으로 동시에 입력되는 각각의 소음이 가지고 있는 스펙트럼(주파수와 진폭) 또는 소음이 발생하는 방향의 차이를 이용하여 'Multi-Band Adaptive Directionality'에서는 최대 네 가지 종류의 소음을 동시에 억제할 수 있다.

● **적절한 지향성 모드의 선택**

일반적으로 보청기의 지향특성을 무지향성에서 지향성으로 모드를 변환할 필요가 있는지를 결정하기 위해 입력신호를 분석했다. 그러나 난청인의 만족도를 높이는 데 이 방식이 항상 유용한 것은 아니다. 예를 들면, 입력신호가 크거나 또는 말소리가 입력신호에 들어있다고 해서 항상 지향성 모드를 사용하는 것이 바람직한 것은 아니다. 왜냐하면 난청인의 개인적 특성에 따라서 지향성 모드에 대한 선호도가 다르기 때문이다. 실제로 지향성 모드는 말소리가 난청인으로부터 가까운 거리의 정면에서 들어오는 가운데 소음은 정면이 아닌 다른 방향에서 입력될 때 유용하다고 알려져 있다. 만약 무지향성에서 지향성 모드로의 전환여부가 단순히 입력신호의 분석에 의해서만 결정된다면 말소리가 없거나 말소리와 소음이 전방에서 함께 들어오거나 또는 말소리가 후방에서 들어오는 경우에도 지향특성이 지향성 모드로 설정될 수 있다.

'Multi-Band Adaptive Directionality'에서 무지향성으로부터 지향성 모드로의 전환은 각각의 지향성 모드에서 출력된 신호 평가에 기초를 둔다. 다시 말하면 입력신호만을 가지고 난청인이 만족할 수 있는 지향성 모드를 예측하는 것이 아니라 세 가지의 지향성 모드('일반 주변', '분할 방향성', '완전 방향성')를 실제로 적용하여 계산된 신호대잡음비들 중에서 가장 높은 신호대잡음비를 제공하는 지향성 모드가 선택된다.

● **다양한 청취환경에 지향성을 적용**

보청기의 지향특성이 무지향성에서 지향성으로 모드가 바뀌면 신호대잡음비(SNR)가 증가하여 어음명료도가 향상된다. 그러나 보청기의 내부잡음이 증가하는 가운데 왜곡으로 인해 음질이 감소하기 때문에 지향특성이 무지향성에서 지향성으로 전환되는 소음의 음압레벨(임계수준 또는 전환역치)을 높게 설정하게 된다. 그 결과 소음이 약간 존재하는 청취환경에서도 보청기의 지향특성이 지향성이 아닌 무지향성 모드로 설정되어 음질이 감소할 수 있다. 이러한 청취환경에서 'Multi-Band Adaptive Directionality' 기능을 사용하면 1kHz 이하의 주파수대역(밴드)은 무지향성 모드를 유지하면서 1kHz 이상에 해당하는 3개의 작은 주파수대역들을 지향성 모드로 전환하여 음질의 감소를 줄일 수 있다.

20) TriState Noise Management(오티콘)

❖ **'TriState Noise Management'란?**

어음감지와 변조감지기능들을 결합시켜 소음환경에서 말소리에 대한 단서는 유지시키면서 가청력과 편안함 사이의 균형을 높여준다.

여러 가지의 소음환경에서 말소리에 대한 단서를 그대로 유지하면서 가청력과 편안함 사이의 균형을 최대한으로 높이기 위해 어음감지기능과 변조감지기능을 결합한 소음관리시스템을 'TriState Noise Management'라고 한다. 여기서 변조감지기능과 어음감지기능이 갖는 특징을 자세히 살펴보면 다음과 같다.

● **어음감지**

소음환경에서 보청기로 입력된 신호로부터 말소리를 'VoiceFinder'라는 기능을 이용하여 추출한다. 여기서 'VoiceFinder'는 소음 속에서 말소리를 추출하는 음성탐지기능이다. 이때 각각의 말소리를 형성하는 고음대역에 들어 있는 배음성분들이 갖는 고유의 스펙트럼

(주파수 성분과 음압레벨)을 이용한다.

● **변조감지**

말소리를 추출하는 어음감지기능의 단점을 보완해줄 수 있는 기능으로서 입력신호에서 소음의 수준(양)과 변조된 정도를 정확히 분석한다. 따라서 말소리가 소음에 의해 어느 정도로 차폐가 되는지 또는 짜증스러운지를 알 수 있다. 그러나 신호대잡음비가 낮은 청취환경에서는 소음성분과 말소리를 정확히 구별하는 데 어려움이 존재할 수 있다. 이런 경우에 청취환경을 '말소리가 없는 소음환경'으로 분류할 수 있을 정도로 변조감지방식이 정상적으로 작동하지 못하는 경우도 있다. 따라서 말소리의 가청력, 소음의 정도 그리고 편안함 사이에서 난청인은 다음과 같은 관계에 놓이게 된다.

- 만약 소음성분을 크게 감소시키면 말소리에 대한 가청력도 함께 감소한다.
- 만약 말소리에 대한 가청력을 높이면 말소리를 들을 때의 편안함이 감소한다.

'TriState Noise Management'에서는 난청인이 노출될 수 있는 청취환경을 다음의 세 가지 중에서 하나로 분류한다.

- 조용한 가운데 말소리가 있는 청취환경(speech in quite) : 입력신호의 크기에 대해 넓은 범위에 걸쳐 어음이해도를 유지한다.
- 소음만 있는 청취환경(noise only) : 말소리가 없고 오직 소음만이 존재하는 청취환경에서는 모든 주파수대역(채널)의 이득을 최대한으로 감소시킨다.
- 소음 속에 말소리가 있는 청취환경(speech in noise) : 소음 속의 말소리에 대한 이해도를 유지하기 위해 명료도지수(Articulation Index, AI)에 따라서 주파수(채널)별로 소음의 감소량을 조절한다.

21) Power Bass(오티콘)

> ❖ **'Power Bass'란?**
>
> 무선방식이나 음향입력단을 이용해 음악이나 소리를 들을 때 나타날 수 있는 저음성분의 부족을 보충하여 음질을 풍부하게 만들어준다.

난청인이 착용하고 있는 보청기에 환기구가 설치되면 두 가지 종류의 소리를 듣게 된다. 첫 번째는 보청기를 통해 증폭된 소리이고, 두 번째는 환기구를 통해 전달되는 고유의 소리이다. 이처럼 보청기에 환기구를 설치함에 따라서 난청인이 듣는 소리의 음질도 달라질 수 있다. 예를 들면, 말소리의 저음성분이 주로 환기구를 통해 외이도의 잔여공간으로 유입되는 가운데 보청기에서 출력된 저음성분은 환기구를 통해 외부로 빠져나가기 때문이다. 저음성분이 환기구를 통해 유입되거나 유출되는 특성은 난청인에게 유익할 수도 있으나 반대로 단점이 될 수도 있다. 난청인이 음식물을 씹을 때 발생하는 소리나 말을 할 때

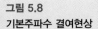

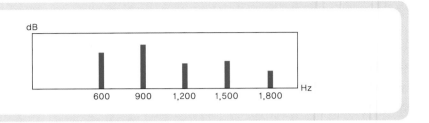

그림 5.8
기본주파수 결여현상

들리는 자신의 목소리에 대한 불편함(폐쇄효과)을 환기구를 설치로 감소시킬 수 있다. 그러나 TV나 휴대전화에서 나오는 음악이나 소리를 무선통신방식 또는 음향입력단으로 보청기에 입력하여 들을 때는 저음성분이 환기구를 통해 외부로 유출만 되기 때문에 빈 깡통을 두드리는 소리처럼 음질이 감소한다. 이와 같은 경우에 나타나는 저음성분의 부족을 보충하여 음질을 풍부하게 만들어주는 기능을 'Power Bass'라고 한다.

'Power Bass'에서는 저음성분을 최대한으로 증가시키거나 또는 주파수가 낮은 기본주파수의 배음(overtone)들을 추가하여 저음성분을 보강해준다. 배음들을 추가하는 것은 '기본주파수 결여(the missing fundamental)' 현상을 이용하는 방법이다. 여기서 '기본주파수 결여' 현상은 실제로 존재하지 않는 기본주파수 성분을 기본주파수의 배음성분들과 함께 대뇌에서 지각하는 것을 말한다. 한 예로 〈그림 5.8〉에서 보여주는 것처럼 300Hz에 해당하는 기본주파수 성분을 다른 배음성분과 함께 대뇌에서 지각한다. 다시 말하면 대뇌에서 각각의 배음성분을 별도의 소리로 지각하는 것이 아니고 기본주파수와 함께 결합하여 듣는다. 따라서 배음은 들리지 않고 단순히 기본주파수에 해당하는 소리의 크기만 증가하여 들린다.

입력신호가 작을 경우에는 저음성분을 증가시키는 반면에 배음들은 추가하지 않는다. 그러나 입력신호가 클 경우에는 저음성분을 증가시킬 수 있는 헤드룸(headroom)이 크지 않기 때문에 저음성분을 증가시키는 것은 어려운 일이다. 따라서 '기본주파수 결여' 현상을 활용하기 위해 저음에 해당하는 기본주파수의 배음들만을 추가한다.

22) Music Widening(오티콘)

❖ 'Music Widening'이란?

무선통신방식으로 소리를 들을 때 감소하는 현장감에 대한 음향단서를 인위적으로 제공하여 소리의 현장감을 높여준다.

만약 보청기를 통해 무선통신방식이나 음향입력단을 이용하여 음악이나 소리를 듣게 되면 이들에 대한 위치를 비롯하여 현장감이 감소한다. 다시 말하면 이들 소리가 난청인의 주변에서 발생하여 귀를 통해 듣는 것이 아니고 마치 머리 안에서 발생하는 것처럼 느끼게 된다. 따라서 음악이나 소리에서 현장감을 제공하는 대부분의 단서가 사라지기 때문에 음악의 경우에는 음질이 자연스럽지 못하게 된다. 다만 말소리의 경우에는 음악처럼 음질의 감소가 크지 않아서 대체로 현장감에 큰 차이가 나타나지 않는다.

'Music Widening'은 무선통신방식이나 음향입력단을 이용하여 청취한 소리의 음질이 자연스럽지 못한 것을 보완해주는 기능이다. 이처럼 음질을 보강하기 위해 소리의 현장감을 높여줄 수 있는 '가상의 음향단서'들을 만들어서 제공한다. 여기서 '가상의 음향단서'란 그 소리가 실제의 현장에서 발생했을 때 존재하는 음향단서로서 무선통신방식이나 음향입력단으로 입력된 음악이나 소리를 보청기로 들었을 때 존재하지 않는 단서들이다.

소리에 대한 현장감을 높여주는 'Music Widening'의 한 예로는 잔향감을 들 수 있다. 일반적인 생활공간에서 사람이 듣는 소리는 음원에서 발생된 소리가 청취자의 귀로 바로 들어가는 직접음과 벽이나 천장에서 반사된 이후에 귀로 들어가는 반사음들로 구성된다. 직접음에 비해 반사음이 진행한 거리가 더 멀기 때문에 반사음이 더 늦게 귀에 도착한다. 이와 같이 동일한 소리가 서로 시간 차이를 가지고 귀로 들어갔을 때 느껴지는 소리의 울림 현상을 잔향감이라고 한다. 만약 음악을 무선통신방식으로 보청기를 통해 듣는다면 잔향감이 나타나지 않아서 현장감이 감소한다. 따라서 음악이 연주되고 있는 공연장에서 난청인이 실제로 느낄 수 있는 잔향감을 보청기에 인위적으로 만들어서 제공하면 현장감이 크게 개선될 수 있다. 'Music Widening'에서 제공하는 잔향감은 소리의 종류에 따라 시간이 지연되는 정도를 적절히 조정할 수 있어서 그 효과를 더욱 실제에 가깝도록 만들 수 있다.

23) Voice Aligned Compression(오티콘)

> ❖ 'Voice Aligned Compression'이란?
>
> 작은 신호는 높은 이득을, 그리고 큰 신호는 작은 이득을 제공하여 모든 말소리를 명료하고 편안하고 듣게 만들어주는 기능을 말한다.

작은 입력신호에 대해서는 낮은 압축역치와 높은 압축비율을 통해 이득을 증가시키는 가운데 큰 신호가 입력될 때 적게 압축하는(증폭하지 않는) 방식의 증폭을 'Voice Aligned Compression'이라고 한다. 8개의 독립된 압축채널(compression channel)들로 구성되어 있어서 7개의 압축역치와 8개의 압축비율을 가지고 압축되기 때문에 곡선압축(curvilinear compression)의 형태를 갖는다. 여기서 곡선압축이란 압축채널의 숫자를 크게 늘리는 가운데 압축비율을 지속적으로 높이면 입력과 출력 사이의 관계가 곡선의 형태가 된다(그림 5.9). 입력신호의 크기가 90dB SPL 정도되었을 때 압축비율이 가장 높으며 큰 입력신호에 대한 증폭은 출력제한(output limiting) 방식과 매우 유사해져 출력이 포화(saturation)되는 것도 막을 수 있다. 'Voice Aligned Compression'의 주된 목적은 단순히 부족한 음량 자체만을 보상하는 것이 아니고, 'Multi-Band Adaptive Directionality'와 'TriState Noise Management' 등과 함께 어음명료도의 손실 없이 음질을 자연스럽게 만드는 것이다.

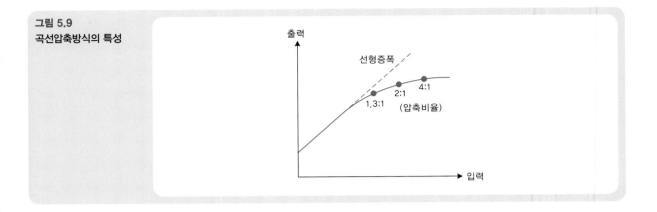

그림 5.9
곡선압축방식의 특성

'Voice Aligned Compression' 또는 이가 개선된 'Voice Aligned Compression+'에는 다음과 같은 기능이 포함되어 있다.

- 30dB보다 매우 작은 입력신호에 대해서는 이득을 빠르게 감소시켜 입력신호에 들어 있는 주변잡음(예 : 조용한 방에서의 험잡음나 히스잡음)을 증폭하지 못하도록 한다 (soft squelch).

- 30~45dB 범위에서 가변적인 압축역치를 갖는 입력신호에 대한 압축(low-level compression)은 작은 소리를 들을 수 있게 만들어주기 때문에 청취거리를 증가시킬 수 있다.

- 만약 작은 입력신호를 압축할 때 압축비율을 증가시키면 큰 신호가 입력되었을 때 높은 비율로 압축해야 하는 필요성을 감소시킬 수 있다. 이처럼 큰 입력신호에서 압축 비율을 낮출 수 있다면 선형적으로 증폭되는 입력신호의 크기에 대한 범위가 넓어진 다. 그 결과 소음이 있는 청취환경에서도 말소리에 대한 중요한 단서를 좀 더 쉽게 찾을 수 있다.

- 소음환경에서 말소리를 좀 더 편안하게 듣기 위해 소음이 포함되어 있는 큰 소리를 증폭하지 않는다(0dB 이득='completion').

- 작은 말소리를 편안하게 듣도록 높은 이득을 제공하기 위해서 고음에서의 낮은 압축 역치들을 조정한다.

24) Voice Priority Processing(오티콘)

❖ 'Voice Priority Processing'이란?

소음의 영향을 줄이고 어음이해도를 높이기 위해 보청기에 탑재된 인공지능의 기능을 말한다.

'Voice Priority Processing(VPP)'는 보청기에 탑재된 일종의 인공지능(Artificial Intelligence,

AI) 기능을 말한다. 이 인공지능은 기본적으로 'Multi-Band Adaptive Directionality', 'TriState Noise Management'와 'Voice Aligned Compression' 등의 세 가지 기능이 병렬처리방식으로 동시에 작동된다. 이 기능들이 서로 유기적으로 작동하여 소음의 영향을 줄이고 말소리에 대한 이해도를 향상시킨다.

25) Artificial Intelligence(오티콘)

❖ 'Artificial Intelligence'란?

여러 기능을 병렬처리방식으로 동시에 처리하여 청취환경에 가장 적절한 모델을 선택하는 인공지능이다.

'Voice Priority Processing'에 사용되는 인공지능(Artificial Intelligence, AI)은 사람이 수행할 수 있는 여러 가지 생각이나 판단을 보청기에서 디지털신호처리(DSP)방식으로 실현한다. 현재 인공지능을 가진 모든 보청기는 디지털신호처리방식으로 작동하지만, 디지털신호처리방식으로 작동하는 모든 보청기가 인공지능을 갖는 것은 아니다. 인공지능을 가진 보청기에서는 입력신호의 분석을 통해 지향성, 소음 또는 압축 등에 관련된 기능을 조정하여 입력신호에 들어 있는 소음성분을 최대한 감소시켜(예 : 신호대잡음비를 향상) 어음명료도를 높여준다.

현재 난청인이 노출된 청취환경에 맞는 보청기의 조건을 찾기 위한 신호처리방식으로는 순차처리(sequential processing)와 병렬처리(parallel processing) 등이 있다. 첫 번째, 순차처리는 청취환경에 가장 적당한 반응을 예상하고 그 반응을 제공할 수 있는 모델을 사용하는 방식이다. 예를 들면, 청취환경에 맞추어 어떻게 소리를 들어야 하는지를 예측하여 보청기의 기능을 조정한다. 이는 'prediction-based' 방식으로 불리기도 하며 최적의 모델을 얻는 데 필요한 모든 과정이 동시에 수행되는 것이 아니고 순차적으로 이루어진다. 보청기에 들어 있는 여러 기능의 설정을 조정함에 따라서 변화된 결과들을 서로 비교할 수가 없다. 그 결과 보청기의 기능들이 청취환경에 적절한 최적의 조건이 아닌 상태로 설정될 수도 있다. 왜냐하면 청취환경에 따른 최적의 조건이 보청기를 연구했던 실험실에서는 잘 맞지만 시시각각으로 변화되는 실제의 청취환경을 정확히 예측할 수 없기 때문이다.

두 번째, 인공지능을 수행하는 병렬처리는 'outcome-based'이라고도 불리며 여러 가지 기능을 동시에 작동시킨다. 보청기가 가지고 있는 여러 기능이 입력신호를 동시에 분석한 후에 그 결과들을 서로 비교하여 청취환경에 가장 적절한 모델을 만들어낸다. 이처럼 병렬처리방식으로 작동하는 인공지능을 가진 보청기는 소음과 말소리를 탐지하고 분석하여 보청기의 각 기능에 대한 설정을 청취환경에 맞도록 1/1,000초 안에 순간적으로 조정한다. 뿐만 아니라 지속적으로 입력신호를 재평가하여 보청기의 신호대잡음비를 개선한다.

26) Binaural Broadband(오티콘)

❖ 'Binaural Broadband'란?
양쪽 귀에 착용한 보청기들을 마치 1개의 보청기(시스템)처럼 연동하도록 작동시키는 기능을 말한다.

양쪽 귀에 착용한 2개의 보청기를 각각 독립적으로 작동하게 할 수도 있지만 이들이 마치 1개의 보청기(시스템)인 것처럼 연동하도록 작동시킬 수도 있다. 그 결과 보청기에서 출력되는 말소리의 이해도를 향상시키면서 음질도 보다 자연스럽게 만들 수 있다. 'Binaural Broadband'는 양쪽 보청기에서 출력되는 정보를 서로 교환하는 양이통신방식이 세 가지 종류가 있는데, 이들 사이의 차이는 다음과 같다.

● Binaural Processing
양쪽 귀에 착용한 보청기로 입력된 정보들을 마치 1개의 보청기에서 나온 것처럼 동시에 동일하게 처리하면 말소리가 발생하는 위치를 더욱 정확하게 지각할 수 있다. 이때 'My Voice', 'Speech Guard E'와 'Spatial Noise Management' 등의 기능이 함께 활용된다. 만약 청취공간에서 음원의 공간적 위치를 정확히 파악할 수 있으면 난청인이 여러 종류의 소리를 각각 분리하여 들을 수 있을 뿐만 아니라 건청인과 유사한 어음대소음비(VNR)를 얻을 수 있어서 난청인이 말소리를 좀 더 쉽게 들을 수 있다. 그리고 'Dynamic Feedback Cancellation' 기능을 통해 음질에서 인공적인 요소로 인한 왜곡을 최소화할 수 있다

● Binaural Synchronization
'Artificial Intelligence'에서는 'Multi-Band Adaptive Directionality'와 'TriState Noise Management' 기능을 동기화시킬 수 있다. 난청인이 노출되는 청취환경을 끊임없이 분석하여 보청기가 최적의 조건으로 작동하도록 한다. 예를 들면, 난청인이 자동차의 창문이 열린 상태에서 운전할 때 양쪽 귀에 착용된 보청기의 프로그램을 서로 다르게 하여 소음의 영향을 줄일 수 있다. 그리고 마이크로폰의 지향특성도 청취환경에 적절한 모드로 빠르게 자동으로 전환되어 말소리를 편안하게 청취시키면서 명료도를 향상시킨다. 뿐만 아니라 양쪽 보청기의 압축을 비롯한 각종 자동(적응)기능도 빠르고 지능적인 동기화를 통해 청취 조건을 적절하게 반영한다.

● Binaural Coordination
한쪽 보청기의 프로그램이나 볼륨을 푸시 버튼 방식으로 변경하거나 조절하면 반대쪽에 있는 보청기의 이들까지 양이통신방식으로 조정되는 기능을 말한다. 예를 들면, 어느 한쪽의 보청기 볼륨을 푸시 버튼으로 조정하면 다른쪽 보청기에 있는 볼륨도 동일하게 조절된다. 그리고 어느 한쪽의 보청기가 전화 통화를 위한 프로그램이 작동을 하는 경우에 전화를 받지 않는 다른 쪽의 보청기에서는 마치 뮤트(mute, 음소거) 기능이 수행되는 것처럼 주변 소음의 유입을 감소시키기 위해 볼륨을 감소시킨다.

❷ 음향되울림

1) Purewave Feedback Eliminator/Feedback Canceller(스타키)

> ❖ 'Purewave Feedback Eliminator/Feedback Canceller'란?
>
> 리시버에서 나온 소리가 마이크로폰으로 다시 입력되어 발생하는 음향되울림을 제거하는 기능을 말한다.

보청기에서 음향되울림의 발생은 보청기의 출력을 낮춰야 하는 원인이 될 수 있다. 왜냐하면 리시버에서 나온 소리가 마이크로폰으로 다시 피드백되어 입력될 때의 크기를 줄여야 하기 때문이다. 그러나 리시버에서 마이크로폰으로 되돌아오는 소리의 위상을 변화시키는 방식으로 음향되울림을 제거할 수도 있다. 예를 들면, 위상이 정반대(180°)로 변조시킨 피드백 소리를 정상적인 위상을 가지고 마이크로폰으로 들어오는 소리와 합성하면 소멸간섭이 발생하여 음향되울림이 없어진다.

보청기가 스스로 마이크로폰으로 입력된 소리에서 피드백 성분을 찾아낼 수 있는 알고리즘을 가지고 있다면 음향되울림의 발생을 억제할 수 있다. 요즘의 디지털 보청기에서는 2개의 마이크로폰을 이용하여 이들 각각의 마이크로폰에 대한 피드백 경로나 이들이 동시에 만들어내는 피드백 경로를 분석할 수 있다.

음향되울림을 일으킬 수 있는 피드백 주파수를 찾기 위해서는 주변이 조용해야 한다. 따라서 주변의 소음을 줄이고 난 이후에 피드백 주파수를 찾는(음향되울림을 제거하는) 기능을 수동 또는 자동으로 수행한다. 뿐만 아니라 이 기능을 사용하지 않기 위해 끌 수도 있다. 보청기에서 음향되울림이 발생할 수 있는 실례들을 살펴보면 다음과 같다.

- 심도 이상의 난청으로 인해 높은 출력이 요구되는 경우
- 저음에 비해 고음에서의 청력손실이 매우 큰 고음급추형 청력손실의 경우
- 귀꽂이 또는 보청기의 외형과 외이도 사이에 틈이 있는 경우
- 개방형 귀꽂이나 보청기 외형에 환기구가 설치된 경우
- 귀걸이형 보청기의 음도관이 파손되거나 이어후크와의 연결이 불완전한 경우
- 보청기의 마이크로폰에 전화기의 수화기를 가까이 하는 경우
- 귀에 손을 말아서 가까이 한 경우
- 외이도에 귀지가 지나치게 많은 경우
- 보청기 외형이나 귀꽂이가 파손되었거나 외이도의 적절한 위치에 삽입되지 못한 경우
- 음식물을 씹을 때나 귓불을 당길 때 외이도가 움직이는 경우

다양한 청취환경에서 음향되울림의 발생을 억제하기 위한 'Purewave Feedback Eliminator' 기능은 각각의 프로그램(메모리)별로 운영할 수 있다. 이때 '끄기(off)', '수동(static)', '자동(adaptive)' 등을 선택할 수 있는데, 프로그램의 모드가 자동으로 '텔레코일'

또는 '자동코일'일 때는 '끄기'가, '음악'일 때는 '수동'이 그리고 다른 모든 청취환경에서는 '자동'이 선택된다. 이 기능은 각각의 프로그램들이 설정되기 이전에 초기화되어야만 한다. 왜냐하면 초기화가 이루어지지 않은 상태의 적합과정에서는 '수동'을 선택할 수 없기 때문이다.

2) FeedbackStopper(지멘스)

> ❖ 'FeedbackStopper'란?
>
> 적응위상상쇄와 과도주파수이동 기능을 이용하여 음향되울림의 발생을 매우 빠르게 억제한다.

보청기에서 발생하는 음향되울림을 제거하는 기본원리는 'Purewave Feedback Eliminator/Feedback Canceller'와 유사하다. 'FeedbackStopper'는 과도주파수이동(transient frequency shift)기능이 포함된 일종의 적응위상상쇄(adaptive phase cancellation) 시스템이다. 여기서 적응위상상쇄는 음향되울림을 일으키는 피드백 경로를 연속적으로 분석하여 음향되울림을 발생시킬 수 있는 주파수를 스스로 찾아서 음향되울림의 발생을 방지한다.

과도주파수이동이란 음향되울림을 일으키는 주파수를 순간적으로 25Hz만큼 높여주는 것을 말한다. 이처럼 리시버로부터 되돌아오는 피드백의 주파수가 바뀌면(변조되면) 음향되울림을 일으키는 피드백 경로가 파괴되기 때문에 음향되울림의 발생이 억제될 수 있다. 만약 마이크로폰으로 입력되는 소리신호와 피드백 신호가 서로 유사하면 적응필터(adaptive filter)가 자체적으로 내부잡음(artifact)을 만들 수 있다. 그러나 피드백 주파수를 이동시키면 소리신호와 피드백 신호 사이의 유사성이 줄어들기 때문에 적응필터에 의해 발생하는 내부잡음을 크게 감소시킬 수 있다. 따라서 적응과정(adaption process)이 과도주파수이동으로 인해 내부잡음을 크게 발생시키지 않는 가운데 매우 신속하게 수행된다. 그러나 적응필터에 의한 내부잡음의 발생을 완벽하게 없애기 위해서는 적응필터와 주파수이동기능(FeedbackStopper)을 모두 꺼야만 한다.

이들 두 가지 기능의 유기적인 결합으로 인해 음향되울림을 발생시키는 주파수의 출력이 크게 감소하기 때문에 더 이상 음향되울림이 발생하지 않는다. 이와 같은 방법으로 음향되울림을 억제한다면 말소리나 음악처럼 난청인이 듣고자 하는 소리의 이득을 음향되울림의 발생 때문에 줄일 필요가 없어진다. 그리고 난청인이 적응필터에서 발생한 내부잡음 없이 편안하게 소리를 듣기 위해서는 음향되울림이 발생하지 않을 때 'FeedbackStopper' 기능을 정지시켜야 한다. 따라서 현재 음향되울림이 발생하고 있는지에 대한 판단이 필요하며, 이를 위해 'Acoustic Fingerprint Technology' 기능이 사용된다.

3) Acoustic Fingerprint Technology(지멘스)

> ❖ 'Acoustic Fingerprint Technology'란?
>
> 리시버에서 출력되는 소리의 위상을 변조시킨 후에 이 신호의 감지여부에 따라 음향되울림의 발생을 판단하는 기능을 말한다.

'Acoustic Fingerprint Technology(AFT)'란 보청기의 리시버로 보내지는 증폭신호들의 위상을 약간 변조하는 기능이다. 이처럼 'Acoustic Fingerprint Technology(AFT)'에 의한 위상변조를 'tag' 또는 'fingerprint'라고 한다. 보청기의 리시버를 통해 출력되는 이 소리(tag 또는 fingerprint)는 사람의 귀에 들리지 않지만 보청기에 있는 위상변조검파기(phase modulation detector)로는 감지할 수 있다. 만약 위상변조검파기에서 위상이 변조된 이 소리가 감지되면 음향되울림이 발생할 수 있는 경우로서 'FeedbackStopper'를 작동시켜 음향되울림의 발생을 억제하게 된다. 그리고 이 소리가 위상변조검파기에서 더 이상 감지되지 않으면 'FeedbackStopper'는 작동을 중지하게 된다.

4) Inium Sense Feedback Shield(오티콘)

> ❖ 'Inium Sense Feedback Shield'란?
>
> 피드백으로 인한 음향되울림의 발생을 이득조절, 주파수이동과 위상반전 등의 기술로 억제하는 기능을 말한다.

보청기의 귀꽂이(earmold)나 외형(shell)에서 새어나오는 소리에 의해 발생하는 음향되울림을 가장 쉽게 억제할 수 있는 방법은 이득(볼륨)을 낮추는 것이다. 그러나 보청기의 이득을 감소시켜 음향되울림을 제거하면 보청기의 출력이 충분하지 못해 난청인의 가청력이 감소할 수 있다. 비록 음향되울림이 실제로 발생하지 않는다고 해도 리시버에서 출력된 피드백 성분이 마이크로폰으로 다시 입력된 후에 마이크로폰으로 들어오는 원래의 소리를 왜곡시키기 때문에 보청기의 음질도 함께 감소한다. 따라서 음향되울림의 발생을 억제하기 위해 단순히 보청기의 이득을 줄이는 것만이 최선의 방법이 될 수는 없다. 가청력과 음질을 최대한으로 유지하면서 음향되울림의 발생을 억제하는 것이 좋다.

'Inium Sense Feedback Shield' 기능에서는 음향되울림을 발생시키거나 음질을 감소시킬 수 있는 피드백을 제거하기 위해 다음과 같은 세 가지의 기술을 사용한다.

● 이득조절

음향되울림의 발생을 억제하기 위해 이득조절(gain control)을 하는 방법에는 두 가지 형태가 있다. 첫 번째, 보청기전문가가 보청기를 적합하는 과정에서 음향되울림이 발생하지 않도록 이득을 조절할 수 있다. 두 번째, 난청인이 보청기를 착용하고 생활하는 동안에 실제로 발생하는 음향되울림을 억제하기 위해 보청기의 이득을 조절할 수 있다. 이때 음향되울림을 발생시키는 주파수대역을 매우 좁게 찾아낸 이후에 해당 주파수대역의 이득을 최대 40dB까지 일시적으로 빠르게 감소시킨다. 그리고 음향되울림을 발생시킬 수 있는 원인이 사라지면 1초당 40dB까지의 속도로 빠르게 이득을 다시 복원한다.

음향되울림의 발생을 억제하기 위해 보청기의 이득을 과도하게 낮추는 것은 바람직하지 않다. 그리고 고품질의 음질을 그대로 유지시킬 수 있는 '주파수이동'과 '위상반전'에 관한 기술들이 결합된 고급기술이 모든 청취환경에서 항상 적용되는 것은 아니다. 따라서 '적절한 이득' 또는 '고품질의 음질'과 '피드백의 억제' 사이에는 서로 타협의 여지를 갖는다.

● 주파수이동

보청기에서 음향되울림을 일으키는 주파수를 20Hz 이동시키는 기능이다. 이처럼 피드백이 일어난 소리의 주파수가 변함에 따라서 음향되울림이 발생하지 않게 된다. 그러나 '주파수이동(frequency shift)' 기능은 피드백 경로(예 : 마이크로폰과 리시버 사이의 거리, 증폭수준, 환기구 직경, 귀의 특성 등)의 정확한 분석을 위해 '위상반전' 기능과 함께 수행된다. 그 결과 보청기에서 음향되울림이 발생하는 것을 더욱 효과적으로 억제할 수 있다. 다만 '주파수이동'에 의해 왜곡이나 클릭(click) 소리가 발생할 수도 있다. 따라서 '주파수이동' 기능은 음질에 영향이 없을 것이라고 예상되는 경우에만 자동적으로 작동한다.

● 위상반전

리시버에서 마이크로폰으로 피드백되는 주파수 성분의 위상을 정반대(역위상)로 바꾸는 기능이다. 음향되울림을 일으킬 수 있는 피드백 주파수를 찾아내는 데 다소간의 시간이 걸릴 수 있다. 위상이 정반대로 바뀐 피드백 성분과 마이크로폰으로 들어오는 실제적인 입력이 서로 합성되면 마이크로폰으로 들어온 입력에서 피드백과 동일한 주파수 성분의 출력이 크게 낮아져 음향되울림이 발생하지 않는다. 이때도 다소간의 시간이 요구될 것이다. 따라서 음향되울림을 발생시키는 피드백 주파수를 찾아낸 후에 이들 2개의 신호를 합성하는 데 시간이 걸리기 때문에 짧은 시간 동안에 작동할 수 있는 다른 피드백제거시스템이 요구된다.

5) Binaural Dynamic Feedback Cancellation(오티콘)

❖ 'Binaural Dynamic Feedback Cancellation'이란?
보청기의 이득을 줄이지 않는 가운데 음향되울림의 발생을 억제할 수 있는 기능을 말한다.

보청기의 출력이 높아질수록 피드백의 강도가 커짐에 따라서 음향되울림이 발생할 가능성이 상대적으로 높아진다. 그 결과 보청기에 들어온 입력신호의 모든 주파수에서 왜곡이 발생하여 음질이 감소된다. 그리고 음향되울림의 발생을 억제하기 위해 볼륨이나 노치필터 (notch filter)를 이용하여 보청기의 이득을 낮추면 난청인에게 출력을 충분히 공급하지 못하여 말소리에 대한 가청력이 감소할 뿐만 아니라 말소리에 포함된 주요한 단서를 듣지 못해 어음이해도가 줄어들 수 있다. 따라서 보청기의 착용효과가 감소하지 않도록 이득을 줄이지 않는 가운데 피드백에 의한 음향되울림의 발생을 억제할 수 있는 기능을 'Dynamic Feedback Cancellation'이라고 한다.

청취환경의 갑작스런 변화에 의해 발생할 수 있는 음향되울림을 'Dynamic Feedback Cancellation'에서 다음과 같은 기능으로 억제할 수 있다.

● 위상 상쇄

양쪽 귀에 착용한 보청기로 들어오는 입력과 출력신호를 지속적으로 감시하고 분석한다. 만약 피드백에 의해 입력신호의 특성이 변한다면 현재 수행되고 있는 보청기의 기능을 약화시키지 않는 가운데 위상상쇄(phase cancellation)방식으로 음향되울림을 발생시킬 수 있는 피드백 성분을 수 밀리초 안에 효과적으로 제거하게 된다.

● 스마트 볼륨 제어

음향되울림을 발생킬 수 있는 보청기의 이득은 주파수에 따라서 다를 수 있다. 어떤 특정한 주파수(채널)에서 낮은 이득에도 불구하고 음향되울림이 일어날 수 있다면 이 채널로 인해 보청기의 전체 이득을 낮추어야만 한다. 그러나 각 채널별로 이득을 독립적으로 조절할 수 있다면 음향되울림을 발생시킬 수 있는 채널의 이득을 낮추면 된다. 따라서 전체 주파수대역을 8개의 채널로 나눈 후에 각각의 채널별로 피드백 마진(feedback margin)에 맞추어 이득을 적당하게 조정할 수 있는 'Feedback Manager'는 'Dynamic Feedback Cancellation'과 볼륨조정시스템을 난청인의 귀꽂이의 특성을 고려하여 초기화할 수 있는 매우 중요한 기능이다.

스마트 볼륨 제어(smart volume control)는 'Dynamic Feedback Cancellation'이 적절하게 작동하도록 도와주며, 음향되울림의 발생을 염려하지 않는 가운데 적당한 가청력을 얻을 수 있도록 모든 주파수(채널)에서 볼륨을 최대까지 자유롭게 조정할 수 있도록 한다.

③ 주파수 전위

1) Spectral iQ(스타키)

❖ 'Spectral iQ'란?

말소리의 고음영역에 들어 있는 주파수 성분을 난청인이 들을 수 있는 저음영역으로 이동시킴으로써 어음명료도와 음질이 향상되는 기능이다.

말소리를 구성하는 음소들 중에서 3kHz 이상의 주파수에 들어 있는 단서가 차지하는 비율은 약 25% 정도이다(ANSI S3.5-1997). 만약 고음에 대한 청력손실이 크거나 사역이 존재하면 어음명료도와 음질이 크게 감소할 수 있다. 따라서 고음영역에 들어 있는 주파수 성분들을 난청인이 들을 수 있는 낮은 주파수영역으로 이동시키는 것을 주파수 전위(frequency lowering)이라고 한다. 예를 들어, 〈그림 5.10〉에 나타낸 것처럼 [k], [t], [f], [th]와 [s]에 대한 주파수가 저음방향으로 다소 이동한 것을 볼 수 있다. 그 결과 난청인이 잘 듣지 못하는 음소나 음절을 다시 들을 수 있는 가운데 음소와 음절의 조성이 달라진다.

주파수 전위에 관한 기능이 모든 난청인에게 도움이 되는 것은 아니다. 이 기능의 사용을 권장할 수 있는 경우를 살펴보면 다음과 같다.

- 1kHz 이하의 모든 청력손실이 55dB HL 이하인 경우
- 경사형 난청에서 서로 인접한 옥타브들 사이의 청력손실 차이가 25dB HL 이상인 경우
- 1~3kHz 사이의 주파수에서 청력역치가 55dB HL을 넘는 주파수가 존재하는 경우
- 4~8kHz 사이의 모든 주파수에서의 청력역치가 55dB HL을 넘는 경우

'주파수 전위' 기능 중에 한 가지인 'Spectral iQ'는 보청기의 마이크로폰으로 들어오는 음향신호를 실시간으로 모니터링하는 'Spectral Feature Identification(SFI)' 기술을 사용한다. 여기서 'Spectral Feature Identification'이란 고음성분의 음소나 음절을 구성하는 퍼먼트주파수의 위치나 모양을 나타내는 스펙트럼(spectrum)을 식별하고 분류하는 기술이다.

'Spectral iQ'에서 고음영역의 스펙트럼을 저음영역으로 이동시키는 과정은 다음과 같다. 첫 번째, 보청기의 마이크로폰으로 입력된 말소리의 고음성분을 실시간으로 'Spectral Feature Identification' 기술을 활용하여 분석한다. 두 번째, 이 기술을 통해 고음성분에 들

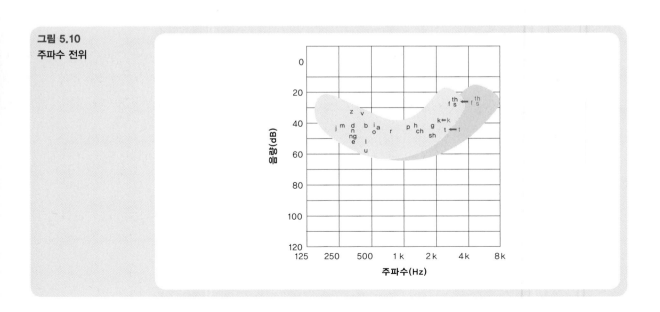

그림 5.10
주파수 전위

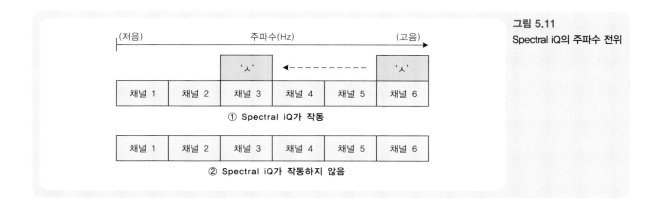

그림 5.11
Spectral iQ의 주파수 전위

어 있는 음향적 단서(acoustical cue)를 확인하면 이 단서에 대한 스펙트럼을 복사한다. 세 번째, 이처럼 복사된 스펙트럼(예 : 'ㅅ')은 난청인이 인식할 수 있는 저음영역으로 이동한다(그림 5.11의 ①). 만약 고음성분이 마이크로폰으로 입력되지 않는다면 'Spectral iQ' 기능이 작동하지 않는다(그림 5.11의 ②). 〈그림 5.11〉에서 보여주는 것처럼 'Spectral iQ'의 작동여부와 관계없이 보청기에서 사용하는 주파수대역은 동일하다. 그러나 어느 정도의 주파수범위(원천영역)에 들어 있는 음향단서를 저음영역(목표영역)으로 복사하여 이동시킬 것인가와 저음영역으로 이동된 스펙트럼을 어느 정도로 활성화시킬 것인가에 따라서 'Spectral iQ'에 의한 효과가 달라질 수 있다.

각각의 프로그램(메모리)에 대하여 'Spectral iQ' 기능의 사용여부('켜기' 또는 '끄기')를 설정할 수 있다. 'Spectral iQ'의 기능이 '켜기(enable)'로 설정된 모든 프로그램은 이 기능이 자동으로 수행되지만, '끄기(disable)', '음악', 'Streaming' 또는 'Streaming Boost'로 설정된 프로그램들은 'Spectral iQ' 기능이 수행되지 않는다. 그리고 모든 프로그램이 내정값(default)에 의해 '끄기'로 설정된 아동인 경우에는 프로그램에 따라서 '켜기'로 바꿀 수 있다.

'Spectral iQ' 기능이 내정값에 의해 수행될 때의 '원천영역', '목표영역', 'Spectral iQ 밴드폭'과 '이득'은 난청인의 청력손실 정도에 의해 결정된다. 여기서 '원천영역'은 주파수를 이동시키려는 고음영역을 의미하는 반면에 '목표영역'은 주파수가 옮겨지는 영역을 의미한다. 그리고 'Spectral iQ 밴드폭'이 모두 7단계로 이루어져 있지만, 이들을 1~4단계와 5~7단계의 두 그룹으로 다시 구성할 수도 있다. 각각의 그룹 내에서 단계가 높아질수록 '목표영역'이 저음방향으로 넓어지는 가운데, 5~7단계 그룹에서의 '원천영역'이 1~4단계 그룹보다 더 넓다(단, 각 그룹 내에서의 '원천영역'은 동일하다).

❹ 음상 정위

소리가 발생한 위치는 양이효과와 귓바퀴 안에서 발생하는 공명과 반사에 의한 음향(예 : 간섭) 현상에 의해 정확하게 파악된다. 여기서 여러 가지 형태의 양이효과 중에서 음상정 위에 관련되는 현상으로 소리가 양쪽 귀에 도달했을 때 발생하는 두 귀 사이의 음압레벨 (Interaural Level Difference, ILD)과 도달시간(Interaural Timing Difference, ITD)에 차이가 있다. 특히 귓바퀴 안에서 일어나는 간섭 현상은 주로 1.5kHz 이상의 주파수에서 음압레벨의 차이가 발생하며, 소리를 발생시키는 음원의 높이 그리고 전방과 후방에 대한 음원의 위치감각 등에 크게 기여한다. 뿐만 아니라 1,000Hz 이하의 저음은 음원으로부터 양쪽 귀에 도달하는 시간에 차이를 만들어냄으로써 음원의 수평적 위치를 찾는 데 결정적인 역할을 한다.

1) TruEar(지멘스)

> ❖ 'TruEar'란?
> 마이크로폰으로 들어온 입력신호를 마치 귓바퀴에서 발생하는 음향현상과 동일하게 신호처리함으로써 음원의 정확한 위치를 파악할 수 있도록 한다.

만약 난청인이 귓속형 보청기가 아닌 귀걸이형 보청기를 착용하고 있다면 보청기의 마이크로폰이 귓바퀴 외부에 위치하게 된다. 그 결과 난청인이 음원의 위치를 파악하는 데 어려움을 겪을 수 있다. 따라서 'TruEar'에서는 마이크로폰으로 들어온 입력신호를 마치 귓바퀴에서 음향 현상이 발생한 것처럼 신호처리함으로써 음원의 정확한 위치를 파악할 수 있도록 한다. 한 예로서 사람의 귓바퀴에서 발생하는 주파수별 지향특성(directivity)과 보청기의 지향특성을 매우 유사하게 만들기 위해 지향성 마이크로폰을 사용하게 된다. 특히 전방에서 입력되는 1.5kHz 이상의 주파수 성분을 다른 방향에서 들어오는 주파수 성분에 비해 좀 더 크게 증폭시킨다. 그 결과 1.5kHz 이상의 주파수에 대한 지향계수(Directivity Index, DI)가 보청기를 착용하지 않는 경우와 'TruEar' 기능을 가진 보청기를 착용한 경우 사이에 서로 유사함을 〈그림 5.12〉에서 쉽게 알 수 있다.

2) Spatial Sound(오티콘)

> ❖ 'Spatial Sound'란?
> 양이압축, 고음에 대한 주파수반응특성을 개선하는 가운데 소음억제기능을 사용하여 음원의 위치를 좀 더 정확히 찾도록 한다.

양쪽 귀에 보청기를 착용하는 경우에 이들 보청기의 볼륨이나 프로그램을 한쪽에서 다른

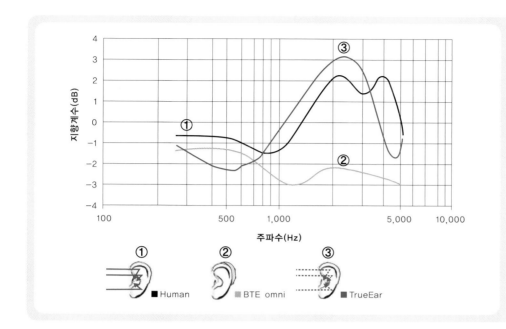

그림 5.12
'TruEar' 기능을 가진 보청기의 지향계수[30]

쪽의 보청기까지 무선통신방식으로 동시에 조정할 수도 있다(binaural coordination 방식). 그리고 양쪽 보청기에 들어오는 소리를 무선통신방식으로 서로 공유하는 양이신호처리 (binaural process)방식도 있는데, 이는 난청인이 음원의 위치를 정확하게 파악하는 데 매우 유용하다. 정확한 음상정위는 난청인에게 말하고 있는 상대방이 누구인지 정확히 알 수 있게 도와줄 뿐만 아니라 자동차가 접근하고 있는 방향으로부터 안전한 위치로 피할 수 있게 만들어줄 수 있다. 그리고 소음이 들어 있는 청취환경에서 압축된 말소리의 이해도를 향상시키고 신호대잡음비를 높여주며 말소리에 대한 파형의 엔벨롭도 가급적 그대로 유지하여 어음명료도와 음질을 향상시킨다.

'Spatial Sound'는 소리가 발생하는 위치를 좀 더 정확하게 파악할 수 있도록 다음과 같이 세 가지 기능을 사용한다.

● 양이압축

〈그림 5.13〉의 ①과 같이 양쪽 귀에 착용한 보청기들의 압축기능을 무선통신방식으로 동시에 조정하는 양이압축(binaural compression)은 양쪽 귀 사이의 음압레벨 차이를 최대한 원래대로 보존할 수 있는 좋은 신호처리방법이다(그림 5.13). 만약 양쪽 보청기의 압축기능이 서로 연동되지 않거나 또는 각각 별도로 최적화되어 있다면 고막에서 지각하는 양쪽 귀의 음압레벨은 거의 같은 수준이 될 수도 있기 때문이다(그림 5.13의 ②). 압축기능에서 작은 소리는 좀 더 많이 증폭하는 반면에 큰 소리는 작게 증폭한다. 그 결과 양쪽 귀 사이의 음압레벨 차이가 실제보다 줄어들어서 음원의 위치를 파악하는 데 필요한 단서가 없어질 것이다. 따라서 각각의 보청기로 입력되는 소리의 음압레벨에 대한 정보를 지속적으로 상호교환함으로써 양이 사이의 입력에 대한 크기 차이를 유지하게 된다(그림 5.13의 ③).

그림 5.13
양이압축의 특성

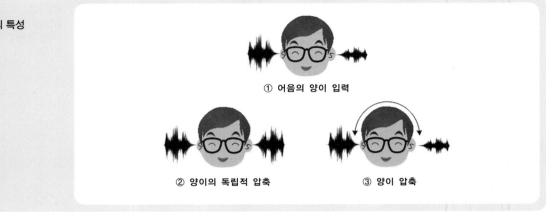

① 어음의 양이 입력

② 양이의 독립적 압축

③ 양이 압축

● **고주파수 영역 확장**

음원의 위치를 찾는 데 있어서 고음의 역할도 매우 중요하다고 앞에서 이미 지적했다. 따라서 보청기의 사용주파수대역을 8kHz에서 10kHz로 확장함으로써 음원의 위치를 좀 더 쉽게 파악할 수 있으며, 이를 '10kHz 광대역 증폭'이라고 부른다. 다시 말하면 고주파수 영역에서의 출력을 높여 주파수반응특성을 개선할수록 그만큼 음원의 위치를 쉽게 찾을 수 있다.

● **소음억제기능**

소음이 존재하는 청취환경에서 난청인의 양쪽 귀에 입력되는 소리의 파형들이 서로 동일하지 않고 비대칭일 경우에는 음원의 위치를 정확하게 파악하는 것이 더욱 어려워진다. 양쪽 귀에 들어오는 소리 사이의 신호대잡음비(SNR) 차이가 클 경우에 소음억제기능(spatial noise management)은 신호대잡음비가 좋은 입력에 역점을 둔다(앞에서 설명한 '좋은 귀 효과' 참조). 이때 어느 정도로 역점을 둘 것인지는 난청인의 개인적 특징에 달려 있다. 이는 음원을 찾을 때 소음억제기능에 대한 난청인의 만족도가 높을수록 자주 사용한다는 것을 의미한다.

⑤ 무선기능

1) TruLink(스타키)

❖ **'TruLink'란?**

보청기의 여러 가지 기능을 스마트폰에서 조절하거나 설정할 수 있는 앱(apps)을 말한다.

스마트폰에서 앱(apps)을 이용하여 보청기의 여러 기능을 조절하거나 설정할 수 있는 블루투스 무선통신기술이 크게 확대되고 있다. 스마트폰을 사용하는 난청인의 숫자가 크게 증가함에 따라서 앞으로도 이러한 추세는 계속해서 유지될 것으로 예상된다. 스마트폰과 보청기를 연결하면 다음과 같은 보청기의 기능을 조절하거나 설정할 수 있다.

- Remote Control
  - 스마트폰에 있는 리모트(remote) 기능을 이용하여 보청기나 스마트폰의 볼륨을 쉽게 조정할 수 있다. 이때의 볼륨은 양측 또는 단측으로 선택하여 조정할 수 있다.
  - 현재 사용하고 있는 프로그램에서 청취환경에 맞는 다른 프로그램으로 바꿀 수 있다.
  - 각각의 난청인이 노출되는 청취환경에 적절하도록 프로그램을 변경하거나 만들 수 있다.
  - 건전지의 상태를 확인할 수 있다.

- TruLink Memories

스마트폰에 있는 GPS 기능을 활용하여 난청인의 현재 위치(청취환경)에 알맞는 프로그램(메모리)으로 자동전환시킬 수 있다. 스마트폰의 TrueLink 화면에서 'SoundSpace' 기능을 이용하여 설정된 각 위치에서의 최적 음질은 스마트폰에 만들어진 보청기용 메모리(TrueLink Memories)에 저장된다.

- Audio Streaming

스마트폰으로 걸려오는 전화 또는 스마트폰을 이용한 음악이나 비디오 소리를 와글와글거리는 버즈(buzzing)나 음향되울림(whistling) 없이 아주 깨끗한 소리로 들을 수 있다.

- Live Microphone

라이브(live) 마이크로폰 기능을 이용하여 현재 나누고 있는 대화를 녹음했다가 나중에 다시 들을 수도 있으며 다른 사람에게 이메일로 전송할 수도 있다. 뿐만 아니라 여러 명의 난청인과 함께 대화를 나눌 때 마이크로폰으로 사용할 수도 있다.

- Find My Hearing Aid

보청기를 어디에 두었는지 모를 때 쉽게 찾을 수 있게 도와준다. 스마트폰과 보청기가 가까워질수록 신호음이 크게 들리는 반면에 멀어질수록 작게 들린다.

2) SurfLink(스타키)

> ❖ 'SurfLink'란?
>
> 보청기를 휴대전화 또는 각종 미디어와 직접 연결할 수 있으며 보청기의 볼륨이나 프로그램을 조절 또는 변경할 수 있는 리모컨의 역할을 한다.

일종의 핸즈프리형 휴대전화 트랜스미터(hands-free cell phone transmitter)인 'SurfLink'

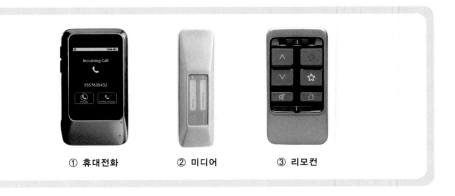

그림 5.14
'SurfLink'의 세 가지 형태
[32]

① 휴대전화　　　② 미디어　　　③ 리모컨

는 청각보조장치, 미디어 스트리머(media streamer)와 보청기의 리모컨 역할을 한다. 무선형 보청기와 페어링(pairing)이 되면 TV와 오디오 등에서 출력된 신호를 무선통신방식에 의해 편리하게 보청기로 들을 수 있다. 다시 말하면 'SurfLink' 기능을 가진 휴대전화, 미디어 또는 리모컨이 어느 일정한 범위 안에 위치하면 이들 사이가 무선통신방식에 의해 자동으로 연결되어 볼륨 등을 조정할 수 있다. 'SurfLink'의 세 가지 형태를 살펴보면 다음과 같다(그림 5.14).

● **휴대전화(SurfLink Mobile 2)**
'SurfLink Mobile'에는 리모컨, 전화, 오디오 스트리밍(streaming) 그리고 도구 등의 화면(기능)을 가지고 있다. 여기서 리모컨 화면에서는 보청기를 조절하고, 전화 화면에서는 전화통화를 수행하며, 오디오 스트리밍(streaming) 화면에서는 음악이나 영화 등을 감상할 수 있고, 도구 화면에서는 블루투스, 화면 밝기, 보청기와 동기, 언어선택, 설정의 조정 등을 수행할 수 있다. 특히 전화통화를 할 때는 'SurfLink Mobile 2'가 일종의 핸즈프리용 트랜스미터(hands-free cell phone transmitter)의 역할을 수행하기 때문에 휴대전화를 직접 사용하지 않고도 다음과 같이 전화통화를 할 수 있다(그림 5.14의 ①).

- 리모컨이 휴대전화의 마이크로폰과 리시버의 역할을 대신할 수 있다. 예를 들면, 휴대전화의 마이크로폰은 리모컨의 마이크로폰이, 휴대전화의 리시버는 보청기의 리시버가 그들의 역할을 대신하게 된다.
- 지향성 마이크로폰은 소음환경에서 1 : 1 대화를 강화시켜준다.
- 무지향성 마이크로폰은 회의나 그룹으로 모여서 대화를 나눌 때 유리하다.
- TV나 오디오와 같은 전자기기가 블루투스와 연결되었을 때 이들의 소리를 잡음 없이 아주 깨끗하게 들을 수 있도록 해준다.

● **미디어(SurfLink Media)**
'SurfLink Media'를 사용하여 TV, DVD나 음향기기에서 나오는 오디오 신호를 휴대전화(SurfLink Mobile 2)나 리모컨(SurfLink Remote)으로 전송할 수 있다. 그 결과 보청기를 통해 무선통신방식으로 TV, DVD나 영화를 즐길 수 있다(그림 5.14의 ②). 'SurfLink

Media'를 'SurfLink Mobile 2'나 'SurfLink Remote' 없이 보청기에 직접 연결할 수도 있다. 이때 'SurfLink Media'와 'SurfLink Mobile 2', 'SurfLink Remote' 또는 보청기 사이에 페어링(pairing)을 하지 않고도 서로 연결하여 다음과 같이 소리를 들을 수 있다.

- 만약 난청인이 이들 전자기기로부터 일정한 범위를 벗어나지 않는다면, 이들로부터 나오는 소리를 자동적으로 항상 들을 수 있다.
- 방에서 방으로 옮기기만 해도 TV나 오디오 소리를 바꾸어가며 들을 수 있다.
- 같은 장소(예 : 방)에 있는 건청인도 그들에게 알맞은 소리의 크기로 TV나 오디오를 들을 수 있다.
- 무선방식의 보청기를 착용하고 있는 여러 사람을 하나의 장치로 동시에 연결할 수 있다.

● 리모컨(SurfLink Remote)

보청기의 볼륨, 뮤트(음소거)기능이나 프로그램(메모리) 등을 조절할 수 있고, SurfLink 미디어를 통해서 들어오는 오디오 신호와 무선통신방식으로 연결(streaming)할 수도 있다(그림 5.14의 ③). 리모컨에 들어 있는 기능에 따라서 종류(예 : 'Advanced', 'Intermediate', 'Basic')를 여러 가지 형태로 나눌 수 있다. 그리고 보청기는 리모컨(SurfLink Remote)이나 휴대전화(SurfLink Mobile 2) 중에서 한 가지만 선택하여 연결할 수 있다.

3) ConnectLine(오티콘)

❖ 'ConnectLine'이란?

통신과 오락에 관련된 여러 전자기기를 무선통신방식으로 보청기에 연결시켜줄 수 있는 장치를 말한다.

난청인이 착용하는 보청기는 다른 사람들과 의사소통을 하는 데 주로 사용되지만 여러 가지 통신(communication)이나 오락(entertainment)을 위한 전자기기와도 무선방식으로 연결할 수 있다. 이때는 보청기가 마치 무선통신기기의 헤드셋과 같은 역할을 하게 된다. 'ConnectLine'은 여러 가지 전자기기를 무선통신방식(또는 유선방식)으로 보청기에 연결시켜주는 시스템을 말한다. 이때 보청기에 연결할 수 있는 장치로는 휴대전화, 유선 전화기, TV, 컴퓨터, MP3, 텔레코일, FM시스템과 리모컨 등이 있다.

'ConnectLine' 시스템은 크게 송신기와 수신기로 구성되어 있으며, 이들 사이를 유선 또는 무선방식으로 연결할 수 있다. 무선방식에서 보청기로 신호를 보내주는 송신기는 블루투스를 포함한 무선송신기(예 : 휴대전화)를 비롯하여 ConnectLine 전화 어댑터, ConnectLine TV 어댑터, 자기유도고리(텔레루프, tele loop), 무선마이크 등이 있다. 그리고 유/무선방식에 관계없이 신호를 수신하여 보청기로 보내주는 수신기가 있다.

4) Streamer Pro(오티콘)

❖ 'Streamer Pro'란?

'ConnectLine' 시스템의 가장 중요한 장치이며, 각종 전자기기로부터 전송된 신호를 받아 보청기로 전달하는 게이트웨이 역할을 한다.

여러 가지 전자기기들로부터 유/무선방식으로 보내온 신호들을 'ConnectLine' 시스템의 가장 대표적인 중계기인 'Streamer Pro'가 받는다. 그리고 목에 거는 목걸이(loop)방식의 근거리 자기유도(NFMI) 장치에 연결된 보청기로 무선신호를 다시 보내준다. 'Streamer Pro'에서는 전화(📞), TV(📺)와 마이크(🎤)로부터 들어오는 신호들 중에 한 가지를 난청인이 선택할 수 있다. 뿐만 아니라 'Streamer Pro'는 일종의 리모컨처럼 사용할 수도 있어서 보청기의 볼륨이나 프로그램을 쉽게 조절할 수 있다. 그리고 TV를 보는 동안에 전화통화를 가능하게 해줄 수도 있다. 이때의 보청기는 마치 헤드셋과 동일한 역할을 하는 가운데 마이크, TV, 휴대전화, 컴퓨터, 텔레루프, 유선전화, MP3와 FM시스템 등을 〈그림 5.15〉와 같이 연결할 수 있다.

그림 5.15
ConnectLine 시스템의 Streamer Pro 연결

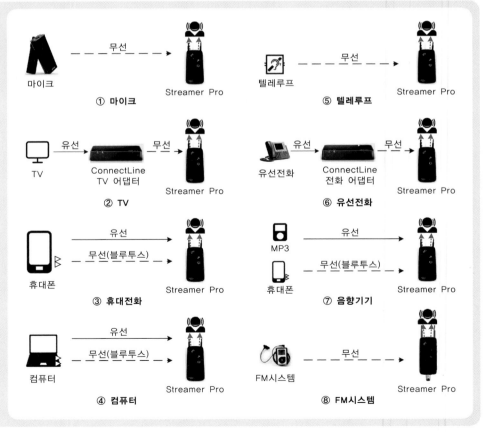

6 도구

1) Hearing Loss Simulator(스타키)

> ❖ 'Hearing Loss Simulator'란?
>
> 난청인이 청력손실의 정도와 유형, 소리의 종류에 따라 어떻게 실제로 듣는지를 건청인에게 시뮬레이션을 해주는 기능을 말한다.

청력손실이 없는 건청인(예 : 난청인의 가족)이 '난청인에게 소리가 어떻게 들리는지'를 궁금해할 수 있다. 그러나 건청인은 청력손실이 없기 때문에 난청인이 듣는 소리를 실제로 경험할 수는 없다. 따라서 난청인이 청력손실의 정도(또는 난청등급)와 유형 그리고 소리의 종류 등에 따라서 실제로 소리를 어떻게 듣는지를 건청인에게 시뮬레이션(simulation)해주는 기능을 'Hearing Loss Simulator'이라고 한다. 예를 들어, 전화가 울릴 때, 사람과 대화를 할 때 또는 소음이 있는 데서 대화를 할 때 난청인에게 소리가 어떻게 들리는지를 건청인이 간접적으로 경험할 수 있다.

이 기능은 난청인 또는 난청인의 가족과 상담할 때 매우 유용하게 사용될 수 있다. 이들은 각각의 상황에 따른 음질의 상태에 대하여 소리와 컴퓨터 화면에 나타난 그래픽을 통해서 경험할 수 있다. 〈그림 5.16〉에는 난청인의 청력도와 청력손실의 정도 그리고 주파수에 따른 각종 음소의 위치가 표시되어 있다. 그리고 수돗물, 전화기, 야외의 새, 자동차와 트랙터 소리를 미디어플레이어 기능으로 직접 들어볼 수도 있다. 이들 소리의 각 위치도 음

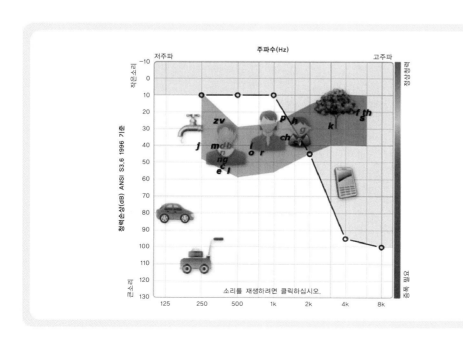

그림 5.16
Hearing Loss Simulator

소와 마찬가지로 청력손실의 정도와 주파수에 따라서 지정된 것이다. 청력도의 오른쪽에 표시된 회색영역에 포함되는 음소(예 : /h/, /g/, /k/, /f/, /s/, /th/)나 소리(예 : 새와 전화기)는 난청인이 들을 수가 없다는 것을 의미한다. 이러한 청취조건으로 만들어진 소리를 컴퓨터의 스피커(또는 이어폰)를 통해 가족이 들어볼 수 있기 때문에 난청인에게 들리는 소리의 형태를 가족이 간접적으로 경험하게 된다. 이와 유사한 기능을 가진 프로그램이나 앱을 컴퓨터나 휴대전화에 설치하여 보청기 적합 프로그램과 관계없이 건청인이 쉽게 경험해 볼 수도 있다.

2) Lifestyle Solution(스타키)

> ❖ 'Lifestyle Solution'이란?
>
> 난청인의 생활방식을 분석하여 이에 가장 적절하다고 예상되는 보청기를 자동으로 추천해주는 기능을 말한다.

보청기의 착용이 필요한 난청인들이 실제로 생활하는 공간이나 방식은 매우 다양하다. 이는 난청인의 연령이나 성별 그리고 성격 등에 따라서 크게 다를 수가 있다. 따라서 난청인의 개인별 생활방식에 맞추어 가장 효과적으로 청력을 재활시켜줄 수 있는 보청기의 종류와 기능을 선택하는 것도 매우 중요한 일이다.

보청기의 적합 프로그램에서는 각종 생활환경 및 장소별로 난청인이 얼마나 자주 방문하는지를 분석할 수 있다. 여기서 방문의 빈도수는 '드물게', '때때로', '자주', '매우 자주' 등으로 구분되어 있다. 이러한 분석을 통해 적합 프로그램은 각각의 난청인에게 적절하다고 예상되는 보청기를 권장하게 된다. 이처럼 난청인의 생활방식이나 장소를 분석하여 이에 가장 적절하다고 예상되는 보청기를 추천해주는 기능을 'Lifestyle Solution'이라고 한다. 이 기능을 통해서 추천된 보청기만이 항상 그 난청인의 청력재활에 가장 적절한 것은 아니다.

3) Experience Manager(스타키), Acclimatization Manager(지멘스), Automatic Adaption Manager(오티콘)

> ❖ 'Experience Manager', 'Acclimatization Manager', 'Automatic Adaption Manager'란?
>
> 보청기의 착용경험에 따라 설정된 이득이 자동으로 서서히 목표이득에 도달하도록 만드는 기능을 말한다.

보청기를 처음으로 착용하는 난청인의 경우에 보청기의 이득을 목표한 이득보다는 낮게 제공하는 것이 좋다. 그 이유는 보청기를 착용하지 않은 상태에서 듣던 소리에 비해 보청기를 처음 착용했을 때 느끼는 소리의 음량과 음질이 크게 달라지기 때문이다. 보청기를 착용하는 기간이 늘어남에 따라서 난청인은 보청기에서 출력되는 소리에 점차 적응하게 되는데, 이러한 현상을 순응(acclimatization)이라고 한다.

　난청인이 보청기의 착용에 순응함에 따라 보청기의 이득을 점차 높여가기 때문에 일정한 기간이 지나면 목표이득에 도달하게 된다. 이처럼 순응에 따른 보청기의 이득조정을 위해 보청기전문가를 매번 방문할 수도 있으나, 보청기가 자체적으로 일정한 기간에 걸쳐 서서히 이득을 조정하는 기능('Experience Manager', 'Acclimatization Manager' 또는 'Automatic Adaption Manager')도 있다. 이 경우 보청기의 이득이 아주 조금씩 알아차릴 수 없게 자동으로 변하기 때문에 보청기에서 나오는 소리의 음량과 음질의 변화로 인한 부자연스러움과 불편함도 줄일 수 있다. 그리고 적응에 필요한 기간은 난청인의 연령 및 보청기의 착용경험과 동기(목적)에 따라서 달라진다. 다시 말하면 나이가 어릴수록 그리고 보청기를 착용한 경험이 많을수록 보청기의 적응기간이 줄어들게 된다. 그러나 나이가 많고 보청기를 착용한 경험이 없는 난청인의 경우에는 보청기의 적응기간을 6개월로 설정하기도 한다.

4) Swap Fit(스타키)

> ❖ 'Swap Fit'란?
>
> 보청기의 기능과 성능에 관한 데이터를 다른 보청기로 전송시켜주는 기능을 말한다.

보청기를 오랫동안 사용하는 과정에서 발생하는 여러 가지 고장으로 인해 새로운 보청기로 교체하는 경우가 있다. 이때 그동안 사용해오던 보청기(구모델)와 새로 구입하고자 하는 보청기(신모델) 사이에는 기능과 성능 면에서 차이가 있을 수 있다. 동일한 모델의 보청기라고 해도 보청기를 작동시키는 펌웨어(firmware)가 다를 수도 있다. 따라서 보청기전문가는 보청기의 교체에 따른 모든 조정과 설정을 새로운 보청기에서 다시 수행해야 한다. 만약 현재 사용하고 있는 보청기의 기능에 대한 데이터(반응특성, 메모리, 적합공식, 부가기능 등)를 새로 구입하는 보청기로 옮길 수 있다면 보청기전문가는 이들의 조정과 설정에 필요한 시간과 노력을 크게 절약할 수 있으며 난청인도 오래 기다리지 않아도 될 것이다.

　보청기에 들어 있는 조정과 설정에 대한 데이터를 다른 보청기로 전송시켜주는 기능을 'Swap Fit'라고 한다. 이들 2개의 보청기 사이에 모델, 유형 또는 기능이 달라도 이들에 관한 데이터를 이동시킬 수가 있다. 다만 이 보청기들은 동일한 기능을 가지고 있어야 한다. 예를 들면, 현재 사용하고 있는 보청기는 2개의 메모리를 가지고 있는 반면에 새로 구입한 보청기에 4개의 메모리가 있다면, 기존의 보청기에 있던 2개의 프로그램에 관한 데이터만 이 새로운 보청기로 옮겨질 것이다. 따라서 이들 보청기의 기능이 서로 일대일로 대응되어야 한다. 그리고 음향되울림의 발생을 억제하는 'Feedback Canceller'와 'Self Check' 기능에 관련된 데이터는 옮겨지지 않기 때문에 새로운 보청기에서 이들 기능에 대해 다시 설정해야 한다.

5) Live Speech Mapping(스타키)

❖ '실시간 스피치 매핑(Live Speech Mapping)'이란?

난청인의 귀에 착용하고 있는 보청기가 손실된 청력의 재활을 위해 어떤 역할을 하는지에 대해 시각적으로 보여준다.

난청인의 손실된 청력을 재활시키는 데 보청기가 어떤 역할을 수행하는지를 난청인이나 고객들이 잘 모를 수 있다. 다시 말하면 난청인이 보청기를 착용하게 되면 그동안 잘 듣지 못했던 말소리가 어떻게 알아들을 수 있도록 바뀌는지 잘 이해하지 못할 수 있다. 난청인의 외이도에 착용하고 있는 보청기의 역할을 시각적으로 보여(또는 확인시켜)줄 수 있는 기능이 바로 '실시간 스피치 매핑(live speech mapping)'이다. 이 기능은 난청인이나 가족과의 상담, 보청기의 적합 그리고 어떤 문제점을 파악할 때 활용될 수 있다.

'실시간 스피치 매핑'은 마이크로폰으로 들어오는 입력, 보청기에서 제공하는 이득 그리고 이들 입력과 이득이 더해진 출력에 대한 주파수반응곡선을 2차원 또는 3차원 방식에 의해 실시간으로 표시할 수 있다. 이때의 입력은 난청인과 보청기전문가(또는 난청인과 가족) 사이에 오가는 실제적인 말소리 또는 이미 녹음되어 있는 음원에서 나온 소리가 DSP로 들어간 신호를 말한다. 그리고 출력은 보청기를 장착한 상태에서 외이도의 잔여공간에서 측정한 실이측정결과가 된다. '실시간 스피치 매핑' 기능을 사용하기 위해서는 외이도의 잔여공간에서 보청기의 출력을 측정할 수 있는 실이측정기가 요구된다.

10초 동안 난청인과 그의 아내 사이의 대화에서 측정된 2차원 방식의 '실시간 스피치 매핑' 결과를 이용하여 난청인에게 보청기의 역할을 어떻게 설명할 수 있는지를 〈그림 5.17〉에서 보여준다. 〈그림 5.17〉에 나타난 각각의 선이나 구간들이 나타내는 것은 다음과 같다.

- 그림 5.17의 ① 구간 : 10초 동안 보청기로 들어온 모든 소리를 주파수 성분(각 소리를 구성하는 주파수 성분)으로 분해했을 때 각 주파수별로 입력신호의 크기와 범위
- 그림 5.17의 ② 구간 : 10초 동안 보청기에서 출력된 모든 소리를 그들의 주파수 성분으로 분해했을 때 각 주파수별로 출력신호의 크기와 범위
- 검은색 가는 실선(그림 5.17의 ③) : 난청인의 청력역치를 dB HL 단위가 아닌 dB SPL 단위의 음압레벨로 표시한 주파수별 청력역치
- 굵은 실선(그림 5.17의 ④) : 10초 동안 보청기에서 출력된 주파수별 평균출력

〈그림 5.17〉을 바탕으로 난청인과 그의 아내에게 설명할 수 있는 보청기의 역할에 대한 상담내용을 살펴보면 다음과 같다.

- 약 1,500Hz부터 난청인의 청력역치가 보청기로 들어온 입력보다 높아지는 것을 볼

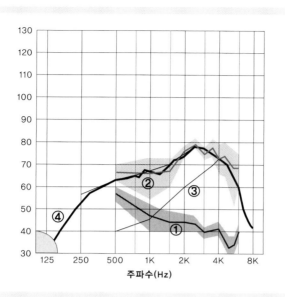

그림 5.17
2차원 실시간 스피치 매핑
[33]

수 있다. 이는 보청기를 착용하지 않았을 때 아내의 말을 구성하는 주파수 성분 중에서 약 1,500Hz 이상은 듣지 못한다는 것을 의미한다. 그 결과 1,500Hz 이상의 주파수 성분을 가진 음소(예 : ㅅ)나 음절을 잘 듣지 못하기 때문에 어음명료도가 감소하게 된다.

• 보청기의 착용은 약 1,500Hz 이상의 주파수 성분을 크게 증폭시켜 아내의 말소리를 구성하는 모든 주파수 성분의 크기가 청력역치보다 높아지도록 한다. 그 결과 아내의 말을 구성하는 모든 음소나 음절을 청취할 수 있기 때문에 어음명료도가 크게 향상된다.

※ 보청기에 의해 증폭된 이득이 주파수별로 어느 정도인지도 화면에 표시할 수 있다.

6) SoundPoint(스타키)

❖ **'SoundPoint'란?**

보청기에서 나오는 소리에 대한 주관적인 청각적 느낌을 말하는데 음질을 조절하는 적합과정에 난청인을 직접 참여시키기도 한다.

일반적으로 보청기에서 출력되는 소리의 음질은 보청기전문가가 난청인과의 상담을 통해 조정해왔다. 이는 난청인과의 상담에 따른 보청기전문가의 판단에만 의존했다고 볼 수 있다. 이러한 과정을 통해서 난청인이 원하는 소리의 음질을 궁극적으로 성취할 수도 있지만 난청인이 보청기전문가를 여러 번 방문해야 하는 불편함이 발생할 수도 있다. 어떤 경우에는 난청인이 원하는 음질의 소리를 끝내 얻지 못하여 보청기의 착용(구입)을 포기하는 경우도 있다. 왜냐하면 청각에서 음량이 증가하는 특성, 쾌적수준(MCL)과 불쾌수준(UCL)이 난청인에 따라 다를 수 있어 보청기전문가가 권장하는 처방에 따른 음질과 난청인이 선호하는 음질 사이에 차이가 존재할 수 있기 때문이다.

만약 난청인이 보청기의 음질을 조정하는 적합과정에 직접 참여할 수 있다면 보청기 착용에 대한 난청인의 만족도가 더욱 높아질 수 있을 것이다. 어떤 적합 프로그램에서는 보청기전문가가 'SoundPoint'라는 기능을 통해서 난청인과 함께 음질을 적합하도록 한다. 다시 말하면 난청인이 음질을 적합하는 프로그램(예 : SoundPoint)에서 마우스나 터치패널(touch panel)을 이용해 선호하는 음질을 선택하면 보청기의 적합 프로그램이 그 음질을 구현하는 데 필요한 여러 기능을 자동으로 미세하게 조정하는 방식이다. 'SoundPoint'는 난청인이 청각에서 소리가 어떻게 지각되는지에 대한 음향학적 전문지식을 갖고 있지 않아도 쉽게 사용할 수 있다.

보청기의 음질을 적합하기 위한 'SoundPoint' 프로그램의 사용법을 간단히 설명하면 다음과 같다.

● 출력의 보정(calibration)
스피커를 난청인의 정면으로부터 90°가 되는 측면에 위치시킨다. 보청기에 있는 마이크로폰으로 들어오는 소리의 음압레벨이 60dB이 되도록 출력을 조절한 후에 '계속(continue)' 버튼을 눌러 다음 단계로 이동한다.

● 초기화
출력에 대한 보정이 끝나면(즉 '계속' 버튼을 누르면) 음질보정을 수행할 메모리(프로그램)를 선택한다. 그 이후에는 프로그램이 'SoundPoint'를 수행하기 위한 초기화과정('사운드포인트 초기화 중….')을 자동으로 수행한다. 이때 보청기전문가는 프로그램이 초기화되는 동안 잠시 기다리면 된다.

● 수행
초기화과정이 종료된 이후에 음질의 적합에 사용할 음원의 종류('재생할 사운드 파일 선택')를 선택하고 보청기로 들리는 소리의 크기를 조절('VC를 편안한 수준으로 조절')한다. 그리고 '시작' 버튼을 누르면 음질의 적합을 위한 과정이 시작된다. 이때 난청인은 다음과 같은 요령으로 음질의 적합과정을 수행하면 된다.

- 마우스(또는 화면터치)를 이용하여 화면 안에서 커서를 움직이는 가운데 보청기에서 출력되는 소리의 음질 차이를 조심스럽게 느낀다. 이때 커서가 지나간 자리에는 사각형 박스가 만들어지기 때문에 어디를 조사했었는지 쉽게 눈으로 확인할 수 있다.
- 난청인이 선호하는 음질을 가진 소리가 발생되는 위치에서 마우스의 오른쪽 버튼을 누르면 핀(push pin)이 만들어지면서 그 위치가 표시된다. 이처럼 난청인의 마음에 드는 음질을 가진 소리를 발생시키는 위치를 화면의 여러 지역에 표시할 수 있다.

- 난청인이 선호하는 음질의 위치선정이 어느 정도 끝나면 핀이 꽂혀 있는 위치의 소리를 직접 들어보고 음질을 서로 비교하는 것보다는 핀들이 집중적으로 모여 있는 지역을 중심으로 음질을 비교해 가장 선호하는 음질을 가진 지역을 먼저 선정한다.
- 난청인이 선호하는 음질을 가진 지역이 선정되면 그 지역 내에 있는 핀들 사이의 음질을 다시 비교하여 난청인이 가장 마음에 드는 핀의 위치를 최종적으로 선정한다. 마우스의 커서를 이 위치의 핀으로 옮긴 후에 오른쪽 버튼을 누르면 이 핀이 별모양으로 바뀌면서 선택한 메모리에 저장할 것인지를 묻는다.

● 종료

음질의 적합에 관한 마지막 단계로서 '예'를 선택하면 음질에 대한 모든 적합과정이 종료되면서 음량(이득), 주파수반응곡선과 압축에 관한 기능이 음질의 적합결과에 따라 자동으로 수정된다.

다른 적합 프로그램에서는 보청기에서 출력되는 소리의 음질이 '날카롭다(too sharp)' 또는 '부드럽다(too muffled)'는 형태로 구분하고 있다. 여기서 '날카롭다'는 음질은 고음성분이 지나치게 많았을 때 느끼는 청각적 음색을 말하는 반면에 '부드럽다'는 것은 지나친 저음성분으로 인해 소리의 명료도가 매우 낮아진 것을 말한다. 따라서 소리가 너무 날카로울 때는 약 1.5kHz를 경계로 하여 저음의 이득은 높이는 반면에 고음의 이득을 낮추어 날카로운 음색을 조정할 수 있다. 반면에 소리가 지나치게 부드러울 때는 반대로 약 1.5kHz 이하의 이득을 낮추는 가운데 고음의 이득을 높여서 조정한다. 실제로 'too sharp(날카롭다)' 버튼을 마우스로 연속해서 클릭할수록 저음의 이득은 높아지는 반면에 고음의 이득은 지속적으로 낮아진다. 그리고 'too muffled(부드럽다)' 버튼을 여러 번 누를수록 저음의 이득은 낮아지는 반면에 고음의 이득은 계속해서 높아진다.

7) Independent Speech Optimization(스타키)

❖ 'Independent Speech Optimization' 이란?

비선형 압축제한방식의 보청기로 입력되는 소리를 2개 또는 3개의 압축역치와 압축비율을 이용하여 출력의 크기를 최적화시키는 기능이다.

비선형 압축제한(compression limiting) 방식의 보청기에서는 압축역치를 2개 또는 3개 사용한다. 〈그림 5.18〉에서는 2개의 압축역치(CK_1=50dB, CK_2=80dB)와 압축비율을 갖는 보청기의 입력에 따른 출력(증폭)특성을 다음과 같이 보여준다.

- 50dB 이하인 경우 : 입력의 크기가 50dB 이하일 때는 입력신호가 압축되지 않고 선형적으로 증폭 된다. 예를 들어, 〈그림 5.18〉에서는 10dB씩 증폭된다.
- 50~80dB의 경우 : 입력이 50~80dB일 경우에는 입력대출력의 압축비율이 2 : 1 방식

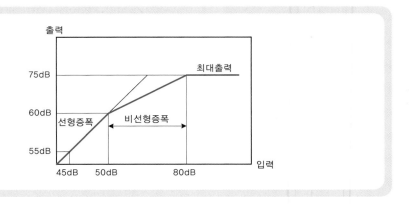

그림 5.18
2개의 압축역치를 가진 압축제한방식

으로 압축된다. 그 결과 입력이 10dB 증가할 때 출력은 5dB만 증가시킨다.

- 80dB 이상인 경우 : 입력신호의 크기가 80dB을 초과하면 압축비율이 매우 높아져서 (예 : 20 : 1 이상) 실제로 증가되는 이득이 거의 존재하지 않는다. 예를 들어, 90dB의 입력신호가 거의 그대로 90.5dB로 출력되는 것이다. 이러한 기능을 바로 리미팅(limiting)이라고 하기 때문에 이 보청기의 압축방식을 압축제한방식이라고 부르는 것이다.

2개의 압축역치와 압축비율을 이용하는 압축제한방식에 의한 음량의 특징을 살펴보면 다음과 같다.

- 입력신호의 크기가 50dB 정도의 작은 소리는 압축으로 인해 소리가 충분히 증폭되지 못할 수도 있다.
- 입력신호의 크기가 80dB 정도의 큰 소리의 경우에는 압축을 해도 난청인에게 소리가 너무 커져서 불쾌감을 일으킬 수도 있다.

이와 같은 단점들을 보완하기 위해 〈그림 5.19〉와 같이 2개가 아닌 3개의 압축역치와 압축비율들을 사용하는 기능을 독립어음최적화('Independent Speech Optimization' 또는 'ISO Compression')라고 한다. 이처럼 3개의 압축역치와 압축비율들을 사용하면 50~80dB 사이의 입력크기를 다시 두 구간으로 나눌 수가 있다. 여기서 3개의 압축역치들은 '작은 소리(50dB)', '보통 소리(65dB)'와 '큰 소리(80dB)' 등으로 다시 분류되기도 한다. 보통 소리를 기준으로 했을 때 작은 소리에 해당하는 구간(50~65dB)은 다소 작은 비율로 압축하는 반면에, 큰 소리에 해당하는 구간(65~80dB)은 좀 더 크게 압축하여 소리의 크기를 많이 감소시킨다(그림 5.19). 이들 3개의 압축동작은 서로 독립적으로 작동하기 때문에 보청기의 이득조정을 좀 더 세밀하게 할 수 있다. 예를 들면, 난청인의 개인적인 특성에 맞추어 작은 소리가 충분히 증폭되지 않는다면 작은 소리에 해당하는 이득만을 높여주면 된다. 반면에 '작은'과 '보통' 소리는 괜찮고 큰 소리가 입력될 때만 너무 크게 들린다고 불평한다면 큰 소리에 대한 이득만을 조정하면 될 것이다. 뿐만 아니라 압축비율이나

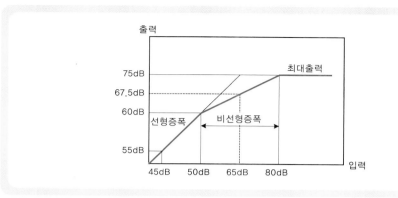

그림 5.19
3개의 압축역치를 가진 압축제한방식

압축역치들의 조정을 통해 이들 각각의 소리에 대한 이득을 난청인의 청력상태에 적절하도록 조절할 수 있다.

8) Self Learning(스타키), Learning(지멘스), Life Learning(오티콘)

❖ 'Self Learning', 'Learning', 'Life Learning'이란?

난청인이 노출되는 청취환경에 따라 각 프로그램에서 볼륨조절에 관한 데이터를 수집하여 보청기가 자동으로 서서히 난청인이 선호하는 볼륨(또는 좌/우측의 볼륨균형)이 되도록 조절하는 기능이다.

보청기를 적합할 때 난청인의 청력상태에 적절한 처방공식을 이용하는 것도 매우 좋은 출발점이다. 그러나 각각의 난청인이 실제로 자주 노출되는 청취환경에 적절하도록 보청기를 적합하기 위해서는 여러 번의 세부적합(fine fitting)이 요구될 수 있다. 이러한 과정에서 보청기전문가가 난청인이 노출되는 실제적인 청취환경의 조건을 상담만으로는 정확하게 파악할 수가 없다. 따라서 각각의 청취환경에 따른 프로그램(메모리)별로 난청인이 수동으로 조절한 볼륨에 관한 데이터를 수집하여 보관한다. 이들 데이터는 각 프로그램별로 난청인이 선호하는 볼륨(preferred volume level)이나 좌/우측 보청기에 대한 볼륨(SoundBalance)의 균형을 스스로 조정하는 데 활용된다. 이처럼 난청인이 실제로 자주 노출되는 청취환경에서 각각의 프로그램별로 수집된 볼륨조절에 관한 데이터를 이용하여 난청인이 선호하는 볼륨이 되도록 보청기가 자동으로 서서히 볼륨을 조절하는 기능을 자가학습이라고 한다.

보청기의 자가학습에 관한 기능은 자동이 아닌 수동방식의 볼륨을 사용할 때 가능하다. 왜냐하면 자가학습에 필요한 데이터는 난청인이 수동으로 볼륨을 조정할 때 얻을 수 있기 때문이다. 자동볼륨을 사용할 경우에는 볼륨의 조정이 난청인의 의지와 관계없이 자동으로 조절되기 때문에 난청인이 선호하는 볼륨의 위치를 알 수가 없다.

자가학습 기능을 사용하기 위해서 난청인이 별도의 교육을 받거나 훈련할 필요는 없다. 만약 난청인이 어떤 청취환경에서 매일 일정한 시간을 보내는 가운데 그 장소에서는 매번 볼륨을 보청기에 전원을 켤 때에 비해 6dB을 수동으로 높인다고 가정해보자. 보청기는 자가학습 기능을 통해 난청인이 선호하는 볼륨을 인식하여 하루에 2dB씩 자동으로 높여가다가 3일 후부터는 수동으로 더 이상의 볼륨조절이 필요하지 않게 만든다. 이처럼 자가학습 기능에 의해 자동으로 조정된 볼륨을 지우고 다시 자가학습 기능을 시작시킬 수도 있다.

9) Streaming Memories(스타키)

❖ 'Streaming Memories'란?

음향입력단으로 들어온 무선통신방식의 입력신호를 난청인의 청력상태에 맞추어 적합한 후에 리시버로 출력할 수 있는 기능을 말한다.

전화(휴대전화 포함), TV 그리고 음악이나 영화를 감상할 수 있는 멀티미디어 전자기기를 보청기에 무선통신방식으로 직접 연결하여 즐길 수가 있다. 이들에서 들어오는 소리신호는 마이크로폰으로 입력되는 신호처럼 난청인의 청력상태에 맞추어 적합되지 않는다. 다시 말하면 음향입력단을 통해 입력되는 신호들은 마이크로폰 입력과 다른 경로를 통해 리시버로 출력되기 때문이다. 만약 이들 신호를 난청인의 청력조건에 맞도록 적합하여 출력할 수 있는 별도의 프로그램(메모리)을 설정하여 사용한다면(마치 청취환경이나 전화모드처럼), 이들의 음질은 크게 향상될 것이다. 이처럼 무선통신방식의 음향입력단으로 들어온 입력신호를 난청인의 청력에 맞추어 적합한 후에 리시버로 출력할 수 있는 기능을 'Streaming Memories'라고 한다. 이 기능을 통하여 전화, TV, 음악이나 영화 등을 난청인이 고품질의 소리로 즐길 수 있다.

10) Mobile Apps(스타키)

❖ 'Mobile Apps'란?

스마트폰을 이용하여 보청기를 조절하거나 난청인의 청력재활에 도움이 될 수 있는 휴대전화용 프로그램을 말한다.

스마트폰의 급속한 보급에 따라서 보청기와 스마트폰을 연결할 수 있는 앱이나 청력재활에 도움을 줄 수 있는 각종 재활 프로그램이 개발되어 제공되고 있다. 이들 앱과 프로그램은 보청기전문가, 난청인 또는 이들 모두를 위한 것으로 분류할 수 있다. 예를 들어, 보청기전문가용은 'Amp Fit', 'T^2 on Demand'와 'Starkey Professional Resources', 난청인용은 'TruLink Hearing Control', 'Hear Coach', 'Listen Carefully', 'SoundCheck', 'Starkey T^2 Remote', 'Hearing Loss Simulator' 그리고 보청기전문가와 난청인이 모두 사용할 수 있는 것으로는 'Relax', 'Starkey SoundPoint'와 'Lifestyle Solutions' 등이 있다.

11) Auto Path(스타키)

> ❖ 'Auto Path'란?
>
> 청각전문가가 선택된 초기적합과정의 단계들만을 항상 자동으로 수행하여 쉽고 빠르게 초기적합을 수행할 수 있도록 지원하는 기능이다.

보청기를 적합하는 과정에서 초기적합을 가장 먼저 수행하게 된다. 초기적합을 수행하는 과정에는 'Integrated Real Ear', 'Active Feedback Intercept' 또는 'PureWave Feedback Eliminator/Feedback Canceller', 'Best Fit', 'Reset Data Log', 'Self Check Baseline', 'Clinical Customization', 그리고 'Voice Language' 등의 단계가 존재한다. 적합 프로그램에서는 이들 단계를 기본적으로 모두 수행하도록 설정되어 있다. 그러나 보청기전문가가 초기적합과정에 이들 단계(기능)를 모두 포함시키거나 아니면 일부의 기능을 제외할 수도 있다. 그 결과 초기적합을 빠르고 쉽게 수행할 수 있다. 이처럼 보청기전문가가 선택한 초기적합과정의 단계들만을 항상 자동으로 수행하여 빠르고 쉽게 초기적합을 수행할 수 있도록 지원하는 기능을 'Auto Path'라고 한다.

12) Data Log(스타키), Activity Analyzer(오티콘)

> ❖ 'Data Log', 'Activity Analyzer'란?
>
> 보청기를 착용한 상태에서 청취환경이나 조건에 따른 보청기의 조절 및 사용에 관련된 여러 데이터를 저장하여 분석하는 기능이다.

난청인이 보청기를 착용한 상태에서 청취환경이나 조건에 따른 보청기의 조절 및 사용에 관한 각종 데이터를 저장하여 분석할 수 있는 기능을 가지고 있으며, 이를 'Data Log'라고 부른다. 이와 같이 수집된 데이터는 다음과 같이 활용될 수 있다.

● 적합

난청인이 보청기를 사용했던 환경이나 조건에서 실제로 수집된 데이터이기 때문에 이들 데이터는 매우 객관적이라고 할 수 있다. 이들 데이터가 보청기의 세부적합에 활용된다면 난청인에게 맞는 가장 적절한 적합조건을 제공할 수 있다. 그 결과 난청인은 가장 편하고 자연스러운 소리를 제공받게 될 것이다.

● 상담

보청기의 착용효과를 높일 수 있도록 난청인 또는 가족들과의 상담자료로도 활용할 수 있다. 예를 들면, 어떤 고급 기능이 추가로 필요한지를 평가하거나 또는 보청기의 사용습관에 대하여 상담할 수 있다.

● **불만해결**

보청기의 착용효과를 만족하지 못하여 불평하는 청취환경이 어디인지를 확인할 수 있다.

디지털 보청기에서는 'Data Log' 기능을 통해 보청기가 가지고 있는 기능에 대한 조절이나 상태 등을 다음과 같이 보여줄 수 있다.

● **요약**

볼륨, 건전지의 평균수명시간, 하루에 사용하는 평균시간, 메모리당 평균사용시간, 입력레벨분포와 평균입력레벨 등을 보여준다.

● **자가학습**

'Self Learning' 기능을 통해 이득의 변화를 살펴볼 수 있다.

● **자가진단**

'Self Check' 기능을 수행한 횟수와 마지막 수행에서 얻었던 보청기의 진단결과를 보여준다.

● **방향성**

'Directional' 기능을 통해 현재 사용되고 있는 마이크로폰의 지향특성(무지향성, 지향성, 다이나믹 지향성)을 보여준다. 이들 지향특성이 각각 사용된 시간의 비율과 평균입력수준을 나타낸다.

● **AudioScapes**

'Quite(조용한)', 'Wind(바람소음)', 'Mechanical Sounds(기계소음)', 'Speech in Noise(소음속의 어음)', 'Noise(소음)', 'Other Sound(기타 소리)' 등의 환경음별로 운영된 시간비율, 평균입력수준과 각 환경음별로 채널당 평균이득 자동조절량을 나타낸다.

● **PersoniFi**

기능을 통해 각 청취환경의 사용시간비율, 각 청취환경에서 채널당 평균이득 자동조절량과 평균입력수준을 보여준다.

● **User Volume**

기능을 통해 환경음의 종류에 따라서 난청인이 조절한 평균볼륨, 각각의 환경음에 대한 노출시간과 볼륨의 조정범위 등을 보여준다.

13) Performance Updater(스타키)

❖ **'Performance Updater'란?**

보청기에 있는 회로들을 구동시키는 펌웨어를 개선하여 보청기의 성능을 향상시키는 기능이다.

보청기에 있는 회로들을 구동시키는 펌웨어는 각 제조사에 의해 지속적으로 개선(upgrade)된다. 보청기에서 지금까지 사용해오던 펌웨어를 가장 최신 버전(version)으로 개선하면 보청기가 가지고 있는 기능이 그만큼 향상될 것이다. 만약 보청기의 기능을 더욱 개선할 수 있는 새로운 버전이 존재한다면 보청기를 적합 프로그램에 연결했을 때 '업그레이드하라'는 표시가 적합 프로그램 화면에 나타난다. 그러나 펌웨어의 업그레이드를 수행할 때 다음과 같은 점에 유의해야 한다.

- 보청기를 양쪽의 귀에 착용했다면 이들 보청기의 펌웨어는 동일한 버전을 가져야 한다. 만약 이들 보청기가 서로 호환되지 않는 버전의 펌웨어를 가지고 있다면 낮은 버전을 가진 보청기가 업그레이드될 때까지 적합을 수행할 수 없게 된다.
- 펌웨어의 업그레이드가 시작되었다면 모든 업그레이드 과정이 완전히 끝날 때까지 기다려야 한다. 만약 펌웨어의 업그레이드가 정상적으로 종료되지 않았다면 보청기의 적합을 더 이상 수행할 수 없게 된다.
- 펌웨어의 업그레이드가 진행되고 있는 동안에는 컴퓨터를 교체해서는 안 된다. 만약 컴퓨터를 교체하게 되면 업그레이드가 정상적으로 계속 진행되지 않아 제조사의 특별한 서비스가 요구될 수도 있다.

14) Self Check(스타키)

❖ '자가진단(Self Check)'이란?

보청기를 구성하는 마이크로폰, 앰프(DSP)와 리시버가 정상적으로 작동하고 있는지에 대해 자체적으로 확인해주는 기능을 말한다.

보청기는 기본적으로 마이크로폰(지향성 또는 무지향성), 앰프(회로 부분)와 리시버와 같은 부품으로 구성된다. 이들 부품이 제대로 작동해야만 보청기의 모든 기능과 성능이 정상적으로 수행된다. 따라서 이들 부품의 정상적인 성능을 보청기가 자체적으로 검사할 수 있는 기능을 자가진단(self check)이라고 부른다. 자가진단에 관한 기능은 다음과 같이 두 단계의 검사를 통해 수행된다.

● 베이스라인 설정

'베이스라인(baseline) 설정'에 대한 자가진단과정은 보청기를 적합 프로그램에 연결한 가운데 초기적합(퀵피팅)과정에서도 수행할 수 있다. 여기서 베이스라인은 보청기가 제조사에서 출고될 때 각각의 부품이 가지고 있던 고유의 특성이나 성능을 말한다. 마이크로폰, 앰프(회로 부분)와 리시버에 대한 현재의 상태를 측정하며 자가진단이 수행될 때는 주변을 조용한 상태로 유지하는 것이 좋다. 다음과 같은 경우에는 자가진단을 통해 베이스라인을 다시 측정하는 것이 좋다.

- 보청기가 수리되거나 다시 제작된 경우
  (※ 제조사에서 베이스라인을 다시 측정하여 기존의 정보를 새롭게 수정해준다.)
- 외형이나 귀꽂이를 변형한 경우
- 이어후크를 교환한 경우

● **진단 수행**

'베이스라인 설정'과정이 종료되면 보청기전문가 또는 난청인이 '진단(diagnostic)'과정을 수행할 수 있다. 보청기전문가가 적합 프로그램을 이용하여 '진단 수행'을 수행하면 지금 측정된 '진단 수행'에 의한 결과와 '베이스라인 설정'에서 얻었던 결과를 서로 비교하여 각 부품의 성능에 대한 최종 검사결과를 그래픽의 형태로 컴퓨터 화면에 보여준다.

난청인이 '진단 수행'을 스스로 수행하기 원한다면 보청기의 건전지 도어(door)를 3번 연속으로 열었다 닫았다를 반복한 후에 귀에 착용하면 된다. 보청기에서 복합음(complex tone)이 출력되면서 검사가 수행된다. 이와 같이 수행된 검사 결과는 베이스라인 정보와 비교된 이후에 최종결과를 보청기의 청각상태 표시기(auditory status indicator)에 표시하게 된다.

환기구나 보청기에 있는 불순물을 제거한 이후에 소음이 없는 조용한 상태에서 이들 검사를 수행하는 것이 좋다. 그리고 보청기를 항상 같은 위치에 동일한 상태로 착용해야 한다. 특히 '베이스라인 설정'과 '진단 수행'을 수행할 때는 동일한 검사조건을 유지해야 한다. 예를 들면, '베이스라인 설정'은 보청기를 책상 위에 올려놓은 상태에서, '진단 수행'은 보청기를 귀에 착용한 상태에서 또는 '베이스라인 설정'은 보청기를 딱딱한 재질 위에 올려놓은 상태에서, '진단 수행'은 보청기를 부드러운 재질 위에 올려놓은 상태에서 측정하지 말아야 한다.

15) T^2(또는 Telehealth) on Demand(스타키)

> ❖ **'T^2(또는 Telehealth) on Demand'란?**
> 난청인이 전문가를 방문하지 않고도 인터넷, 컴퓨터 또는 전화 등을 이용하여 보청기의 적합이나 상태를 점검하는 것을 말한다.

그동안 난청인이 착용하고 있는 보청기의 적합을 수정하거나 점검하기 위해서는 난청인이 직접 보청기전문가를 방문해야 했다. 그러나 인터넷, 컴퓨터 또는 전화 등을 이용하여 난청인이 보청기전문가를 방문하지 않고도 요즘은 이들에 대한 서비스를 받을 수가 있다. 이러한 서비스를 'T^2(또는 Telehealth) on Demand'라고 부르며, 각 프로그램에서 폐쇄효과에 관련된 500Hz 이하의 저음과 500Hz 이상의 고음에 대한 이득, 1,500Hz 이하의 저음과 1,500Hz 이상의 고음에 대한 이득, 그리고 전체주파수에 대한 이득과 최대출력 등에 대해 조절할 수 있다.

16) HydraShield²(스타키), NanoCoating(오티콘)

> ❖ 'HydraShield²', 'NanoCoating'이란?
>
> 귀지, 땀, 습기나 이물질이 보청기의 부품에 흡착되는 것을 방지하기 위해 이들 부품을 나노미터의 두께로 코팅하는 기술을 말한다.

일반적인 전자기기와 다르게 보청기는 귀지, 땀이나 습기를 비롯하여 생활환경에 있는 이물질(예 : 모래, 먼지 등)로 인해 반영구적으로 사용하기가 어렵다. 특히 귀지나 땀에 들어있는 약산성 염분 및 습기는 보청기 안에 들어 있는 금속부품(마이크로폰, 리시버, 건전지, DSP 등)의 부식을 가속시킬 수 있다. 따라서 물분자가 보청기 부품의 금속부분과 결합하는 것을 방지하기 위해 부품의 표면을 나노미터(1/1,000,000,000m)의 두께로 코팅하는 기술을 말한다.

17) Indicator(스타키), System Sounds(지멘스)

> ❖ 'Indicator', 'System Sounds'란?
>
> 난청인에게 보청기의 상태나 설정의 변경을 지시하는 신호음을 발생시켜서 알려주는 기능이다.

보청기의 상태나 기능에 대한 설정이 변경될 때 지시음(indicator)을 발생시켜 난청인에게 알려줄 수 있다. 이때 지시음의 종류, 크기와 주파수를 난청인의 선호에 맞춰 바꿀 수 있다. 예를 들어, 보청기에서 다음과 같은 상태 또는 기능의 설정이 변경될 때 지시음을 발생시키도록 설정할 수 있다.

● 건전지

건전지의 전압이 일정한 수준보다 낮아지면 어음(speech)이나 와블톤(warble tone) 신호음을 들려주어 건전지의 교체를 권장한다. 여기서 와블톤은 서로 다른 협대역주파수 성분으로 구성된 톤(tone) 신호를 말한다. 만약 이들 신호가 발생하면 건전지의 수명이 약 20분 정도 남아 있다는 의미로서 그 시간 안에 건전지를 교체하는 것이 좋다.

● 전원

보청기의 전원이 켜지는 것을 순음(0.5kHz, 1.0kHz, 1.5kHz, 2.0kHz, 3.0kHz)이나 차임벨(chime) 소리로 알려준다. 보청기 전원이 켜질 때의 지연시간(Power On Delay)도 설정할 수 있다. 여기서 지연시간이라 함은 건전지 도어가 닫히고 나서 몇 초 후에 전원이 켜질 것인지를 결정하는 것이다. 그 이유는 건전지의 도어를 닫고 나서 보청기가 외이도에 삽입되는 과정까지 전원이 들어올 필요가 없기 때문이다. 만약 보청기가 외이도에 정상적으로 삽입되기 이전에 전원이 들어와 있으면 음향되울림이 발생할 수도 있고 그만큼 건전지가 불필요하게 소모될 수도 있다.

● 프로그램(메모리)

청취환경에 적절한 프로그램(메모리)으로 변경되는 것을 순음(0.5kHz, 1.0kHz, 1.5kHz, 2.0kHz, 3.0kHz)이나 어음으로 알려준다. 예를 들면, 1번 메모리가 2번 메모리로 전환될 때는 1번 울리고, 2번 메모리가 3번 메모리로 전환될 때는 2번 울리고, 3번 메모리가 4번 메모리로 전환될 때는 3번 울리고, 그리고 4번 메모리가 1번 메모리로 전환될 때는 4번 울리는 방식으로 메모리의 변경을 알 수 있도록 해준다.

● 전화

일반 전화기의 수화기에서 발생된 자기장을 텔레코일이나 자동전화 기능을 가진 보청기에서 감지하면 와블톤을 발생시켜 난청인에게 알려준다. 전화통화가 끝나고 난 이후에 전화를 받기 이전의 프로그램으로 얼마나 빨리 전환할 것인지에 대한 시간(telephone release time)도 선정할 수 있다.

● 볼륨

보청기에서 출력되는 소리의 크기를 볼륨의 조정을 통해 조절할 수 있다. 만약 볼륨이 최대 또는 최소에 도달했을 때, 볼륨이 높아지거나 낮아질 때 그리고 자동 볼륨과 뮤트(음소거) 상태일 때 각각의 와블톤을 발생시켜 알려준다.

● T^2

난청인이 착용하고 있는 보청기와 보청기전문가를 연결하는 무선통신기능이 활성화되었음을 와블톤으로 알려준다. 이를 통해 보청기전문가는 난청인의 보청기를 점검하거나 적합을 수정할 수 있다.

● Self Check

보청기 부품에 대한 'Self Check' 점검에서 '베이스라인 설정'이 수행되고 난 이후에 그 결과('합격' 또는 '실패')에 따라 지시음을 발생시킨다.

18) BluWave3.0(스타키)

> ❖ 'BluWave3.0'이란?
>
> 난청인에게 좀 더 자연스러운 소리를 들려주기 위해 소음과 음향되울림을 감소시키는 기능을 동시에 운영할 수 있는 보청기의 운영체제를 말한다.

컴퓨터에서 추가적으로 기능을 확장하거나 기존의 기능을 개선하기 위해 관련 장치를 슬롯에 삽입하여 사용하는 개방 아키텍처(open architecture) 방식을 기반으로 한 운영체제(platform)를 'BluWave3.0'이라고 한다. 'BluWave3.0'은 난청인에게 좀 더 편안하고 깨끗한 소리를 들려줄 수 있도록 소음의 영향과 음향되울림의 발생을 감소시키는 'Independent Speech Optimization', 'InVision Directionality'와 'Purewave Feedback Eliminator' 기능을 동시에 운영할 수 있다.

19) Media Player(스타키)

> ❖ 'Media Player'란?
> 보청기의 각종 기능들이나 검/교정을 수행하기 위한 음원을 재생시켜주는 기능을 말한다.

보청기에 들어 있는 각종 기능이나 검/교정을 수행하기 위해 음원 또는 검사음이 필요할 때가 있다. 이들을 목적에 맞추어 적절히 수행하기 위해서 각종 어음과 음악을 비롯한 여러 음원이 요구된다. 이들 음원을 용도에 맞게 재생시켜줄 수 있는 미디어 플레이어의 기능도 적합 프로그램에 포함되어 있다. 미디어 플레이어에서는 소리를 재생시켜줄 뿐만 아니라 녹음도 가능하며 음원의 영상 및 파형까지도 볼 수 있다.

20) Verify Comfort(스타키)

> ❖ 'Verify Comfort'란?
> 순음을 연속적으로 크게 또는 작게 들려주어 소리의 음질에 대한 난청인의 만족도를 확인하는 기능이다.

순음을 낮은 주파수 또는 높은 주파수부터 연속적으로 들려주어 소리의 음질에 대한 난청인의 만족도를 확인하는 기능이다. 이때 소리의 크기를 큰 소리(90dB)와 작은 소리(50dB)로 구분하여 수행할 수 있으며, 전체 또는 일부분의 주파수범위로 또는 특정한 주파수의 순음만으로 수행할 수 있다. 그리고 검사음의 주파수가 변하는 속도도 변화시킬 수 있다.

21) Voice Aligned Compression(VAC+)(오티콘)

> ❖ 'Voice Aligned Compression(VAC+)'란?
> 비선형증폭방식의 처방법으로서 작은 소리에서 1.5kHz 이상의 주파수에 대한 이득을 3dB 더 높게 제공하여 가청력과 어음이해도를 높인다.

일반적으로 말소리의 크기는 작은 소리(50dB), 보통 소리(65dB), 큰 소리(80dB) 등으로 분류한다. 난청인의 경우에도 작은 소리에 비해 보통 소리와 큰 소리에 해당하는 말소리는 이해하기 쉽다. 그러나 청력손실이 증가할수록 50dB 이하의 작은 소리에 대한 가청력과 이해력이 크게 감소한다. 여기서 작은 소리는 어떤 말을 구성하는 모든 음소 또는 음절의 크기가 50dB보다도 작아서 말소리 자체가 작은 소리에 해당할 수도 있다. 그러나 대부분의 말은 음압레벨이 높은 피크(peak)와 음압레벨이 낮은 밸리(valley)들의 연속적인 구성으로 만들어질 수 있다. 다시 말하면 한 구절의 말에서 어떤 음소 또는 음절은 음압레벨이 상대적으로 높아서 중간 또는 큰 소리에 해당하는 크기를 갖지만(피크), 다른 음소 또는 음절은 음압레벨이 낮아서 작은 소리의 크기(밸리)에 해당될 수 있다. 이와 같은 경우 피크에 해당하는 음소 또는 음절은 난청인이 들을 수 있지만, 밸리에 해당하는 이들을 듣지 못할 수 있다.

난청인이 작은 소리까지 들을 수 있다면 조용한 청취환경에서 작은 크기의 말소리나 멀리서 들려오는 작은 말소리에 대한 가청력이 높아져서 상대방과의 대화에 큰 도움이 될 수 있다. 뿐만 아니라 일상적인 대화에서도 작은 소리의 크기에 해당하는 음소 또는 음절까지 정확히 들을 수가 있어서 말소리에 대한 이해력이 크게 향상된다.

작은 소리에 해당하는 말소리를 난청인이 들을 수 있도록 만들어주기 위해서는 말소리를 단순히 증폭만 시켜줘도 된다. 이때 큰 소리에 해당하는 말소리는 지나치게 증폭되어 불쾌감을 크게 느낄 수가 있다. 따라서 입력되는 말소리의 크기에 따라 이득을 변화시켜주는 압축방식의 증폭을 많이 사용하고 있다. 압축방식의 증폭이 갖는 특징은 다음과 같이 두 가지로 설명할 수 있다.

● 압축이득

보청기의 가장 기본적인 기능은 청력역치보다 작은 크기의 소리를 '증폭'시켜 난청인이 들을 수 있도록 만들어주는 것이다. 따라서 보청기에서 소리를 증폭할 때는 선형방식 또는 압축에 의한 비선형방식이 있다. 선형방식의 증폭은 작은 소리부터 큰 소리까지 모든 크기의 소리에 동일한 이득을 제공하기 때문에 음질이 자연스럽지 못하다. 그러나 소리의 크기가 클수록 이득을 적게 제공하기 때문에 음질이 좀 더 자연스러운 압축방식 보청기에서의 '증폭'을 가끔 '압축'으로 표현하기도 한다. 따라서 보청기에 의해 증폭된 정도를 '압축이득'으로 말할 수 있다.

● 동적 특성

입력신호를 압축하기 위한 샘플링 횟수도 음질에 큰 영향을 줄 수 있다. 여기서 **샘플링(sampling)**이란 1초 동안에 입력신호를 몇 번 분석할 것인지를 의미한다. 다시 말하면 1초 동안에 입력신호의 크기를 20,000번 분석한다면 압축이득이 입력신호의 크기에 따라 1초 동안에 20,000번 조정된다는 것을 말한다. 예를 들어, 입력신호의 크기가 지속적으로 감소한다면 압축기능은 입력신호의 크기에 기초하여 1초 동안 20,000번에 걸쳐 보청기의 이득을 높이게 된다.

압축기능의 많은 샘플링 횟수를 통해 입력신호의 크기를 일정하게 만들수록 왜곡이 증가하여 음질은 감소한다. 이러한 단점을 극복하기 위해서는 보청기의 압축이득이 입력신호의 크기가 달라지는 것만큼 빠르게 변해서는 안 된다. 이때 입력신호의 크기에 대한 분석이 각 횟수마다 매번 이루어지며, 각 횟수 동안에는 동일한 이득을 유지한다. 압축을 위한 시간 창(time window)이 200ms보다 짧은 경우를 '빠른 압축'이라고 말하며, 1초 동안의 압축 횟수가 증가하기 때문에 압축기능이 빠르게 수행되어야 한다. 이처럼 '빠른 압축'이 일어나면 왜곡이 크게 발생하여 음질이 감소한다. 만약 시간 창이 200ms보다 긴 경우는 '느린 압축'이라고 불리며, '빠른 압축'에 비해 음질의 감소가 줄어든다. 이처럼 얼마나 빠르게 압축기능을 수행하는지(압축이득이 얼마나 빠르게 조정되는지)에 대한 특징을 압축의 동적 특성(dynamic rule)이라고 한다.

'Voice Aligned Compression(VAC+)' 기능은 위와 같은 압축방식의 증폭이 갖는 특성 외에도 서로 인접한 채널들 사이의 이득 차이가 너무 크지 않도록 하여 어음에 대한 단서가 손상되지 않게 한다. 그리고 음향되울림의 발생을 억제하면서 작은 소리에 대한 이득을 좀 더 높게 제공할 수 있다. 예를 들어, 'VAC'에 비해 'VAC+'는 작은 소리에서 1.5kHz 이상의 주파수에 대한 이득을 3dB 정도 더 많이 제공할 수도 있다. 이처럼 'VAC+'에서 작은 소리에 대한 이득이 3dB만큼 더 높아지는 것을 'Soft Speech Booster'라고 한다. 만약 'VAC+'와 'Soft Speech Booster' 기능을 사용하여 작은 소리를 증폭할 경우에 어음이해력이 평균 9%(최대 20%) 정도 향상되는 것으로 알려져 있다.

50dB의 크기를 갖는 '작은 소리'에 대한 평가도 난청인의 개인적인 청각특성에 따라 큰 차이를 보일 수 있다. 예를 들면, 45dB HL의 청력손실을 갖는 어떤 난청인이 50dB의 소리를 '작은 소리'로 느낄 수도 있지만, 동일한 청력손실을 갖는 다른 난청인의 경우에 동일한 소리를 '약간 큰 소리'처럼 분류하기도 한다. 따라서 작은 소리에 해당하는 입력신호에 대해 'VAC+'에서 좀 더 많은 이득을 제공했을 때 느끼는 음질이나 편안함이 난청인에 따라서 큰 차이를 보일 수 있다. 이처럼 각각의 난청인에 따른 작은 소리에 대한 개인적인 최적이득을 'Soft Speech Booster'를 이용하여 제공할 수 있다.

22) My Voice(오티콘)

> ❖ 'My Voice'란?
> 난청인이 말을 할 때 자신의 목소리가 크게 들리는 것을 방지하는 기능으로 모든 소리의 크기를 동일하게 만든다.

난청인이 다른 사람과 대화를 주고받을 때 보청기에서의 신호대잡음비(SNR)가 크게 변한다. 그리고 어떤 소음환경에서도 난청인의 목소리는 상대방의 목소리에 비해 크게 들리는 것이 일반적이다. 따라서 'TriState Noise Management' 기능은 보청기의 신호대잡음비를 항상 추적하고 관찰한다.

난청인이 보청기를 처음으로 착용할 때 'VoiceFinder'와 'Voice Proximity' 탐지기로 난청인의 목소리를 파악한다. 그리고 보청기에 입력되는 소리가 난청인 자신의 목소리인지 아니면 다른 사람의 말소리인지에 따라 신호처리를 다르게 수행한다.

'My Voice' 기능은 누가 말을 하든지에 상관없이 동일한 크기로 소음을 감소시킨다. 그 결과 난청인이 소음환경에 노출되어 있어도 자연스럽고 부드러운 음질의 소리를 경험할 수 있다.

23) Fitting Bandwidth 10kHz(오티콘)

❖ 'Fitting Bandwidth 10kHz'란?
청력손실이 매우 크지 않은 경우에 보청기에서 사용하는 주파수대역을 10kHz까지 확장하여 음질을 좀 더 자연스럽게 만들어준다.

1990년 이전에는 대체로 주파수를 3kHz까지만 보청기에서 사용해도 충분할 것으로 생각했다. 왜냐하면 전화기에서 일반적으로 300~3,000Hz 대역의 주파수를 사용하기 때문이다. 그러나 말소리를 구성하는 음소나 음절에 있어서 이보다 더 높은 주파수 성분들이 깊이 관여되어 있다는 것은 이미 잘 알려진 사실이다. 예를 들어, /s/, /f/, /th/, /sh/ 등의 음소에 대한 가장 중요한 단서가 3kHz보다 더 높은 주파수에 위치한다. 그리고 서로 어원(etymology)이 같은 무성음 /s/와 유성음 /z/는 영어에서 가장 많이 사용되는 자음 중에 하나이다. 이들 자음의 스펙트럼에서 피크(주파수 성분)들이 남자의 경우에는 6.2kHz, 여자의 경우에는 7.5kHz 그리고 2~9세의 아동의 경우에는 7.7kHz 근처에 주로 위치한다. 어떤 아동의 경우에는 10kHz 근처까지 피크가 존재하기도 한다. 따라서 보청기에서 사용하는 주파수도 3~8kHz 또는 10kHz까지 확장하는 것이 바람직하다고 할 수 있다.

보청기에서 출력되는 말소리의 지각과 음질 측면에서 주파수대역이 중요하다는 것이 최근 연구에 의해 밝혀지고 있다. 예를 들면, 보청기를 착용하는 난청인도 5kHz까지의 주파수대역보다 16kHz까지의 주파수대역을 통해 음악을 듣는 것이 더 큰 만족감을 얻을 수 있는 것으로 나타났다. 다시 말하면 보청기에서 사용하는 주파수대역의 고음한계가 낮아질수록 음악 소리가 점차 자연스럽지 못하다고 평가했다. 그리고 말소리의 경우에도 고음한계가 10.8kHz 이하로 낮춰짐에 따라서 말소리의 음질이 자연스럽지 못하다고 지적했다. 뿐만 아니라 보청기의 저음한계가 낮을수록 음질이 향상되는 것으로 나타났다. 따라서 보청기의 저음한계가 낮을수록 그리고 고음한계가 높을수록(보청기의 주파수대역이 넓을수록) 난청인이 말소리와 음악소리의 음질을 더욱 자연스럽게 느끼게 된다.

'Fitting Bandwidth 10kHz'는 보청기의 주파수대역을 10kHz까지 확장하는 기능으로서 잔존하는 청력이 아직까지 비교적 좋은 난청인에게 좀 더 향상된 음질을 제공할 수 있다. 다시 말하면 고음영역에서의 청력손실이 큰 고·심도 난청의 경우에는 보청기의 주파수대역을 10kHz까지 확장한다고 해도 고음의 청력손실로 인해 음질의 개선을 느끼기는 어려울 것이다. 이런 난청인에게는 주파수압축기능의 사용을 권장하는 것이 오히려 더 큰 효과를 얻을 수도 있다.

24) nEARcom Coreless enabled(오티콘)

❖ 'nEARcom Coreless enabled'란?

케이블이나 어댑터를 사용하지 않고 블루투스를 이용한 무선통신방식으로 보청기의 적합을 수행한다.

'T²(또는 Telehealth) on Demand'와 유사한 기능으로서 케이블이나 어댑터를 사용하지 않고 블루투스 기술을 이용한 무선통신방식으로 보청기의 적합을 수행하는 기능이다. 이때 적합 프로그램을 운영하는 컴퓨터와 목에 착용하는 넥스트랩(neckstrap) 사이는 무선통신 방식으로, 넥스트랩과 보청기 사이는 무선 또는 유선방식으로 연결된다. 이처럼 컴퓨터와 보청기를 무선통신방식으로 연결함에 따라서 난청인의 번거로움을 크게 줄여줄 수 있다.

25) VC Learning(오티콘)

❖ 'VC Learning'이란?

난청인의 볼륨 사용에 관한 특성을 기초로 하여 보청기가 자동으로 볼륨을 청취환경에 따라서 조정하는 기능을 말한다.

볼륨에 관련된 난청인의 개인적인 사용특성을 기초로 하여 청취환경에 따라서 보청기가 자동으로 볼륨을 조정하는 기능을 'VC Learning'이라고 한다. 이로 인해 난청인이 볼륨을 직접 조정해야 하는 번거로움을 줄일 수 있을 뿐만 아니라 세부적합과정도 줄일 수 있다.

26) Open Ear Acoustics(오티콘)

❖ 'Open Ear Acoustics'란?

보청기의 착용으로 인해 발생하는 폐쇄효과가 크게 감소할 수 있도록 환기구의 직경을 크게 만드는 기능이다.

난청인이 귀에 보청기를 착용하게 되면 외이도가 밀폐되면서 폐쇄효과가 발생한다. 여기서 폐쇄효과(occlusion effect)란 외이도의 밀폐로 인해 난청인 자신이 말을 하거나 음식물을 씹을 때 나는 소리가 울리거나 또는 보청기와 고막 사이의 공기압력이 외부와 달라짐으로써 발생하는 불편함 등을 말한다. 보청기의 착용으로 인한 폐쇄효과를 줄이기 위해서는 다음과 같은 두 가지 방법이 있다.

- 보청기에 환기구를 만들어 폐쇄효과를 주로 일으키는 저음성분을 외부로 유출시킨다.
- 연골로 이루어진 외이도 부근을 완전히 채울 수 있도록 귀꽂이를 만든다. 그러나 이로 인한 불쾌감이 폐쇄효과보다 더 커질 수 있기 때문에 거의 사용하지 않는다.

실제로 환기구의 직경이 커질수록 폐쇄효과는 줄어들지만 반대로 음향되울림이 발생할 가능성이 높아진다. 따라서 'Dynamic Feedback Cancellation', 짧은 신호처리시간, 저음에 대한 이득의 보상 등의 기능을 이용하여 환기구의 직경을 늘림으로써 폐쇄효과를 감소시키는 기능을 'Open Ear Acoustics'이라고 한다. 특히 환기구를 혼(horn) 모양으로 만든 'collection vent'를 이용하여 폐쇄효과를 더욱 감소시킬 수 있다. 폐쇄효과를 완전히 없애는 데 필요한 환기구의 직경은 보청기마다 좀 다르지만, 대부분 난청인에게서 최소한 2.4mm 정도가 되어야 하는 것으로 알려져 있다.

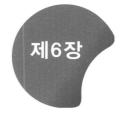

제6장

보청기의 적합

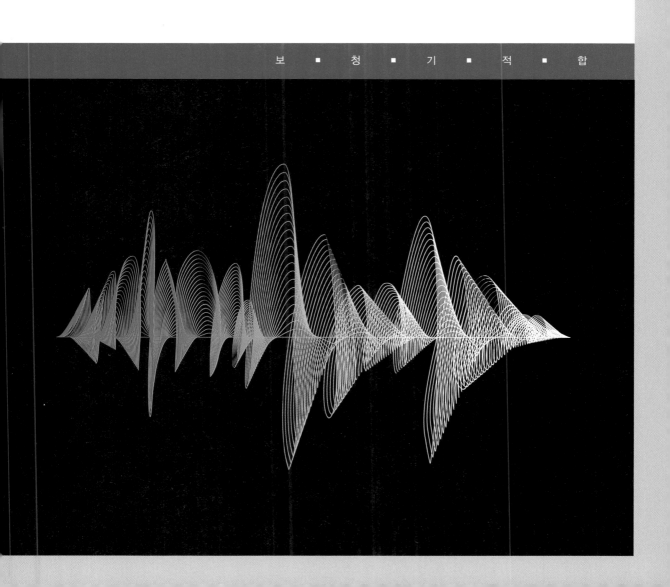

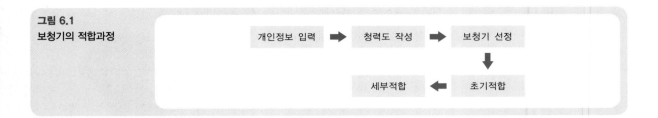

그림 6.1
보청기의 적합과정

개인정보 입력 ➡ 청력도 작성 ➡ 보청기 선정

세부적합 ⬅ 초기적합

난청인이 보청기를 구입하기로 결정하면 난청인의 손실된 청력을 재활하는 데 적절한 보청기의 선정과 함께 적합이 수행된다. 여기서 보청기의 선정과 적합은 각 제조사에서 공급하는 적합 프로그램을 통해 이루어진다. 이들 적합 프로그램의 디자인과 내용이 제조사에 따라서 다른 것처럼 보이지만 그들 사이의 실질적인 차이가 큰 것은 아니다. 프로그램을 통해 보청기를 적합하는 일반적인 과정을 살펴보면 〈그림 6.1〉과 같다. 그러나 제조사에 따라서 '초기적합'과 '세부적합' 사이에 '기본적합'과정을 별도로 두는 경우도 있다.

- 개인정보 : 난청인(가족 포함)에 대한 개인정보를 적합 프로그램에 기록한다.
- 청력도 : 주파수별로 기도 및 골도청력역치와 쾌적수준 및 불쾌수준 등을 입력하여 청력도를 만든다.
- 보청기 선정 : 청력도를 기초로 하여 난청인의 청력재활에 가장 적절한 보청기를 선정한다.
- 초기적합(first fitting) : 난청인의 청력상태에 따라서 보청기의 기본적인 적합과정을 말한다.
- 세부적합(fine fitting) : 난청인의 청력재활에 도움이 될 수 있는 여러 기능을 미세하게 조정하여 청력 재활의 효과를 최대한으로 높인다.

① 청력도의 작성

보청기의 적합 프로그램에 난청인(가족 포함)에 대한 개인정보를 입력하고 난 이후에 청력검사를 통해 측정된 주파수별 청력역치를 비롯하여 쾌적수준과 불쾌수준 등을 입력한다. 난청인의 청력역치는 기도청력역치(순음청력역치)와 골도청력역치로 구분된다. 그리고 청력검사를 수행할 때 난청인의 거짓반응으로 인한 청력역치의 신뢰성 감소를 방지하기 위해 차폐가 필요한 경우도 있다. 여기서 거짓반응이란 청력검사를 받고 있는 귀가 아닌 반대쪽 귀에서 기도 또는 골도방식으로 검사음을 듣고 마치 측정 귀에서 들은 것처럼 반응하는 것을 말한다. 예를 들어, 한쪽 귀의 청력은 정상인데 불구하고 반대쪽 귀의 청력이 매우 나쁜 경우를 생각해보자. 청력이 나쁜 귀의 청력손실을 검사하기 위해 검사음의 강도를 크게 높였을 때 검사하는 귀에서 새어나온 검사음이 반대편의 정상적인 귀에 들릴 수가 있다. 만약 청력을 실제로 검사하는 나쁜 쪽의 귀에서 검사음을 아직도 듣지 못하는 상태라

면 이때 만들어진 난청인의 반응은 거짓이 된다. 이처럼 차폐검사가 필요한지에 대한 판단
은 소리가 두개골을 통해 골전도방식으로 전달되는 과정에서 소리의 강도가 감소하는 현
상을 의미하는 양이감쇄(Interaural Attenuation, IA)의 정도를 기준으로 할 때가 많다.

　난청인의 청력을 검사할 때 차폐를 실시하는 것이 좋은 경우를 살펴보면 다음과 같다.

● **기도청력검사**

- 양쪽 귀에 대한 기도청력역치의 차이가 양이감쇄량보다 큰 경우 : 양쪽 귀에서 측정
  한 청력역치들 사이의 차이가 양이감쇄량보다 크거나 동일한 주파수에서는 차폐검사
  로 수행하는 것이 좋다. 검사귀의 청력역치를 구하기 위해 양이감쇄량보다 더 높은
  강도의 검사음을 발생시키면 헤드폰(또는 삽입 이어폰)에서 누설된 검사음이 반대편
  의 귀에 전달될 수 있기 때문이다. 따라서 검사음의 강도가 공기전도에 의한 헤드폰
  (또는 삽입 이어폰)의 양이감쇄량만큼 줄어든 가운데 나머지의 강도를 가진 검사음이
  반대편 귀에서 지각될 수 있다.

- 차폐되지 않은 검사귀에 제공되는 검사음의 강도가 검사받지 않는 반대편 귀의 골도
  청력역치에 비해 양이감쇄량이 40~50dB보다 큰 경우 차폐검사로 수행하는 것이 좋다.

- 검사귀의 기도청력역치와 검사하지 않는 귀의 골도청력역치 사이의 차이가 양이감쇄
  량보다 크거나 동일한 주파수에서는 차폐검사로 수행하는 것이 좋다. 그 이유는 검사
  귀에 높은 강도의 검사음을 발생시키는 헤드폰(또는 삽입 이어폰)의 진동이 두개골을
  2차적으로 진동시켜 반대편 귀에 골진동을 전달시킬 수 있기 때문이다.

- 차폐가 필요하지 않는 경우 : 양쪽 귀의 청력손실이 비슷하여 청력역치 사이의 차이
  가 작은 경우 또는 검사음의 강도가 양이감쇄보다 작아서 반대편 귀에서 신호음을 지
  각하지 못하는 경우에는 차폐검사를 수행할 필요가 없다.

● **골도청력검사**

- 양쪽 귀에서 발생하는 골전도에 의한 양이감쇄는 주파수에 관계없이 0~5dB 정도로
  크지 않다. 다시 말하면 골전도의 경우에는 골도청력검사를 위해 발생시킨 골진동의
  강도가 크게 감소하지 않고 거의 그대로 검사하지 않는 귀에 전달된다는 것이다(표
  6.1). 따라서 골도청력검사를 수행할 때는 거의 대부분 경우에 차폐가 필요하다고 생
  각해도 된다. 그러나 차폐를 실시한 골도청력검사의 경우에 검사귀의 외이도는 개방
  되어 있지만 검사를 하지 않는 쪽의 귀는 헤드폰(또는 삽입 이어폰)에 의해 폐쇄되어
  있어서 폐쇄효과를 반드시 고려해야 한다(표 6.2).

- 차폐를 실시한 상태에서 기도청력검사에 의해 측정한 청력역치와 차폐하지 않은 골도
  청력역치들 사이의 차이가 10dB 이상인 경우에도 골도청력검사를 위한 차폐가 필요
  하다고 할 수 있다.

- 양쪽 귀의 청력손실 정도가 동일한 가운데 기도청력역치와 골도청력역치들 사이에 차
  이가 없는 감각신경성 난청의 경우에는 신경계통에 이상이 있는 것이라서 차폐를 할
  필요가 없다.

표 6.1 주파수별 양이감쇠의 음압레벨 (단위 : dB)

주파수(Hz)	250	500	1,000	2,000	4,000	8,000
헤드폰	40	40	40	45	50	50
삽입 이어폰	60	60	55	50	55	—
골전도	—	0	0	0	0	—

표 6.2 폐쇄효과로 인한 주파수별 음압레벨의 증가량

주파수(Hz)	250	500	1,000	2,000	4,000
dB	30	20	10	0	0

표 6.3 귀에 따른 청력특성 표시법

	오른쪽(붉은색)	왼쪽(파란색)	비고
순음청력역치(AC)	O	X	실선
골도청력역치(BC)	<	>	점선
쾌적수준(MCL)	M	M	실선 또는 실선 없음
불쾌수준(UCL)	m 또는 U	m 또는 U	실선 또는 실선 없음

적합 프로그램에서 청력도를 작성할 때 오른쪽 귀와 왼쪽 귀에 대한 순음청력역치, 골도
청력역치, 쾌적수준과 불쾌수준 등을 표시하는 방법에 대하여 〈표 6.3〉에 나타냈다. 오른
쪽과 왼쪽은 붉은색과 파란색으로 구분하고 순음청력역치는 AC(Air Conduction), 골도청
력역치는 BC(Bone Conduction), 쾌적수준은 MCL(Most Comfortable Level of loudness)
그리고 불쾌수준은 UCL(UnComfortable Level of loudness)로 표시한다. 그리고 주파수별
순음청력역치들 사이는 실선으로 연결되는 반면에 골도청력역치들 사이는 점선으로 이어
진다. 쾌적수준 또는 불쾌수준 사이를 실선으로 연결하는 적합 프로그램도 있지만, 이들
사이를 연결하지 않는 경우도 있다.

1) 순음청력역치

순음청력역치는 보청기가 사용하는 125~8,000Hz의 주파수대역에서 125Hz, 250Hz,
500Hz, 750Hz, 1.0kHz, 1.5kHz, 2.0kHz, 3.0kHz, 4.0kHz, 6.0kHz와 8.0kHz 등에서 측
정된다. 일반적으로 750Hz, 1.5kHz, 3.0kHz와 6.0kHz를 측정하지 않는 경우도 많다. 그
러나 12채널 이상의 보청기를 적합할 때는 모든 주파수에 대한 청력역치를 측정하는 것이
좋다. 왜냐하면 각각의 채널(주파수)에 해당하는 청력역치들이 별도로 존재하는 것이 바람

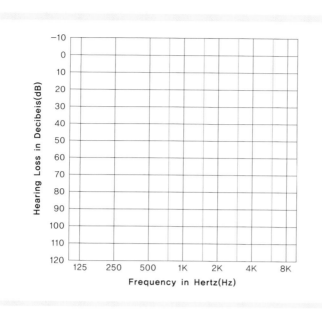

그림 6.2
청력도

직하기 때문이다. 주파수별 청력역치의 숫자보다 채널 수가 많을 경우에는 청력역치에 대응하지 않는 채널들을 처리하기 위해서 많은 음향학적 지식이나 기술이 요구된다. 따라서 청력검사기로 측정한 주파수별 청력역치의 숫자와 보청기의 채널 수가 동일한 것이 가장 바람직하겠지만, 그렇지 못할 경우에는 청력역치의 숫자가 채널 수보다 많은 것이 부족한 것보다는 좋다.

보청기의 적합에 사용되는 청력도는 오른쪽 귀와 왼쪽 귀로 나누어져 있다. 〈그림 6.2〉의 청력도는 주파수를 나타내는 x축과 dB 단위의 청력수준(Hearing Level)을 의미하는 y축으로 구성되어 있다. 여기서 y축의 청력수준은 ANSI S3.6 1996의 규격을 근거로 한다. 순음청력역치를 입력하기 위해서는 적합 프로그램의 청력도 화면에서 'AC', 'BC', 'MCL'과 'UCL' 중에서 순음청력역치를 의미하는 'AC(Air Conduction)'를 선택하면 된다.

이들 각각의 청력도에 청력역치를 입력하는 방법은 적합 프로그램에 따라서 다소 차이가 있지만 마우스와 컴퓨터 자판을 사용하거나 또는 숫자로 직접 입력한다. 적합 프로그램에 따라서 이들을 사용해 청력역치를 입력하는 방법은 다음과 같다.

● **마우스와 컴퓨터 자판**
청력역치를 입력하고자 하는 주파수에 청력역치를 맞추어 커서를 이동시킨 다음에 마우스의 왼쪽 버튼을 한 번 또는 두 번 클릭한다. 마우스를 두 번 클릭해야 하는 경우에는 한 번 클릭했을 때 해당 주파수의 청력손실 위치로 커서가 옮겨진다. 그리고 왼쪽 마우스 버튼을 한 번 더 클릭을 하거나 컴퓨터 자판의 '엔터(enter)' 키를 누르면 된다. 이때 컴퓨터 자판에 있는 '화살표'를 이용하여 주파수 또는 청력역치값으로 커서의 위치를 변화시킬 수도 있다.

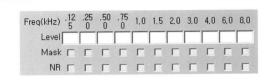

그림 6.3
청력역치의 숫자입력

● 숫자

청력역치에 해당하는 숫자를 〈그림 6.3〉에 직접 입력한다. 차폐검사를 통한 청력역치의 경우 해당 주파수의 'HL(dB)' 칸에 청력역치를 숫자로 입력하고 난 이후에 'Mask'라고 되어 있는 줄의 □에 체크(✔)가 표시되도록 한다. 이 경우에는 일반적인 순음청력검사에 의해 측정된 청력역치들 대신에 차폐검사에 의한 청력역치들을 〈그림 6.3〉에 입력하여 청력도를 만들게 된다. 어떤 적합 프로그램에서는 청력도에 사용된 청력역치가 차폐검사에 의한 청력역치임을 별도로 표시하지 않기도 한다. 〈그림 6.3〉에 있는 'NR'은 '청력손실이 너무 커서 청력역치를 측정할 수 없음'을 의미하는 것으로서, 'NR' 줄에 있는 □에 체크(✔)가 표시되도록 한다.

2) 골도청력역치

소리는 공기를 통해 귀에 있는 고막으로 전달될 수도 있지만 사람의 두개골을 통해 진동의 형태로 내이에 직접 전달될 수도 있다. 이처럼 공기를 통해 소리가 전달되는 방식을 공기전도방식(AC)이라고 하는 반면에 두개골의 진동으로 전달되는 방식을 골전도 방식이라고 한다. 골전도 방식의 한 예로서 자신의 윗니를 손톱으로 살살 두드렸을 때 만들어지는 소리를 다른 사람은 듣지 못해도 자신은 들을 수가 있다. 이와 같은 자기 자신이 들은 소리는 공기를 통해서 자신의 귀로 들어간 소리가 아니고 윗니에서 만들어진 진동이 두개골을 거쳐 내이로 직접 전달된 것이다.

만약 귓바퀴와 외이도로 구성되는 외이나 고막과 이소골(망치뼈, 모루뼈와 등자뼈)로 이루어진 중이에 어떤 병변이 존재한다면 외부의 소리가 내이에 정상적으로 전달되기 어렵다. 이러한 형태를 전음성 난청이라고 부르는데, 실제적으로 소리를 지각하는 내이에는 아무런 문제가 없다. 다시 말하면 소리를 내이까지 정상적으로 전달시켜주기만 한다면 그 소리를 듣는 데 아무런 문제가 없다는 것이다.

전음성 난청을 가진 경우에도 골전도 보청기가 많이 사용되지는 않는다. 전도성 난청은 대체로 난청이 시작될 때 주로 나타나는 난청의 유형이라고 할 수 있다. 상대방이 좀 더 큰 소리로 말을 하거나 일반 보청기로 소리의 크기를 높여주면 해결되는 경우가 많다. 그리고 소리가 두개골로 전달되는 과정에서 고음성분의 감쇠가 일어나기 때문에 어음명료도의 감소 등을 비롯한 음질변화가 발생할 수 있다.

일반적으로 안경의 다리에 골전도 보청기를 장착하는 경우가 많다(그림 6.4). 두개골과 접촉하는 안경다리 부위에 골전도 보청기의 진동자가 위치한다. 따라서 안경을 착용하는 난청인의 경우에는 보청기를 별도로 착용하지 않아도 되는 장점도 있다. 다시 말하면 안경과 보청기의 기능이 결합되기 때문에 평상시처럼 안경의 착용만으로 보청기의 기능까지 얻을 수 있다.

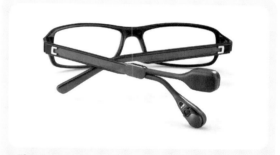

그림 6.4
안경형 보청기[34]

3) 쾌적수준

만약 귀에 들어오는 소리의 크기가 지나치게 작으면 사람들은 그 소리를 듣기 위해 신경을 쓰게 된다. 소리의 크기가 증가하여 적당한 크기의 수준에 이르면 그 소리는 너무 작지도 또는 너무 크지도 않게 들리는 아주 편안한 상태에 이른다. 이처럼 난청인이 가장 편안한 상태로 들을 수 있는 소리의 크기(음량)를 **쾌적수준**(Most Comfortable Level of loudness, MCL)이라고 한다. 일반적으로 말소리에 대한 쾌적수준은 어음청취역치보다 35~40dB 정도 높은 음압레벨로 나타난다.

난청인의 쾌적수준은 음량증가검사를 통해서도 결정할 수 있으며 이는 보청기의 이득, 최대이득과 최대출력을 결정하는 데 도움이 된다. 그러나 음량증가검사는 주관적인 검사법이기 때문에 이 검사결과를 크게 신뢰하기에 다소 어려운 측면도 있다.

4) 불쾌수준

소리의 크기가 지속적으로 높아지면 난청인은 어느 순간부터 지나친 소리의 크기로 인해 불쾌감이 발생하기 시작한다. 이처럼 난청인이 불쾌감을 느끼기 시작하는 소리의 크기를 **불쾌수준**(UnComfortable Level of loudness, UCL)이라고 한다. 일반적으로 말소리에 대한 불쾌수준은 어음청취역치보다 75~90dB 정도 높은 수준에서 결정된다. 불쾌수준은 보청기의 최대출력을 처방하는 데 좋은 기준이 된다.

불쾌수준은 음량증가검사를 비롯하여 순음청력역치나 음향반사역치를 이용해서도 결정할 수 있다. 순음청력검사로 직접 측정하기 어려운 아동이나 노인의 경우 불쾌수준을 Cox와 NAL가 제안한 〈표 6.4〉와 〈표 6.5〉의 평균불쾌수준(보청기의 평균최대출력)으로 대신하여 사용하기도 한다.

청력손실이 심하지 않거나 또는 중이에 병변이 없는 아동이나 난청인 중에서 불쾌수준 검사가 불가능한 경우에는 음향반사역치검사를 통해서 불쾌수준을 결정할 수 있다. 음향반사역치검사에 의해 결정된 불쾌역치는 음향반사역치와 유사하거나 약 3~8dB 정도 높게 나타난다.

음량증가검사와 순음청력검사는 모두 주관적인 검사방법이다. 따라서 이들을 통해 결정된 난청인의 불쾌수준은 신뢰성 측면에서 다소 큰 점수를 주기는 어려운 편이다. 반면에 음향반사역치는 객관적인 이미턴스 청력검사에 의해 결정되기 때문에 주관적인 검사법에 해당하는 음량증가검사와 순음청력검사의 결과에 비해 좀 더 신뢰할 수 있는 측면도 있다.

표 6.4 순음청력검사에 의해 Cox에 제안된 최대출력

dB HL	주파수(Hz)					
	250	500	1,000	2,000	4,000	6,000
20	95	103	101	104	102	99
30	97	105	104	106	104	101
40	100	107	107	110	108	105
50	104	111	110	114	111	108
60	109	115	114	118	115	113
70	114	119	119	122	120	117
80	120	123	123	126	124	122
90	126	128	127	130	128	125
100	132	131	130	133	132	128
110	—	134	133	135	125	—

표 6.5 NAL 처방에 의해 권장된 평균순음역치에 따른 포화음압출력

3FA 손실 정도(dB HL)	3FA 포화음압출력90	3FA 손실 정도(dB HL)	3FA 포화음압출력90
20	95	80	118
30	98	90	123
40	101	100	128
50	104	110	134

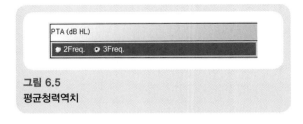

**그림 6.5
평균청력역치**

5) PTA

적합 프로그램에서는 각각의 주파수에 대한 청력역치를 입력함에 따라서 평균청력역치값(Pure Tone Average, PTA)을 dB HL 단위로 보여준다(그림 6.5). 이때 평균청력역치를 구하기 위해서는 2개의 주파수를 이용할 것인지 아니면 3개의 주파수를 사용할 것인지를 선택해야 한다.

500Hz, 1kHz, 2kHz, 3kHz와 4kHz에서의 청력손실을 이용하여 다음과 같은 3분법, 4분법, ASHA 4분법과 6분법으로 평균청력역치를 구할 수도 있다.

- 3분법 : (a + b + c) / 3
- 4분법 : (a + 2b + c) / 4
- ASHA 4분법 : (b + c + d + e) / 4

· 6분법 : (a + 2b + 2c + e) / 6

여기서 a, b, c, d, e는 500Hz, 1kHz, 2kHz, 3kHz, 4kHz에서의 청력손실을 의미한다. ASHA 4분법은 소음성 또는 노인성 난청에서 평균청력손실을 계산할 때 많이 사용되지만 보건복지부에서 청각장애진단을 위한 산업재해보상법에 적용할 때는 6분법을 사용한다.

❷ 보청기의 선정

난청인의 청력역치가 주파수별로 모두 입력되면 청력도가 완성된다. 이때 난청인의 순음 청력역치만을 주파수별로 입력해도 청력도가 완성될 수 있어서 보청기의 선정과 적합과정을 수행하는 데는 문제가 없다. 그러나 골도청력역치를 비롯하여 쾌적수준이나 불쾌수준들이 함께 입력된다면 난청인에게 좀 더 적절한 보청기를 선정할 수 있다.

난청인의 청력상태에 대한 청력도가 완성된 이후에 수행하는 다음 순서는 보청기를 선정하는 일이다. 난청인의 청력재활을 위해 사용할 수 있는 보청기의 형태나 모델은 매우 다양하다. 예를 들면, 각 제조사에서 만드는 보청기의 종류가 다양하기 때문에 그들 제조사에 근무하는 직원들조차도 모든 보청기의 특징을 정확하게 기억하지 못하는 경우도 있다. 이와 같이 다양한 보청기의 종류에서 난청인의 청력재활에 적절한 보청기를 보청기전문가가 스스로 찾아낸다고 하는 것은 결코 쉬운 일이 아니다. 왜냐하면 모든 종류의 보청기가 갖는 특징을 난청인의 청력상태에 적용해봐야 한다.

보청기전문가가 겪어야 하는 번거로움이나 불편함을 줄여주기 위해 적합 프로그램에서는 청력도에 입력된 난청인의 청각정보를 활용하여 난청인에게 적절한 보청기를 유형별로 추천해준다. 이런 경우에는 적합 프로그램에서 추천한 여러 가지 종류의 보청기들 중에서 난청인에게 가장 적절하다고 판단되는 보청기를 선정하면 된다.

적합 프로그램에서 난청인의 청력재활에 적절할 것으로 예상되는 보청기를 선정하는 방법은 제조사마다 약간 다르다. 대부분의 적합 프로그램은 자사에서 제조하는 보청기의 모델만을 취급한다. 일반적으로 보청기를 선정할 때 제품에 관련된 다음과 같은 정보도 함께 제공한다.

· 제품의 기능과 특성
· 적합범위(사용이 추천되는 청력손실의 범위)
· 제품의 모양
· 보청기를 착용했을 때의 모습
· 데모(보청기가 갖고 있는 기능 중에서 그 효과를 실제로 들려줌)

난청인에게 적절한 보청기를 선정하는 방법도 적합 프로그램에 따라서 다르다. 그러나 적합 프로그램의 종류에 관계없이 가장 공통적으로 갖는 요소가 있다. 예를 들면, 각각의 보청기별로 사용이 권장되는 청력손실의 범위는 정해져 있다. 따라서 적합 프로그램에서 보청기를 마우스로 클릭하면 그 보청기에서 추천하는 적합범위가 청력도에 다른 색깔(일반적으로 회색)로 표시된다. 난청인의 청력손실을 보청기의 사용범위 안에 포함시킬 수 있는 보청기를 선정하는 것이 좋다.

뿐만 아니라 청력도에 관련된 정보만으로 난청인에게 적절한 보청기를 찾아보는 것보다는 보청기에 포함시킬 추가기능도 함께 이용하면 더 수월하게 보청기를 선정할 수 있다. 만약 난청인이 보청기에 포함시키기를 원하는 볼륨, 텔레코일 또는 지향성 마이크로폰의 선택여부 등을 함께 고려하면 난청인에게 적용할 수 있는 보청기의 대상이 그만큼 줄어들기 때문이다. 3개의 제조사에서 사용하는 적합 프로그램에 따른 보청기의 선정절차는 다음과 같다.

Inspire 프로그램

최근에 공급된 적합 프로그램의 좌측 상단에 있는 '제품 시뮬레이션' 메뉴를 선택한다(그림 6.6의 ①). 그리고 〈그림 6.6〉의 ②에서 보청기에 관련된 타입, 그룹(패밀리), 기술수준과 배터리(건전지)의 종류를 지정하면 이들 조건에 해당하는 보청기의 모델이 화면의 중앙에 배열된다. 여기서 '타입'은 무선(와이어레스) 또는 유선 중에서 난청인이 선호하는 적합방식을 선택하는 것으로서 이들 모두가 고려의 대상이 될 수도 있다. 이때 난청인의 청

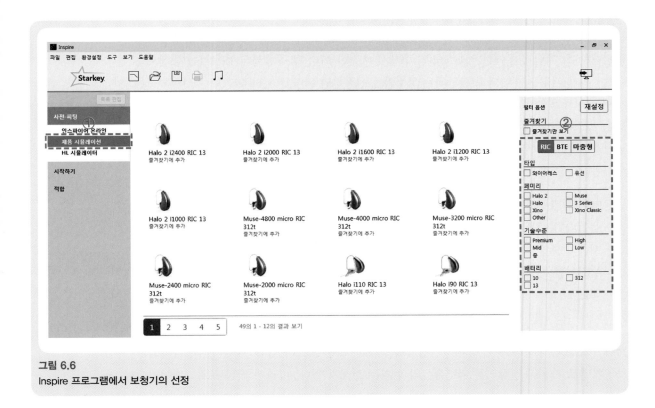

그림 6.6
Inspire 프로그램에서 보청기의 선정

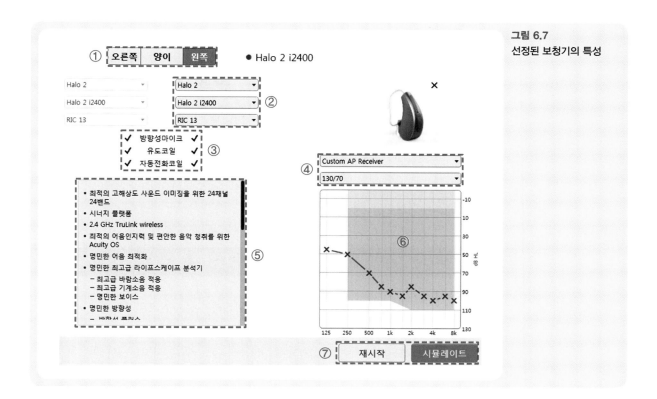

그림 6.7
선정된 보청기의 특성

력재활에 가장 적절할 것으로 예상되는 보청기를 선정하면 된다.

보청기의 선정을 위해 추천하려는 보청기를 〈그림 6.6〉에서 마우스로 클릭하면 이 모델에 대한 모든 특성이 〈그림 6.7〉과 같이 나타나게 된다. 이 화면에서 보여주는 각 기능에 대하여 살펴보면 다음과 같다.

- 〈그림 6.7〉의 ① : 어느 쪽의 보청기를 화면에 활성화시킬지를 선택한다.
- 〈그림 6.7〉의 ② : 난청인을 위해 선정한 보청기의 패밀리와 모델 그리고 유형을 보여준다. 그리고 이들을 다시 변경할 수도 있다.
- 〈그림 6.7〉의 ③ : 선정한 보청기의 모델이 '방향성 마이크', '유도코일'과 '자동전화코일' 등에 관련된 기능을 가지고 있는지 보여준다. 귓속형 보청기에서는 이들 기능에 대해 별도로 선택할 수도 있다.
- 〈그림 6.7〉의 ④ : 선정된 보청기의 리시버 종류, 매트릭스와 볼륨의 종류를 보여주며 이들을 변경할 수도 있다. 리시버의 종류에서 'stock receiver'와 'custom AP receiver'의 가장 주된 차이는 출력으로 볼 수 있다. 다시 말하면 'custom AP receiver'의 출력은 60~70dB 정도로서, 약 50dB의 'stock receiver' 출력보다 높다. 따라서 'custom AP receiver'에서는 리시버의 높은 출력으로 인해 음향되울림이 발생하는 것을 억제하기 위해 귀꽂이를 맞춤형으로 제작한다. 매트릭스와 볼륨은 뒤에서 설명되는 '매트릭스'와 '조절기'에서의 '볼륨'을 참조하면 된다. RIC 보청기는 이들 모두를, BTE 보

청기는 매트릭스를 그리고 맞춤형 보청기는 볼륨의 종류와 매트릭스를 보여주는 가운데 변경할 수도 있다.

- 〈그림 6.7〉의 ⑤ : 선정된 보청기의 모델이 가지고 있는 여러 가지 음향특성과 선택기능에 대한 간단한 설명을 보여준다(제5장 '보청기의 부가기능' 참조).
- 〈그림 6.7〉의 ⑥ : 난청인의 기도청력, 골도청력, 쾌적수준과 불쾌수준에 대한 청력도를 보여준다.
- 〈그림 6.7〉의 ⑦ : 보청기의 선정을 이전 단계(모델의 선정)부터 다시 시작할지 아니면('재시작'), 선정된 모델을 통해 다음 단계인 초기적합과정을 수행할지('시뮬레이트')에 대해 선택한다.

Genie 프로그램

난청인의 청력재활에 적절한 보청기를 선정하기 위해서는 Genie 프로그램의 상단에 있는 '제품군'을 마우스로 선택하면 된다(그림 6.8의 ①). 〈그림 6.8〉의 중간에는 오티콘에서 판매하는 보청기의 그룹을 보여주고 있으며, 각 그룹에 대한 정보, 개요, 케이블과 액세서리 그리고 안내 비디오를 볼 수 있다(그림 6.8의 ②). 화면의 중간에 있는 보청기의 그룹으로 마우스의 커서를 이동시키면 각각의 그룹에 속해 있는 모델이 나타난다. 이때 선택하고자

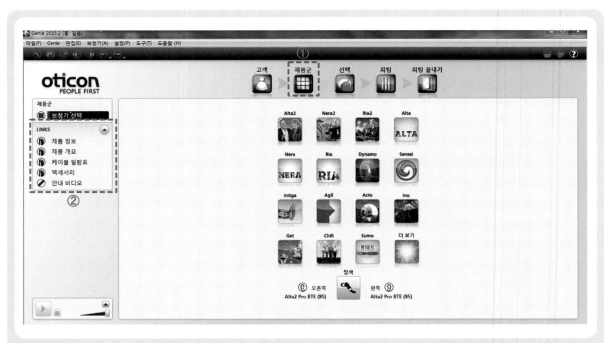

그림 6.8
Genie 프로그램에서 보청기의 선정

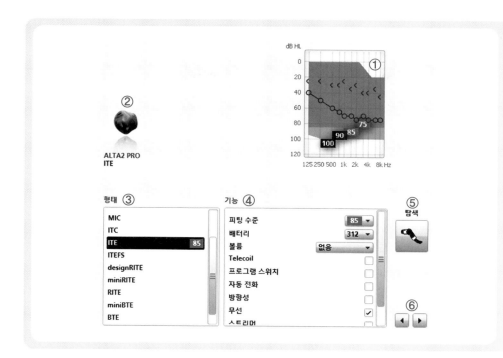

그림 6.9
Genie 프로그램에서 보청기 선정을 위한 화면

하는 보청기의 모델을 마우스로 클릭하면 화면의 상단에 있는 메뉴의 '제품군'이 '선택'으로 바뀌면서 선택한 보청기의 모델이 갖는 특징을 보여주는 화면으로 변경된다(그림 6.9).

난청인의 청력재활에 가장 적절할 것으로 선정된 보청기의 그룹에 속하는 여러 가지 모델이 갖는 형태와 기능을 보여주는 화면을 살펴보면 다음과 같다.

- 〈그림 6.9〉의 ① : 난청인의 기도 및 골도에 관한 청력도와 보청기의 모델(형태)에 따른 피팅 수준과 최대출력을 보여준다. 여기서 피팅 수준은 각각의 보청기 형태별로 적합할 수 있는 청력손실의 최댓값을 말한다.
- 〈그림 6.9〉의 ② : 선정된 보청기의 그룹과 모델(형태)을 보여준다.
- 〈그림 6.9〉의 ③ : 선정된 보청기의 그룹에 속하는 보청기의 형태(모델)를 보여준다. 각각의 형태가 갖는 최대출력도 함께 보여준다.
- 〈그림 6.9〉의 ④ : 선정된 보청기의 형태가 갖는 여러 가지 특성(피팅 수준, 건전지, 볼륨, 텔레코일, 프로그램, 자동전화, 방향성, 무선, 스트리머, 리모컨 등)을 선택할 수 있다. 여기서 볼륨은 뒤에서 설명되는 '조절기'에서 '볼륨'을 참조하면 된다.
- 〈그림 6.9〉의 ⑤ : 보청기를 Genie 프로그램에 연결시키기 위해 탐색시킨다.
- 〈그림 6.9〉의 ⑥ : 보청기의 형태를 선정하는 과정에서 이전 또는 이후의 과정으로 이동한다.

Connexx 프로그램

최근에 제공된 적합 프로그램에서는 난청인의 청력재활에 적절하다고 예상되는 보청기의 모델을 그룹별로 모두 보여준다. 이들 중에서 1개의 모델을 선택하면 이 모델에 대한 적합 범위와 기능을 비롯한 장점과 데모 그리고 보청기의 모양까지 〈그림 6.10〉에 보여준다. 특히 '장점과 데모'에서는 이 보청기 모델에 대한 자세한 설명과 더불어 기능과 성능 그리고 이들 기능과 성능을 확인해볼 수 있는 데모까지 포함되어 있다. 〈그림 6.10〉에서 보여주는 각각의 기능과 정보를 자세히 살펴보면 다음과 같다.

- 〈그림 6.10〉의 ① : 보청기의 유형(BTE, RIC, Custom, 선호하는 보청기, 충전가능)을 선택한다('선호하는 보청기'는 난청인이 사용해왔거나 특별히 관심을 가지고 있는 선호하는 별도의 보청기를 말한다). 일반적으로 보청기를 작동시키기 위해서는 건전지가 필요한데, 거의 모든 보청기는 한 번 사용하고 버리는 1회용 건전지를 사용하고 있다. 만약 보청기에서 사용한 건전지를 다시 충전하여 재사용할 수 있다면, 건전지의 구입비용을 절감할 수 있다. 따라서 일부의 '충전가능 보청기'는 충전방식의 건전지를 사용하고 있다. 다만 보청기를 사용하지 않는 시간(예 : 잠자리)에 건전지를 충전시켜야 하는 불편함이 있다.
- 〈그림 6.10〉의 ② : 선정된 보청기의 유형이 갖는 여러 가지 특성(조절기, 리모컨, 텔레코일, 배터리, 무선, 튜브/이어후크, DAI 등)을 선택할 수 있다.

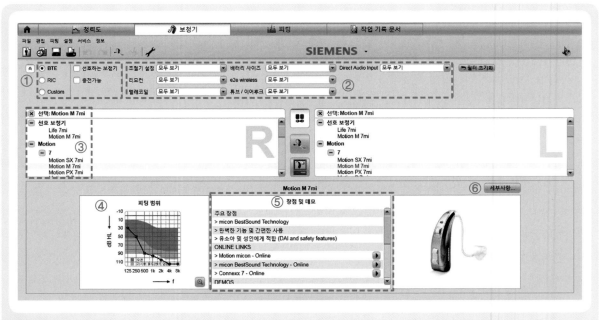

그림 6.10
지멘스의 Connexx 프로그램에서 보청기의 선정

- 〈그림 6.10〉의 ③ : 선정된 보청기의 유형과 '선호하는 보청기'에 속하는 모델을 보여준다.
- 〈그림 6.10〉의 ④ : 선정한 보청기를 사용하여 피팅할 수 있는 범위(피팅 범위)와 청력도를 그래프에 나타낸다.
- 〈그림 6.10〉의 ⑤ : 선정된 보청기의 모델이 갖는 장점 및 데모를 보여준다.
- 〈그림 6.10〉의 ⑥ : 리모컨에 관련된 특징과 보청기를 착용했을 때의 모습을 사진으로 보여준다.

③ 초기적합

난청인의 청력상태와 보청기의 부가기능을 고려한 보청기의 선정과정을 마무리한 이후에는 적합에 관련된 과정을 일반적으로 수행한다. 이때의 적합과정은 크게 초기적합과 세부적합으로 나뉘지만 제조사에 따라서 초기적합, 기본적합 그리고 세부적합으로 적합과정을 3단계로 분류하기도 한다. 만약 기본적합과정이 별도로 구분된 경우에는 이를 초기적합에 포함시켜 설명할 것이다. 여기서 **초기적합**(first fitting 또는 quick fitting)은 보청기를 난청인의 청력상태에 적절하도록 프로그램에 의해 자동으로 수행하는 과정을 말한다.

현재 여러 제조사에서 사용하고 있는 적합 프로그램에서 초기적합에 관련된 수행과정을 자세히 살펴보면 다음과 같다.

Inspire 프로그램

스타키에서는 보청기의 처방과 적합을 위해 Inspire 프로그램을 사용한다. 이 적합 프로그램은 크게 '사전-피팅', '시작하기'와 '적합'으로 나뉘어 있다. 그리고 '적합'에서의 '상세조절'까지를 초기적합으로, '사용자 조절'부터는 세부적합으로 구분하여 설명할 것이다. '퀵피팅'은 '사전-피팅'을 통한 시뮬레이션 방식과 '시작하기'를 통한 보청기의 연결방식으로 다음과 같이 접근할 수 있다.

1) 보청기의 연결방식

유선 프로그래머인 Hi-Pro를 Inspire 프로그램에 연결하고 '시작하기'를 클릭하면 〈그림 6.11〉의 ①에서와 같이 Hi-Pro가 연결되었음을 알 수 있다. 그리고 〈그림 6.12〉의 ②를 클릭하면 현재 사용하고 있는 Hi-Pro에 대한 이름, 일련번호와 통신포트 등에 관련된 정보를 자세히 보여준다.

만약 유선방식의 프로그래머인 Hi-Pro가 아닌 무선방식의 와이어레스 프로그래머가 사용되었다면 〈그림 6.11〉의 ①과 〈그림 6.12〉의 ②에 와이어레스형 프로그래머의 자세한 정보가 표시될 것이다.

그림 6.11
Inspire 프로그램에 보청
기 연결표시

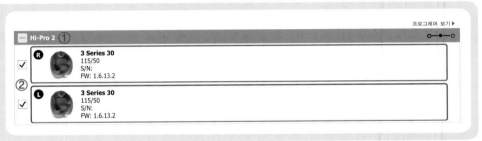

그림 6.12
프로그래머의 상세정보

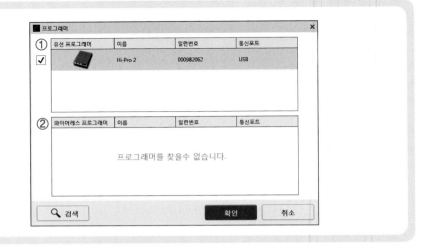

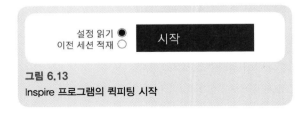

그림 6.13
Inspire 프로그램의 퀵피팅 시작

〈그림 6.11〉의 ②에서는 Inspire 프로그램에 연결된 보청기의 모델, 매트릭스, 일련번호(S/N)와 펌웨어 버전(FW)을 보여준다. 그리고 Inspire 프로그램을 보청기에 있는 현재의 설정('설정 읽기')으로 적재할 것인지 아니면 이전에 수행되었던 세션('이전 세션 적재')의 내용으로 적재할 것인지를 〈그림 6.11〉이 들어 있는 화면의 하단에 있는 〈그림 6.13〉에서 설정할 수 있다. 여기서 '시작' 버튼을 클릭하면, '적합'의 '퀵피팅'으로 진행된다. 뿐만 아니라 '사전-피팅'의 '제품 시뮬레이션'에서 보청기를 선정한 이후에 〈그림 6.7〉의 ⑦의 '재시작'을 클릭해도 '적합'의 '퀵피팅'으로 진행된다.

〈그림 6.13〉의 '시작' 버튼을 클릭하면 적합 프로그램의 화면이 〈그림 6.14〉로 변경된다. 이때 난청인의 청력에 관한 데이터(AC, UCL, BC)를 어떤 것으로 사용할지 선택해야한다. 여기서 '보청기'는 보청기에 저장되어 있는 청력 데이터를 말하는 반면에, '오피스 시스템'은 보청기가 아닌 컴퓨터의 Inspire 프로그램에 저장되어 있는 데이터를 의미한다.

2) 시뮬레이션 방식

난청인의 청력재활을 위한 시뮬레이션에 관련된 '사전-피팅'은 다시 '인스파이어 온라

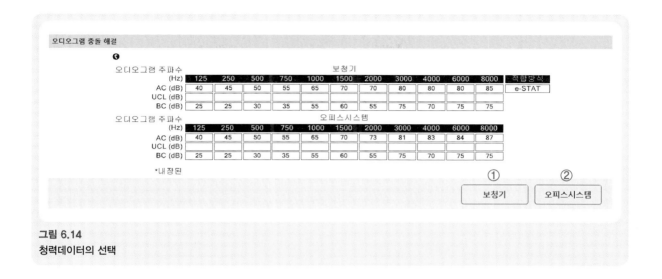

그림 6.14
청력데이터의 선택

인', '제품 시뮬레이션'과 'HL 시뮬레이션' 등의 세 가지 메뉴로 다음과 같이 분류된다.

- 인스파이어 온라인 : 보청기를 적합하는 데 도움이 될 수 있는 여러 기능이나 특성의 정보를 영문으로 제공한다.
- 제품 시뮬레이션 : 난청인의 청력재활에 적절한 보청기를 선정한 이후에 시뮬레이션을 수행한다. 여기서 보청기의 선정에 관련된 내용은 앞의 '보청기의 선정'에서 이미 설명한 바 있다.
- HL 시뮬레이터 : 보청기를 착용하지 않았을 때 난청인이 실제로 경험하는 여러 가지 난청 현상에 대하여 설명한다.

　시뮬레이션 방식의 초기적합과정(퀵피팅)은 '제품 시뮬레이션'에서 난청인에게 적절한 보청기를 선정한 이후에 '시뮬레이트'(그림 6.7의 ⑦)를 마우스로 클릭함으로써 시작할 수 있다. 이에 관련된 내용은 이미 앞서 '보청기의 선정'에서 자세히 설명한 바 있다.

3) 퀵피팅

'시작하기'의 '기기연결'을 통한 보청기의 연결방식이나 '사전-피팅'의 '제품 시뮬레이션'을 통한 시뮬레이션으로 '퀵피팅'을 수행할 수 있다. 이들 사이의 차이는 보청기를 실제로 연결하여 수행할 것인지 아니면 보청기의 적합을 단순히 시뮬레이션으로 수행할 것인지에 불과하지만 이들 사이의 '퀵피팅'과정은 서로 동일하다.

　Inspire 프로그램에서 적합공식, 적합방법(최적적합), 리얼이어, 스피치매핑, 음향옵션 등을 설정하거나 또는 변경하는 기초적인 적합과정을 **퀵피팅**이라고 한다. 이때 폐쇄효과, 저음과 고음의 이득, 전체 이득과 출력 등을 비롯하여 경험레벨 및 자가진단에 관련된 기능도 적절히 조정하거나 설정할 수 있다. 이처럼 난청인의 청력재활에 필요한 초기적합과정에 관련된 〈그림 6.15〉의 기능이 갖는 특성을 살펴보면 다음과 같다.

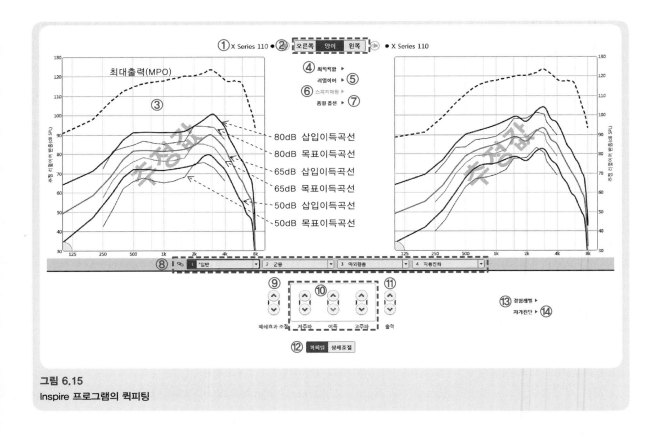

그림 6.15
Inspire 프로그램의 퀵피팅

(1) 보청기의 모델과 선택

〈그림 6.15〉의 ①에서는 난청인의 청력재활을 위해 선정한 보청기의 모델번호를 보여준다. 그리고 양쪽 보청기를 마치 1개의 보청기(시스템)처럼 결합하여 초기적합을 수행할지('양이') 아니면 '오른쪽' 또는 '왼쪽'을 별도로 초기적합을 수행할지에 대해 〈그림 6.15〉의 ②에서 설정한다.

(2) 그래프

퀵피팅과정의 〈그림 6.15〉의 ③에 나타나는 그래프는 크게 네 가지 종류로 나눌 수 있다. 우선 가장 상단에 있는 굵은 점선은 최대출력(MPO)곡선을 나타내며, 〈그림 6.15〉의 ⑪로 조절이 가능하다. 그리고 최대출력곡선보다 아래에 있는 주파수반응곡선들은 주파수반응곡선(가는 실선)과 타겟(목표)곡선(굵은 실선)들을 나타내는데, 이들은 큰 소리(80dB SPL), 중간 소리(65dB SPL, 보통 소리)와 작은 소리(50dB SPL)로 구분되어 있다. 여기서 타겟곡선은 250Hz부터 4kHz까지의 주파수에 따른 반응(이득 또는 출력)만을 보여준다.

　　Inspire 프로그램의 상단에 있는 '도구'(그림 6.16)에서는 〈그림 6.15〉의 ③에 나타날 그래프의 종류를 선택할 수 있다. 이들 그래프의 종류에 따른 특성을 살펴보면 다음과 같다.

　• 2cc 커플러 이득 : 2cc 커플러를 사용했을 때의 이득을 기준으로 하는 이득곡선과 목

표이득곡선을 보여준다.

- 2cc 커플러 출력 : 2cc 커플러를 사용했을 때의 출력을 기준으로 하는 보청기의 출력곡선과 목표출력곡선을 보여준다. 이때의 출력은 입력에 2cc 커플러 이득이 주파수별로 합쳐진 것이다.

- 추정삽입이득 : 예측된 삽입이득곡선과 목표삽입이득곡선을 보여준다.

- 시뮬레이션 리얼이어 반응 : 난청인의 외이도에서 실제로 측정한 실이반응 또는 외이도에서 예상되는 출력을 기준으로 하는 출력곡선과 목표출력곡선을 보여준다.

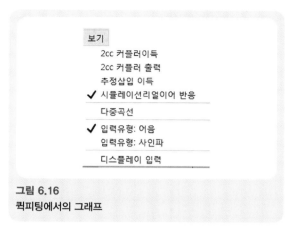

그림 6.16
퀵피팅에서의 그래프

- 다중곡선 : 모든 프로그램(메모리)에 대하여 동일한 입력을 사용했을 때의 이입이득곡선을 보여준다. 입력에 대한 내정값은 65dB이지만, 입력의 크기를 '환경설정'의 '타겟'에 있는 '다중곡선레벨'에서 변경할 수도 있다. 다중곡선은 '2cc 커플러 이득', '2cc 커플러 출력', '추정삽입이득' 그리고 '시뮬레이션 리얼이어 반응'과 연동한다. 예를 들어, 〈그림 6.15〉 ③에서의 그래프를 '2cc 커플러 이득'으로 설정하면 '다중곡선'도 '2cc 커플러 이득'에 대한 다중곡선이 된다. 이때 가장 위에서 굵은 실선(━━)으로 보여주는 그래프는 첫 번째 프로그램(M1)에, 두 번째 점선(- - - -)은 두 번째 프로그램(M2)에, 세 번째 굵은 일점 쇄선(·━━·)은 세 번째 프로그램(M3)에 그리고 네 번째 가는 점선(- - - -)은 네 번째 프로그램(M4)에 대한 이득곡선을 의미한다.

- 입력유형－어음 : 입력신호의 형태가 장기평균어음스펙트럼(Long Term Average Speech Spectrum)으로서 500Hz까지 음압레벨이 증가하다가 그 이상의 주파수에서 음압레벨이 감소한다.

- 입력유형－사인파 : 입력신호의 형태가 사인파로서 모든 주파수에 대한 음압레벨이 동일하다.

- 디스플레이 입력 : 입력신호곡선을 위에서 설명한 이득이나 출력곡선(예 : '2cc 커플러 이득' 등)과 함께 표시할 것인지를 선택한다.

(3) 최적적합

보청기를 적합하기 위해서는 난청인의 청력재활에 가장 적절한 처방공식을 선택해야 한다. 그리고 보청기의 착용효과를 더욱 높여주기 위해 지향특성, 음향되울림과 소음 등에 관련된 여러 가지 기능이 있다. 이들을 어떤 방식으로 서로 결합할 것인가에 따라서 난청인의 만족도가 달라질 수 있다. 다시 말하면 난청인을 위한 가장 최적의 적합이 되도록 적합 프로그램 자체에서 이들을 능동적으로 결합하는 방식이 있는데, 이를 **최적적합**(Best Fit)이라고 부른다. 여기서 '최적적합'은 입력의 크기를 50dB, 65dB와 80dB로 나누어 자동으로 적합을 수행하는데, 이때의 적합은 0.5kHz, 1.0kHz, 1.5kHz, 2.0kHz, 3.0kHz와

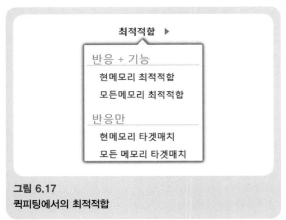

그림 6.17
퀵피팅에서의 최적적합

4kHz에 대해서 수행된다(단, 1.5kHz와 3.0kHz는 적합에서 제외시킬 수도 있다).

보청기전문가가 난청인에게 적용할 처방공식을 선택하고 보청기가 가지고 있는 기능(밴드, 채널, 출력, 압축역치 등)을 직접 설정하거나 조정하여 최적의 적합을 만들어내는 적합방식을 타겟 매치(Target Match)라고 한다. 〈그림 6.15〉의 ④를 마우스로 클릭하면 〈그림 6.17〉에서와 같이 네 가지 선택사항이 나타나는데, 이들이 갖는 특징은 다음과 같다.

- 현메모리 최적적합 : 현재의 프로그램(메모리)에 대해서만 보청기의 기초적합과정을 입력의 크기에 따라서 자동으로 수행한다.
- 모든 메모리 최적적합 : 모든 프로그램(메모리)에 대하여 보청기의 기초적합과정을 입력의 크기에 따라서 자동으로 수행한다.
- 현메모리 타겟매치 : 현재의 프로그램(메모리)에 대해서만 보청기의 기초적합과정을 입력의 크기에 따라서 수동방식으로 수행한다.
- 모든 메모리 타겟매치 : 모든 프로그램(메모리)에 대하여 보청기의 기초적합과정을 입력의 크기에 따라서 수동방식으로 수행한다.

(4) 리얼이어

보청기를 착용한 가운데 보청기와 고막 사이의 잔여공간에서 보청기의 음향특성을 실제로 측정하는 기능을 말한다. 난청인의 청력검사를 보청기와 Inspire 프로그램으로 수행하기 때문에 별도의 청력검사기가 필요 없으며 빠르고 쉽게 자동으로 측정할 수 있다. 리얼이어가 수행될 때 보청기에서는 검사음을 발생시키는 가운데, 외이도의 잔여공간에 삽입되어 있는 튜브(음도관)를 통해 검사음이 다시 보청기의 마이크로폰으로 입력되어 음압레벨이 분석된다.

리얼이어 기능을 사용하여 측정한 dB SPL 단위의 청력 데이터가 있을 때는 좀 더 정확한 목표이득을 연산할 수 있다. 그러나 실제로 측정한 리얼이어 데이터가 없을 때는 평균적인 RECD 통계자료를 활용하게 된다. 〈그림 6.15〉의 ⑤를 마우스로 클릭함으로써 리얼이어(real ear) 측정을 시작할 수 있는 〈그림 6.18〉의 화면으로 변경된다. 〈그림 6.18〉에서 보여주는 것처럼 리얼이어 기능에서는 다음과 같은 두 가지 측정방식 중에서 한 가지를 선택할 수 있다.

- 측정 및 맞춤 : 리얼이어의 수행을 통해 난청인의 청력 데이터를 수집한 후에 이 데이터를 목표이득곡선을 연산하는 데 자동으로 활용한다.
- 측정만 : 리얼이어의 수행을 통해 난청인의 청력 데이터를 단순히 수집만 한다. 다시 말하면 수집된 데이터를 목표이득곡선의 연산에 자동으로 적용하지 않는다.

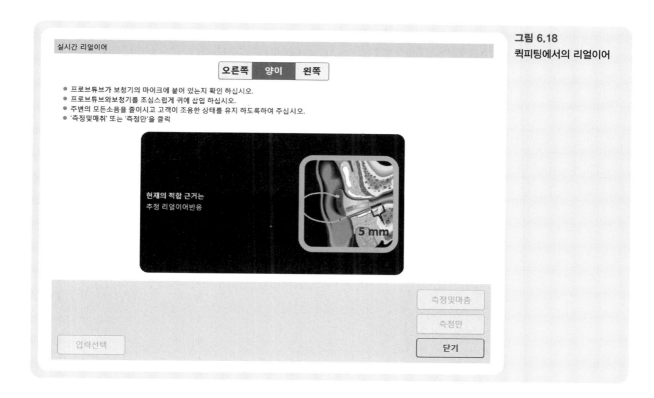

그림 6.18
퀵피팅에서의 리얼이어

만약 리얼이어가 정상적으로 수행되어 청력 데이터의 수집이 종료되면 화면이 〈그림 6.19〉와 같은 그래프로 변경된다. 그러나 리얼이어가 정상적으로 수행되지 못한 경우에는 "측정이 성공적으로 수행되지 못했다."는 메시지가 나타난다. 이 경우에는 탐침 튜브 (probe tube)의 위치를 변경하거나 외이도 안에 있는 이물질을 제거하거나 또는 주변소음을 줄이도록 한다.

만약 〈그림 6.19〉의 수직축(y축)을 측정한 데이터로 설정하면 '측정실이삽입반응(dB SPL)'으로 표시되는 반면에 평균적인 RECD 통계자료로 설정할 때는 '추정실이삽입반응 (dB SPL)'으로 표시된다.

(5) 스피치 매핑

난청인이 착용한 보청기가 입력신호를 어떻게 증폭하여 난청인의 손실된 청력을 회복시켜주는지를 시각적으로 보여주는 기능으로서, 보청기 상담을 수행할 때 활용할 수 있다(제5장 '보청기의 부가기능'의 6. 도구에서 'Live Speech Mapping' 참조). 〈그림 6.15〉의 ⑥을 클릭하여 '스피치 매핑'을 실행하면 된다. 이때 제공되는 결과인 〈그림 6.20〉의 그래프에는 보청기로 들어오는 입력신호의 주파수별 음압레벨, 보청기에서 제공하는 이득 그리고 각 주파수에서의 최대출력 등을 보여준다.

'스피치 매핑'은 실시간으로 작동하기 때문에 이들에 대한 데이터가 계속해서 변하게 된다. 〈그림 6.20〉의 그래프에 나타낼 수 있는 데이터는 다음과 같은 선택사항에 의해 변

그림 6.19
리얼이어의 청력 데이터

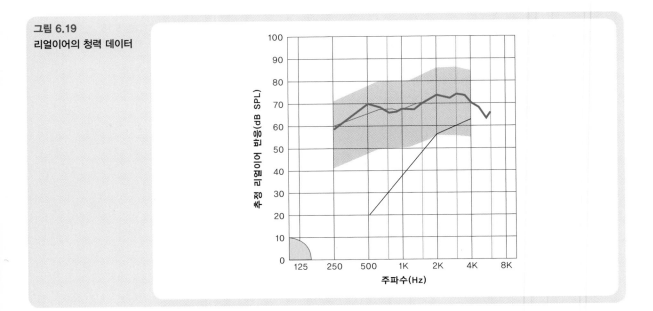

그림 6.20
퀵피팅에서의 스피치 매핑

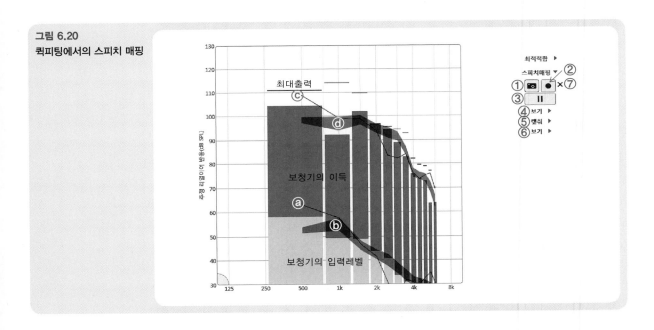

경할 수 있다.

- 단일반응 캡처 : 〈그림 6.20〉의 ①은 어떤 특정한 시간에서의 순간적인 입력신호와 출력의 음압레벨을 실선 형태의 주파수반응곡선으로 얻고자 할 때 사용한다. 입력신호에 대한 주파수반응곡선(그림 6.19의 ⓐ)은 그래프의 하단에 그리고 출력에 대한 주파수반응곡선(그림 6.20의 ⓒ)은 상단에 표시된다.
- 평균반응 캡처 : 어떤 특정한 순간이 아니고 10초 동안 수집된 입력신호와 출력의

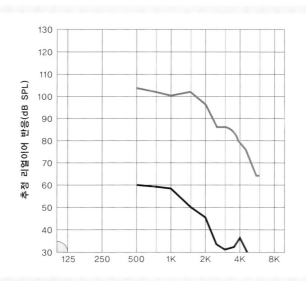

그림 6.21
스피치 매핑에서 실선형 주파수반응곡선

음압레벨을 어떤 범위의 형태로 얻고자 할 때 〈그림 6.20〉의 ②를 사용한다. '단일반응 캡처'에서와 마찬가지로 입력신호에 대한 음압레벨의 범위(그림 6.20의 ⓑ)는 그래프의 하단에, 그리고 출력에 대한 음압레벨의 범위(그림 6.20의 ⓓ)는 상단에 나타난다.

- 일시정지 : 〈그림 6.20〉③의 클릭을 통해 '스피치 매핑' 기능을 일시적으로 정지시킬 수 있다.
- 보기 : '스피치 매핑'의 결과를 〈그림 6.20〉처럼 막대 그래프로 표시할 것인지 아니면 〈그림 6.21〉과 같이 선의 형태로 나타낼 것인지는 〈그림 6.20〉의 ④를 클릭했을 때 나타나는 〈그림 6.22〉에서 선택할 수 있다. 그리고 그래프에 입력신호('입력')만, 출력('출력')만 또는 이들 모두('입력이득+')를 함께 나타낼 것인지도 선택할 수 있다.
- 캡처 : 〈그림 6.20〉의 ⑤를 클릭하면 〈그림 6.20〉의 그래프에 나타나는 각각의 주파수반응곡선과 범위들이 수집(캡처)된 시간을 볼 수 있다. 예를 들어, 〈그림 6.22〉의 오른쪽에 있는 '캡처' 박스를 살펴보면 하늘색, 검은색, 보라색의 순서로 최근에 수집된 데이터들을 볼 수 있다. 이처럼 스피치 매핑에서는 데이터를 '단일반응 캡처' 또는 '평균반응 캡처' 방식으로 여러 번에 걸쳐 수집할 수 있다. '캡처' 박스 안에 있는 선택사항은 다음과 같다.

  - 보기 : 어떤 데이터를 그래프에 나타낼 것인지를 □에 체크(✔)로 설정한다.
  - 곡선 라벨 : 서로 다른 색깔로 표시된 데이터가

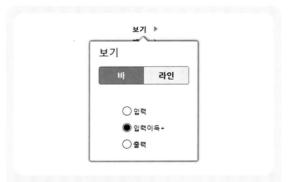

그림 6.22
스피치 매핑에서의 보기

그림 6.23
스피치 매핑에서의 캡처

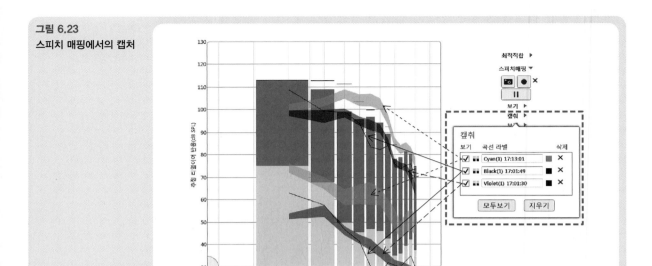

수집된 시간을 보여 준다.

- 삭제 : 어떤 특정한 시간에 수집된 데이터를 삭제하는 기능으로서, 삭제된 이후에는 더 이상 해당 데이터를 복원할 수 없다.
- 모두 보기 : '캡처' 박스 안에 있는 모든 데이터를 왼쪽의 그래프에 표시한다.
- 지우기 : '캡처' 박스 안에 있는 모든 데이터를 삭제한다. 삭제된 데이터는 더 이상 확인할 수 없다.
- 보기 : 〈그림 6.20〉의 ⑥을 클릭하면 〈그림 6.24〉의 오른쪽에 있는 '보기' 박스가 나

그림 6.24
스피치 매핑에서의 보기

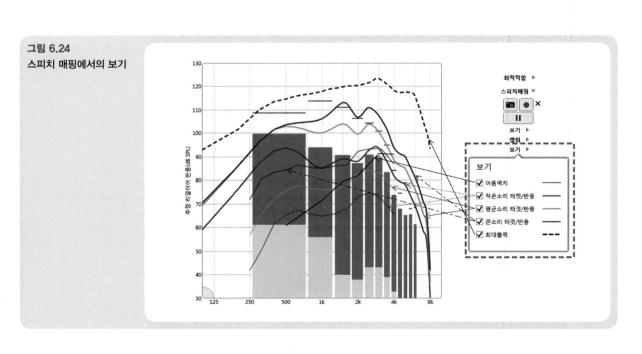

타난다. 〈그림 6.24〉의 왼쪽에 있는 그래프에 어음역치, 작은소리 타겟/반응, 평균소
리 타겟/반응, 큰소리 타겟/반응과 최대출력에 관한 주파수반응곡선들을 함께 나타낼
수 있다(그림 6.15). 이들의 선택은 '보기' 박스에 있는 □에 체크(✔)를 통해 설정할
수 있다.

- 정지 : '스피치 매핑' 기능을 종료하고자 할 때 〈그림 6.20〉의 ⑦을 클릭한다.

(6) 음향옵션

난청인의 청력재활을 위한 보청기의 음향특성은 리시버의 종류와 매트릭스, 이어피스, 튜
브와 벤트의 크기, 커넥터 등에 의해 변할 수 있다. 초기적합과정에서 이들에 의한 영향까
지 고려한 보청기의 음향특성은 〈그림 6.15〉의 ⑦ 버튼을 클릭하여 얻을 수 있다. 만약 난
청인을 위해 RIC 보청기를 선정했을 때는 〈그림 6.25〉의 ①에서와 같이 리시버 타입, 매트
릭스, 이어피스와 벤트의 크기 등이 나타나는데, 이들 중에서 리시버 타입과 매트릭스들은
'보청기의 선정'(그림 6.7의 ④)에서 이미 설정되었기 때문에 활성화되지 않아 변경할 수
없다. 다만 이어피스와 벤트의 크기는 다시 설정할 수 있다. 여기서 이어피스는 '이어 버
드'와 'RIC Earmold' 중에서 한 가지를 선택할 수 있는데, 이들 사이의 차이는 다음과 같다.

- 이어 버드 : 많은 난청인이 보편적으로 사용할 수 있도록 제조사에서 미리 제작하여
  판매하는 기성방식의 개방형 이어피스를 말한다.
- RIC Earmold : 난청인의 외이도에 맞도록 제작한 맞춤방식의 이어몰드로서, 벤트 정
  도의 개방만이 가능하다.

뿐만 아니라 벤트의 크기는 다음과 같이 네 종류로 나눌 수 있다.

- No vent : 벤트를 사용하지 않음

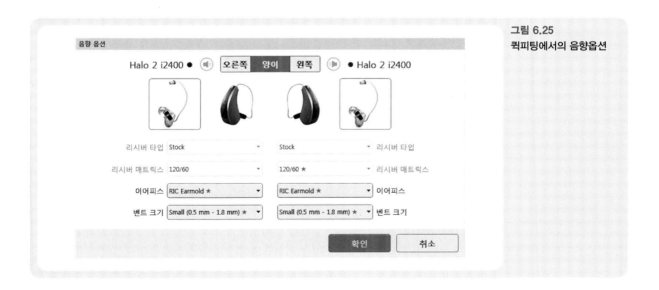

그림 6.25
퀵피팅에서의 음향옵션

- Small(0.5~1.8mm) : 0.5~1.8mm의 직경을 갖는 작은 벤트
- Medium(1.9~2.6mm) : 1.9~2.6mm 크기의 직경을 갖는 중간 벤트
- Large(2.7mm and larger) : 직경이 2.7mm보다 큰 벤트

전통적인 귀걸이형 보청기(BTE)의 경우 커넥터, 튜브와 벤트의 크기, 이어피스 등을 설정하게 된다. 이때의 커넥터는 보청기의 본체와 음도관(이어튜브)을 연결시켜주는 이어후크로서, 성인용(adult earhook), 아동용(pediatric earhook)과 얇은 튜브(thin tube) 등으로 분류된다. 일반적으로 튜브의 크기와 이어피스는 #13과 이어몰드를 사용한다. 그리고 벤트의 크기는 RIC 보청기와 유사하게 'No vent', 'Small', 'Medium', 'Large'와 'Open' 중에서 한 가지를 선택할 수 있다. 여기서 'Open'은 'Large'보다도 직경이 더 크다는 의미로서 개방형 귀꽂이나 외형으로도 볼 수 있다. 그리고 맞춤형인 귓속형 보청기에서는 벤트의 크기에 대한 선택만이 주어지는데, 이때 선택할 수 있는 크기는 전통적인 귀걸이형 보청기에서와 동일하다.

(7) 프로그램

청취환경에 따라서 최적의 음향조건(예 : 어음명료도, 음량 등)을 얻기 위한 보청기의 설정조건이 서로 다를 수 있다. 다시 말하면 주변소음이 존재할 때 어음명료도가 크게 감소할 수 있기 때문에 소음의 영향을 줄일 수 있는 기능을 작동하는 것이 좋다. 이처럼 난청인이 자주 노출될 수 있는 청취환경의 종류(예 : 일반, 미팅, 군중, 식당, 자동차, 강의, 음악, TV, 야외활동, 뮤트, 전화 등)를 여러 가지로 나눌 수 있다. 보청기에서는 최대 4개의 프로그램(메모리)을 가질 수 있으며, 이들 각각의 프로그램에 난청인이 자주 노출되는 청취환경을 하나씩 설정할 수 있다(그림 6.15의 ⑧). 여기서 1번 프로그램은 '일반'으로 고정된 가운데 이를 다른 청취환경으로 변경할 수는 없다. 다만 2번부터 4번까지의 프로그램에는 난청인이 원하는 청취환경으로 설정할 수 있는데, 1번을 포함한 모든 프로그램은 각각의 청취환경에 적절하도록 개별적으로 적합할 수 있다. 모든 프로그램을 마치 하나의 프로그램(시스템)처럼 동시에 적합을 시도하고자 할 경우에는 〈그림 6.15〉 ⑧의 🔗을 클릭하면 된다(제2장 '보청기의 부품'의 7. 기타에서 1) 다중기억장치 참조).

(8) 폐쇄효과 조절

보청기의 착용에 의해 외이도가 밀폐됨에 따라 발생할 수 있는 폐쇄효과에 의해 말소리가 울리는 정도를 조절할 수 있다. 폐쇄효과에 의해 음성의 울림현상을 가장 많이 만들어내는 100~750Hz의 이득을 〈그림 6.15〉의 ⑨로 조절할 수 있다. 이 주파수대역의 이득을 높이면 폐쇄효과로 인한 울림현상도 함께 증가하는 반면에 이득을 낮추면 폐쇄효과도 감소하게 된다.

(9) 저주파/고주파 및 전체 이득

말소리에 대한 어음명료도를 높이거나 소음의 영향을 줄이기 위해 20~20,000Hz의 음성주파수대역을 저주파대역과 고주파대역으로 나누어서 이득을 〈그림 6.15〉의 ⑩에서 조절할 수 있다. 이들 저주파대역과 고주파대역은 1.7~2kHz 정도의 주파수대역을 경계로 나누어진다. 다시 말하면 100Hz부터 이보다 낮은 주파수대역은 저주파대역으로, 이보다 높은 주파수대역은 고주파대역으로 구분한다. 이들 주파수대역에 대한 이득은 각각 별도로 조절할 수 있으며, 그 결과 난청인이 선호하는 음색이나 어음명료도 그리고 소음의 영향 등을 감소시킬 수 있다. 그리고 〈그림 6.15〉의 ⑩의 중앙에 있는 '이득'은 전체 이득을 조정하는 데 사용된다.

(10) 출력

〈그림 6.15〉 ⑪의 '출력'은 보청기의 최대출력(MPO)을 조정하는 데 사용한다. 〈그림 6.15〉의 ②에서 양쪽 보청기의 최대출력을 동시에 조절할 것인지 아니면 왼쪽 또는 오른쪽 보청기의 최대출력을 조정할 것인지를 결정할 수 있다.

(11) 경험레벨

보청기의 착용경험에 따라서 보청기의 삽입이득을 다르게 적용할 수도 있다. 다시 말하면 보청기를 착용한 경험이 6개월 이상일 때는 목표하는 이득을 정상적으로 제공하지만, 착용경험이 이보다 적거나 전혀 없다면 목표이득보다 낮은 이득을 제공하는 것이 좋다. 이는 보청기에서 증폭된 소리가 너무 크게 느껴져 난청인이 오히려 불편해지는 것을 방지하기 위한 것이다. 그러나 보청기의 착용기간이 증가함에 따라서 난청인은 보청기의 출력에 점차 적응하게 된다. 약 6개월 정도의 착용기간이 지나고 난 이후에는 난청인에게 목표했던 이득을 모두 제공해도 불편함이 발생하지 않는다(제5장 '보청기의 부가기능'의 6. 도구에서 'Experience Manager' 참조). 따라서 난청인이 보청기를 착용했던 경험을 적합에 반영하기 위해서 〈그림 6.15〉의 ⑫를 클릭하면 된다. 그러나 난청인이 18세 이하의 아동인 경우에는 '경험레벨(Experience Manager)' 기능을 사용하지 않기 때문에 〈그림 6.15〉의 ⑫가 초기적합을 위한 화면에 나타나지 않는다. 난청인이 보청기를 착용한 경험은 〈그림 6.26〉처럼 분류하며, 이들 각각에 대한 삽입이득(굵은 실선)과 목표이득(가는 실선) 사이의 차이는 〈그림 6.26〉의 왼쪽에 있는 그래프와 같다.

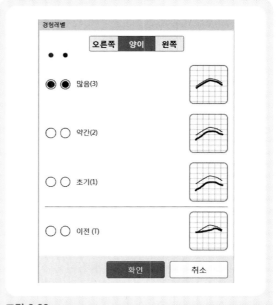

그림 6.26
퀵피팅에서의 경험레벨

• 많음(3) : 보청기를 통해 증폭된 소리에 매우 익숙한

그림 6.27
퀵피팅에서의 자가진단

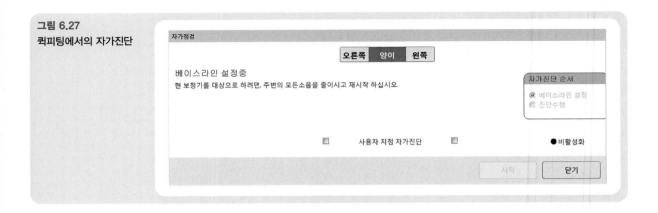

난청인으로서, 목표이득과 삽입이득의 차이가 거의 없다.

- 약간(2) : 보청기를 통해 증폭된 소리에 약간 익숙한 난청인으로서, 삽입이득을 목표 이득보다 약간 낮추어 제공한다.
- 초기(1) : 보청기를 통해 증폭된 소리가 처음인 난청인으로서, 삽입이득을 목표이득 보다 크게 낮추어 제공한다.
- 이전(T) : 그동안 다른 제조사의 보청기를 착용하다가 스타키 제품으로 교체하기 시 작하는 난청인의 경우에 사용한다.

(12) 자가진단

보청기를 구성하는 마이크로폰, 앰프(DSP)와 리시버들이 정상적으로 작동하고 있는지를 스스로 진단할 수 있는 기능이다(제5장 '보청기의 부가기능'의 6. 도구에서 'Self Check' 참조). 자가진단을 위해 〈그림 6.15〉의 ⑬을 클릭한 이후에 〈그림 6.27〉의 '시작' 버튼을 누르면 된다.

(13) 상세조절

초기적합에 관련된 모든 과정을 적절히 수행하고 난 다음에 〈그림 6.15〉의 ⑭를 클릭하면 보청기가 가지고 있는 다른 추가기능을 설정하거나 조절할 수 있는 세부적합과정('상세조 절')으로 전환된다.

(14) 처방공식

난청인의 청력재활에 적합한 처방공식을 퀵피팅 화면의 상단에서 선택할 수 있다(그림 6.28). 보청기의 처방공식은 크게 선형방식과 비선형방식으로 다음과 같이 나눌 수 있다 (제4장 '보청기의 처방공식' 참조).

- e-STAT, NAL-NL1, NAL-NL2, DSL V5

e-STAT는 스타키에서 개발하여 저작권을 가지고 있는 처방공식이다. 이는 NAL-NL1을

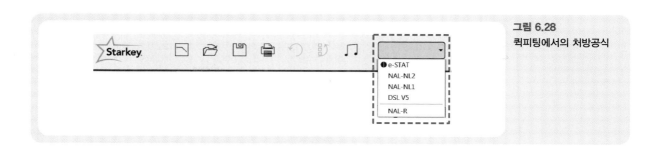

그림 6.28
퀵피팅에서의 처방공식

개선한 처방공식으로서 스타키 보청기를 착용했던 난청인들의 실제적인 선호도를 몇 년에 걸쳐 분석하여 완성했다. 특히 압축기능의 임계압축역치(critical kneepoint)에서 정의된 목표이득을 갖는 압축기술에 맞추어졌다. 뿐만 아니라 e-STAT는 환기구(벤트)의 크기에 따라 목표이득을 변화시키는 'minimize vent interaction' 기능을 갖는다. 이 기능은 보청기에 의해 증폭된 소리와 환기구를 통해 들어온 직접음의 크기가 거의 동일해지는 것을 최소화함으로써 소리의 왜곡을 감소시키는 것이다.

● NAL-R, Berger, WFA

WFA는 Inspire 프로그램에서만 사용할 수 있는 선형방식의 처방공식으로서 고음에 더 많은 이득을 제공한다.

4) 상세조절

'퀵피팅'은 삽입이득곡선과 최대출력곡선의 이득을 저주파수 또는 고주파수대역으로 나누어서 조정하거나 아니면 전체 주파수대역을 한꺼번에 조정하는 방식이다. 뿐만 아니라 어떤 특정한 입력신호의 크기에 대해서만 조정할 수 있는 것이 아니고, 모든 크기(큰 소리, 중간 소리, 작은 소리)의 입력신호를 동시에 조정해야만 했다. 예를 들어, '작은 소리'에 대한 저주파수의 이득을 조절하면 '작은 소리'를 비롯한 '큰 소리'와 '중간 소리'의 저주파수에 대한 이득도 함께 조절된다. 그러나 '상세조절'에서는 이들을 각각 분리하여 저주파수와 고주파수대역의 형태가 아닌 각각의 단일 주파수별로도 출력을 조정할 수 있다. 이러한 특성을 '퀵피팅'과 '상세조절' 사이의 가장 큰 차이점으로 볼 수 있다.

Inspire 프로그램의 '상세조절'에서 입력신호의 크기와 주파수에 따른 출력은 전체 주파수대역(그림 6.29의 ①), 저주파(그림 6.29의 ②), 중간주파(그림 6.29의 ③), 고주파(그림 6.29의 ④) 그리고 각각의 주파수별로 다음과 같이 조절할 수 있다.

- 〈그림 6.29〉의 ⑤ : 최대출력(MPO), 큰 소리(80dB), 중간 소리(65dB)와 작은 소리(50dB)에 대해 각 주파수에서의 출력에 대한 음압레벨을 보여준다. 각각의 주파수에서 좌측의 음압레벨은 오른쪽 보청기를, 우측은 왼쪽 보청기의 음압레벨을 의미한다.
- 〈그림 6.29〉의 ⑥ : 최대출력, 큰 소리, 중간 소리와 작은 소리들에 대한 출력을 〈그림 6.29〉의 ⑤에서 숫자를 직접 변경하여 조절할 수는 없다. 다시 말하면 이들에 대한

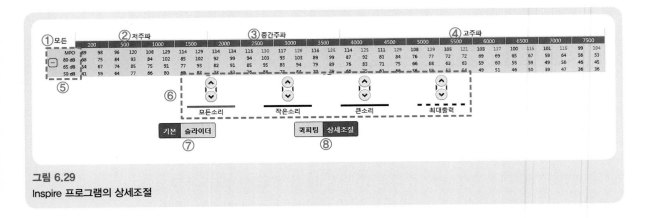

그림 6.29
Inspire 프로그램의 상세조절

출력은 〈그림 6.29〉의 ⑥에서 ⌃ 또는 ⌄ 버튼을 이용하여 조절한다. 여기서 '모든 소리'는 〈그림 6.29〉의 ⑤에서의 '중간 소리(65dB)'에 해당된다.

만약 큰 소리에서 1kHz의 출력을 높이고자(낮추고자) 〈그림 6.29〉의 ⑥에 있는 '큰 소리'의 ⌃(또는 ⌄) 버튼에 마우스의 커서를 이동시키면, 〈그림 6.30〉에서 보여주는 것처럼 Inspire 프로그램에서 연산된 음압레벨의 적절한 증가(또는 감소)범위가 나타난다. 보청기의 출력을 조절하고자 하는 주파수는 다음과 같이 설정할 수 있다.

- 모든 주파수 : 〈그림 6.29〉의 ①을 클릭하면 모든 주파수대역이 초록색으로 변경되면서 선택된다.
- 저주파 : '저주파'라고 적힌 단어(그림 6.29의 ②)를 클릭하면 200~1,500Hz 사이의 주파수대역이 초록색으로 변경되면서 선택된다.
- 중간주파 : '중간주파'라고 적힌 단어(그림 6.29의 ③)를 클릭하면 2,000~3,500Hz 사이의 주파수대역이 초록색으로 변경되면서 선택된다.
- 고주파 : '고주파'라고 적힌 단어(그림 6.29의 ④)를 클릭하면 4,000Hz 이상의 주파수대역이 초록색으로 변경되면서 선택된다.
- 임의의 주파수 : 마우스의 왼쪽 버튼을 누른 상태에서 출력의 조정이 필요한 주파수대역을 설정하거나 또는 주파수를 클릭하면 해당 주파수가 초록색으로 변경되면서 선택된다.

- 〈그림 6.29〉의 ⑦ : 최대출력, 큰 소리, 중간 소리와 작은 소리들에 대한 출력을 조정할 때 〈그림 6.29〉의 ⑥과 같이 '기본' 방식으로 변경할지 아니면 〈그림 6.31〉과 같은 '슬라이더'방식으로 조정할지를 선택한다. 여기서 〈그림 6.31〉의 ①은 '큰 소리', 〈그림 6.31〉의 ②는 '중간 소리', 〈그림 6.31〉의 ③은 '작은 소리'를 의미한다. 그리고 〈그림 6.31〉의 ④에 있는 슬라이더(● 또는 ●)를 이용하여 출력을 조절할 수 있다.
- 〈그림 6.29〉의 ⑧ : Inspire 프로그램의 좌측에 있는 '적합'에 관련된 메뉴를 사용하지 않고 '퀵피팅'과 '상세조절' 사이를 쉽게 변경할 수 있다.

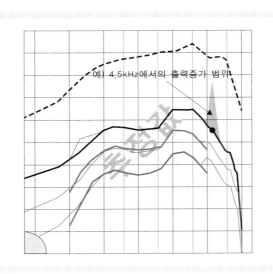

그림 6.30
출력의 증가범위

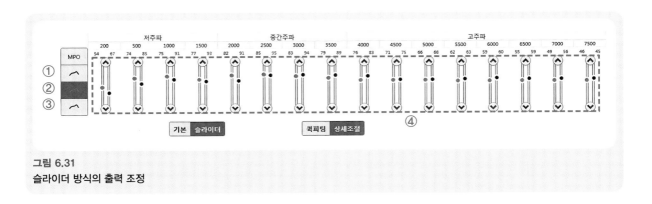

그림 6.31
슬라이더 방식의 출력 조정

5) HL 시뮬레이터

'HL 시뮬레이터'는 퀵피팅과의 관계가 실제로 크지 않은 일종의 시뮬레이션이지만 초기 적합과정에 포함시켜 설명할 것이다. 다른 사람의 말소리나 여러 가지 소리들을 청취하는 데 난청인의 청력손실에 의해 실제로 어떤 현상이 일어나는지를 난청인 또는 가족들에게 시각적으로 설명하거나 경험시켜줄 수 있는 기능이다(제5장 '보청기의 부가기능'의 6. 도구에서 'Hearing Loss Simulator' 참조). 〈그림 6.32〉에서 보여주는 HL 시뮬레이터의 화면에 있는 다음의 기능을 이용하여 청력손실에 대한 난청인(또는 가족)의 이해를 높여준다.

- 〈그림 6.32〉의 ① : HL(Hearing Loss) 시뮬레이션을 어느 쪽 귀에 대해 수행할지를 설정한다. 여기서 내정값(default)으로 설정되어 있는 '양이'는 양쪽 귀를 마치 하나의 귀처럼 결합하여 HL 시뮬레이션을 수행한다.
- 〈그림 6.32〉의 ② : '고객'에서는 난청인의 청력도를, '보통'에서는 청력손실이 없는 건청인의 청력도(오디오그램)를 〈그림 6.32〉의 ④에 나타낸다. 만약 난청인의 청력에

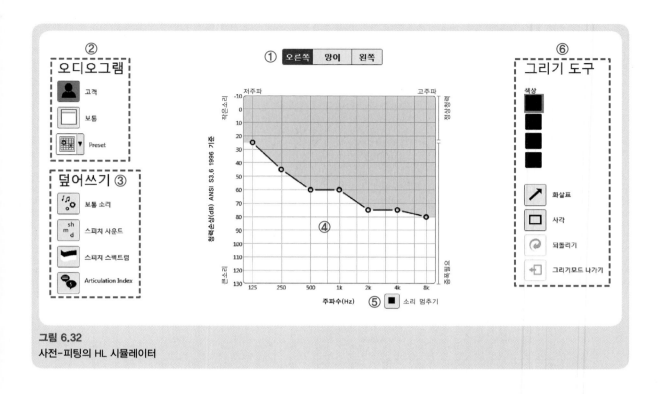

그림 6.32
사전-피팅의 HL 시뮬레이터

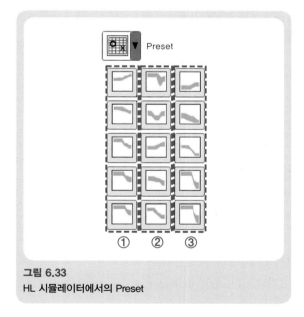

그림 6.33
HL 시뮬레이터에서의 Preset

대한 데이터가 존재하지 않으면, '고객'은 활성화되지 않고 내정값이 '고객'에서 '보통'으로 전환된다.

'Preset'은 청력손실의 유형을 청력손실의 정도에 따라 〈그림 6.33〉과 같이 분류한다. 여기서 〈그림 6.33〉의 ①에서는 경도의, ②에서는 중도의, ③에서는 고도의 청력손실을 대체로 의미한다. 청력손실의 유형으로는 상승형(역경사형), 급추형(경사형), 평탄형(수평형), 쿠키 바이트형(접시형)과 돌출형이 있다.

• 〈그림 6.32〉의 ③ : 난청인이 보청기를 착용하지 않은 상태에서 들을 수 있는 또는 들을 수 없는 음소, 음절 또는 소리를 확인할 수 있다. 여기서 〈그림 6.32〉 ④의 그래프는 청력도를 의미하고, 청력역치 이하의 회색 영역은 난청인이 들을 수 없는 음소, 음절 또는 소리를 말한다. 다음에 설명되는 '보통소리', '스피치 사운드'와 '스피치 스펙트럼'을 〈그림 6.32〉 ④의 그래프에 동시에 나타낼 수도 있다.

– 보통소리 : 일상생활에서 쉽게 들을 수 있는 다섯 가지 소리(수돗물, 나뭇잎, 자동차, 잔디깎기, 계산기)가 주파수와 소리의 크기에 맞춰 표시된다. 〈그림 6.34〉의 경우 난청인이 청력역치 이하의 수돗물, 나뭇잎과 계산기 소리는 듣지 못하는 반면에 청력역치보다 큰 자동차와 잔디깎기 소리만을 들을 수 있다. 만약 이들 소리

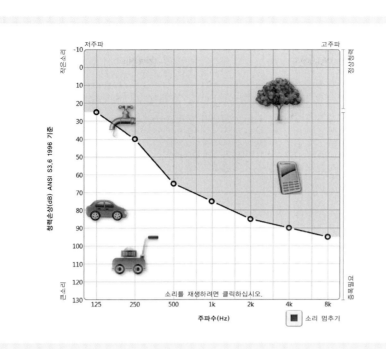

그림 6.34
덮어쓰기의 보통소리

에 대한 사진을 마우스로 클릭하면 미디어 플레이어(제5장 '보청기의 부가기능'
의 6. 도구에서 'Media Player' 참조)가 작동하여 소리를 들려준다. 따라서 난청인
이 실제로 이들 소리를 들을 수 있는지 여부를 확인할 수 있으며, 미디어 플레이
어를 끄기 위해서는 왼쪽 하단에 있는 '소리 멈추기(■소리 멈추기)'를 클릭하면 된다.

－ 스피치 사운드 : 음절이나 단어를 구성하는 여러 가지 음소의 주파수 및 소리의
  크기에 대한 분포를 표시하는 일종의 어음분포도(Speech Banana)를 진한 회색으
  로 보여준다. 〈그림 6.35〉의 경우 거의 모든 음소가 청력역치 이하의 회색영역에
  위치하기 때문에 이들 음소를 난청인이 제대로 듣기가 쉽지 않다.

－ 스피치 스펙트럼 : 남성, 여성과 어린이들이 일상적인 대화를 할 때 사용하는 말
  소리에 대한 어음분포도를 진한 회색으로 보여준다. 〈그림 6.36〉의 경우 이들의
  음성이 청력역치 이하의 회색영역에 위치하기 때문에 난청인이 이들의 말소리를
  제대로 듣기는 쉽지 않다. 이들의 사진을 마우스로 클릭하면 난청인이 각각의 대
  화를 들으며 그들의 말소리가 실제로 잘 들리는지를 확인할 수 있다. 그리고 미디
  어 플레이어의 작동을 정지시키기 위해서는 '소리 멈추기(■소리 멈추기)'를 클릭하면
  된다.

－ Articulation Index : 난청인의 청력에 대한 데이터를 기초로 사용하여 다른 사람
  의 말소리를 정확하게 지각할 수 있는 정도가 어느 정도인지를 퍼센트(%)로 나
  타내주는 명료도지수(Articulation Index)를 말한다. '고객'에서 사용할 수 없는
  'Articulation Index'는 20dB HL과 45dB HL 사이의 청력손실 범위에서 500Hz,

그림 6.35
덮어쓰기의 스피치 사운드

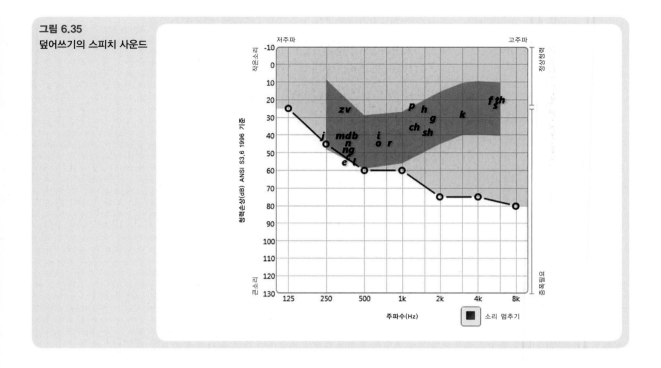

1,000Hz, 2,000Hz와 4,000Hz의 청력역치를 사용하여 계산된다. 예를 들어, 화면의 중앙에서 맨 하단에 있는 'Articulation Index'가 **Articulation Index = 0%**로 표시된다면 난청인이 정확하게 지각할 수 있는 말소리가 거의 없다는 것을 의미한다.

- 〈그림 6.32〉의 ④ : HL 시뮬레이션에서 보여주는 청력도를 비롯하여 〈그림 6.32〉의 ②, ③, ⑥에 대한 정보들을 표시해준다.

- 〈그림 6.32〉의 ⑤ : 〈그림 6.32〉 ③의 '보통소리'와 '스피치 스펙트럼'에서 여러 가지 소리를 실제로 난청인에게 들려주는 미디어 플레이어의 작동을 중지시킨다. 다시 말하면 미디어 플레이어에서 발생되는 소리의 재생을 중단시킨다.

- 〈그림 6.32〉의 ⑥ : 〈그림 6.32〉의 ④에 청력도와 여러 정보에 어떤 표시나 메모를 추가할 때 사용하는 그리기 기능이다. 만약 어떤 소리가 재생되고 있는 가운데 그리기 모드를 동시에 실행시키면 이 그리기 모드가 실행되고 있는 동안에 소리의 재생을 중단할 수 없다. 이 기능에 관련된 도구들을 살펴보면 다음과 같다.

  - 색상 : 그리기에 사용할 화살표나 사각형의 색깔을 검은색, 빨간색, 녹색과 파란색 중에서 선정한다.
  - 화살표 : 어떤 정보를 표시한다.
  - 사각형 : 어떤 정보를 표시한다.
  - 되돌리기 : 이전의 표시로 되돌아간다.
  - 그리기 모드 나가기 : 그리기를 중지시키는 모드인데, 그리기 모드를 나가는 순간

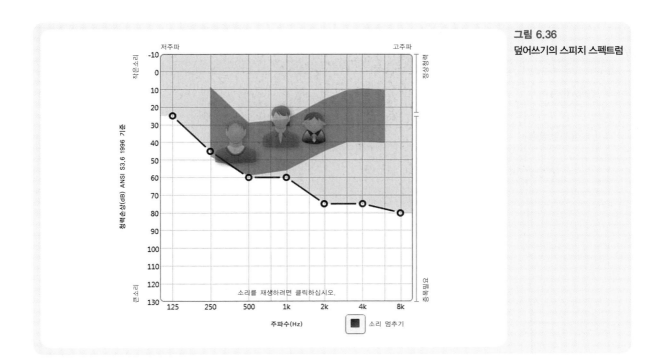

그림 6.36
덮어쓰기의 스피치 스펙트럼

에 〈그림 6.32〉의 ④에 들어 있던 화살표를 비롯한 모든 표시가 없어진다.

Genie 프로그램

오티콘에서 사용하고 있는 Genie 프로그램에서는 보청기의 적합과정을 초기적합과 세부적합으로 구분하지는 않는다. 이 절에서는 Genie 프로그램의 '선택'에서 오른쪽 상단에 있는 '보청기의 세부선택'을 제외한 다른 기능을 초기적합과정으로 취급할 것이다(그림 6.37).

1) 선택

(1) 개인 프로파일

Genie 프로그램에서 난청인에 대한 개인적인 정보와 보청기의 적합을 최적화하는 데 도움이 될 수 있는 여러 가지 사항을 기록한다. 우선 〈그림 6.37〉의 ②와 ③의 상단에 성별과 나이가 나타나는데, 이들은 '고객'의 메뉴에서 난청인에 대해 입력한 정보를 보여주는 것이다. 여기서 성별을 설정할 수도 있으나(만약 '고객'에서 이미 설정했다면 성별의 선택이 불가함), 나이는 1세, 2세, 3세, 4세, 5세, 6세, 7세, 8~16세, 17~59세, 60~69세, 70~79세 그리고 80세 이상 중에서 한 가지를 선택할 수 있다(그림 6.38).

난청인이 보청기를 착용한 경험이 얼마나 있는지를 〈그림 6.37〉 ④의 '경험'에서 설정

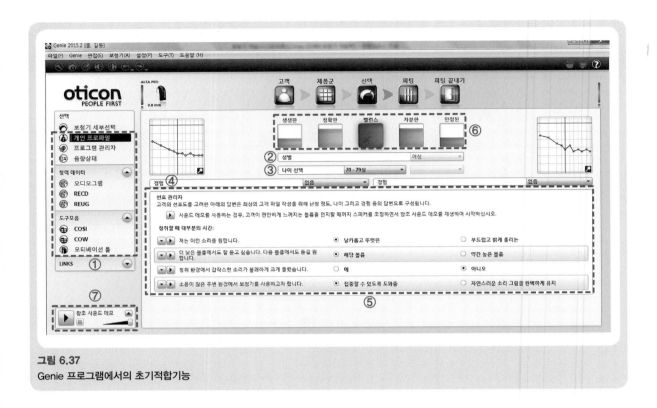

그림 6.37
Genie 프로그램에서의 초기적합기능

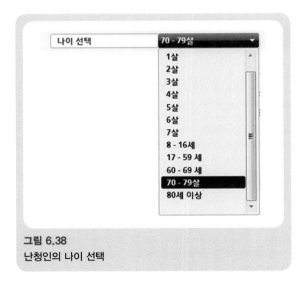

그림 6.38
난청인의 나이 선택

할 수 있다. 〈그림 6.39〉에서 보여주는 것처럼 난청인이 보청기를 착용한 경험의 정도에 대한 정의는 대체로 다음과 같다.

- 없음 : 난청인이 보청기를 처음 착용하는 경우(착용한 경험이 전혀 없음)
- 단기/일시 : 보청기를 착용한 경험이 6개월 이내인 경우
- 장기 : 난청인이 보청기를 6개월 이상 착용한 경우

난청인이 선호하는 보청기의 음질을 〈그림 6.37〉 ⑤의 '선호 관리자'에서 선택할 수 있다. 이때 난청인이 음질을 선택하는 기준은 나이(그림 6.37의 ③)와 보청기를 착용한 경험(그림 6.37의 ④)에 의해 다음과 같이 구분된다.

● **나이가 17세 이하인 경우**

난청인의 나이가 17세 이하인 경우에는 난청인이 보청기의 음질을 선택할 수 없다. 다시 말하면 'YouMatic' 기능이 작동하지 않기 때문에 〈그림 6.37〉의 ④와 〈그림 6.37〉의 ⑥이 〈그림 6.37〉에서 없어지면서 적합 프로그램의 '개인 프로파일' 화면이 〈그림 6.40〉과 같이 변경된다.

수도 있다. 다른 위치로 이동시키려는 프로그램을 선택한 후에 〈그림 6.43〉의 ③ 화살표 버튼을 사용해 이동하면 된다. 이때 P1의 프로그램에는 '일반' 이외에 다른 청취조건을 설정할 수 없지만, 다른 프로그램(P2~P4)에서는 '일반'을 포함하여 모든 청취조건을 설정할 수 있다. P2를 '일반'에 해당하는 청취조건으로 설정한다면 P1도 다른 프로그램들처럼 순서를 변동할 수 있다. 각각의 프로그램에 설정할 수 있는 청취환경의 종류는 다음과 같다 (그림 6.43의 ④).

- 일반 : 보청기의 전원이 켜졌을 때 자동으로 선택되는 기능으로서, 사람의 목소리를 들을 때와 같이 가장 일반적으로 사용된다. 청력손실의 정도와 난청인의 개인적인 특성 등에 따라서 청력재활에 가장 적절한 적합공식(음성중심압축 VAC, NAL-NL1, NAL-NL2, DSL v5a 유아, DSL v5a 성인 등)을 '근거'(그림 6.43의 ⑤)에서 선택할 수 있다. 그리고 음성중심압축 VAC, NAL-NL1과 NAL-NL2의 경우에는 청취조건을 다시 'YouMatic' 기능의 '생생한', '정확한', '밸런스', '차분한' 그리고 '안정된' 등의 '개인 프로파일'(그림 6.43의 ⑥) 중에 한 가지를 선택할 수 있다. 'YouMatic'은 난청인이 개인적으로 선호하는 청취조건을 보청기 적합에 반영하는 기능이다.

- 음악 : 스마트폰이나 MP3와 같은 소형 음향기기나 오디오를 통해 음악을 듣거나 또는 TV를 시청할 때 사용할 수 있다(그림 6.43의 ④). 이 기능을 사용하면 음악을 소음의 영향 없이 좀 더 생동감 있고 풍부하게 청취할 수 있다.

- 텔레코일 : 학교나 교회처럼 자기유도코일(teleloop)을 설치하여 한꺼번에 많은 청각장애인에게 수업을 하거나 교육을 할 때 사용하는 것이 좋다(그림 6.43의 ④). 이때 보청기의 마이크로폰은 사용되지 않고, 텔레코일로만 신호를 받아들인다. 그리고 소음을 줄여주는 기능도 함께 작동된다.

- MT : 텔레코일과 마이크로폰을 동시에 사용하는 기능이다. 다시 말하면 텔레코일을 통해 전화통화를 하면서도 보청기의 마이크로폰으로 입력되는 외부의 소리를 동시에 들을 수가 있다. 이때 마이크로폰으로 입력되는 소리의 크기를 텔레코일로 들어온 전화 목소리에 비해 0dB, −3dB, −6dB 또는 −9dB 정도 낮게 '피팅'의 '조절'에서 설정할 수 있다. 이때 소음을 줄여주는 기능이 작동하는 가운데, 지향특성은 'Free Focus'의 기능에서 '주변(surround)' 모드를 사용한다. 그리고 텔레코일 프로그램처럼 학교나 교회에서 수업이나 교육용으로 사용할 수도 있다.

- 전화(M) : 보청기의 마이크로폰을 이용하여 전화통화를 할 수 있도록 지원하는 기능이다. 이때 마이크로폰의 지향성은 'MT'에서와 같이 'Free Focus'의 '주변(surround)' 모드를 사용하게 된다. 그리고 소음을 줄여주는 기능이 작동하는 가운데, 전화기에서 주로 사용하는 300~3,000Hz의 주파수대역이 특히 강조된다.

- 전화(T) : 텔레코일과 함께 설치된 전화통화에 관련된 기능으로서 텔레코일의 특성에 의해 지향특성은 갖지 않는다. 이때 보청기의 마이크로폰은 사용되지 않는 가운데 '전화(M)'에서와 같이 300~3,000Hz의 음성주파수대역이 강조된다.

● **양이착용에서 한쪽 보청기로만 전화통화를 하는 경우**

보청기를 양쪽 귀에 착용했을 때 양쪽 보청기 모두를 전화통화에 사용할 수 있지만 어느 한쪽의 보청기만으로 전화통화를 원할 수도 있다. 이런 경우에는 〈그림 6.44〉의 ①에서 왼쪽 또는 오른쪽 보청기만을 전화통화용으로 설정하게 된다. 만약 왼쪽 보청기에서만 '전화(M)' 프로그램을 사용한다면 반대편의 오른쪽 보청기는 마이크로폰을 통해 외부에서 들어오는 소리를 작은 크기로 받아들이게 된다(그림 6.44의 ②). 이때 마이크로폰으로 입력되는 소리의 크기는 전화 목소리에 비해 0dB, −3dB, −6dB 또는−9dB 정도 낮게 조정할 수 있다. 이러한 기능은 전화통화에 관련된 '텔레코일', 'MT', '전화(M)'과 '전화(T)' 등에서 모두 수행될 수 있다.

● **자동전화 프로그램**

전화가 걸려오면 난청인이 전화를 받기 위해 설정해놓은 프로그램['텔레코일', 'MT', '전화(M)', '전화(T)']으로 푸시 버튼을 이용하여 수동방식으로 프로그램을 변경해야 한다. 그러나 보청기에 '자동전화(Auto Phone)' 기능이 들어 있다면 현재 사용하고 있는 프로그램이 자동적으로 전화에 관련된 프로그램으로 변경되도록 〈그림 6.44〉의 ③에서 설정할 수 있다. 〈그림 6.44〉의 ③의 '자동전화(Auto Phone)' 기능에는 다음과 같은 세 가지 선택사항이 있다.

• 자동 T : 텔레코일이 들어 있는 보청기에서 이용할 수 있는 기능으로서 전화가 걸려 올 때 수화기에서 발생하는 자기장에 의해 텔레코일이 자동으로 작동한다. 이때는 전

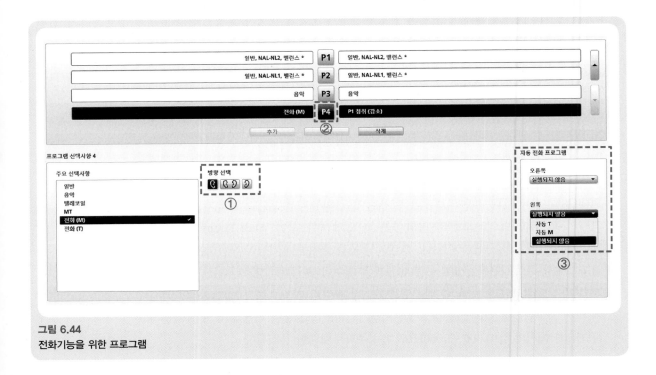

그림 6.44
전화기능을 위한 프로그램

화를 위한 프로그램을 P1~P4에 별도로 설정하지 않아도 된다.

- 자동 M : 전화가 걸려왔을 때 '자동 T'처럼 수화기의 자기장에 의해 보청기의 마이크로폰이 자동으로 전화통화에 사용된다.
- 실행되지 않음 : 보청기의 전화 프로그램에서 '자동전화' 기능을 사용하지 않는다.

(3) 음향상태

보청기의 유형이 선정되면 난청인의 효과적인 청력재활을 위해 벤트(환기구), 이어피스(귀꽂이), 이어후크와 튜브(음도관)에 관련된 음향변수를 선택할 수 있다. 보청기의 주파수반응곡선을 변화시킬 수 있는 음향변수에 대한 특징을 살펴보면 다음과 같다.

① 벤트

'환기구'라고 불리는 벤트는 보청기에서 주로 폐쇄효과를 줄여주는 가운데 외이도의 잔여 공간에 있는 공기를 외부로 환기시켜주는 역할을 한다. 〈표 6.6〉에 나타난 것처럼 벤트의 모양과 보청기의 종류에 따라서 벤트를 여러 가지 종류로 나누고 있다. 뿐만 아니라 동일한 벤트의 종류에서도 직경이나 길이를 난청인의 외이도와 청력상태에 맞추어 선택할 수 있다. 현재 국내에서는 주로 Collection Vent와 원형 벤트를 사용하고 있다.

표 6.6 벤트의 종류 및 특성 (단위 : mm)

표준형 BTE	LiteTip	Micro Mold Vent	Collection Vent	원형	타원형	타원형 (IIC)	Free Vent
0.0	벤트 폐쇄	벤트 폐쇄		벤트 폐쇄	벤트 폐쇄	벤트 폐쇄	벤트 폐쇄
0.8				0.8			
1.0		소(긴*) 0.8					
1.4	소[1] 0.7	소(짧음**) 0.8	Coll. 1.0	1.4	타원형 1.0×2.0	타원형 1.0×0.5	
1.8		중(긴) 1.4	Coll. 1.4				Free S
2.4	중[2] 0.8	중(짧음) 1.4		2.4	타원형 1.7×3.4	타원형 1.7×0.8	
3.0		대(긴) 2.4	Coll. 2.4	3.0	타원형 2.1×4.2	타원형 2.6×1.3	Free M
3.6			Coll. 3.0				Free L
4.0	대[3] 1.2	• 대(짧음) 2.4 • 초대(긴) >2.4		4.0	타원형 2.8×5.7		Free XL
오픈	초대[4] 1.5	초대(짧음) >2.4					

※ [벤트의 직경] [1]Small, [2]Medium, [3]Large, [4]X-Large
※ [벤트의 길이] *long, **short

　〈표 6.6〉에서 '폐쇄'는 '벤트가 없음'을 의미하는 가운데 '오픈'의 경우에는 벤트이기보다 오히려 개방형 귀꽂이나 외형에 가깝다고 말할 수 있다. 이들을 제외한 벤트의 직경은 0.8~4.0mm까지 존재한다. 〈표 6.6〉에 있는 벤트의 종류가 갖는 특징을 살펴보면 다음과 같다.

● **표준형 BTE**

귀걸이형 보청기의 귀꽂이에 사용되는 가장 일반적인 형태의 벤트를 말한다.

● Micro Mold Vent

귀걸이형 보청기에서 음도관의 형태를 갖는 벤트로서 표준형 BTE에 비해 벤트의 길이가 짧다. 이는 귀꽂이가 일반 귀걸이형 보청기에 비해 작기 때문이다. 짧은 벤트의 길이로 인해 벤트 안에 담고 있는 공기의 양이 적어서 공기의 순환이 좀 더 수월해진다. 그 결과 동일한 직경을 가진 표준형 BTE와 Micro Mold Vent에서 같은 성능을 내기 위해서 짧은 길이를 가진 벤트를 사용할 수도 있다. Micro Mold Vent의 길이는 9~14mm의 범위를 가지며 RITE, miniRITE, designRITE, BTE 그리고 Corda를 가진 miniBTE에서 사용할 수 있다.

● LiteTip

RITE, miniRITE, designRITE, BTE와 Corda를 가진 miniBTE에서 사용할 수 있는 15mm의 길이를 가진 벤트로서 가벼운 것이 특징이다.

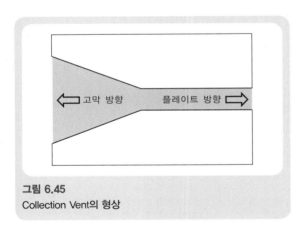

그림 6.45
Collection Vent의 형상

● Collection Vent

플레이트 쪽은 직경이 작고 외이도에 삽입되는 반대쪽의 직경이 훨씬 넓은 나팔 모양의 혼(horn)을 가진 벤트를 말한다. 〈표 6.6〉에 나타난 'Collection Vent'의 크기는 플레이트 쪽의 직경을 의미한다(그림 6.45). 외이도에 삽입되는 쪽의 직경은 벤트의 직경보다도 더 크게 만들어서 플레이트 쪽과 동일한 직경을 갖는 벤트에 비해 폐쇄효과를 더욱 효과적으로 줄일 수 있다.

● **원형**

벤트의 모양이 원형인 일반적인 경우를 말한다.

● **타원형**

귀꽂이나 외형의 공간을 효과적으로 사용하기 위해 벤트의 모양을 타원형으로 만든다. 이때 벤트의 직경은 장축(major axis)과 단축(minor axis)의 길이로 동시에 표현된다. 예를 들어, 〈표 6.6〉에 나타난 '타원형 2.1×4.2'의 직경은 단축이 2.1mm이고 장축이 4.2mm라는 것을 의미한다.

● Free Vent

외이도가 작은 난청인의 경우 매우 작은 크기의 보청기를 사용해야만 한다. 그리고 난청인
들의 사회참여가 증가하면서 작은 크기를 갖는 보청기의 수요가 지속적으로 증가하는 가
운데 고막보청기(CIC, IIC)의 크기도 더욱 작아졌다. 이때 작은 부품을 사용하여 보청기의
사용공간을 최대한으로 줄이는 가운데 남은 공간의 폐쇄효과를 줄일 수 있는 벤트를 사용
할 수 있다. 이러한 벤트를 'Free Vent'라고 한다. 다른 벤트들과의 가장 큰 차이점은 특별
히 정해진 벤트의 형태가 없다는 것이다.

② 후크/Corda

귀걸이형 보청기에서 보청기의 본체와 음도관이 연결되는 부분을 후크(ear hook)라고 부르
며 이는 본체에 고정되어 있다. 후크에서는 보청기 본체의 끝부분에 위치하고 있는 리시버
에서 발생된 소리를 음도관으로 전달한다. 이때 후크의 종류에 따라서 리시버에 발생된 소
리의 주파수대역이나 출력 등이 달라질 수 있다. 따라서 〈그림 6.46〉에 나타나는 후크의
종류에 따른 특징을 살펴보면 다음과 같다.

● 9dB 감쇠

'9dB damped Hook'라고 불리는 후크로서, 1~2kHz, 3~5kHz와 7~8kHz의 주파수대역
에 대한 출력을 감쇠시킬 수 있다(그림 6.46의 ①).

● 9dB 감쇠(C)

어린이를 위한 후크(damped hook)로서, 후크의 길이가 표준 후크에 비해 짧다(그림 6.46
의 ②).

● Corda2와 Corda miniFit

BTE를 사용할 때 발생할 수 있는 폐쇄효과를 감소시키고 외관상으로 보청기의 노출
을 최소화시키기 위해 직경이 작은 튜브(음도관)를 사용하는데, 이를 'Corda'라고 한다.
'Corda'의 착용을 좀 더 편리하게 하고 튜브의 길이와 이어피스의 종류를 다양하게 개선한
것이 바로 'Corda2' 또는 'Corda miniFit'이다. 전통적인 BTE와 이들의 튜브를 연결시켜
주는 부품을 어댑터라고 한다(그림 6.46의 ③~④).

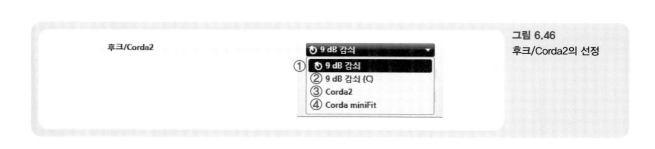

그림 6.46
후크/Corda2의 선정

후크/Corda2

⚙ 9 dB 감쇠 ▼
① ⚙ 9 dB 감쇠
② 9 dB 감쇠 (C)
③ Corda2
④ Corda miniFit

③ 튜빙

귀걸이형 보청기의 리시버에서 발생된 소리는 후크, 음도관(ear tube)과 귀꽂이를 거쳐 사람의 고막으로 전달된다. 음도관을 귀꽂이에 삽입하는 과정을 튜빙(tubing)이라고 하며, 이때 사용되는 음도관의 종류는 〈그림 6.47〉과 같이 크게 두 가지 종류로 나누고 있다. 첫 번째, 일체형은 음도관부터 'Sound Bore'까지 모두 동일한 직경을 가진 하나의 튜브로 만들어진 것을 말한다. 두 번째, 음도관, 엘보(elbow) 그리고 'Sound Bore'로 분리되어 있는 것을 분리형이라고 한다. 여기서 엘보는 음도관과 'Sound Bore'를 연결해주기 위해 'ㄴ'자 모양으로 구부러져 있으며, 'Sound Bore'는 귀꽂이의 내부에 뚫려 있는 일종의 음도관을 말한다.

분리형 방식에서 엘보와 'Sound Bore'의 직경에 따라서 음향특성이 달라질 수 있다. 예를 들어, 이들의 직경이 감소하면 고음에 대한 출력이 감소하는 반면에 직경이 증가하면 고음이 강화된다. 뿐만 아니라 일체형의 음도관이나 분리형의 'Sound Bore'의 모양이 혼의 형상을 갖는 것만으로도 고음에 대한 출력을 강화시킬 수 있다. 이들 일체형 또는 분리형 튜빙을 통해 귀꽂이 안으로 소리를 전달할 수 있는 방식은 다음과 같이 여러 종류가 있다.

● 1mm 튜브

내부직경이 1mm인 얇은 음도관이 귀꽂이의 반대쪽 끝(고막 방향)까지 지속적으로 삽입(continuous tubing)되는 일체형 방식을 말한다(그림 6.47의 ①).

● 2mm 튜브

내부직경이 2mm인 얇은 음도관이 귀꽂이의 반대쪽 끝(고막 방향)까지 지속적으로 삽입되는 일체형 방식을 말한다(그림 6.47의 ①).

● 1.5mm 튜브 삽입

내부직경이 1.5mm인 엘보가 2.5mm의 직경을 갖는 귀꽂이의 'Sound Bore'로 삽입되는 분리형 방식이다(그림 6.47의 ②).

● 2mm 튜브 삽입

내부직경이 2.0mm인 엘보가 2.5mm의 직경을 갖는 귀꽂이의 'Sound Bore'로 삽입되는

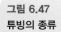

그림 6.47
튜빙의 종류

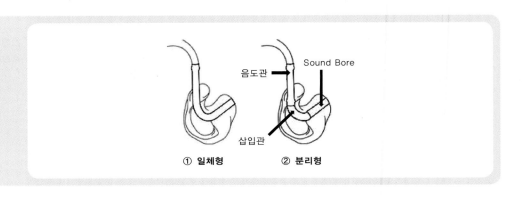

음도관   Sound Bore

삽입관

① 일체형   ② 분리형

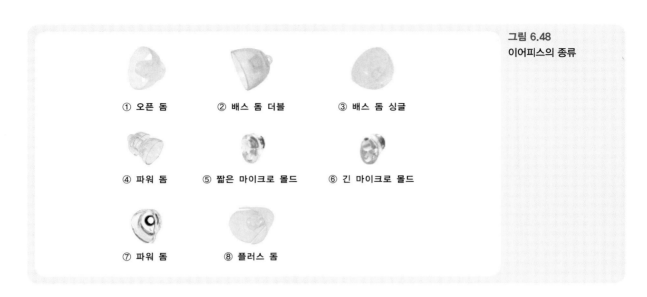

그림 6.48
이어피스의 종류

① 오픈 돔   ② 배스 돔 더블   ③ 배스 돔 싱글

④ 파워 돔   ⑤ 짧은 마이크로 몰드   ⑥ 긴 마이크로 몰드

⑦ 파워 돔   ⑧ 플러스 돔

방식이다(그림 6.47의 ②).

● **호른**

귀꽂이의 안으로 삽입되는 일체형의 음도관이 나팔 모양인 혼의 형태를 갖거나 분리형에서 'Sound Bore'의 직경이 최대 3mm까지 증가하여 이들의 형상이 혼의 모양이 되는 방식이다(그림 6.47의 ②).

● **큰 호른**

'호른'이 갖는 나팔 모양의 형상을 그대로 유지하는 가운데 '호른'에 비해 크기가 더 큰 혼의 형태를 말한다. 예를 들어, 'Sound Bore'의 직경을 3mm보다 더 크게 만든다(그림 6.47의 ②).

④ 이어피스

귀걸이형 보청기의 유형에 따라서 이어피스의 형태를 선택할 수 있다. 이어피스의 종류는 〈그림 6.48〉에 있고, 귀걸이형 보청기의 종류에 따라 사용할 수 있는 이어피스의 형태는 〈표 6.7〉에서 보여준다.

⑤ 음향 잠금

'음향 잠금'의 오른쪽 끝에 있는 □에 체크(✔)를 하면, 벤트, 후크/Corda2, 튜빙과 이어피스 등에서 선택한 조건을 더 이상 변경할 수 없도록 비활성화된다(그림 6.49). 이들을 다시 변경하고자 할 때는 □의 체크(✔)를 없애야 한다.

표 6.7 귀걸이형 보청기의 종류에 따라 사용할 수 있는 이어피스

	design RITE	miniRITE	RITE	miniBTE	BTE
오픈 돔	80	60 85	60 85	85[*]	85[*]
플러스 돔 (corda2용)				85[*]	85[*] 100
배스 돔 (miniFit용)	80	60 85 100	60 85 100	85[*]	85[*] 100
파워 돔	80	60 85 100	60 85 100	85[*]	85[*] 100
Grip Tip(open) (miniFit용)	80	60 85	60 85	85[*]	85[*]
Grip Tip(close) (miniFit용)	80	60 85	60 85	85[*]	85[*]
마이크로 몰드	80	60 85	60 85	85[*]	85[*] 100
LiteTip	80	60 85	60 85	85[*]	85[*]
파워 몰드		100 105	100 105		
BTE 몰드 (후크와 사용)				85	85 100

[*] corda에서만 사용

**그림 6.49
음향상태에서의 음향 잠금**

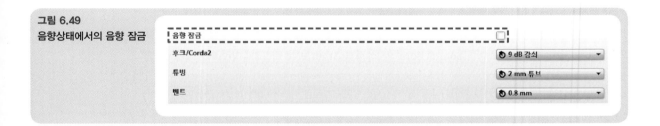

2) 청력 데이터

(1) 오디오그램

난청인의 청력에 관련된 순음검사를 통한 기도청력역치(AC), 골전도검사에 의한 골도청력역치(BC)와 불쾌지수검사로 얻은 불쾌수준(UCL) 등이 〈그림 6.50〉의 청력도(audiogram)에 나타난다.

난청인의 청력검사와 관련된 '측정방법'(그림 6.51의 ①), '테스트 신호변환기'(그림 6.51의 ②)와 '측정단위'(그림 6.51의 ③) 등에 대한 정보를 입력할 수 있다. 여기서 '테스트 신호변환기'란 난청인에게 검사음을 들려주는 방식을 의미한다. 측정방법이나 테스트 신호변환기의 종류에 따라서 난청인의 청력검사결과가 달라질 수 있다. 뿐만 아니라 '측

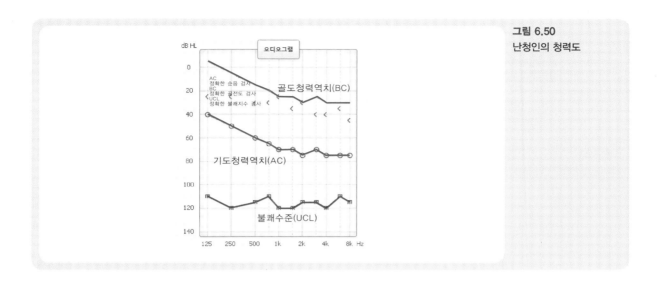

그림 6.50
난청인의 청력도

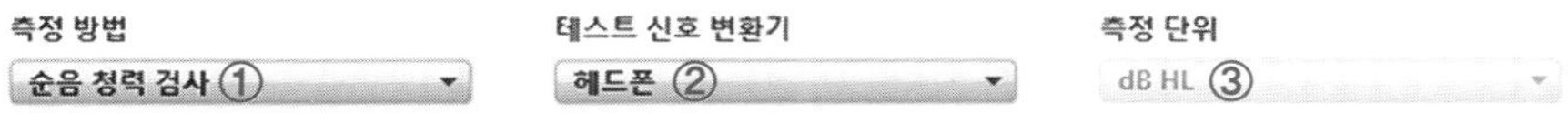

그림 6.51
청력측정에 관한 선택사항

정방법'에 따라서 검사결과의 단위가 바뀌게 된다.

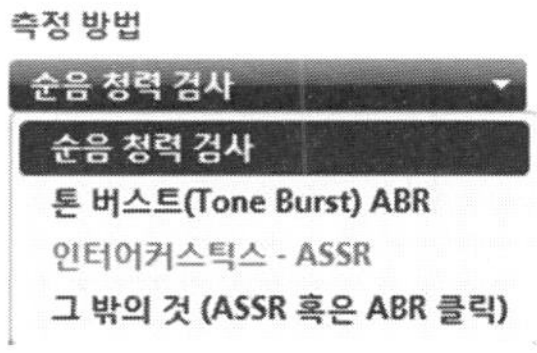

● **측정방법**

〈그림 6.52〉에서 보여주는 것처럼 청력을 측정하는 방법
으로서 '순음청력검사', '톤 버스트(Tone Burst) ABR',
'인터어커스틱스-ASSR'과 '그 밖의 것(ASSR 혹은 ABR
클릭)' 등이 있다.

'톤 버스트 ABR(auditory brainstem response)'은 청각
장애진단을 위해 톤 버스트음(또는 클릭음)을 사용하는

그림 6.52
청력의 측정방법

청성뇌간반응검사로서 검사음을 보내고 10ms 이내에 청신경과 뇌간에서의 반응을 검사한
다. 이때의 검사결과는 순음청력역치보다 약간 높게 나타난다. 한 예로서 성인은 5~10dB,
아동의 경우에는 10~20dB 정도 높게 나타난다.

ABR과 유사한 ASSR(Auditory Steady State Response)은 청성지속반응검사로서 검사음
을 헤드폰으로 들려준 후에 청각중추로 전달되는 전기신호를 머리에 부착한 전극을 통해
검사한다. 이때 주파수별로 청력을 검사할 수 있는 장점을 갖는 반면에 중도난청 이하의
경우에 정확한 청력검사를 수행하기 어려울 때도 있다.

● **테스트 신호변환기**

청력검사를 위한 검사음을 난청인에게 들려주는 방식으로서, 〈그림 6.53〉에서 보여주는

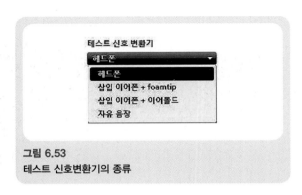

그림 6.53
테스트 신호변환기의 종류

것처럼 '헤드폰', '삽입 이어폰 + foamtip', '삽입 이어폰 + 이어몰드'와 '자유 음장' 등이 있다. 따라서 검사음을 들려주는 방식은 헤드폰, 삽입 이어폰 그리고 자유음장방식으로 크게 나누어진다.

이어폰은 이어몰드 또는 foamtip의 방식이 있는데, 여기서 foamtip은 발포 고무(foam)로 만들어진 일종의 팁(tip)으로서 이어폰의 표면에 끼워서 사용된다. 난청인의 외이도에 맞는 이어몰드와 foamtip은 외부로부터 소음이 유입되는 것을 막을 수 있다. 그리고 '자유음장'이란 헤드폰이나 이어폰을 귀에 장착하는 것이 아니고, 반사음이 없는 공간(예 : 무향실)에서 검사음을 귀로 직접 듣는 방식을 말한다.

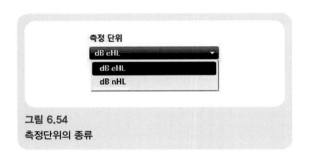

그림 6.54
측정단위의 종류

● 측정단위

청력검사의 종류에 따라서 사용하는 단위들로서, dB eHL(estimated HL)과 dB nHL(normalised HL) 등이 있다(그림 6.54). 여기서 dB eHL은 '톤 버스트 ABR'로 검사한 dB nHL 단위의 청력역치를 순음청력역치로 환산한 청력역치를 말한다.

'톤 버스트 ABR'로 검사한 dB nHL 단위의 청력역치를 dB eHL의 순음청력역치로 환산할 때의 주파수별 보정값과 하나의 예를 〈표 6.8〉과 〈표 6.9〉에서 보여준다.

표 6.8 dB nHL을 dB eHL로 환산하기 위한 주파수별 보정값

주파수 (Hz)	125	250	500	750	1,000	1,500	2,000	3,000	4,000	6,000	8,000
보정값	30	30	20	17	15	12	10	7	5	5	5

표 6.9 ABR로 측정한 청력역치를 순음청력역치로 환산한 예제

	주파수(Hz)			
	500	1,000	2,000	4,000
톤 버스트 ABR에 의한 청력역치(dB nHL)	40	55	60	65
오른쪽 귀의 보정값	−20	−15	−10	−5
dB nHL에서 환산된 순음청력역치(dB eHL)	20	40	50	60

(2) RECD

귓속형 보청기나 귀걸이형 보청기의 귀꽂이를 외이도에 삽입하면 외이도가 막히게 된다. 이때 고막과 귓속형 보청기 또는 귀꽂이 사이의 밀폐된 공간을 외이도의 잔여공간이라고 부른다. 일반적으로 어린이의 경우에 성인이 비해 잔여공간이 작다. 그 결과 어린이의 경우 동일한 소리를 좀 더 크게 듣게 된다. 이처럼 잔여공간의 크기에 따라 고막에 전달되는 음압레벨이 달라지는 것처럼 보청기의 출력은 커플러를 사용하여 측정할 때와 보청기를 외이도에 삽입한 후에 잔여공간에서 측정했을 때 측정 공간의 크기 차이로 인해 측정된 음압레벨이 서로 일치하지 않는다. 보청기의 출력을 커플러로 측정했을 때와 실제 잔여공간에서 측정했을 때의 차이를 **실이대커플러차이**(Real-Ear to Coupler Difference, RECD)라고 부른다. 보청기의 목표이득과 처방에 영향을 줄 수 있는 실이대커플러차이(RECD)는 다음과 같이 결정되거나 측정할 수 있다.

● 예측

예측이라 함은 어떤 시뮬레이션에 의해 RECD를 실제로 예상하는 것이 아니고 여러 사람이나 기관들이 예측해놓은 나이에 따른 RECD의 데이터를 활용한다는 것을 의미한다(그림 6.55의 ①). 따라서 나이에 따른 실이대커플러차이(RECD)가 아직까지 표준화되어 있지는 못하다. 다시 말하면 실제로 많은 연구자나 연구기관들이 발표한 여러 가지 종류의 RECD들이 현재 사용되고 있다. 예를 들면, 처방공식에 따라서 달라질 수 있는데, NAL-NL과 DSL은 자기 자신의 RECD를 사용한다. 이들 두 가지 처방공식을 제외한 나머지 모든 처방법은 오티콘에서 제공하는 RECD를 사용한다. 각각의 프로그램에 설정된 처방공식에 따라

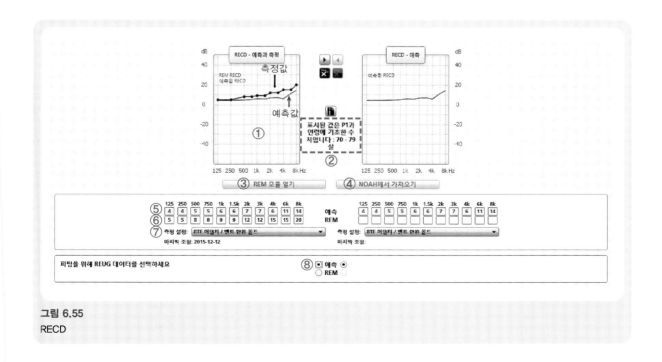

그림 6.55
RECD

별도의 RECD를 활용할 수도 있다. 그리고 〈그림 6.55〉의 ①에서 보여주고 있는 RECD가 현재 어떤 프로그램인지와 RECD를 위해 적용한 난청인의 나이를 〈그림 6.55〉의 ②에서 보여주며 이때 사용된 주파수별 RECD 데이터가 〈그림 6.55〉의 ⑤에 나타나고 있다. 이때 사용할 수 있는 RECD의 종류는 다음과 같다.

- NOAH에서 나이에 적절한 RECD를 불러올 수 있다(그림 6.55의 ④).
- Genie 프로그램에 있는 RECD를 사용할 수 있다.
- '개인 프로파일' 도구에서 선택할 수 있다(7세 이하에서만 적절).

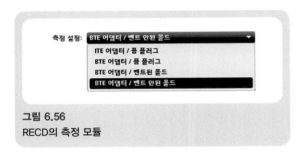

그림 6.56
RECD의 측정 모듈

● 측정

Genie 프로그램에 REM(Real Ear Measurements) 모듈을 연결하여 RECD를 직접 측정할 수 있다(그림 6.55의 ③). 이때 사용할 수 있는 REM 모듈의 종류는 〈그림 6.55〉의 ⑦을 클릭하여 〈그림 6.56〉에서 볼 수 있다. 여기서 어댑터의 종류는 크게 ITE와 BTE로 〈그림 6.57〉과 같이 분류된다. 몰드와 폼 플러그의 형태로 나뉘는데, 몰드는 벤트가 존재하는지의 여부에 따라 다시 분리된다. REM 모듈로 측정된 RECD 데이터는 〈그림 6.55〉의 ④를 사용하여 NOAH로부터 불러오거나 또는 〈그림 6.55〉의 ⑥에 주파수별로 직접 입력할 수도 있다.

마지막으로 보청기의 적합을 위해 '예측'된 RECD 데이터를 사용할 것인지 아니면 REM 모듈로 측정한 RECD 데이터('REM')를 사용할지를 〈그림 6.55〉의 ⑧에서 선택할 수 있다. 만약 'REM'을 선택할 경우에는 모든 프로그램이 동일하게 측정한 RECD 데이터를 사용하게 된다.

(3) REUG

소리가 외이도를 통과하는 과정에서 발생하는 공명으로 인해 2~4kHz의 이득이 높아진다. 이와 같이 외이도 공명에 의해 높아지는 주파수별 이득을 **실이공명이득**(Real Ear Unaided Gain, REUG)이라고 부른다. 외이도 공명이 발생하는 주파수는 외이도의 길이에 따라서

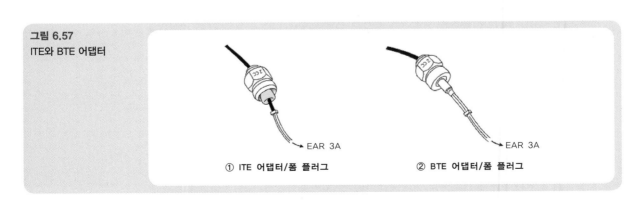

그림 6.57
ITE와 BTE 어댑터

① ITE 어댑터/폼 플러그　　　　② BTE 어댑터/폼 플러그

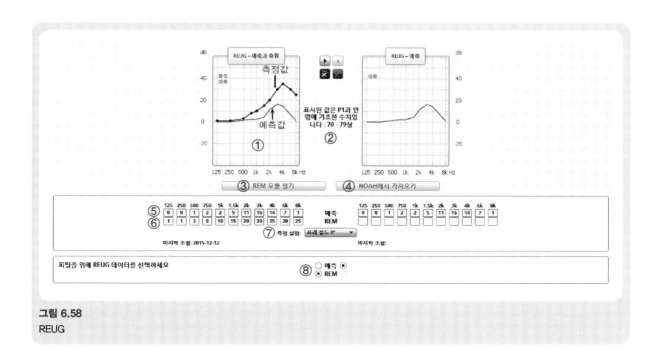

그림 6.58
REUG

달라질 수 있다. 예를 들면, 성인보다 외이도의 길이가 짧은 어린이의 경우 이들 공명주파수보다 더 높은 주파수에서 공명이 발생한다.

〈그림 6.58〉에서 보여주는 실이공명이득(REUG)에 관한 내용은 앞에서 설명한 실이대커플러차이(RECD)에서 '측정 설정'(그림 6.58의 ⑦)만을 제외하고 모두가 동일하다. 예를 들면, 실이공명이득(REUG)을 연구원이나 연구기관이 발표한 데이터를 사용할 수도 있고 ('예측'), 아니면 REM 모듈을 Genie 프로그램에 연결하여 직접 난청인의 외이도에서 측정한 데이터를 이용할 수도 있다('측정'). 〈그림 6.58〉에서 이들에 관련된 내용을 간단히 정리하면 다음과 같다.

- 〈그림 6.58〉의 ① : '측정'하거나 또는 '예측'한 실이공명이득곡선을 보여준다.
- 〈그림 6.58〉의 ② : 〈그림 6.58〉의 ①에서 보여주는 실이공명이득곡선들의 프로그램과 실이공명이득(REUG) 데이터를 선정하는 데 적용한 난청인의 나이를 보여준다.
- 〈그림 6.58〉의 ③ : 실이공명이득(REUG)을 실제로 측정하기 위해 REM을 Genie 프로그램에 연결한다.
- 〈그림 6.58〉의 ④ : '예측' 또는 '측정'된 실이공명이득(REUG) 데이터를 NOAH로부터 불러들인다.
- 〈그림 6.58〉의 ⑤ : '예측'에 사용된 주파수별 실이공명이득(REUG)으로서 〈그림 6.58〉의 ①에서 보여주는 실이공명이득곡선의 '예측값' 데이터이다.
- 〈그림 6.58〉의 ⑥ : 측정된 주파수별 실이공명이득(REUG)으로서, 〈그림 6.58〉의 ①에서 보여주는 실이공명이득곡선의 '측정값' 데이터이다.

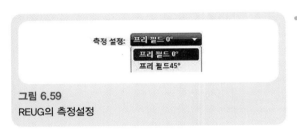

그림 6.59
REUG의 측정설정

- 〈그림 6.58〉의 ⑦ : 실이공명이득(REUG)을 측정하는 데 사용하는 REM 모듈의 종류를 말한다(그림 6.59).
  - 프리 필드 0° : REM 측정을 수행할 때 검사음을 발생시키는 스피커를 반사음이 없는 자유음장에서 난청인의 정면(0°)에 설치한다.
  - 프리 필드 45° : REM 측정을 수행할 때 검사음을 발생시키는 스피커를 반사음이 없는 자유음장에서 난청인의 정면으로부터 45° 각도에 해당하는 위치에 설치한다.
- 〈그림 6.58〉의 ⑧ : 보청기를 적합할 때 실제로 사용하게 될 실이공명이득(REUG)을 '예측' 또는 '측정' 중에서 선택한다.

3) 도구모음

(1) COSI

COSI(Client Oriented Scale of Improvement)는 일종의 설문조사로서, 보청기 착용에 대한 난청인의 만족도를 높여주는 데 사용된다. 왜냐하면 난청인이 보청기를 구입하기로 결정했을 때 '보청기의 필요성', '보청기를 착용하는 목적' 그리고 '보청기의 착용에 따른 기대감' 등에 관련된 정보를 보청기가 선정되기 이전에 난청인으로부터 얻을 수 있기 때문이다. 특히 설문조사에서는 청취환경을 매우 구체적으로 제시함과 동시에 이들 내용을 난청인이 생각하는 중요도에 따라서 순서를 결정할 수도 있다(그림 6.60). 이처럼 중요도에 대한 순서는 어떤 청취환경에 더욱 신경을 써서 보청기를 처방하거나 적합해야 하는지에 대한 정보를 제공함으로써 난청인의 만족도가 크게 향상될 수 있다.

〈그림 6.60〉 ①의 '필요수준 적용'은 COSI가 처음으로 적용된 날짜를 말한다. 그리고 〈그림 6.60〉 ②의 '결과 평가됨'은 COSI가 적용된 이후에 난청인의 만족도를 평가한 날짜를 입력한다. 최대 다섯 종류의 청취환경(카테고리)까지 COSI에서 설정할 수 있다. 이때 선정된 청취환경들 중에서 난청인이 중요하다고 생각되는 순서를 〈그림 6.60〉의 ③에서 숫자(1~5)로 〈그림 6.61〉과 같이 설정할 수 있다.

〈그림 6.60〉의 ④에는 난청인의 요구사항을 구체적으로 메모해놓을 수 있다. 그리고 〈그림 6.60〉의 ④에 적힌 요구사항과 가장 밀접한 청취환경을 다음과 같은 〈그림 6.60〉 ⑤의 카테고리에서 선정할 수 있다.

- 조용한 환경에서 한 사람 또는 두 사람과의 대화
- 소음이 있는 환경에서 한 사람 또는 두 사람과의 대화
- 조용한 환경에서의 그룹 대화
- 소음이 있는 환경에서의 그룹 대화
- 보통 음량으로 TV/라디오/영화 청취
- 말소리가 친숙한 사람과의 전화통화

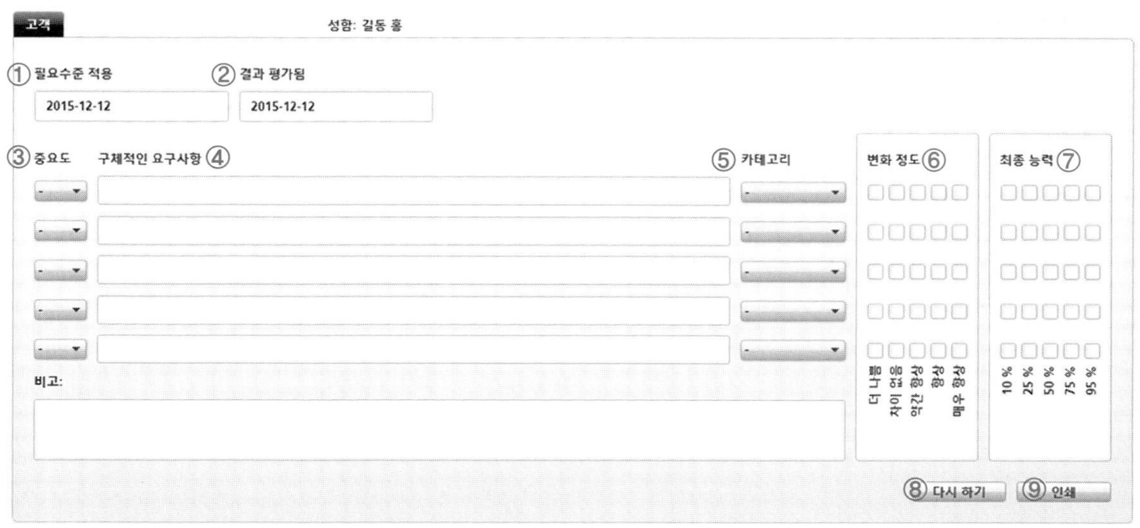

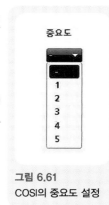

그림 6.60
COSI

- 친숙하지 않은 상대방과의 전화통화
- 다른 방에서 울리는 전화벨 소리 듣기
- 초인종 또는 노크소리 듣기
- 교통소음 듣기
- 사회적인 접촉이 증가함
- 당황스러움을 보다 덜 느낌
- 고립감을 보다 덜 느낌
- 화남 등의 감정을 보다 덜 느낌
- 교회 또는 회의
- 기타

일정 기간 동안 보청기를 충분히 착용한 이후에 보청기의 착용효과가 얼마나 향상되었 는지 〈그림 6.60〉 ⑤의 각 청취환경별로 〈그림 6.60〉의 ⑥과 ⑦에 다음과 같이 평가한다.

● **변화 정도**
난청인이 선택한 각각의 청취환경별로 현재까지 얼마나 향상되었는지를 〈그림 6.60〉의 ⑥ 에서 평가한다. 다시 말하면 각각의 청취환경별로 얼마나 향상되었는지를 '더 나쁨', '차 이 없음', '약간 향상', '향상'과 '매우 향상' 중에 하나를 선택하면 된다.

● **최종 능력**
난청인이 선정한 각각의 청취환경에서 보청기를 사용했을 때 얼마나 만족스러운지를 퍼센

그림 6.61
COSI의 중요도 설정

트(%)의 형태로 평가할 수 있다. 이때 선택할 수 있는 각각의 퍼센트에 대한 의미는 '난청인에게 상대방의 말소리가 만족스럽게 들릴 때'가 다음과 같은 경우이다.

- 10% : 거의 없다.
- 25% : 가끔 있다.
- 50% : 절반 정도 된다.
- 75% : 대부분이다.
- 90% : 거의 항상 그렇다.

〈그림 6.60〉⑧의 '다시 하기'를 클릭하면 청취환경 및 중요도를 비롯하여 지금까지의 모든 작업내용이 사라지면서 COSI를 새롭게 다시 설정할 수 있다. 그리고 〈그림 6.60〉의 ⑨를 이용하여 〈그림 6.60〉의 하단에 있는 '비고'에 적어두었던 내용을 프린트할 수도 있다.

(2) COW

COW(Children's Outcome Worksheets)는 COSI의 개념을 그대로 이어받는 대신에 단지 적용대상을 성인이 아닌 어린이로 한다(그림 6.62). 따라서 COSI의 기본적인 절차가 COW에 그대로 적용되고 있다. 다만 COW는 보청기를 선정하거나 적합하는 과정에서 짧은 기간 동안 사용된다. 그리고 어린이만이 아닌 선생님과 부모님의 의견까지 동일한 형식으로 이 과정에 고려할 수 있으며, 이것이 COSI와의 또 다른 차이점이다.

〈그림 6.62〉에서 COW에 관련된 각각의 메뉴에 대한 기능을 살펴보면 다음과 같이 정리할 수 있다.

- 〈그림 6.62〉의 ① : 어린이, 선생님 그리고 부모님에 대한 평가를 분리하여 평가할 수 있다.
- 〈그림 6.62〉의 ② : COW를 처음으로 적용한 날짜를 말한다.
- 〈그림 6.62〉의 ③ : COW가 적용되고 난 이후에 어린이의 만족도를 평가한 날짜를 한다.
- 〈그림 6.62〉의 ④ : 어린이, 선생님 또는 부모님이 선정한 청취환경들을 중요도에 따라 순서(1~5)를 결정한다.
- 〈그림 6.62〉의 ⑤ : 어린이, 선생님 또는 부모님이 제시한 청취환경 및 조건을 자세히 입력한다.
- 〈그림 6.62〉의 ⑥ : 어린이, 선생님 또는 부모님이 제시한 〈그림 6.62〉의 ⑤에 가장 가까운 청취환경을 설정한다. 이때 설정할 수 있는 청취환경에 대한 카테고리를 살펴보면 다음과 같다.

  - 조용한 환경에서 한 사람 또는 두 사람과의 대화
  - 소음이 있는 환경에서 한 사람 또는 두 사람과의 대화

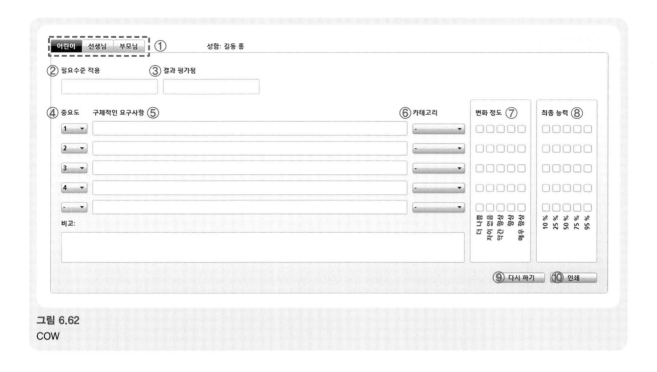

그림 6.62
COW

- 조용한 환경에서의 그룹 대화
- 소음이 있는 환경에서의 그룹 대화
- 보통 음량으로 TV/라디오/영화 청취
- 말소리가 친숙한 사람과의 전화통화
- 친숙하지 않은 상대방과의 전화통화
- 다른 방에서 울리는 전화벨 소리 듣기
- 초인종 또는 노크소리 듣기
- 교통소음 듣기
- 교실에서 선생님의 말소리 듣기
- 교실에서 친구들의 말소리 듣기
- 집에서 가족들의 말소리 듣기
- 차 안에서 가족들의 말소리 듣기
- 거리가 먼 곳에서 상대방의 말소리 듣기
- 기타

- 〈그림 6.62〉의 ⑦ : COSI에서와 같이 각각의 청취환경별로 어린이의 말소리 청취능력이 얼마나 향상되었는지를 어린이, 선생님과 부모님이 각각 평가한다.
- 〈그림 6.62〉의 ⑧ : COSI에서와 같이 각각의 청취환경에서 보청기를 사용했을 때 얼마나 만족스러운지를 퍼센트(%)의 형태로 어린이, 선생님과 부모님이 각각 평가한다.
- 〈그림 6.62〉의 ⑨ : 청취환경 및 중요도를 비롯하여 지금까지의 모든 작업내용을 지

우고 COW를 다시 설정할 수 있다.
- 〈그림 6.62〉의 ⑩ : 〈그림 6.62〉의 하단에 있는 '비고'에 적어두었던 내용을 프린트할 수 있다.

Connexx 프로그램

보청기의 적합을 위한 Connexx 프로그램에서 난청인에게 적절한 보청기를 선정한 이후에 수행되는 초기적합과정에 대한 화면은 〈그림 6.63〉과 같다.

1) 초기 피팅

Connexx 프로그램의 초기적합과정에는 보청기의 유형에 따른 여러 가지 음향변수, InSituGram, 임계이득, RECD/REUG와 피팅공식이 포함된다(그림 6.63). 이들 기능과 화면의 상단에 나타내는 그래프가 갖는 특성을 살펴보면 다음과 같다.

(1) 그래프

Connexx 프로그램에서 여러 가지 음향변수(acoustical parameter)들의 설정에 따른 주파수반응특성을 〈그림 6.64〉와 같이 그래프(주파수반응곡선)의 형태로 보여준다. 이때 그래프에 관련된 특성을 살펴보면 다음과 같다.

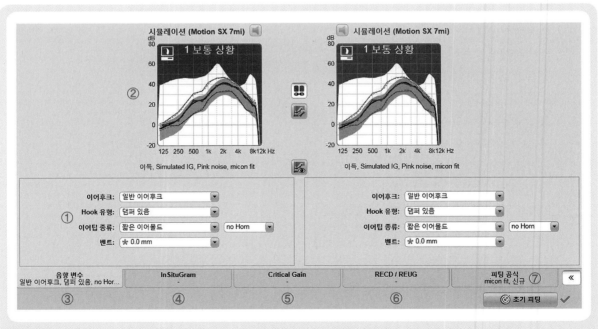

그림 6.63
Connexx 프로그램의 초기적합 화면

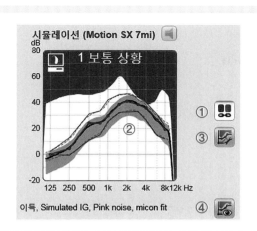

그림 6.64
초기적합에서 음향변수의
그래프

① 보청기의 양이착용에 따른 조정

양쪽 귀의 청력손실이 심할 경우에는 보청기를 양쪽에 모두에 착용하는 것이 좋다. 이처럼 난청인이 양쪽 귀에 착용한 보청기를 각각 분리하여 적합을 수행할 수도 있고 아니면 이들 보청기를 하나로 결합하여 적합을 동시에 수행할 수도 있다. 따라서 이들 보청기를 분리하여 별도로 적합할 것인지 아니면 동시에 함께 적합할 것인지를 선택할 수 있다(그림 6.64 의 ①).

② 주파수반응곡선의 종류

화면의 상단에는 입력, 출력과 이득 등을 비롯한 여러 가지 특성을 나타내는 주파수반응곡선들을 보여준다(그림 6.64의 ②). 이처럼 〈그림 6.64〉 ②의 그래프에 포함시킬 수 있는 주파수반응곡선들의 종류에 따른 특징을 살펴보면 다음과 같다.

● **입력음량표시(큼/작음)**

그래프에는 '보통(65dB, 중간) 소리'에 해당하는 입력에 대한 이득 또는 출력반응곡선이 항상 표시된다. 그리고 '입력음량표시(큼/작음)' 기능의 선택여부에 따라서 큰 소리(80dB)와 작은 소리(50dB)에 대한 이득 또는 출력반응곡선들도 그래프에 포함시킬 수도 있다.

● **목표이득표시(큼/중간/작음)**

보청기전문가가 선정한 처방공식에 의해 '보통(65dB, 중간) 소리'에 대한 목표이득반응곡선은 그래프에 항상 포함된다. 동일한 처방공식에 의해 제공된 '큰 소리(80dB)'와 '작은 소리(50dB)'에 대한 목표이득곡선들을 그래프에 포함시킬 수도 있다.

● **볼륨조절범위표시**

보청기에 있는 볼륨을 사용하여 조절할 수 있는 이득 또는 출력의 범위가 주파수별로 어느 정도인지를 회색영역으로 보여줄 수 있다.

● 임계이득 표시

피드백에 의한 음향되울림이 발생하지 않는 가운데 최대로 높일 수 있는 이득을 연한 회색 영역의 형태로 보여줄 수 있다.

● HL과 UCL 표시

주파수에 따른 청력역치(HL)와 불쾌역치(UCL)들의 영역을 연한 색으로 보여줄 수 있다.

● 실효 가청력

난청인이 최적의 음질이나 어음명료도를 유지할 수 있을 것으로 예상되는 최대의 주파수 출력곡선을 말한다. 만약 출력이 이보다도 높아진다면 음질과 어음명료도가 동시에 모두 최적의 상태를 유지하기는 어려울 것이다. 그러나 이 주파수출력곡선은 어떤 절대적인 의미를 갖기보다는, 일종의 권장되는 정도로 받아들여도 된다.

③ 주파수반응곡선의 표시 모드

〈그림 6.64〉의 ②에서 나타나는 주파수반응특성들은 〈그림 6.63〉의 ①에 나타난 음향변수뿐만 아니라 〈그림 6.64〉의 ④에 나타나는 다음의 선택사항에 의해서도 달라질 수 있다(그림 6.65).

● 이득/출력

그래프에 있는 주파수반응곡선들을 이득에 관한 주파수별 반응특성으로 나타낼 것인지 아니면 출력에 대한 반응특성으로 보여줄 것인지를 선택한다(그림 6.65의 ①).

● 커플러

난청인이 보청기를 착용했을 때 형성되는 외이도의 잔여공간에서 목표이득곡선을 얻기 위해 어떤 조건을 사용할 것인지를 선택한다. 다시 말하면 보청기의 처방에 입력하는 기능이득(functional gain)과 실제로 외이도의 잔여공간에서 형성되는 삽입이득(insertion gain) 사이의 차이를 보정할 수 있는 방법을 선택하는 것이다. 그 방법으로 모의실험(simulation)에 의한 삽입이득(simulated Insertion Gain, simulated IG)과 증폭이득(simulated Aided Gain, simulated AG), 귀모형(ear simulator) 또는 커플러(coupler) 등이 있다(그림 6.65의 ②). 이들 각각이 갖는 고유의 보정특성에 의해 그래프에 나타나는 주파수반응곡선도 달라진다.

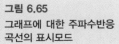

그림 6.65
그래프에 대한 주파수반응
곡선의 표시모드

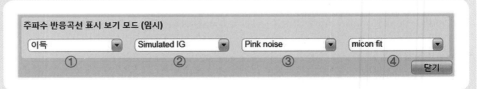

● 검사음

청력을 검사할 때 어떤 검사음을 사용했는가에 따라서 청력역치가 변할 수 있다. 실제로 난청인의 청력역치는 변하지 않지만 각각의 검사음이 갖는 고유의 특성으로 인해 난청인의 청력역치가 다르게 표현될 수 있다는 것이다. 따라서 검사음의 종류에 의해 목표이득곡선이 변하게 된다. 이때 사용하는 검사음의 종류로서 순음, 백색잡음, 핑크잡음, 어음(speech noise, IEC), 어음(speech noise, AURIVS), 어음(real speech, DSL), 어음(speech noise, LTASS), 어음(short time speech) 등이 있다(그림 6.65의 ③).

● 처방공식

보청기를 적합할 때 필요한 적합공식(처방법)을 선택할 수 있다(그림 6.65의 ④). 이때의 선택할 수 있는 적합공식으로는 지멘스에서 사용하는 micon과 NAL-NL1, NAL-NL2, DSL v5 등이 있다.

(2) 음향변수

초기적합과정에서의 주파수반응특성들은 〈그림 6.66〉에서 보여주는 보청기의 기계적인 음향변수들에 의해 변할 수 있다. 이들 각각의 음향변수들이 가진 특징은 보청기 착용에 대한 난청인의 만족도를 향상시켜주는 데 큰 도움이 될 수 있다. 〈그림 6.66〉에서 보여주는 음향변수들이 보청기의 음향특성에 미치는 영향을 〈그림 6.64〉의 ②에서 볼 수 있다.

① 이어후크

이어후크는 귀걸이형 보청기와 음도관을 연결시키는 부분으로서 보청기의 본체에 고정되어 있다. 만약 음도관에 어떤 문제가 발생하면 이어후크에서 음도관을 분리하여 교체하면 된다. Connexx 프로그램에서는 이어후크를 크게 두 가지 종류로 다음과 같이 분류하고 있다(그림 6.66의 ①).

● 일반 이어후크

〈그림 6.67〉의 ①에서 보여주는 것처럼 전통적인 귀걸이형 보청기에 사용하는 이어후크로서 직경이 큰 특징을 가지고 있다. 이처럼 이어후크의 직경이 대체로 크다 보니까 외부에 쉽게 노출되는 경우가 많다. 그리고 보청기의 본체에 연결되는 부분의 직경이 음도관과 결합되는 부분의 직경보다 더 큰 것이 일반적이다.

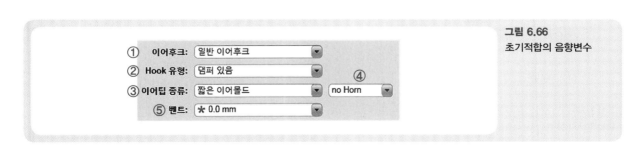

그림 6.66
초기적합의 음향변수

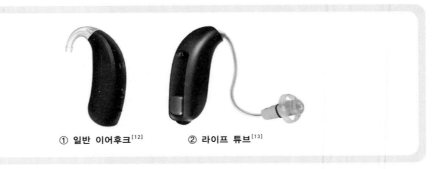

그림 6.67
이어후크의 종류

① 일반 이어후크[12]   ② 라이프 튜브[13]

● 라이프 튜브

RITA BTE라고 불리는 Mini-BTE에서는 '라이프 튜브(life tube)'라고 불리는 매우 가늘고 얇은 음도관을 사용한다. 따라서 이어후크도 전통적인 귀걸이형 보청기에 사용되는 '일반 이어후크'에 비해 작은 크기를 갖는다. 어떤 RITA BTE에서는 별도의 이어후크를 사용하지 않고 음도관을 보청기 본체에 바로 연결하는 경우도 있다(그림 6.67의 ②). 만약 이어후크의 종류를 라이프 튜브로 선택하면 라이프 튜브의 길이도 숫자의 형태(예 : 1, 2, 3 등)로 선택할 수 있다.

② Hook 유형

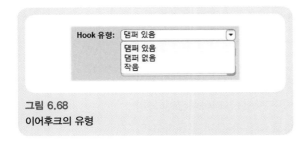

그림 6.68
이어후크의 유형

귀걸이형 보청기에서 사용하는 이어후크의 유형은 〈그림 6.68〉에서 보여주는 것처럼 세 가지 종류로 나눌 수 있다. 제2장에서 설명한 댐퍼를 사용하여 기계적인 방식으로 보청기의 주파수반응곡선을 조정할 수도 있다.

• 댐퍼 있음 : 귀걸이형 보청기의 전통적인 이어후크에 표준 댐퍼를 삽입하여 주파수반응특성을 기계적으로 조정한다.

• 댐퍼 없음 : 전통적인 형태의 이어후크에 댐퍼를 사용하지 않는다.

• 작음 : 유/소아 또는 외이도가 작은 여성을 위해 다소 크기가 작은 전통적인 형태의 이어후크를 사용한다.

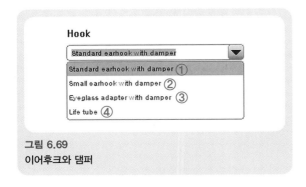

그림 6.69
이어후크와 댐퍼

Connexx6 프로그램에서는 이어후크의 유형을 선택할 때 다음과 같이 댐퍼 또는 안경 어댑터와 결합시켜 사용할 것인지에 대해서도 선택할 수 있다(그림 6.69).

• 댐퍼가 있는 일반 이어후크(Standard earhook with damper) : 전통적인 이어후크에 댐퍼가 들어 있는 성인용 귀걸이형 보청기(그림 6.69의 ①)

• 댐퍼가 있는 작은 이어후크(Small earhook with

damper) : 댐퍼가 들어 있는 작은 전통적인 이어후크의 형태로서 유/소아 또는 외이
도가 작은 여성을 위한 귀걸이형 보청기(그림 6.69의 ②)

- 댐퍼가 있는 안경 어댑터(Eyeglass adapter with damper) : 댐퍼가 이어후크에 삽입되
  어 있는 귀걸이형 보청기를 귓바퀴가 아닌 안경다리에 장착함(그림 6.69의 ③)
- 라이프 튜브(Life tube) : 이어후크에서 설명한 매우 가늘고 얇은 음도관으로서, RITA
  BTE라고 불리는 Mini-BTE에서 사용(그림 6.69의 ④)

③ 이어팁 종류

보청기의 Connexx 프로그램에서는 이어후크의 종류에
따라서 이어팁의 형태가 달라진다. 첫 번째, 〈그림 6.66〉
의 ①에서 이어후크를 '일반 이어후크'로 선택했을 경우
에는 전통적인 귀꽂이를 사용하게 되는데, 그 형태는 〈그
림 6.70〉과 같이 '짧은 이어몰드'와 '긴 이어몰드'로 나누
어진다. 여기서 '짧은'과 '긴'이 갖는 의미는 이어몰드의

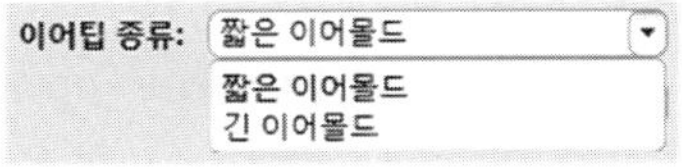

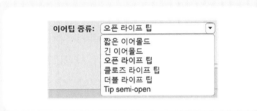

그림 6.70
'일반 이어후크'에서의 '이어팁 종류'

길이를 '짧게' 할 것인지 아니면 '길게' 할 것인지를 선택하는 것이다. 이어몰드의 길이에
따른 특징을 살펴보면 다음과 같다.

● 짧은 이어몰드

귀꽂이의 음구가 고막에서 멀수록 귀꽂이와 고막 사이를
의미하는 잔여공간의 체적(부피)이 커진다. 이처럼 외이
도의 잔여공간이 커질수록 청각에서 보청기의 출력을 작
게 감지하는 가운데 고음에 대한 이득이 상대적으로 높게
느껴진다.

● 긴 이어몰드

귀꽂이가 길어질수록 귀꽂이가 고막에 그만큼 가깝게 위
치하게 되어 보청기의 출력이 더 높아지는 것처럼 느낀
다. 따라서 귀꽂이를 길게 제작하면 동일한 출력이라도
더 큰 소리로 들리는 가운데 저음에 대한 출력의 증가가
두드러진다.

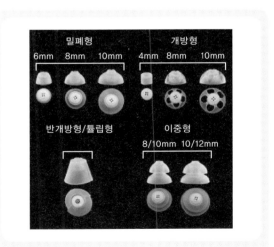

그림 6.71
'라이프 튜브'에서의 '이어팁 종류'

두 번째, 〈그림 6.66〉의 ①에서 이어후크를 실리콘으
로 제작한 RITA BTE용 '라이프 튜브'로 선택할 때는 '이
어팁 종류'가 〈그림 6.71〉과 같이 나타난다.

'이어팁 종류' 중에서 〈그림 6.71〉의 '라이프 팁'은
Mini-BTE의 RITA BTE와 RIC(RITE BTE)에서 사용
하는 부드러운 실리콘으로 제작된 돔(dome) 또는 튤립

그림 6.72
실리콘 재질의 라이프 팁[35]

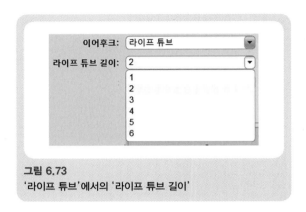

그림 6.73
'라이프 튜브'에서의 '라이프 튜브 길이'

(tulip) 모양의 팁(tip)을 말한다. 그리고 '라이프 팁'은 다음과 같이 그 종류를 다시 나눌 수 있다(그림 6.72).

- 오픈 라이프 팁(open life tip) : 팁에 여러 개의 구멍을 가지고 있는 개방형을 말한다. 여기서 팁에 있는 구멍들은 환기구와 유사한 역할을 한다고도 볼 수 있다.
- 클로즈 라이프 팁(closed life tip) : 팁 전체가 완전히 막혀 있는 밀폐형을 말한다.
- 더블 라이프 팁(double life tip) : 팁이 하나가 아닌 2개의 돔 모양으로 만들어진 이중형을 말한다.
- Tip semi-open : 튤립 모양의 팁으로서 개방형처럼 완전히 개방된 것은 아니지만 그렇다고 완전히 밀폐되지도 않는 반개방형(또는 튤립형)을 말한다.

〈그림 6.66〉의 ①에서 이어후크를 '라이프 튜브'로 선택하면 〈그림 6.73〉과 같이 라이프 튜브의 길이에 관련한 '라이프 튜브 길이' 메뉴가 나타난다. 숫자가 커질수록 튜브의 길이가 길어지는 것을 의미하는데, 일반적으로 '4'에 해당하는 길이를 가장 많이 사용한다.

④ 혼(Horn)

귀꽂이 안쪽에 위치한 음도관(sound bore)의 형태에 따라서 고음의 이득이 변할 수 있다. 이 음도관을 마치 혼의 형태로 제작하면 혼 효과(horn effect)에 의해 고음의 이득이나 출력이 높아진다. 따라서 고음에서 높은 이득이 요구되는 난청인에게 혼 형태의 음도관을 사용함으로써 기계적인 방식으로 고음의 이득을 높일 수 있다. 특히 귀걸이형 보청기에서 혼 효과는 크게 나타날 수 있는데, 이는 귀꽂이의 길이가 길어서 혼의 모양을 좀 더 뚜렷하게 갖출 수 있기 때문이다. 그러나 귓속형 보청기에서는 리시버와 소리가 나오는 음구 사이를 연결하는 음도관의 길이가 짧아서 혼의 모양을 제대로 얻기가 어렵다. 따라서 혼은 귀걸이형 보청기에서 주로 사용한다. 귀꽂이의 안쪽에 위치하는 #13(1.93mm) 음도관에 자주 사용되는 혼의 종류에 따른 주파수별 이득특성을 〈표 6.10〉에 나타냈다. 〈표 6.10〉에 주어진 주파수별 이득특성은 난청인의 개인차에 의해 이득값이 변할 수도 있다.

- Libby 4

혼의 길이가 22mm이면서 출구의 직경이 4mm인 Libby 혼은 경계주파수가 약 1.7kHz에서 형성되는 가운데 약 8kHz까지 고음의 재생한계가 확장될 수 있다(그림 6.74). 예를 들어, 혼의 길이를 약 10mm 정도로 증가시키면 경계주파수가 약 4kHz까지 높아진다. 난청인의 외이도 직경에 비해 너무 큰 경우가 많지만 고음에서 약 10~12dB의 증폭효과가 나타난다. 특히 외이도 공명을 대신할 수 있는 2.7kHz에서 공명을 인위적으로 만들 수도 있다. 2.5~3kHz에서는 Libby 4가 Libby 3보다 약 5~6dB의 이득을 더 얻을 수 있다. 이어후크에 1.5kΩ의 댐퍼를 삽입하면 주파수반응곡선이 무난해진다.

표 6.10 혼의 종류에 따른 주파수별 이득특성

음도관 (sound bore)	주파수(kHz)								
	0.25	0.50	0.75	1.0	1.5	2.0	3.0	4.0	6.0
Libby 4	−1	−2	−3	−3	−1	−2	6	10	6
Libby 3	−1	−1	−2	−2	1	1	5	5	2
Horn 6C5	0	1	0	0	0	0	−4	−6	−11
Horn 6C10	0	2	0	−2	−1	−5	−10	−12	−17
CFA 2	0	0	−1	−1	0	−1	4	6	4
CFA 3	0	0	−1	−1	0	−1	4	6	2

● Libby 3

혼의 직경이 4mm에서 3mm로 감소된 Libby 3은 착용감
이 좋지만 고음의 재생한계가 8kHz에서 6kHz로 감소하
며 고음에서의 이득은 8~10dB 정도이다. 이는 Libby 4에
비해 2dB 정도 낮은 것을 의미한다.

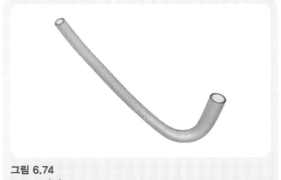

그림 6.74
Libby 혼[36]

● Horn 6C5

Libby 혼과는 달리 고음에서의 이득을 크게 감소시킨다.
2kHz 이하에서의 이득에는 큰 영향을 주지 않고 3kHz 이
상의 고음에서 이득을 감소시킨다. 일반적으로 3mm의
혼을 가진 귀꽂이의 안쪽으로 #16(1.35mm)의 음도관을
14mm 삽입시켜 제작하며 6kHz에서 약 5dB 정도의 이득을 감소시킨다.

● Horn 6C10

Horn 6C5에서와 같이 750Hz 이하의 저음에는 큰 영향을 주지 않지만 1kHz 이상에서는
주파수가 높아질수록 이득의 감소가 증가한다. Horn 6C5보다 훨씬 더 큰 폭으로 이득이
감소한다. 일반적으로 Horn 6C10은 3mm의 혼을 가진 귀꽂이에 #19(1.0mm)의 음도관을
13mm 삽입시켜 만드는데, 6kHz에서 약 10dB 정도의 이득을 감소시킨다.

● CFA 2

Libby 혼처럼 저음보다는 고음에서의 이득을 증가시킨다. 3kHz 이상에서의 이득은 Libby
3과 유사하지만 저음에서는 Libby 3이 CFA 2보다 약 1dB 정도 더 많이 감소시킨다.

● CFA 3

CFA 3은 CFA 2와 유사한 주파수별 이득특성을 가진다.

⑤ 벤트(환기구)

보청기에서 외이도의 잔여공간과 외부 사이를 연결해주는 작은 구멍을 벤트라고 하는데, 이는 제2장에서 설명한 환기구와 동일한 의미이다. Connexx 프로그램에서 선택할 수 있는 벤트의 직경은 9단계로 나누어져 있다. 다시 말하면 벤트의 직경은 '완전밀폐(0.0mm)'와 '완전개방(open)'을 제외하고 0.8mm, 1.0mm, 1.3mm, 1.6mm, 2.0mm, 2.5mm, 3.0mm 와 IROS 등에서 한 가지를 선택할 수 있다.

(3) InSituGram

Connexx 프로그램과 난청인이 착용하고 있는 보청기를 이용하여 청력역치를 측정하는 순음청력검사기능을 'InSituGram'이라고 한다(그림 6.63의 ④). 'InSituGram' 기능의 목적은 표준 청력검사기를 사용하여 측정한 검사결과를 확인하거나 보완하는 것이다. 이때 Connexx 프로그램과 보청기는 청력검사기와 헤드폰의 역할을 수행하며, 표준 청력검사기와 유사한 방식으로 수행된다. 'InSituGram'에 의해 측정된 청력역치는 표준 청력검사기를 사용하여 얻은 결과와 유사하지만 외이도의 형상에 대한 개인적인 특성과 폐쇄효과까지 반영된 검사결과로 볼 수 있다. 따라서 각각의 난청인이 갖는 개인적인 특성을 좀 더 반영한 적합조건을 얻을 수 있는 가운데 보청기에 대한 세부적합의 필요성을 약화시킬 수도 있다.

'InSituGram' 기능이 수행되기 시작하면 보청기의 마이크로폰은 사용할 수 없다. 그러나 마이크로폰은 보청기전문가가 난청인에게 어떤 지시를 전달할 수 있는 통신수단이 될 수 있다. 〈그림 6.75〉의 ①을 누르고 있는 동안에는 'InSituGram'의 수행이 정지된 가운데 청각전문가의 지시를 보청기의 마이크로폰으로 난청인에게 전달할 수 있다.

'InSituGram'을 이용하여 난청인의 청력역치를 측정할 때의 순서와 다음과 같은 점에 유의해야 한다(그림 6.75의 ②).

- 청력역치의 측정을 시작하기 이전에 주변이 조용하도록 소음을 없앤다.
- 보청기가 Connexx 프로그램과 잘 연결되어 있는지를 확인한다.
- 보청기가 난청인의 외이도에 적절히 삽입되었는지를 확인한다.
- 측정을 원하는 쪽 귀에 해당하는 청력도를 마우스로 클릭한다.
- 〈그림 6.75〉의 ③에 있는 상/하/좌/우 조절기나 컴퓨터 자판의 화살표/enter/space 등을 이용하여 측정을 수행한다.
  ※ 상/하 : 검사음의 크기를 조절
  ※ 좌/우 : 측정주파수의 선택
- 청력역치를 측정할 때는 최소한 500Hz, 2kHz 그리고 400~5,000Hz 사이에 존재하는 주파수를 하나 더 포함시켜야 한다.
- 〈그림 6.75〉의 ④는 'InSituGram'의 검사결과를 초기적합과정에 적용시킬지의 여부에 관련된 선택사항이다. 만약 〈그림 6.75〉의 ④에 있는 □에 체크(✔)하면, 일반청력

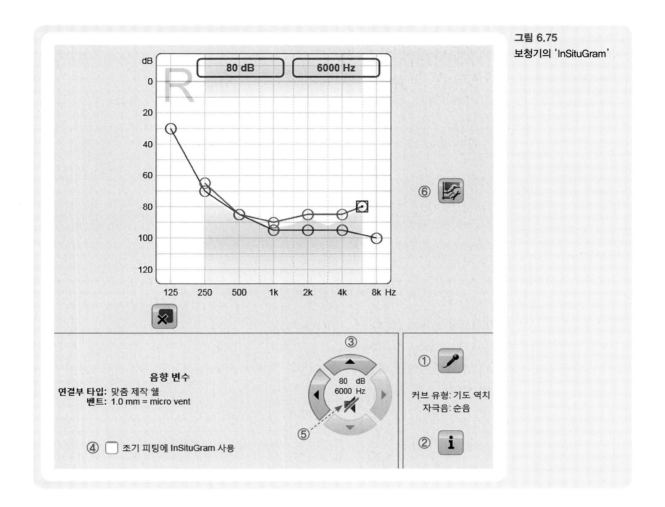

그림 6.75
보청기의 'InSituGram'

검사에 의해 측정된 청력역치가 아닌 'InSituGram'으로 측정한 주파수별 청력역치들이 초기적합과정에 적용된다.

- 〈그림 6.75〉의 ⑤에서 스피커 표시(🔇)가 있는 원 안에 마우스의 커서를 이동시키고 잠시 기다리면 검사음이 보청기로 출력된다. 그리고 마우스의 커서를 원 밖으로 이동시키면 검사음의 출력이 종료된다.
- 만약 그래프에 표준 청력검사기를 사용하여 측정한 검사결과(125~8,000Hz까지의 청력역치곡선)와 'InSituGram'에 의한 청력역치들을 동시에 보여주기를 원할 경우에 〈그림 6.75〉의 ⑥을 이용할 수 있다. '설정' 메뉴의 '청력도'에서 'InSituGram'에 관련된 사항을 좀 더 자세히 설정할 수 있다(그림 6.76).

● **dB-간격설정(그림 6.76의 ①)**

'InSituGram'에 의해 측정된 청력도의 수직축에서 음압레벨에 대한 변화간격을 말한다(그림 6.76의 ①). 이때의 간격은 1dB, 2dB 그리고 5dB 중에서 한 가지를 선택할 수 있다. 만약 음압레벨의 간격을 2dB로 선정하면 청력도의 수직축은 2dB 간격으로 증가하거나 감소

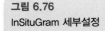

그림 6.76
InSituGram 세부설정

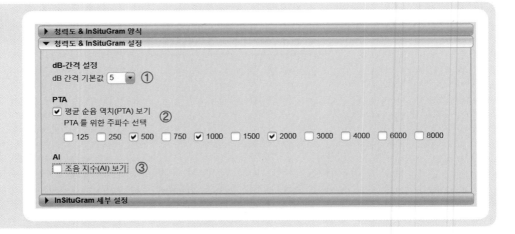

하며 Connexx 프로그램의 내정값(default)으로 설정된다.

● PTA(그림 6.76의 ②)

평균순음역치(Pure Tone Average)를 의미하는 PTA를 얻고자 할 때는 '평균 순음역치 (PTA) 보기' 앞에 있는 □에 체크(✔)한다. 그리고 'PTA를 위한 주파수 선택'에서 PTA에 적용할 주파수들을 선택하면 된다.

● AI(그림 6.76의 ③)

AI(articulation index)는 명료도(조음) 지수로서, 이를 보여줄 것인지에 대한 여부를 □에 체크(✔)로 선택할 수 있다.

'InSituGram'과 청력도에 관련된 다섯 가지 선택사항을 〈그림 6.77〉에서 보여준다. 이들 각각에 대하여 살펴보면 다음과 같다.

그림 6.77
청력도와 InSituGram 설정

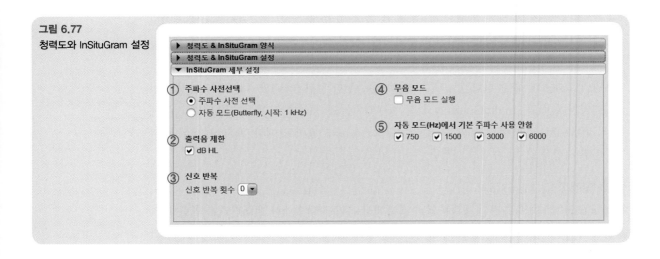

- **주파수 사전선택(그림 6.77의 ①)**
  - 주파수 사전선택(No Frequency Preselection) : 청력검사를 수행할 주파수들을 사전에 선택하지 않는다.
  - 자동모드(Butterfly, 시작 : 1kHz) : 'InSituGram'에서는 청력검사를 수행할 표준 주파수(250Hz, 500Hz, 1kHz, 2kHz, 4kHz, 8kHz)를 자동으로 선정하여 청력역치를 검사한다. 이때의 청력검사는 1kHz부터 시작되어 2kHz, 4kHz, 8kHz의 순서로 검사가 이루어진 후에 저음(250Hz와 500Hz)에 대한 청력검사를 수행한다.

- **출력음 제한(그림 6.77의 ②)**
보청기의 출력이 지나치게 높아지는 것을 방지하기 위해 출력음의 크기를 100dB HL로 제한한다. 다시 말하면 보청기에서 100dB 이상으로 출력되는 것을 방지하고자 할 때는 'dB HL' 앞에 있는 □에 체크(✔)하면 된다.

- **신호 반복(그림 6.77의 ③)**
'InSituGram'을 사용하여 각 주파수별로 청력역치를 결정할 수 있다. 이를 위하여 난청인이 검사음에 대해 반응해야 하는 횟수(0회, 1회, 2회, 3회)를 의미한다.

- **무음 모드(그림 6.77의 ④)**
만약 '무음 모드 실행' 앞에 있는 □에 체크(✔)하면 검사음의 주파수나 크기를 변경할 때 발생하는 마우스의 클릭이나 키보드의 입력소리가 난청인에게 들리지 않게 된다.

- **자동 모드(Hz)에서 기본 주파수 사용 안 함(그림 6.77의 ⑤)**
검사음의 주파수를 추가하고 싶을 때 해당하는 주파수의 앞에 있는 □에 체크(✔)를 제거하면 된다. 다시 말하면 주파수 앞에 있는 □에 체크(✔)가 되어 있으면 'InSituGram'을 수행할 때 그 주파수는 검사에 포함되지 않는다.

(4) 임계이득

난청인이 보청기를 착용한 상태에서 이득이 높아지면 음향되울림이 발생할 수 있다. 따라서 보청기에서 음향되울림이 발생할 수 있는 이득의 범위를 주파수별로 나타낸 것을 **임계이득**(critical gain)이라고 한다(그림 6.63의 ⑤). 어떤 특정한 청취환경(프로그램)에서 음향되울림이 발생할 경우에 'critical gain'을 이용하여 음향되울림의 발생을 감소시킬 수 있다. 다시 말하면 그 청취환경에서 음향되울림을 발생시킬 수 있는 임계이득을 주파수에 따라서 일정한 범위의 형태로 측정한다. 그리고 이 범위에 포함되는 주파수의 이득을 감소시켜서 음향되울림의 발생을 억제한다. 따라서 음향되울림이 발생하는 청취환경에서 임계이득의 측정을 통해 목표이득곡선을 수정할 수 있다. 만약 Connexx 프로그램을 이용하여 임계이득을 직접 측정하지 않을 경우에는 프로그램에 들어 있는 통계자료 속의 임계이득들이 목표이득특성에 반영된다.

임계이득의 측정이 초기적합과정에 포함되어 있어도 이 기능은 초기적합이 수행된 이후에 수행되어야 한다. 다시 말하면 초기적합을 먼저 수행한 다음에 임계이득을 검사해야 한다는 것이다. Connexx 프로그램을 사용하여 임계이득을 측정할 때 다음과 같은 점에 유의해야 한다.

- 조용한 장소에서 검사를 시행한다.
- 보청기의 외형이나 귀꽂이가 외이도에 잘 삽입되었는지를 확인한다.
- 임계이득이 측정되는 동안에 큰 소리가 발생할 수도 있음을 알려주어야 한다.
- 양쪽 귀를 동시에 검사하는 것이 아니고 각각의 귀에 대해 개별적으로 적합프로 그램 상단의 툴바(toolbar)에 있는 'critical gain(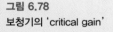)' 아이콘을 통해 〈그림 6.78〉 ①의 '시작'을 눌러서 검사를 시작한다.
- 'critical gain' 기능을 통해 음향되울림이 발생할 가능성이 있는 임계이득의 범위를 〈그림 6.78〉의 ②에서 보여준다. 임계이득의 범위에 보청기의 주파수반응곡선이 가까워질수록 음향되울림이 발생할 가능성은 높아진다.
- 어떤 청취환경(프로그램)에서 음향되울림이 지속적으로 발생한다면(그림 6.78의 ③), 그 청취환경에서 'critical gain'을 수행한 다음에 〈그림 6.78〉 ④의 '최적화' 버튼을 클릭한다. 그러면 음향되울림을 일으킬 수 있는 〈그림 6.78〉의 ②에 포함된 주파수들의 이득을 〈그림 6.79〉와 같이 감소시켜 더 이상 음향되울림이 발생하지 않는다.
- 'critical gain'의 검사결과에 따라 조정된 초기적합조건을 계속해서 유지할 것인지의

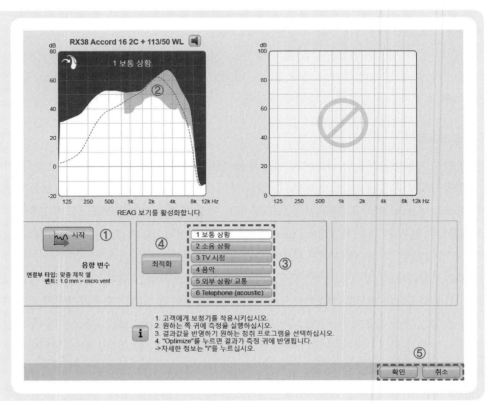

그림 6.78
보청기의 'critical gain'

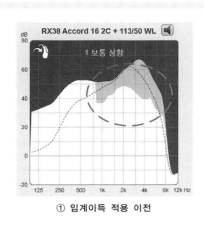
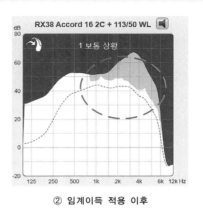

① 임계이득 적용 이전   ② 임계이득 적용 이후

그림 6.79
임계이득의 적용에 따른
주파수반응특성

음향 변수
연결부 타입: 맞춤 제작 쉘
벤트: 1.0 mm = micro vent
①
☑ Critical Gain Measurement는 초기 피팅에 반영됩니다.(TwinCore fit만 가능)
② 시작

그림 6.80
Connexx 프로그램 하단
의 'critical gain'

여부에 대해 〈그림 6.78〉 ⑤의 '확인' 또는 '취소'로 선택할 수 있다.

- 툴바에 있는 'critical gain(🔅)'을 이용하여 측정한 임계이득에 의해 조정된 주파수반응곡선을 초기적합과정에 적용할 것인지에 대한 여부는 Connexx 프로그램의 하단에 있는 'critical gain' 메뉴에서 선택할 수 있다(그림 6.80의 ①). 다만 그래프에서 보여주는 주파수반응곡선에 대한 청취환경은 툴바에 있는 'critical gain(🔅)'을 수행할 때 선택된다.
- 〈그림 6.80〉의 ②를 사용하여 'critical gain'을 수행하면 〈그림 6.79〉의 ②에 있는 주파수반응곡선은 변화하지 않고 임계이득의 범위만이 바뀌게 된다.

(5) RECD/REUG

만약 난청인의 실이측정을 통해 얻은 실이공명이득(REUG)이나 실이대커플러차이 (RECD) 값들을 알고 있다면 이들을 초기적합에 활용할 것인지에 대해 선택하는 기능 (Insitu corrections, RECD/REUG 또는 real ear)이다. Connexx 프로그램과 난청인의 보청기를 이용하여 실이측정을 수행할 때 다음 사항을 유의하면서 측정된 검사결과를 난청인의 청력재활에 관련된 목표이득곡선(또는 출력)에 적용할 것인지를 결정해야 한다.

- 탐침 마이크로폰(프로브 튜브)이 보청기의 마이크로폰에 잘 부착되었는지 확인한다.
- 탐침 마이크로폰과 보청기를 난청인의 외이도에 조심히 삽입한다.

● 측정할 때 주변을 조용히 한다.

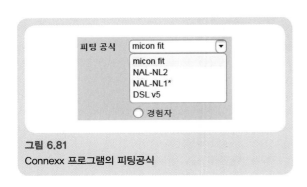

그림 6.81
Connexx 프로그램의 피팅공식

(6) 피팅공식

난청인의 청력재활에 적용할 수 있는 피팅(처방)공식은 제4장에서 설명했던 바와 같이 여러 종류가 있다. 초기적합과정에서 〈그림 6.63〉의 ⑦을 클릭하면 Connexx 프로그램에서 활용할 수 있는 처방공식을 볼 수 있다. 보청기 전문가는 NAL-NL2, NAL-NL1[*], DSL v5 그리고 제조사에서 제공한 micon fit 중에서 난청인에게 가장 적절한 피팅공식을 선택할 수 있다(그림 6.81).

〈그림 6.81〉의 '피팅공식(Fitting formula)'을 보청기의 적합에 적용을 시도해볼 수 있다. 이들 각각의 피팅공식에 대한 모의실험(simulation)에서 요구되는 선택사항을 설정해야 한다. 따라서 각각의 피팅공식에 따른 선택사항을 살펴보면 다음과 같다.

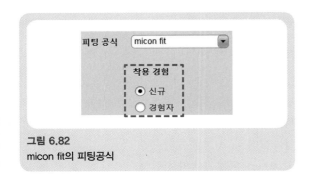

그림 6.82
micon fit의 피팅공식

① micon fit

micon fit는 48개의 필터뱅크를 사용하며 12kHz까지 주파수대역을 확장할 수 있고 새로운 압축방식을 사용하고 있다고 제조사에서 설명하고 있다. 이들을 통해 소리에 대한 가청력과 음질 사이에 균형을 잘 이룰 수 있어서 소리를 더욱 자연스럽게 제공할 수 있다고 설명하고 있다.

micon fit의 모의실험에서 나타나는 '착용경험(Experience Level)'은 보청기에 대한 난청인의 착용경험을 설정하라는 것이다(그림 6.82). 여기서 '신규'는 보청기에 대한 착용경험이 거의 없는 경우를 말하고 '경험자'는 보청기를 약 1~2년 이상 착용했던 난청인을 의미한다. 이와 같이 난청인을 '신규'와 '경험자'로 구분하는 것은 적합과정에서의 이득을 목표이득에 비해 어느 정도로 제공할 것인지를 결정하기 위한 것이다. 실제로 '경험자'와 동일한 청력손실을 가진 '신규'의 경우에 '경험자'에 비해 작은 이득을 선호하는 가운데, 청력손실이 심할수록 이들 사이의 차이가 더욱 증가하는 것으로 알려져 있다. 그러나 보청기의 착용기간이 증가함에 따라서 이들 모두 보청기에서 제공되는 이득이 수동 또는 자동방식으로 목표이득에 도달하게 된다. 다만 보청기를 적합할 때 이들 사이의 이득 차이는 청력손실의 정도에 따라서 달라진다.

② NAL-NL2

피팅공식으로 NAL-NL2를 선택하면 〈그림 6.83〉과 같은 선택사항에 대한 설정이 요구된다. 이들 각각이 갖는 특징에 대해 살펴보면 다음과 같다.

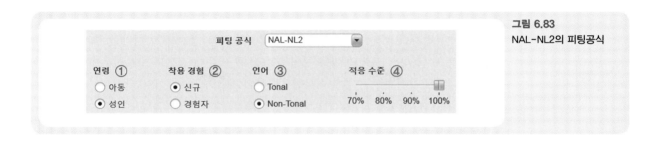

그림 6.83
NAL-NL2의 피팅공식

● **연령(그림 6.83의 ①)**

난청인이 성인인가 또는 아동인가에 따라서 난청인에게 적용할 수 있는 보청기의 처방공식이 달라질 수도 있다. 예를 들어, DSL v5의 경우에는 15세 이하 아동의 성장과정에 따른 신체적 변화까지 반영하고 있기 때문에 아동에 적용할 것을 권장하고 있다. 아동은 성인과 구분하여 신체적 성장과정을 0~2세, 3~5세, 6~10세 그리고 11~15세의 구간으로 나누어서 적용하게 된다. 반면에 NAL-NL1과 NAL-NL2는 대체로 아동보다 성인에게 처방하는 것이 좋다고 알려져 있다. 만약 NAL-NL2를 만 15세 이하의 아동에게 처방하고자 한다면 Connexx 프로그램은 자동으로 연령에 대한 옵션을 '아동'으로 전환한다. 그 결과 아동은 동일한 청력상태의 성인에 비해 전반적으로 다소 높은 이득을 제공받는다. 이때 제공되는 이득은 나이의 구간에 따라서 다르다.

● **착용경험(그림 6.83의 ②)**

micon fit에서와 동일하다.

● **언어(그림 6.83의 ③)**

NAL-NL2에서는 각 나라의 언어가 갖는 특징에 맞추어 보청기의 이득을 보정할 수도 있다. 영어, 독일어, 프랑스어와 같은 비성조 언어(non tonal)가 갖는 특징을 얻기 위해 이득에 대한 별도의 보정을 실시하지 않아도 된다. 그러나 한국어를 비롯한 중국어와 태국어는 성조 언어(tonal)로서, 이들이 갖는 특징에 좀 더 가까워지도록 이득을 보정할 수 있다.[1] 여기서 성조 언어란 음성의 높낮이 변화로 서로 다른 음소를 만들어낼 수 있는 언어를 말한다. 성조 언어에 대한 보정은 대체로 4kHz 이상의 이득을 감소시키는 것으로 이루어진다. 따라서 한국어는 언어가 갖는 특징에 따라서 이득을 보정하도록 '성조 언어'로 선택하면 된다.

● **적응수준(그림 6.83의 ④)**

모든 난청인에게 보청기의 착용이 처음인 것은 아니다. 따라서 난청인이 그동안 보청기를 얼마나 착용했는가에 따라서 적응(순응)과정의 기간이나 정도가 달라질 수 있다. 보청기에서 출력되는 소리에 난청인이 얼마나 익숙한지에 대한 정도를 다음과 같이 '70%', '80%', '90%', 또는 '100%' 등으로 구분하고 있다.

---

[1] 한국어의 경우 현대 국어에서는 성조가 사라졌으나 경상도와 함경도 방언에 아직 성조가 쓰이고 있다.

- 70% : 보청기를 처음 착용하는 난청인으로서 보청기의 착용으로 인해 소리의 크기가 평소보다 갑자기 커진 것에 대해 예민하게 반응하는 경우이다. 따라서 주파수이득곡 선과 목표이득곡선 사이의 이득 차이가 가장 큰 가운데 저음과 고음성분에 대한 이득 들이 대체로 유사하여 수형형 이득반응곡선에 가깝다.
- 80% : 보청기를 처음 착용하기는 하지만 대체로 원만한 성격을 가진 경우이다. '70%' 단계보다는 좀 더 높은 이득을 제공하는 가운데 청력손실이 심한 주파수대역에서의 이득이 좀 더 많이 증가한다.
- 90% : 보청기를 오랫동안 착용하지는 않았지만 다소간의 착용경험을 가지고 있어서 짧은 순응(적응)기간이 필요한 경우이다. '80%' 단계보다 더 많은 이득을 제공하는 가운데, 청력손실이 심한 주파수대역에서의 이득이 실제적으로 크게 증가한다.
- 100% : 보청기를 1년 이상 착용한 경험을 가지고 있어서 별도의 순응(적응)기간이 요 구되지 않는 경우로서 주파수이득곡선과 목표이득곡선 사이의 전반적인 이득 차이가 크지 않다.

보청기에 대한 적응의 정도를 3단계로 나누는 경우도 있는데, 이때는 보청기의 이득을 목표이득의 75%, 85% 그리고 100%로 제공하기도 한다. 그리고 순응(적응) 정도가 낮을수 록 보청기의 이득, 압축비율과 압축역치 등을 대체로 낮게 설정한다. 난청인의 순응 정도 를 정확하게 파악하기가 어려울 때는 대체로 '70%' 또는 '80%'에서 시작하기를 권장한다.

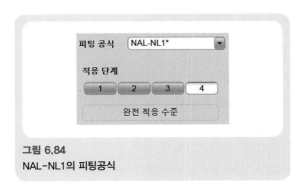

그림 6.84
NAL-NL1의 피팅공식

③ NAL-NL1

NAL-NL1에서는 보청기 착용에 관한 난청인의 적응(순 응) 정도에 대한 정보를 요구한다. 〈그림 6.84〉에서 보여 주는 것처럼 난청인이 보청기의 착용에 적응한 정도를 다 음과 같이 4단계로 나눈다.

- 1단계 : 보청기를 처음으로 착용하는 수준
- 2단계 : 보청기의 착용에 약간 친숙한 수준
- 3단계 : 보청기의 착용에 대체로 친숙한 수준
- 4단계 : 보청기의 착용에 완전히 익숙한 수준

④ DSL v5*

만약 보청기의 적합에 필요한 처방공식을 DSL v5*로 사용하면 〈그림 6.85〉에서의 연령(그 림 6.85의 ①)과 적응수준(그림 6.85의 ②)에 대한 정보를 필요로 한다. 이들에 대한 정보 는 NAL-NL2의 〈그림 6.83〉 ①과 〈그림 6.83〉 ④에서와 동일하다. 〈그림 6.85〉의 ③에서 는 DSL v5*를 모의실험하는 데 필요한 선택사항을 다음과 같이 설정한다(그림 6.86).

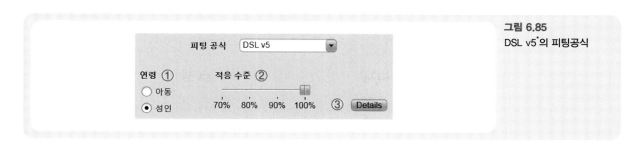

그림 6.85
DSL v5˚의 피팅공식

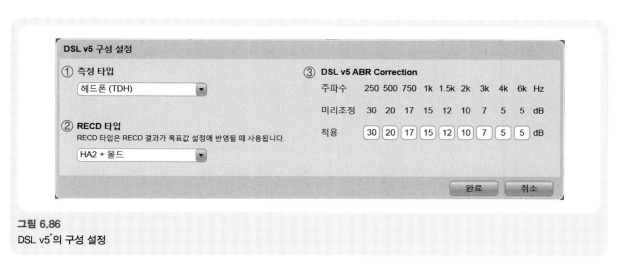

그림 6.86
DSL v5˚의 구성 설정

● **측정 타입(그림 6.86의 ①)**

난청인의 청력역치를 측정할 때 검사음을 어떤 방식으로 들려주었는지에 대해 설정한다. 이때 선택할 수 있는 측정방식은 다음과 같다.

- headphone TDH : 헤드폰을 사용하는 방식
- loudspeaker 0° : 스피커를 난청인의 정면(0°)에 위치시키는 방식
- loudspeaker 45° : 스피커를 난청인의 45° 방향에 위치시키는 방식
- loudspeaker 90° : 스피커를 난청인의 측면(90°)에 위치시키는 방식
- insert earphone+tip : 실리콘 팁을 가진 삽입 이어폰 방식
- insert earphone+mold : 귀꽂이를 가진 삽입 이어폰 방식
- ABR insert+tip, dB nHL : 실리콘 팁을 이용한 뇌간유발반응검사 방식
- ABR insert+mold, dB nHL : 귀꽂이를 이용한 뇌간유발반응검사 방식
- ABR insert+tip, dB eHL : 실리콘 팁을 이용한 dB nHL 단위의 뇌간유발반응검사결과를 보정한 dB eHL 단위의 순음청력역치 방식

  ※ dB eHL은 dB nHL에서 주파수별로 보정하여 예상된(계산한) 순음청력역치를 말한다. 이때의 주파수별 보정값은 〈표 6.8〉과 같다.
- ABR insert+mold, dB eHL : 귀꽂이를 이용한 dB nHL 단위의 뇌간유발반응검사결

과를 보정한 dB eHL단위의 순음청력역치 방식

● RECD 타입(그림 6.86의 ②)

실이대커플러차이(RECD)를 측정할 때 사용하는 방식을 다음 중에서 선택할 수 있다.

- HA1+tip : 귓속형 보청기의 특성을 측정하는 데 사용하는 2cc 커플러와 실리콘 팁을 사용하는 경우
- HA1+mold : 귓속형 보청기의 특성을 측정하는 데 사용하는 2cc 커플러와 귀꽂이를 사용하는 경우
- HA2+tip : 귀걸이형 보청기의 특성을 측정하는 데 사용하는 2cc 커플러와 실리콘 팁을 사용하는 경우
- HA2+mold : 귀걸이형 보청기의 특성을 측정하는 데 사용하는 2cc 커플러와 귀꽂이를 사용하는 경우

● 뇌간유발반응검사의 보정(DSL v5 ABR Correction, 그림 6.86의 ③)

DSL v5에서 뇌간유발반응검사(ABR)로 측정된 dB nHL 단위의 청력역치를 순음청력역치(dB eHL)로 환산하기 위해서는 〈표 6.8〉에서 보여주는 주파수별 보정값이 필요하다. 예를 들면, 1kHz에서 뇌간유발반응검사에 의해 측정된 청력역치가 30dB nHL일 때 이를 순음청력검사에 의한 청력역치로 환산하면 다음과 같다.

$$30dB\ nHL - 15dB = 15dB\ eHL$$

그러나 dB nHL을 dB eHL로 환산할 때 항상 〈표 6.8〉을 지켜야 할 필요는 없다. 다시 말하면 주파수에 따라서 또는 모든 주파수에서의 보정값을 변경하여 이들 계산에 활용할 수 있다. 따라서 Connexx 프로그램에서는 〈표 6.8〉에서 보여주는 주파수별 보정값을 제시하는 가운데 청각전문가가 주파수별로 보정하고자 하는 값을 별도로 입력할 수도 있다.

(7) 초기적합의 구성 설정

초기적합을 수행하는 데 필요한 선택사항을 설정하기 위해 이들을 마우스로 클릭했을 때 화면에 표시되는 내정값(default)들이 있다. 이들 내정값은 Connexx7 프로그램의 '설정(Preferences)' 메뉴에서 '설정 수정(Edit User Preferences, ✎)'에 있는 '초기 피팅(First Fit, 그림 6.87의 ①)'에서 설정할 수 있다. 이때 설정할 수 있는 내정값으로 피팅공식(Fitting Formula), 경험수준(Experience Level), 적응수준(Acclimatization Step), 언어(Language Type) 그리고 목표이득수준(Acclimatization Level) 등이 있다(그림 6.87의 ②~⑥). 여기서 〈그림 6.87〉⑥의 목표이득수준은 〈그림 6.84〉에서 보여주는 NAL-NL1의 '적응 단계'와 동일하다.

〈그림 6.87〉의 ⑦~⑩에서 보여주는 다음의 선택사항을 초기적합과정에 포함시킬지의 여부를 결정할 수 있다.

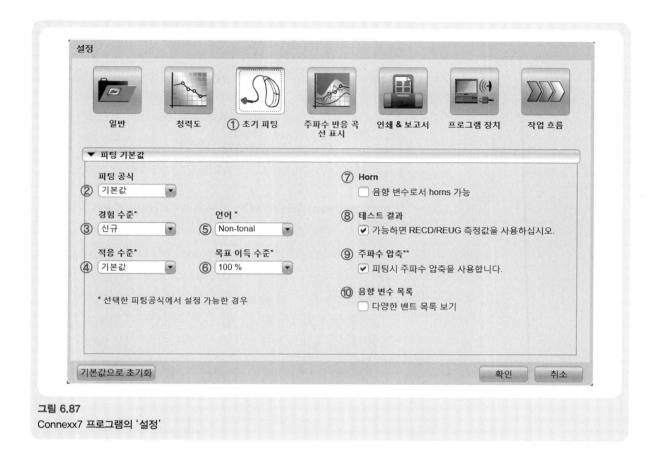

그림 6.87
Connexx7 프로그램의 '설정'

● Horn

〈그림 6.63〉 ①의 음향변수('이어팁 종류'의 우측)는 〈그림 6.66〉 ④의 혼(horn)이 포함되어 있다. 이는 혼을 일종의 음향변수처럼 취급한다는 것을 의미한다. 만약 〈그림 6.87〉의 ⑦ 앞에 있는 □에 체크(✔)하면 혼을 음향변수로 더 이상 사용하지 않겠다는 의미로서, 〈그림 6.65〉의 ④에서 혼에 대한 메뉴가 없어진다.

● 테스트 결과(Test Results)

만약 RECD와 REUG를 측정한 값들이 존재한다면 이들을 적합과정에 적용한다.

● 주파수 전위(frequency compression)

보청기 적합에 주파수 전위를 사용한다. 다만 청력손실의 정도와 유형에 따라서 주파수 전위 기능의 사용여부를 선택해야 한다.

● 음향변수목록(ITE Vent handling)

다양한 직경이나 형태의 환기구(vent)를 목록의 형태로 보여줄 것인지에 대한 여부를 선택한다.

2) 기본 피팅

초기적합이 수행되고 난 이후에 보청기에서 출력되는 소리를 난청인의 개인적 특성에 맞추기 위해 전체 이득, 음량과 음질을 쉽게 조정할 수 있는 기본적합(basic tuning)을 실시한다. 이들의 조정에 따른 주파수이득곡선의 변화를 살펴가면서 조정하는 것이 좋다. 기본적합과정에서 조정할 수 있는 세 가지 음향특성 프로그램(그림 6.88의 ①)에 대해 살펴보면 다음과 같다.

(1) 전체 이득

보청기에서 모든 주파수대역(125~8,000Hz)에 대한 이득을 동일하게 조정하는 기능이다. 다시 말하면 최대이득 내에서는 주파수반응곡선의 형태를 그대로 유지하는 가운데 보청기의 이득만을 조절하는 기능으로서 '마스터 볼륨(master volume)'이라고도 불린다.

보청기로 입력되는 소리는 '큰 소리', '중간 소리'와 '작은 소리'로 입력의 크기에 따라 구분된다. 보청기의 전체 이득을 조절하면 이들 모든 소리에 대한 출력이 한꺼번에 조정된다(그림 6.88의 ②). 만약 전체 이득이 지속적으로 높아지면 최대이득에 이르는 주파수가 나오게 된다. 이때부터는 최대이득에 도달한 주파수에서의 이득이 더 이상 높아지지 않기 때문에 주파수반응곡선의 형태가 변하게 된다.

(2) 소리크기

보청기의 마이크로폰으로 입력되는 소리의 크기는 매우 다양하다. 다시 말하면 난청인이 보청기를 통해 들을 수 있는 소리의 크기는 풀벌레부터 비행기의 엔진소음에 이르기까지 매우 다양하다. 이때 마이크로폰으로 입력되는 소리의 크기를 음압레벨(dB)로 표시하는 가운데 소리의 크기와 종류에 따른 특징을 다음과 같이 설명할 수 있다(그림 6.88의 ③).

● 큰 소리
음압레벨이 80dB SPL(또는 85dB SPL)의 크기를 갖는 말소리를 말하는데, 대체로 1kHz 이하의 저음성분에 의해 영향을 크게 받는다.

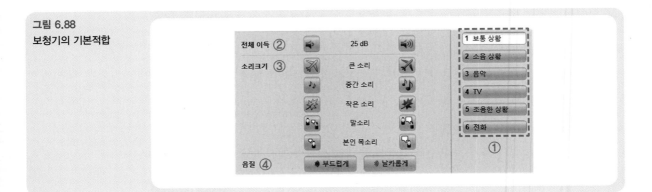

**그림 6.88
보청기의 기본적합**

전체 이득 ②　　25 dB

소리크기 ③　　큰 소리
　　　　　　　중간 소리
　　　　　　　작은 소리
　　　　　　　말소리
　　　　　　　본인 목소리

음질 ④　　♪ 부드럽게　　♪ 날카롭게

1 보통 상황
2 소음 상황
3 음악
4 TV
5 조용한 상황
6 전화

①

● **보통 소리**

음압레벨이 65dB SPL인 소리로서 '중간 소리'라고도 부른다.

● **작은 소리**

소리의 크기가 45dB SPL인 소리를 말한다.

● **말소리**

대부분의 말소리가 갖는 주된 주파수는 400~5,000Hz 정도로, 소리의 크기는 '중간 소리'와 '작은 소리'에 해당한다. 따라서 이들 주파수 성분에 대한 크기를 조절하게 된다.

● **본인 말소리**

난청인이 말을 할 때 들리는 자신의 말소리에 대한 크기를 조절할 때는 주파수 성분을 크게 두 가지로 나누어 다음과 같이 수행할 수 있다. 첫 번째, 개방형 보청기의 경우에는 400~5,000Hz의 주파수에 대한 출력을 조절한다. 두 번째, 밀폐형 보청기에서는 1kHz 이하의 주파수에 대한 출력을 조절한다.

(3) 음질

보청기에서 출력되는 말소리의 음질은 '부드럽게' 또는 '날카롭게'로 구분하고 있다(그림 6.88의 ④). 여기서 말소리가 '부드럽다'는 것은 고음보다 저음이 풍부하다는 의미로 볼 수 있는 반면에 '날카롭다'는 것은 고음이 저음보다 많다는 것으로 해석할 수 있다. 따라서 말소리를 '부드럽게' 만든다는 것은 2kHz 이상의 주파수에 대한 크기를 감소시키는 반면에 2kHz 이하의 주파수에 대한 크기는 증가시키는 것이다. '날카로운' 말소리는 2kHz보다 높은 주파수의 크기는 증가시키고 2kHz보다 낮은 주파수의 크기는 감소시키는 방식으로 만들 수 있다.

3) 기타(Connexx6)

(1) 적합방식

보청기를 사용하여 난청인의 청력을 재활시키기 위해서는 청력손실의 유형과 정도 그리고 난청인이 개인적으로 선호하는 음질 등을 고려하여 가장 적절할 것으로 판단되는 처방공식을 선택해야 한다. 이처럼 난청인에게 적절한 처방공식을 선택하는 과정을 **적합방식**(fitting strategy 또는 formula)이라고 한다. 처방공식은 다른 제조사의 적합 프로그램에서도 사용하는 일반적인 처방공식과 micon fit로 나눌 수 있다. 여기서 micon fit는 제조사에서 공급하는 보청기의 모델이나 귀꽂이가 갖는 특징을 다른 처방공식에 비해 좀 더 상세히 반영하고 있다.

(2) 순응수준

많은 연구자나 보청기전문가에 따르면 보청기의 착용기간이 짧을수록 목표이득보다 낮은 삽입이득을 선호하는 것으로 알려져 있다. 특히 보청기를 처음 착용하는 난청인의 경우에는 보청기에서 나온 소리의 크기뿐만 아니라 음색이나 음질에도 잘 적응하지 못할 수가 있다. 이들에 대한 예를 들어 보면 다음과 같다.

● 음색
일반적으로 나타나는 경사형(고음급추형) 난청을 가지고 있는 가운데 보청기를 착용하지 않았을 때는 말소리를 주로 저음성분을 중심으로 듣게 된다(단, 말소리는 저음과 고음성분으로 구성됨). 보청기를 착용함에 따라 갑작스럽게 고음성분이 크게 들리게 되어 음색이 어색해짐을 느낄 수가 있다.

● 음량
보청기를 착용하기 이전에는 말소리가 대체로 작게 들리는 편이었는데 보청기의 착용과 함께 말소리가 갑자기 크게 들려 목표이득을 제대로 제공하지 못하게 된다.

● 음질
보청기를 착용하지 않은 상태에서 듣는 소리와 보청기라는 전자기기에서 출력되는 소리 사이에는 음질의 차이가 존재할 수 있다.

이와 같이 보청기를 처음 착용할 때 느끼는 어색함은 보청기의 착용기간이 점차 증가하면 익숙해진다. 난청인이 보청기에서 나오는 소리에 점점 적응해가는 과정을 순응(acclimatization, experience)이라고 한다. 예를 들면, 고음이 섞여 있는 말소리의 음색에도 익숙해지고 처음에는 크다고 느꼈던 소리의 크기도 다시 작다고 느껴져서 목표이득에 가깝게 높여가게 된다.

보청기 착용에 대한 적응과정이 필요하다고 판단되는 난청인에게 무조건 목표이득이나 음색을 제공하려고 강요해서는 안 된다. 이 경우에 난청인은 보청기에서 나오는 소리에 적응하지 못하고 보청기의 착용을 포기하는 상황에 이를 수도 있다. 따라서 난청인이 선호하는 이득과 보청기전문가가 시도하려는 목표이득 사이에서 보청기의 이득을 적절히 제공해야 한다.

난청인의 순응과정을 통해 다소 약하게 처방되었던 보청기의 이득이 점차 목표이득으로 바뀌어간다. 이를 위해서는 난청인이 여러 번에 걸쳐 보청기전문가를 방문해야 하며, 보청기전문가는 그때마다 수동방식(예 : 'Experience Level')으로 이득을 다시 조정해줘야 한다. 수동방식을 나타내는 'Experience Level'은 자가학습 기능인 'Self Learning'과 동시에 사용할 수 있다. 순응의 정도는 앞에서 설명한 4단계로 나눌 수 있다.

요즘에는 난청인의 적응 정도에 따른 이득의 조절을 보청기가 일정에 맞춰 자동(예 : 'Auto Experience Manager')으로 서서히 수행하게 만들 수도 있다. 이때 난청인의 적응 정도에 따른 몇 주 또는 몇 달에 걸친 세부조정일정은 처음에 보청기전문가가 결정하며, 그 이후부터는 이로 인해 난청인이 보청기전문가를 다시 찾을 필요는 없다. 자동방식을 의미하는 'Auto Experience Manager'는 'Self Learning'과 동시에 사용할 수 없기 때문에 이들 중에서 한 가지만 선택해서 활성화시켜야 한다. 'Auto Experience Manager'에서는 난청인의 순응 단계를 3단계('초기', '중간', '완성')로 구분하고 있으며, '초기(Setup)'에서 '중간(In Progress)'으로 그리고 '중간'에서 '완성(Complete)'으로 단계가 바뀌는 각각의 착용기간을 설정해두면 자동으로 그 기간에 맞춰 전환된다.

(3) 프로그램의 수

난청인과 보청기전문가가 상담을 통해 선정한 보청기가 갖고 있는 다중기억장치에서 몇 개의 프로그램(메모리)을 사용할 것인지 선택할 수 있다. 이들 각각의 프로그램에는 난청인이 자주 노출되는 청취환경 중에 한 가지를 선택하고 이 청취환경에 맞는 적합조건을 설정하거나 전화사용을 위해 사용할 수 있다. 여기서 보여주는 숫자가 바로 사용하게 될 프로그램의 수를 의미한다. 이들 숫자 중에서 가장 큰 수는 선택한 보청기에서 사용할 수 있는 프로그램(메모리)의 전체 숫자를 의미한다.

(4) 실이음향특성

난청인의 실이측정을 통해 얻은 실이공명이득(REUG)이나 실이대커플러차이(RECD)를 알고 있을 때 이들 검사결과를 초기적합에 활용할 것인지에 대해 선택하는 기능(Insitu corrections, RECD/REUG 또는 real ear)이다. 이는 Connexx7 프로그램의 RECD/REUG와 동일한 기능이다.

(5) 저음/고음 이득조절

보청기에서는 음성과 관련이 높은 125~8,000Hz의 주파수대역만을 사용한다. 이 주파수대역을 한 Connexx 프로그램에서는 1.7~2kHz을 경계로 하여 저음(저주파)과 고음(고주파)으로 나누고 있다. 다시 말하면 약 2kHz 이하의 주파수를 저음이라고 부르는 반면에 약 1.7kHz 이상을 고음이라고 한다. 이들 저음과 고음대역의 주파수에 대한 이득을 별도로 조절할 수 있다.

④ 세부적합

각 난청인의 청력상태에 따라 보청기를 적절하게 적합하기 위한 과정을 두 단계로 나누었다. 첫 번째 단계는 앞 절에서 설명한 초기적합(first fitting)과정으로서 보청기가 갖는 기계적인 특성(예 : 이어후크, 음도관, 댐퍼, 귀꽂이 등), 난청인의 청력특성[청력도, In-situ 청력측정, 임계이득(critical gain) 및 실이대커플러차이(RECD) 등] 그리고 처방공식의 선정 등을 통해 난청인의 청력재활에 필요한 보청기의 기본적인 적합을 실시한다.

두 번째 단계는 초기적합과정을 통해 설정된 적합특성에 보청기가 갖고 있는 여러 부가기능에 대한 설정이나 조정을 추가하여 난청인의 청력재활을 최대화시키는 세부적합(fine fitting)과정이다. 예를 들면, 주파수반응특성, 압축, 적응, 지향성 그리고 소음 등에 관련된 기능을 세밀하게 조정하거나 설정하여 보청기의 착용효과를 최대한 높여준다.

보청기의 적합 프로그램에서 세부적합에 관련된 수행과정을 제조사에 따라서 자세히 살펴보면 다음과 같다.

Inspire 프로그램

앞에서도 설명했던 바와 같이 스타키에서 사용하는 Inspire 프로그램의 세부적합과정은 '적합'의 '사용자 조절'부터 '확장도구'에 포함된 다음의 메뉴로 정의할 것이다.

1) 적합

(1) 사용자 조절

메모리(프로그램), 볼륨, 이명, 뮤트(음소거)와 T2 리모컨을 비롯하여 자가진단, 자가학습, 양이와 예비이득(reserve gain) 등의 설정 또는 조절에 관련된 기능이다(그림 6.89). 이들은 스위치나 푸시 버튼 또는 무선통신방식으로 조절할 수 있다. 무선통신방식으로 오른쪽과 왼쪽 보청기가 갖고 있는 조절기능을 동시에 조정할 수도 있다. 만약 오른쪽과 왼쪽 보청기에 들어 있는 조절기능의 조정방식(예 : 푸시 버튼, 아날로그 볼륨 등)이 서로 다르다면 '예비이득'이나 '단계크기(step size)'가 서로 동시에 조절될 수 없기 때문에 이들은 각각 별도로 조정되어야 한다.

메모리, 볼륨, 이명과 뮤트 등에 사용되는 스위치 또는 조절기의 종류에 따른 특징을 살펴보면 다음과 같다.

● 스위프 기술

보청기에서 볼륨기능에 해당되는 영역의 표면을 손가락으로 쓸어 올리거나 내리는 방식을 말한다. 예를 들어, 볼륨을 높이고자 할 때는 손가락을 보청기의 볼륨에 해당되는 표면이 접촉시킨 가운데 보청기의 길이방향에서 아래부터 위쪽으로 이동(sweeping)시키면 된다. 볼륨을 낮추고자 할 경우에는 보청기의 볼륨에 해당되는 표면에 손가락을 접촉시킨 상태로 위에서 아래방향으로 쓸어내리면 된다. 이처럼 손가락으로 보청기의 볼륨에 해당되는 영역을 이동할 때마다 2dB 또는 4dB씩 볼륨이 조절된다.

● Sprinkler Increase/Decrease

보청기의 볼륨을 조정하기 위해 볼륨에 해당되는 표면을 손가락으로 살며시 톡톡 두드리는 접촉(touch)방식이다. 이처럼 한 번 두드릴 때마다 볼륨은 2dB 또는 4dB씩 높아지거나 낮아진다. 볼륨을 계속해서 두드리면 볼륨이 최대에 도달할 때까지 지속적으로 높아지다가(또는 낮아지다가) 다시 낮아지기(또는 높아지기) 시작한다. 그리고 볼륨이 최소에 도달하면 다시 높아지기 시작하는 방식으로 볼륨이 조절된다. 볼륨을 두드리기 시작할 때 볼륨이 높아지는 방식을 'Sprinkler Increase'라고 부르는 반면에 볼륨이 낮아지는 방식은

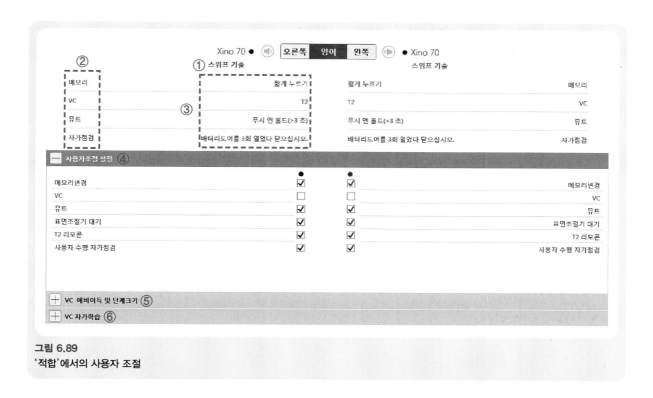

그림 6.89
'적합'에서의 사용자 조절

'Sprinkler Decrease'라고 한다.

● Dual

메모리와 볼륨을 조절하기 위한 보청기의 조절기는 2개 존재한다. 다시 말하면 보청기의
볼륨은 앞에서 설명한 '스위프 기술' 방식으로 조절하는 반면에 메모리는 앞에서 설명한
'Sprinkler Increase/Decrease' 방식으로 변경할 수 있다. 이와 같이 각각의 조절기를 통해
볼륨과 메모리를 변경하는 방식을 'dual'이라고 한다.

● Digital VC

디지털 방식의 볼륨을 말하며 조정할 수 있는 볼륨의 조절범위는 Inspire 프로그램에서 설
정할 수 있다. 실제로 최소와 최대 볼륨을 의미하는 시작(start)점과 정지(stop)점이 별도로
존재하지는 않는다. 그리고 볼륨이 기계적으로 무한히 계속해서 회전할 수 있지만 볼륨의
실제적인 변화는 Inspire 프로그램에서 설정한 범위 안에서만 일어난다.

● 아날로그 로터리

일종의 표준형 볼륨(Standard Analog VC)을 말하며 볼륨의 조절범위를 Inspire 프로그램
에서 설정한다. 보청기의 전원이 켜질 때의 볼륨 위치가 시작점이 되며 보청기의 출력이
최대가 되었을 때가 바로 정지점이 된다. 볼륨의 조절범위는 8dB, 12dB, 20dB와 40dB 중
에서 설정할 수 있다.

'사용자 조절'에서는 이들 조절기를 다음과 같이 크게 세 가지 종류로 분류하여 설정하고 있다.

① 사용자조절 설정

'사용자조절 설정'(그림 6.89의 ④)에서는 선정된 보청기에 들어 있는 기능[메모리 변경, VC(볼륨), 뮤트, 표면조절기 대기, T2 리모콘과 자가점검]을 보여주는 가운데, 이들 중에서 어떤 조절기능을 실제로 사용할지에 대하여 선택할 수 있다. 이들 조절기능 중에서 〈그림 6.89〉 ②의 메모리, VC, 뮤트와 자가점검 등을 어떤 방식으로 조절할 수 있는지는 〈그림 6.89〉의 ③에서 보여준다.

● **메모리 변경 및 VC**

보청기에 들어 있는 메모리(프로그램)와 VC(볼륨)는 이들의 조절기 형태에 따라서 조절하는 방법이 달라질 수 있다. 최대 4개까지 운영할 수 있는 메모리는 한 번에 하나씩 다음 메모리로 이동한다(1 → 2 → 3 → 4 → 1 등). 조절기의 형태에 따른 이들의 조절방식을 살펴보면 다음과 같다.

● **스위치**
  • VC(또는 메모리)는 선택되지 않고 메모리(또는 VC)만 선택된 경우 : 메모리(또는 VC)는 스위치(또는 조절기)를 짧게 눌렀다가 해제하는 방식의 '짧게 누르기'로 변경될 수 있다.
  • VC와 메모리가 동시에 선택된 경우 : VC는 앞에서 설명한 '짧게 누르기' 방식으로 조절하는 반면에 메모리는 스위치(또는 조절기)의 버튼을 3초 이상 길게 눌렀다가 해제하는 방식의 '푸시 앤 홀드'로 변경한다.
  • 무선방식 : 양쪽 보청기가 동일한 개수의 메모리를 가지고 있는 가운데 이들 메모리에 설정된 청취환경이 서로 일치하는 경우, 이들을 마치 하나의 보청기(시스템)처럼 메모리를 무선통신방식의 '양이(ear-to-ear)'로 동시에 변경할 수 있다. 다만 양쪽 보청기 중에서 최소한 어느 한쪽의 보청기에는 메모리(또는 VC)를 변경할 수 있는 스위치(또는 조절기)가 있어야만 한다. 이 스위치를 조작할 때 반대편의 보청기도 무선통신방식으로 신호를 받아서 메모리(또는 VC)를 함께 변경하게 된다.
    만약 양쪽 보청기에 메모리의 변경을 위한 수동식 스위치가 없는 가운데 '자동전화' 또는 '자동코일'이 최소한 어느 한쪽의 보청기에 있는 메모리에 설정되어 있다면 무선통신방식의 '양이' 기능이 자동으로 검색되어 양쪽 보청기의 메모리들을 동시에 변경할 수 있다.

● **푸시 버튼**
  • 메모리 변경 : 한쪽(오른쪽 또는 왼쪽) 보청기에서는 볼륨 또는 메모리만 조정(또는 변경)할 수 있다. 그리고 '양이(ear-to-ear)' 기능은 '스위치'에서의 '무선통신방식'

과 동일하다.

- 볼륨조절 : 앞의 메모리 변경에서와 같이 한쪽 보청기에서는 볼륨 또는 메모리만 변경(또는 조정)할 수 있다. 이때 'Sprinkler Increase/Decrease' 또는 '푸시 버튼' 방식 중에 한 가지를 사용할 수 있다.
- 멀티플렉스 이명 레벨 : '이명' 기능을 가진 보청기에서만 사용할 수 있다. 만약 어느 한쪽 보청기에서 메모리 변경이나 볼륨조절에 대한 기능이 선택되면 멀티플렉스 이명 레벨(Multiflex Tinnitus Level)이 같은 보청기에 설정되는 가운데 '푸시 앤 홀드(스위치의 버튼을 3초 이상 눌렀다가 해제)' 방식으로 이명 현상을 조절할 수 있다. 그러나 어느 한쪽 보청기에서도 메모리 변경이나 볼륨조절의 기능이 선택되지 않은 가운데 멀티플렉스 이명 레벨이 동일한 보청기에 설정되면 '짧게 누르기' 방식으로 이명 현상을 조절할 수 있다.

　이명 현상은 볼륨 조정과 멀티플렉스 이명 레벨이 동시에 선택되었을 때도 제어될 수 있다. 만약 한쪽 또는 양쪽 보청기에 멀티플렉스 이명 레벨이 선택되어 있다면 무선통신방식에 의해 이들의 선택을 자동으로 확인해 이명조절을 '양이' 방식으로 수행한다.

● **스위프 기술**

- 메모리 변경 : '스위프 기술' 방식의 볼륨을 가지고 있는 보청기에서만 가능하다. 이때 메모리는 '접촉(touch)' 방식으로 변경된다.
- 볼륨조절 : 만약 메모리 변경과 볼륨조절을 함께 선택하면 볼륨은 '스위프 기술'에 의해 조절된다. 그러나 볼륨조절만이 선택되었을 때는 볼륨이 '스위프 기술'이나 일종의 '접촉' 방식인 'Sprinkler Increase/Decrease'로 조절될 것이다.
- 표면조절 대기 : 다음에 이어지는 ③을 참조하라.

● **Digital VC 및 아날로그 로터리**

어느 한쪽 또는 양쪽 보청기에서 'Digital VC' 기능을 가지고 있다면 양쪽 보청기의 볼륨이 무선통신방식으로 마치 하나의 보청기(시스템)처럼 동시에 조절될 수 있다(양이).

● **뮤트**

전화, TV 또는 음악 등을 청취할 때 마이크로폰으로 들어오는 신호가 필요하지 않은 경우가 있다. 이때 마이크로폰으로 들어오는 신호들은 마치 소음과 같이 난청인이 듣고자 하는 소리의 청취를 방해할 수 있기 때문이다. 따라서 보청기의 마이크로폰으로 들어오는 신호들이 증폭되어 난청인에게 들리지 않도록 만들어주는 기능을 뮤트(mute, 음소거)라고 한다.

　'뮤트' 기능이 수행되어 마이크로폰으로 들어오는 소리가 들리지 않는다고 해도 보청기의 건전지가 지속적으로 소모되고 있음에 유의해야 한다. 다시 말하면 '뮤트'와 보청기의 전원을 끄는 것은 완전히 다른 기능으로서 '뮤트'를 수행했다고 해서 보청기의 전원을 끈 것이 아니라는 의미이다.

'양이(ear-to-ear)' 방식으로 '뮤트' 모드를 수행하기 위해서는 최소한 한쪽 보청기에 푸시 버튼 또는 스위프 기술(Sweep Technology)이 있어야만 가능하다. 한쪽 또는 양쪽 보청기에서 '뮤트' 기능이 선택되면 무선통신방식의 '양이'에 의해 양쪽 보청기가 동시에 '뮤트' 모드로 설정된다.

● **표면조절기 대기**

메모리를 변경하거나 볼륨을 조정할 때 '스위프 기술' 방식을 이용하는 보청기에서만 사용할 수 있다. 이 기능을 '양이'에서는 사용할 수 없으며, 손가락이 우연히 볼륨에 해당되는 보청기의 표면에 접촉되었을 때 볼륨이 달라지는 것을 방지할 수 있다. 볼륨의 표면에 우연히 발생한 손가락의 접촉은 보청기의 볼륨을 조정하기 위해 단순히 보청기를 깨우는 신호로만 사용된다(실제로 볼륨이 조정되지 않음). 그리고 보청기에서 '스위프 기술' 방식의 볼륨 표면에 연속적으로 접촉이 발생하지 않으면 보청기의 볼륨조절이 대기 상태로 전환되는데, 이를 '스위프 기술' 방식의 '표면조절기 대기'라고 한다.

● **T2 리모컨**

메모리, VC, 뮤트, 이명과 전화기능을 T2 리모컨으로 변경 또는 조절할 수 있다. 만약 이들 기능의 변경(또는 조정)이 이미 다른 방식으로 설정되어 있다면 이들 방식과 T2 리모컨 모두로 이들을 변경(또는 조정)할 수 있다.

● **사용자 수행 자가점검**

건전지의 도어를 3회 열었다가 닫음으로써 이 기능을 수행시킬 수 있는데, 베이스 라인(baseline)이 없는 보청기의 경우에는 '사용자 수행 자가점검' 기능을 사용할 수가 없다. 이 기능을 '양이' 방식으로 수행하기 위해서는 양쪽 모두의 보청기에 '자가진단' 기능의 베이스라인이 저장되어 있는 가운데 '사용자 수행 자가점검' 기능이 켜져 있어야만 한다. 만약 한쪽 보청기에서만 '사용자 수행 자가점검' 기능이 켜져 있다면, '양이' 방식이 수행되지 않는다.

● **이명 레벨**

이명을 갖고 있는 난청인에게 이명과 동일한 주파수의 소리를 역위상으로 들려주어 이명현상을 억제하는 기능이 있다(그림 6.90). 이 기능은 '사용자조절 설정'의 '이명 레벨'에 체크(✔)하면 '이명 레벨' 글씨 옆에 ① 표시가 나타나면서 사용이 가능해진다. 그리고 '푸시 앤 홀드' 방식으로 소리의 크기를 조절하며, 뒤에서 설명하게 될 '이명 예비출력 범위 및 단계크기'에서 예비출력과 단계크기를 설정한다.

② **VC 예비이득 및 단계크기**

난청인이 보청기의 볼륨을 지나치게 낮추어 마치 보청기에서 소리가 발생하지 않는 것처럼 오인되는 경우를 방지하는 기능이다. 다시 말하면 난청인이 수동방식으로 보청기의 이득이나 출력을 낮출 수 있는 **최저음압레벨**을 지정하는 것이다. 여기서 최저음압레벨은 더

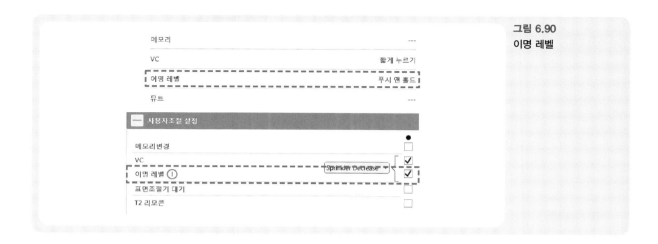

그림 6.90
이명 레벨

이상 이득이나 출력이 낮아지지 않는 음압레벨을 말한다. 뿐만 아니라 볼륨을 조정할 때마다 어느 정도씩 음압레벨을 높이거나 낮출 것인지도 다음과 같이 설정할 수 있다.

● **초기이득**

보청기가 꺼졌다가 다시 켜질 때의 이득으로서 볼륨을 통해 8dB 간격으로 이득의 크기를 조절할 수 있다(그림 6.91의 ①). 예를 들면, 난청인이 보청기의 볼륨을 조정한 상태로 사용한 후에 전원을 껐다가 다시 전원을 켤 때 보청기의 이득이 전원을 끄기 이전의 조정된 상태로 켜지는 것이 아니고 이미 설정해놓은 초기이득의 상태로 켜지게 된다. 다시 말하면 난청인에 의해 조정된 볼륨위치와 관계없이 보청기의 전원이 켜질 때의 이득을 말한다.

● **단계크기**

보청기의 볼륨을 조정할 때 한 번에 얼마큼씩 음압레벨을 높이거나 낮출 것인지에 대한 정도를 말하는데, 2dB와 4dB 중에서 한 가지를 선택할 수 있다(그림 6.91의 ②). 이처럼 '단계크기'에 따라서 '예비이득'의 정도가 다음과 같이 변한다.

- 2dB : 예비이득＝0dB, 2dB, 4dB, 6dB
- 4dB : 예비이득＝0dB, 4dB, 8dB, 12dB

　Digital VC의 '단계크기'는 2dB만이 가능하지만 '예비이득'은 0dB, 2dB, 4dB, 6dB, 8dB 중에서 한 가지를 선택할 수 있다. 그러나 '아날로그 로터리'에서는 '단계크기'가 정해져 있지 않으며 '예비이득'은 항상 8dB로 설정되어 있다. 만약 범위가 8dB, 12dB, 20dB과 40dB로 주어져 있다면, 이는 볼륨을 조절할 수 있는 전체 범위를 말한다.

● **예비이득**

보청기전문가가 설정해놓은 보청기의 볼륨을 난청인이 최대로 낮출 수 있는 **최소음압레벨**을 말한다(그림 6.91의 ③). 앞에서 설명한 '단계크기'에 따라서 선택할 수 있는 '예비이득'의 음압레벨이 달라진다.

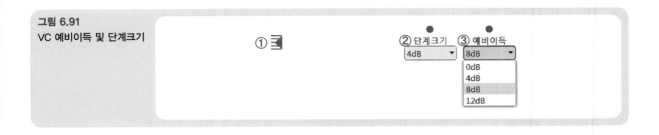

그림 6.91
VC 예비이득 및 단계크기

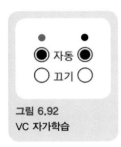

그림 6.92
VC 자가학습

③ VC 자가학습

청취환경에 따른 각각의 프로그램(메모리)별로 볼륨조절에 관한 데이터를 수집하여 보청기가 자동으로 서서히 난청인이 선호하는 볼륨이 되도록 조절하는 기능을 말한다(제5장 '보청기의 부가기능'의 6. 도구에서 'Self Learning' 참조). 볼륨에 대한 자가학습 기능을 사용할지에 대한 여부를 〈그림 6.92〉에서 설정할 수 있다.

④ 이명 예비출력 범위 및 단계크기

이명 현상을 억제할 수 있는 기능이 들어 있는 보청기의 경우에 'VC 예비이득 및 단계크기'에서와 마찬가지로 '단계크기'와 '예비출력'을 〈그림 6.93〉에서 설정할 수 있다.

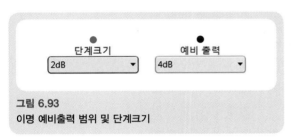

그림 6.93
이명 예비출력 범위 및 단계크기

(2) Feedback Canceller

보청기의 리시버에서 출력된 소리가 다시 마이크로폰으로 입력되었을 때 발생할 수 있는 음향되울림을 제거하는 기능 중에 한 가지가 'Feedback Canceller'이다(제5장 '보청기의 부가기능'의 2. 음향되울림에서 'Feedback Canceller' 참조). 이 기능은 2개의 마이크로폰으로 입력된 소리에서 피드백 성분을 찾아내어 제거하는 알고리즘으로서 'Feedback Canceller'에 관련된 선택사항을 〈그림 6.94〉에서 좀 더 자세히 살펴보면 다음과 같다.

- 〈그림 6.94〉의 ① : 주변의 소음을 줄여 조용한 환경을 만든 후에 보청기에서 출력된 후에 다시 마이크로폰으로 입력된 피드백 성분을 분석한다. 이 과정은 각각의 메모리에 프로그램(청취환경)이 설정되기 이전에 초기화되어야 한다. 왜냐하면 초기화가 이루어지지 않은 상태의 적합과정에서는 '수동'을 선택할 수 없기 때문이다. 그리고 '시작' 버튼을 이용하여 여러 번 수행할 수 있으며, 피드백 분석이 성공적으로 수행되면 '초기화 상태'라고 적혀 있는 글씨의 아래에 '성공 : 추가이득 확보'라고 표시된다.
- 〈그림 6.94〉의 ② : 보청기의 메모리에 설정된 각각의 청취환경을 표시하는 가운데 'Feedback Canceller' 기능을 수행할 메모리를 설정한다.
- 〈그림 6.94〉의 ③ : 'Feedback Canceller' 기능의 수행방식으로 다음 중에서 한 가지

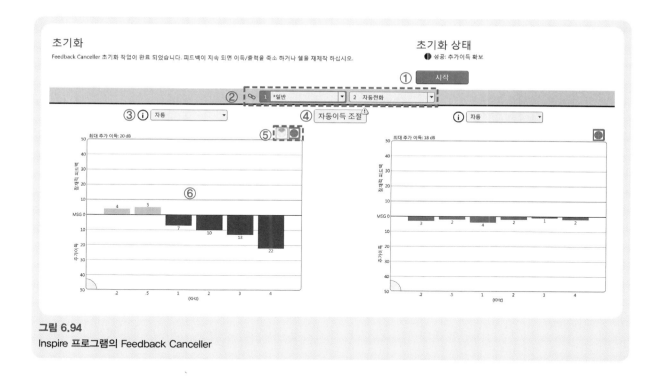

그림 6.94
Inspire 프로그램의 Feedback Canceller

를 설정한다.

- 자동 고감도 : 피드백 분석을 통해 음향되울림을 일으킬 수 있는 주파수를 지속적으로 찾아서 제거하는 방식이다. 이는 음향되울림을 일으키는 주파수가 청취조건에 따라 자주 변동될 경우에 매우 유용하다. 여기서 고감도는 피드백이 일어난 주파수 성분을 매우 민감하게 찾는 것을 의미한다. 예를 들어, 작은 음압레벨을 갖는 피드백 성분도 음향되울림을 일으킬 수 있다고 가정하여 'Feedback Canceller' 기능을 수행시킨다.

- 자동 저감도 : 앞에서 설명한 '자동' 기능은 동일하며 어느 정도 이상의 높은 음압레벨을 갖는 피드백 성분에만 'Feedback Canceller' 기능을 수행시킨다.

- 자동 : 앞에서 설명한 '자동' 기능들과 동일하다.

- 수동 : 음향되울림을 일으키는 피드백 주파수 성분을 청취조건에 따라서 변동시키지 않고 고정시켜놓는 방식이다. 고음을 많이 청취하는 음악가처럼 이 기능을 '자동' 방식으로 설정했을 때 오작동이 자주 일어나는 경우에 많이 사용한다. 현재 수행하고 있는 적합과정에서 '초기화'가 성공적으로 이루어지기 전에는 '수동' 모드를 사용할 수 없다.

- 끄기 : 메모리(프로그램)가 전화에 관련된 '텔레코일' 또는 '자동코일' 모드로 전환되면 피드백이 발생하지 않기 때문에 'Feedback Canceller(FBC)' 기능이 자동적으로 '끄기' 모드로 전환된다.

• 〈그림 6.94〉의 ④ : 각각의 메모리에서 음향되울림을 일으킬 수도 있는 피드백 주파

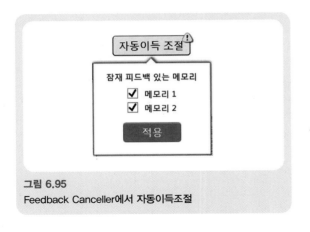

그림 6.95
Feedback Canceller에서 **자동이득조절**

수 성분에 해당하는 채널의 이득을 자동으로 조절하는 기능을 '자동이득조절'이라고 한다. 만약 이들 채널의 이득을 자동으로 조절하고자 하는 경우에는 〈그림 6.95〉에서 자동조절을 수행하기 원하는 메모리를 선택한 후에 '적용'을 클릭하면 된다.

• 〈그림 6.94〉의 ⑤ : 보청기에서는 소음 속에 들어 있는 어음의 청취능력을 향상시키기 위해 지향성 마이크로폰을 사용한다. 만약 보청기의 메모리에서 다이나믹 지향성(Dynamic Directionality) 또는 적응지향성(Adaptive Directionality)이 선택되었다면, 지향성(◉) 또는 전지향성(무지향성, ◉) 중에서 한 가지를 선택할 수 있다.

다이나믹 지향성은 마이크로폰의 지향특성이 무지향성과 지향성 사이에서 자동으로 적절히 전환되는 것을 말한다(제5장 '보청기의 부가기능'의 1. 소음 및 음질 관리에서 'InVision Directionality' 참조). 그러나 다이나믹 지향성은 소음이 존재할 때 난청인의 정면에서 들어오는 말소리에 대해서만 증폭하는 지향특성을 갖는다. 이는 보청기의 마이크로폰으로 들어오는 소리의 시간적인 순서의 분석에 기초를 둔다. 예를 들면, 난청인의 정면에 있는 상대방의 말소리가 다른 방향에서 들어오는 소리보다 더 빨리 마이로폰으로 입력되기 때문에 이 말소리에 마이크로폰의 지향성을 맞추게 된다.

MEMS(Micro-Electronic-Mechanical Systems) 기술을 사용한 적응지향성은 모든 방향에서 들어오는 소리를 감지할 수 있는 가운데 소음이 존재하는 경우에는 자동적으로 지향성 모드로 전환된다. 따라서 말소리가 들어오는 방향만을 감지할 수 있도록 지향성을 활용한다.

• 〈그림 6.94〉의 ⑥ : 최대추가이득과 추가안정이득(Added Stable Gain, ASG)을 포함하여 최대안정이득(Maximum Stable Gain, MSG)에 대한 데이터를 각각의 메모리별로 보여준다. 그래프의 왼쪽 상단에는 dB 단위의 '최대추가이득'을 보여주고, 〈그림 6.94〉 ⑥의 막대그래프는 여유이득(margin gain)을 주파수별로 표시한다. 오른쪽 보청기의 진한색(7, 10, 13, 22) 막대그래프와 왼쪽 보청기의 막대그래프는 각 채널에서의 추가이득(여유이득량)을 나타낸다. 이때의 추가이득은 'Feedback Canceller'에 의해 측정된 이후에 〈그림 6.94〉의 ①의 '초기화'과정에서 각각의 채널에 추가이득의 형태로 반영된 것이다.

오른쪽 보청기의 연한 색(4, 5) 막대그래프는 각각의 채널에 해당하는 피드백이 음향되울림을 일으킬 수도 있는 음압레벨과의 차이(여유)를 나타낸다. 다시 말하면 음향되울림을 일으킬 수 있는 잠재적인 채널들에서 음향되울림의 발생을 억제하기 위해 제한하는 이득의 양이다.

(3) 주파수이동

어음의 고음영역에 들어 있는 주파수 성분들을 난청인이 들을 수 있는 저음영역으로 이동시킴으로써 난청인이 듣기 어려운 고음영역의 음소나 음절을 저음영역에서 청취하여 어음의 명료도와 음질을 향상시키는 기능이다(제5장 '보청기의 부가기능'의 'Spectral IQ' 참조). 이처럼 말소리에서 고음영역의 주파수 성분을 저음영역으로 이동시키는 'Spectral IQ' 기능은 〈그림 6.96〉 ②의 '켜기'를 마우스로 클릭함으로써 수행되기 시작한다.

주파수를 이동시키고자 하는 '소스 지역'과 주파수가 이동하게 되는 '목표 지역' 그리고 최대출력과 고주파 어음의 입력 및 출력에 관련된 주파수반응곡선들을 〈그림 6.96〉의 ①에서 보여준다. 여기서 고주파 어음이란 말소리에서 '소스 지역'의 주파수영역에 들어 있는 어음성분으로서, '고주파 어음 입력'에 대한 주파수반응곡선으로 〈그림 6.96〉 ①에 나타낼 수도 있다. '고주파 어음 입력'에 대한 주파수반응곡선의 표시여부는 〈그림 6.96〉의 ⑤에서 설정할 수 있다. 그리고 '고주파 어음 출력'에 대한 주파수반응곡선은 '소스 지역'에 있는 어음의 고주파수 성분을 '목표 지역'으로 이동시켰을 때의 주파수출력곡선을 의미한다.

'주파수이동' 기능에 관련된 '소스 지역'과 '목표 지역'의 주파수대역폭을 〈그림 6.96〉의 ③에서 조정할 수 있다. 특히 '소스 지역'보다는 '목표 지역'의 주파수대역이 좀 더 많이 조정된다. 여기서 '주파수이동 밴드폭'을 최대방향으로 높일수록 '소스 지역'과 '목표 지역'의 낮은 경계주파수가 저음영역으로 이동한다. 그리고 어음의 고주파수 성분이 이동

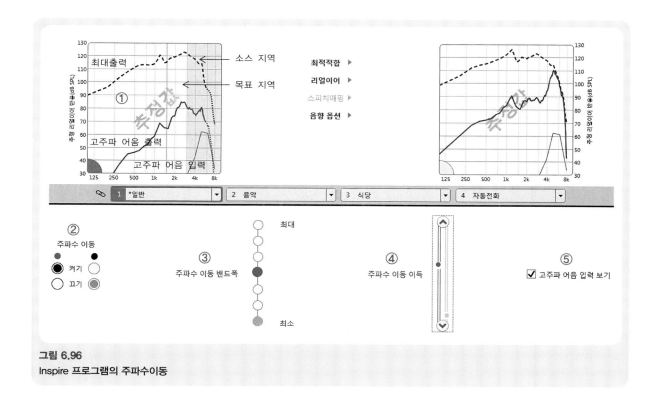

그림 6.96
Inspire 프로그램의 주파수이동

되는 '목표 지역'에 대한 이득은 〈그림 6.96〉의 ④를 통해 1dB 간격으로 10dB까지 조정할 수 있다.

(4) 압축

난청인이 청력손실로 인해 감소한 역동범위 안에서 모든 크기의 소리를 들을 수 있도록 도와준다. 즉 난청인이 잘 듣지 못하는 작은 소리는 좀 더 많이 증폭하는 반면에 보청기에서 증폭하지 않아도 듣는 데 크게 문제가 없는 큰 소리는 작게 증폭하지 않는 비선형증폭방식을 압축이라고 한다(제2장 '보청기의 부품'의 2. 증폭기에서 5) 비선형증폭기 참조).

비선형보청기가 갖는 압축기능은 다음의 압축역치(CT, CK 또는 TK), 압축비율(CR), 압축범위, 압축형식과 압축시간과 해제시간 등의 매개변수에 의해 달라진다.

- 압축역치 : 이득을 감소시키기 위해 압축기능을 시작하는 입력신호의 음압레벨
- 압축비율 : 입력신호의 크기를 감소(압축)시키는 정도
- 압축범위 : 압축기능이 작동하는 압축역치와 불쾌수준 사이의 음압레벨범위
- 압축형식 : 압축기능에 대한 해제시간['빠른 압축(Syllabic)' 또는 '느린 압축 (Dual)']
- 압축시간 : 압축기능이 시작된 이후부터 목표음압레벨로 감소할 때까지 걸리는 시간
- 해제시간 : 압축기능이 해제된 이후부터 압축이 완전히 풀릴 때까지 걸리는 시간

Inspire 프로그램에서는 이들 매개변수 중에서 '압축역치(TK)'와 '압축비율(CR)'들을 메모리와 채널별로 〈그림 6.97〉에서 조정할 수 있는데, 이들 값을 주파수(채널)별로 〈그림 6.97〉의 ①에서 볼 수 있다. 압축역치는 〈그림 6.97〉의 ② 또는 ③을 사용하여 조절할 수 있다. 〈그림 6.97〉의 ②는 장기평균어음스펙트럼(long term average speech spectrum)을 기초로 한 프리세트(preset)로서, 모든 채널의 압축역치들을 8dB의 간격으로 이루어진 4단계로 동시에 조정할 수 있다(단일 또는 일부 채널만의 압축역치는 조정할 수 없음). 여기서 '낮음' 단계는 압축역치가 가장 낮은 상태로서 '작은 소리(50dB SPL)'일 때 적용하는 반면에 '높음' 단계는 압축역치가 가장 높은 상태로서 '큰 소리(74dB SPL)'에 적용한다. 이들 사이에 들어 있는 2개의 단계는 '중간 소리'에 해당하는 '중간' 단계이다.

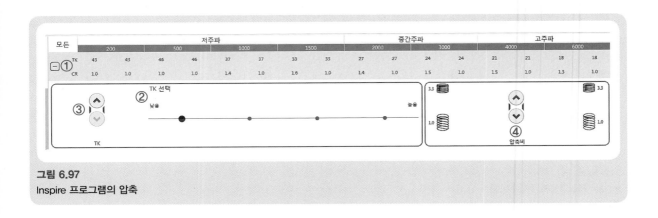

그림 6.97
Inspire 프로그램의 압축

〈그림 6.97〉의 ③을 사용하여 압축역치를 4dB씩 조정할 수 있는데, 이때의 주파수대역은 주파수, 그룹 또는 전체 주파수대역으로 설정할 수 있다(이 장의 3. 초기적합에서 4) 상세조절 참조). 이때의 조정은 총 7단계로 구성되어 있으며, '낮음' 단계부터 두 번째씩 위에 있는 단계는 〈그림 6.97〉 ②의 '중간'과 '높음' 단계에 해당한다. 그리고 이들 사이에 있는 단계가 선택된 경우에는 화면의 하단에 '사용자 압축역치 사용'이라는 글씨가 나타난다.

〈그림 6.97〉의 ④에서는 버튼을 통해 〈그림 6.97〉의 ①에서 보여주는 압축비율을 조정할 수 있다. 이처럼 1 : 0부터 3.3 : 0까지의 범위를 갖는 압축비율은 보청기의 이득이나 압축역치들의 조정을 통해서 조절할 수 있다. 압축비율을 조정할 때의 조정간격(step size)은 압축역치를 기초로 한 이득의 조정량에 따라서 달라진다. 예를 들어, 압축역치가 낮을 때의 압축비율은 매우 작은 간격으로 조정된다. 압축비율이 높아지면 압축역치 이상의 음압레벨에 대한 이득이 크게 감소하는 반면에 압축비율이 낮아지면 이들 음압레벨에 대한 이득이 증가하여 좀 더 선형에 가까운 증폭이 이루어진다.

(5) 소음관리

보청기의 음질을 높이고, 청취환경에 따라서 편안하게 말소리를 들을 수 있으며 신호대잡음비(SNR)를 높이기 위해 양쪽 보청기를 동기화시켜 어음을 듣기 위한 노력을 감소시킬 수 있는 'Binaural Spatial Mapping' 기능을 말한다(제5장 '보청기의 부가기능'의 1. 소음 및 음질 관리에서 'Binaural Spatial Mapping' 참조). 이러한 장점을 얻기 위해 Voice iQ, AudioScapes와 Acuity/InVision Directionality 기능을 함께 사용한다.

주변에서 들려오는 환경음('소음 속 어음', '조용한 환경', '바람소리', '기계소음')을 실시간으로 감지하여 음향패턴을 분석한 후에 난청인이 말소리를 편안하게 들을 수 있도록 지원하는 기능을 'AudioScapes'라고 한다(제5장 '보청기의 부가기능'의 1. 소음 및 음질 관리에서 'AudioScapes' 참조). 각각의 메모리에서 이 기능은 난청인이 노출되어 있는 청취환경에 맞는 환경음의 종류로 자동 전환된다. 난청인이 노출된 청취환경에서 어음에 대한 명료도를 높이기 위해 'AudioScapes' 기능을 어느 정도로 작동시킬 것인지를 〈그림 6.98〉의 ①에서 설정할 수 있다. 3~5단계로 구분된 가운데, 가장 왼쪽은 '이 기능을 사용하지 않겠다'는 의미의 '끄기' 그리고 오른쪽으로 갈수록 1~4단계로 높아진다. 다시 말해서 왼쪽으로 갈수록 'AudioScapes' 기능을 소극적으로 작동시키는 반면에 오른쪽으로 갈수록 이 기능을 보다 적극적으로(강력하게) 작동시키게 된다.

〈그림 6.98〉의 ②를 마우스로 클릭하면 마이크로폰의 지향특성에 대한 선택사항이 〈그림 6.99〉와 같이 나타난다. 여기서 〈그림 6.99〉 ①의 '변경(전환역치)'은 어떤 메모리(또는 모든 메모리)의 지향특성이 무지향성에서 지향성으로 얼마나 자주 바뀌는지에 대한 빈도수를 설정한다. 왼쪽 방향으로 설정할수록 '천천히(가끔)' 그리고 오른쪽으로 설정할수록 지향특성이 '자주' 변경된다. '방향성 시간값(시간상수)'를 나타내는 〈그림 6.99〉의 ②는 지향특성을 얼마나 빨리 변경할지에 대하여 설정한다. 이는 지향특성의 변경에 대한 빈

그림 6.98
Inspire 프로그램의 소음
관리

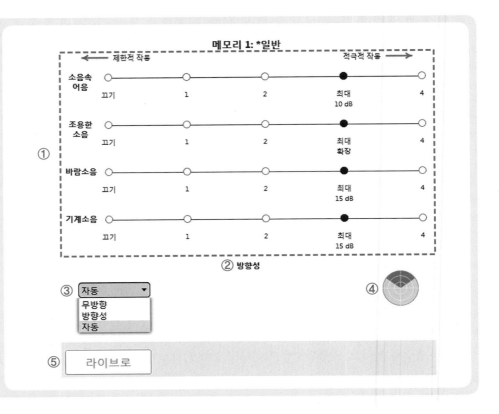

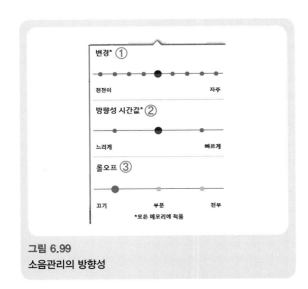

그림 6.99
소음관리의 방향성

도수가 아니라 변경될 때의 속도를 말한다. 다시 말하면 왼쪽의 '느리게'는 지향특성을 무지향성에서 지향성으로 천천히 변경하는 반면에 오른쪽의 '빠르게'는 지향특성을 빠르게 바꾼다. 그리고 '롤오프'로 표기된 〈그림 6.99〉의 ③은 무지향성에서 지향성으로 지향특성이 변경될 때 저음의 이득을 어느 정도로 감소시킬 것인지를 설정한다. 왼쪽에서 오른쪽 방향으로 설정할수록 저음의 이득감소량이 증가한다. 예를 들어, 왼쪽에 있는 '끄기'는 저음의 이득을 줄이지 않는다는 것을 의미하는 반면에 오른쪽에 있는 '전부'는 저음의 이득을 모두 감소시킨다는 것을 말한다.

'소음관리'에서는 마이크로폰의 '무방향(무지향성)'과 '방향성(지향성)' 그리고 이들이 결합된 다이나믹지향성과 적응지향성을 활용한다. 이와 같은 마이크로폰의 지향특성을 〈그림 6.98〉의 ③에서 설정할 수 있다. 고정된 마이크로폰의 지향특성을 갖는 '무방향(무지향성)' 또는 '방향성(지향성)' 모드를 선택할 수도 있고, 아니면 이들 지향특성 사이에서 자동으로 전환되는 '자동'을 선택할 수도 있다. 만약 마이크로폰의 지향특성이 '자동'으로 선택되었다면 청취환경에 따라서 '무방향(무지향성)' 또는 '방향성(지향성)'을 적절히 이용하는 다이나믹지향성과 적응지향성 사이를 자동으로 변경하여 소음의 영향을 감소시킨다(제5장 '보청기의 부가기능'의 2. 음향되울림에서 'Feedback Canceller' 참조). 그리고 〈그림 6.98〉의 ④에서는 '무방향(●)' 또는 '방향성(◉)' 중에서 선택된 지향특성을 표시한다.

〈그림 6.98〉 ⑤의 '라이브로'는 '미디어 플레이어'에서 어떤 특정한 청취환경을 가정하는 음원을 선택하여 '소음관리' 기능을 통해 얻을 수 있는 효과를 모의실험(simulation)할 수 있다. '소음관리'에 대한 모의실험을 종료하고자 할 때는 '라이브로'를 마우스로 클릭하면 된다.

(6) 메모리

난청인이 일상적인 생활을 할 때 많이 노출될 수 있는 환경(예 : 식당, 야외활동, 자동차, 군중, 음악 등)이나 또는 사용하는 장치(예 : 휴대전화, TV 등) 등을 기초로 하여 메모리(프로그램)의 청취조건을 결정한다. 이때의 메모리는 보청기의 모델에 따라서 2개 또는 4개가 존재한다. '일반'이 아닌 다른 청취환경으로 설정된 메모리들이 갖는 음향특성(주파수반응곡선, 압축특성 등)은 '일반'으로 설정된 첫 번째 메모리에서의 음향특성으로부터 변경하게 된다. 여기서 첫 번째 메모리에 설정된 '일반'은 내정값(default)으로 고정된 것이라서, 청각전문가가 첫 번째가 아닌 다른 메모리로 '일반'을 이동할 수 없다.

난청인이 전화통화를 편리하게 할 수 있도록 도와주는 전화기능은 마지막 메모리에 설정하는 것이 좋다. 이때 사용할 수 있는 다섯 가지 종류의 전화기능에 관련된 특징을 살펴보면 다음과 같다.

● 전화

전화를 많이 사용하는 난청인에게 유용한 기능이다. 보청기의 주파수반응곡선에서 전화기에서 사용하는 300~3,000Hz의 주파수대역을 강조함으로써 전화통화 시에 어음명료도를 향상시킨다. 이 기능은 보청기에 자기유도코일(induction coil)과 자동전화반응기능이 들어 있을 경우에 사용할 수 없다.

● 자동전화(autophone)

전화를 받기 위해 전화기가 보청기에 가까워졌을 때 보청기가 전화를 받을 수 있는 모드로 메모리가 자동으로 전환된다. 자동전화반응기능이 들어 있는 보청기에서만 자동전화가 가능하다.

● 전화코일(telecoil)

전화를 많이 사용하는 난청인에게 유용하며 전화통화를 위한 보조수단으로도 사용할 수 있다. 4개의 메모리를 가진 보청기에 자기유도코일(induction coil)이 들어 있을 때만 '전화코일' 기능을 사용할 수 있으며, 마이크로폰 또는 텔레코일의 기능을 M/T 스위치로 선택할 수 있다.

● **자동코일**(autocoil)

전화통화를 위해 전화기를 보청기에 가까이 접근시켰을 때 보청기에 있는 텔레코일이 자동으로 작동한다. 그리고 보청기에 자기유도코일과 자동전화반응기능이 들어 있는 경우에만 사용이 가능하며, 마이크로폰 또는 텔레코일의 기능을 M/T 스위치로 선택할 수 있다.

● **루프**(loop)

FM 보청기와 같이 무선통신방식의 전파로 음성신호를 전달하는 경우에 사용한다. 다시 말하면 상대방의 말을 음성이 아닌 전파로 전달하는 무선송신기가 존재하는 장소에서 사용하는 기능이다. 이때도 무선통신방식의 전파를 수신할 수 있는 자기유도코일이 보청기에 들어 있어야만 한다. 그리고 마이크로폰 또는 텔레코일의 기능을 M/T 스위치로 선택할 수 있다.

메모리는 보청기의 모델에 따라서 2개 또는 4개까지 설치되어 있지만, 휴대전화와 연결된 '스트림 부스트(stream boost, 📶)'에서는 Apple iOS, SurfLink Mobile 또는 SurfLink Media 등의 기능을 이용하여 메모리의 개수를 증가시킬 수도 있다. 여기서 '스트림 부스트'를 활성화시키는 메뉴는 〈그림 6.100〉처럼 가장 오른쪽에 있는 메모리의 옆에 나타난다.

보청기에 자동전화와 자동코일 기능이 함께 들어 있어서 이들을 각각의 메모리에 별도로 설정한다고 해도 동시에 작동하지는 않는다. 다시 말하면 이들 중에서 한 가지 기능만이 난청인의 전화통화를 위해 작동하게 된다. 그리고 전화기능에 관련하여 '전화 및 루프 옵션 구성'에서 설정할 수 있는 선택사항에 대해 살펴보면 다음과 같다.

- 마이크로폰의 기능을 *끄거나* 또는 *끄지 않는* 대신에 출력을 0dB, 3dB, 6dB 또는 9dB만큼 감소시킬 수 있다(그림 6.101).
- 무선통신방식의 양이통신을 사용하는 경우에는 전화통화를 위해 어느 쪽(왼쪽, 오른쪽 또는 양쪽)의 보청기를 사용할지에 대해 선택해야 한다. 왼쪽 또는 오른쪽의 보청기만을 선택하는 경우 반대쪽 보청기의 출력을 0dB, 6dB, 10dB, 16dB 또는 40dB만큼 감소(오프셋)시킬 수 있다(그림 6.102).
- M/T 스위치를 이용하여 마이크로폰 또는 텔레코일을 선택(☐ M/T 활성화)할 수도 있다.

메모리의 '추가 구성 옵션'에서 설정할 수 있는 선택사항에 대해 살펴보면 다음과 같다(그림 6.103).

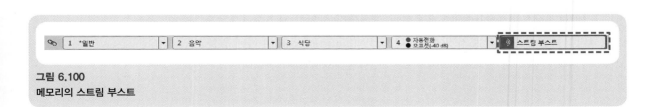

그림 6.100
메모리의 스트림 부스트

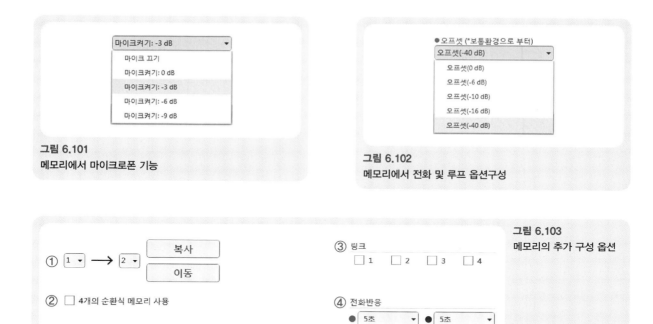

그림 6.101
메모리에서 마이크로폰 기능

그림 6.102
메모리에서 전화 및 루프 옵션구성

그림 6.103
메모리의 추가 구성 옵션

- 〈그림 6.103〉의 ① : 한 메모리(예 : 1번)에서의 음향특성을 다른 메모리(예 : 2번)로 '복사'하거나 '이동'시킨다. 이 기능은 '스트림 부스트'에서 사용할 수 없다.
- 〈그림 6.103〉의 ② : 4번 메모리를 순환방식의 메모리 변경에 포함시킬 것인지를 설정한다. 만약 □에 체크(✔)하지 않으면 메모리를 순환식으로 변경할 때 4번 메모리가 포함되지 않는다. 이 선택기능은 4개의 메모리를 가진 보청기에서 4번 메모리에 어떤 청취조건이 설정되었을 때만 사용된다.
- 〈그림 6.103〉의 ③ : 2개 이상의 메모리를 동시에 적합하기를 위해 링크기능을 사용할 수 있다. 예를 들어, 1번과 2번 메모리의 이득을 동일하게 높이고자 할 때는 이들 메모리를 링크시킨 다음에 1번(또는 2번) 메모리의 이득을 조절하면 2번(또는 1번) 메모리의 이득도 동시에 조절된다. 여기서 1번과 2번 메모리를 링크하기 위해서는 이들 메모리의 앞에 있는 □에 체크(✔)하면 된다.
- 〈그림 6.103〉의 ④ : 자동전화나 자동코일 기능이 종료되고 난 이후에 자동전화 또는 자동코일이 사용되기 이전의 메모리로 다시 전환되는 데 걸리는 시간을 말한다.

(7) 적응

6개월 이하의 보청기 착용경험을 가진 난청인의 경우에 목표이득보다 낮은 이득을 제공하는 '적응'은 초기적합과정에서의 '경험레벨'과 매우 유사한 기능이다(이 장의 3. 초기적합에서 3) 퀵피팅의 (11) 경험레벨 참조). 이 기능은 보청기의 모델에 따라서 '적응' 또는 '경험레벨'의 형태로 수행된다. 다만 '적응'에서는 '자동' 기능을 포함하고 있어서 일정한 기

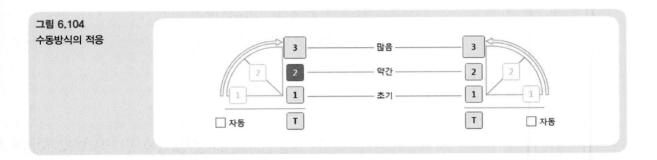

그림 6.104
수동방식의 적응

간에 걸쳐 보청기의 이득을 자동으로 서서히 높여 목표이득이 되도록 조정시킬 수도 있다.
'경험레벨'과 마찬가지로 '적응'도 500Hz, 1,000Hz, 2,000Hz와 4,000Hz에서의 청력역
치를 기준으로 한다. 다만 '적응'에서의 '자동' 기능은 '자가학습(Self Learning)'과 동시에
작동하지 않는다. 다시 말하면 '자가학습' 기능이 정지될 때까지 '자동' 기능은 수행되지
않는다. 그러나 '자가학습'과 '경험레벨' 기능은 서로 동시에 수행될 수 있다. '적응'에 관
련된 기능은 다음과 같이 수동과 자동방식으로 나눌 수 있다.

① 경험레벨
세부적합에서의 '적응'을 수동으로 조절하는 방식이다. 〈그림 6.104〉에서의 T, 1(초기),
2(약간)와 3(많음)에 대한 정도는 '퀵피팅'의 '경험레벨'에서와 동일하다.

② 자동적응
〈그림 6.105〉 ①의 □에 체크(✔)하면 '적응' 기능이 자동으로 수행된다. 이때 보청기의 이
득이 목표이득까지 자동으로 서서히 높아지는 데 걸리는 기간을 〈그림 6.105〉의 ②에서
설정할 수 있다. 다시 말하면 〈그림 6.105〉의 ③에서 보청기의 이득을 6개월 이하의 착용
경험을 의미하는 '1 또는 2'단계로부터 6개월 이상의 착용착용경험을 의미하는 '3'단계까
지 높이는 데 걸리는 기간을 2주일, 1개월, 2개월, 3개월, 4개월, 5개월 또는 6개월 중에서
한 가지로 설정할 수 있다. 여기서 '1 또는 2'단계는 '자동' 기능의 출발점을, 그리고 '3'단
계는 일종의 종착점을 의미한다. 그리고 〈그림 6.105〉의 ②에서 설정한 총기간으로부터
현재 얼마나 남아 있는지를 날짜 수로 〈그림 6.105〉의 ④에서 보여준다. 〈그림 6.105〉의
⑤에서는 오른쪽(또는 왼쪽) 보청기의 '적응' 기능을 왼쪽(또는 오른쪽) 보청기와 일치시
킬 수 있다.
'적응' 기능을 '자동'으로 설정함에 따라서 〈그림 6.106〉의 그래프에는 '가는 점선'들이
나타난다. 이들 '가는 점선'은 '적응'의 '자동' 기능에 의해 최종적으로 도달하게 될 입력
(예 : 50dB, 65dB, 80dB)에 따른 이득곡선을 의미한다. 이들 '가는 점선'이 타겟(목표)이
득을 의미하는 '가는 실선'과 대체로 일치하는 것을 볼 수 있다. 따라서 '자동'에 의한 '적
응' 기능이 최종적으로 도달하는 이득을 타겟(목표)이득으로 볼 수도 있다.

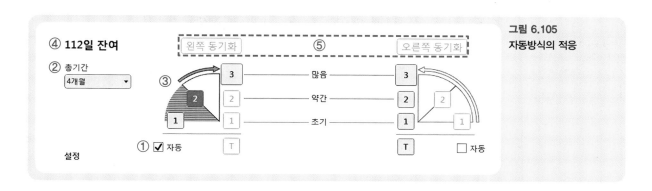

그림 6.105
자동방식의 적응

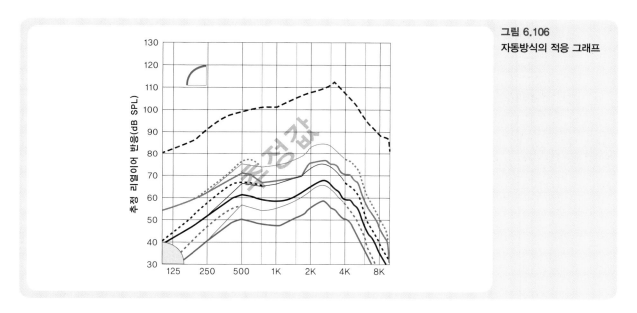

그림 6.106
자동방식의 적응 그래프

(8) 이명

청력손실이 증가할수록 이명(tinnitus) 현상이 동반되는 경우가 많아진다. 이명으로 인해 발생하는 소리는 주로 매미소리, 바람소리 또는 '윙'하는 소리 등과 유사하다. 이명이 발생하는 것을 억제하거나 치료하는 방법에는 여러 가지가 있지만, 소리치료(sound therapy)와 같은 보조방법도 이명을 줄여주는 데 큰 효과가 있는 것으로 알려져 있다.

소리치료법의 한 예인 '이명(Multiflex Tinnitus)' 기능을 실행하기 위해 〈그림 6.107〉의 ①에 있는 '이명자극활성화'의 □에 체크(✔)하면 '이명'에 관련된 선택사항이 〈그림 6.107〉과 같이 활성화된다. 〈그림 6.107〉 ②의 '변조비율'은 신호음의 주파수와 크기를 어느 정도의 속도로 변화시킬지를 의미하는데, 〈그림 6.108〉에서 '끄기(off)', '느리게(slow)', '중간(midium)' 또는 '빠르게(fast)' 중에서 한 가지를 설정한다. 〈그림 6.107〉의 ③은 이명을 억제하기 위해 신호음이 갖는 주파수반응특성을 단일주파수나 주파수영역의 형태로 조정하든지 아니면 모든 주파수들에 대해 조정할지를 결정한다. 여기서 '저'는 200~1,500Hz의 저음영역을, '중'은 2~3.5kHz의 중음영역을, '고'는 4~7.5kHz의 고음

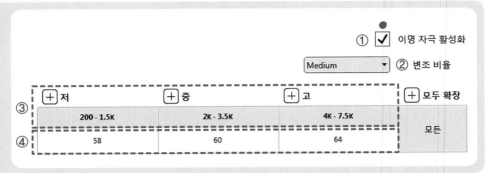

그림 6.107
Inspire 프로그램의 이명

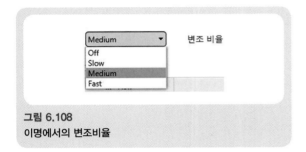

그림 6.108
이명에서의 변조비율

영역을 의미하며, 이들 앞에 있는 ⊞를 마우스로 클릭하면 〈그림 6.109〉에서와 같이 이들에 해당되는 주파수영역 또는 전체 주파수영역('모두 확장')이 나타난다. 〈그림 6.107〉의 ④는 각각의 주파수(또는 주파수영역)에 대해 2cc 커플러를 기준으로 한 출력레벨을 dB 단위로 보여준다. 이들 출력레벨을 조절하기 위해서 〈그림 6.109〉의 ① 또는 ②의 화살표를 마우스로 클릭할 때마다 출력이 1dB 간격으로 높아지거나 낮아진다.

'이명(Multiflex Tinnitus)' 기능은 마이크로폰으로 입력된 소리와 함께 난청인의 이명을 완화시켜줄 수 있는 신호음을 난청인에게 들려준다. 〈그림 6.110〉의 막대그래프에서는 '이명'에서 발생하는 신호음의 2cc 커플러출력이나 추정리얼이어반응을 보여준다('보기'에서 선택). 만약 '이명' 기능이 수행되기 이전에 '2cc 커플러 이득'(또는 '추정삽입이득')이 설정되어 있다면 '이명'이 수행되고 난 이후에 〈그림 6.110〉은 자동으로 '2cc 커플러출력'(또는 '추정리얼이어반응')으로 설정된다. 〈그림 6.107〉의 ④에서 보여주는 출력레벨과 〈그림 6.110〉에서의 그래프는 서로 일치하지 않을 수도 있다.

'이명' 기능을 활용해 난청인의 이명을 좀 더 완화시키기 위해 신호음을 '이명 사운드포인트(SoundPoint Tinnitus)'(그림 6.111)로 미세하게 조정할 수 있다(제5장 '보청기의 부가기능'의 6. 도구에서 'SoundPoint' 참조). 여기서 'SoundPoint'는 보청기에서 나오는 소리에 대한 청각적 느낌을 의미하는 음질을 조정할 때 난청인을 적합과정에 직접 참여시키는

그림 6.109
이명에서의 주파수영역

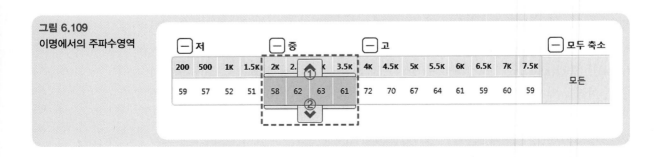

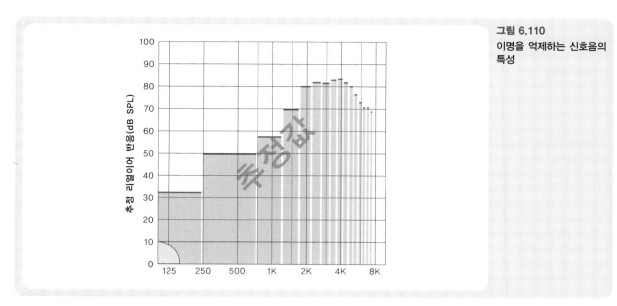

그림 6.110
이명을 억제하는 신호음의
특성

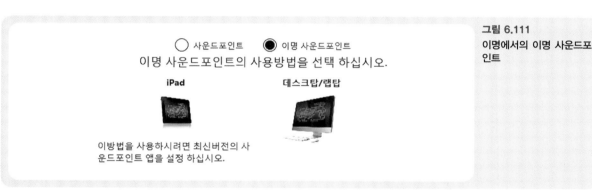

그림 6.111
이명에서의 이명 사운드포
인트

기능이다. '이명 사운드포인트'를 수행하기 위해서는 〈그림 6.111〉에서 '이명 사운드포인트'를 선택한 이후에 사용할 컴퓨터의 종류(iPad 또는 데스크탑/랩탑)를 선택하면 된다.

'이명' 기능에는 한쪽 또는 양쪽 보청기의 출력을 높이거나 낮출 수 있는 '이명타겟매치 (Target Match Tinnitus)' 기능이 있다. 뿐만 아니라 현재 적합하고 있는 메모리 또는 링크되어 있는 모든 메모리에서의 출력을 난청인의 청력도를 기초로 한 그들의 내정값으로 다시 변경하고자할 때도 '이명타겟매치' 버튼을 클릭하면 된다.

(9) 환경관리

'환경관리'는 앞에서 설명한 '소음관리'와 거의 동일한 기능이다. 〈그림 6.112〉의 ①은 각각의 메모리에 설정된 청취환경을 보여주는 반면에 ②의 '편안함'은 '소음관리'의 'AudioScapes' 기능을 의미한다. '편안함'의 앞에 적혀 있는 '상세'를 마우스로 클릭하면 〈그림 6.98〉과 동일한 화면이 나타난다. 다만 〈그림 6.112〉의 ②는 〈그림 6.98〉에서 메모리별로 네 가지 환경음에 대해 설정된 'AudioScapes'의 단계를 숫자로 바꿔 표시하는 것에

환경관리 ①		1	2	3	4	)))	⑤ Ear to Ear
		*일반	야외활동	식당	● 자동전화 ● 오프셋(-40 dB)	스트림 부스트	
② 상세 **편안함**	소음속 어음	3	3	3	3	끄기	
	조용한 소음	3	3	3	3	3	
	바람소음	3	4	3	3	끄기	☑
	기계소음	3	3	3	3	끄기	☑
상세 **음악③**	크기	3	끄기	끄기	끄기	3	☑
상세 **방향성④**	모드	자동 방향성	무방향	자동 방향성	무방향	무방향	☑

그림 6.112
Inspire 프로그램의 환경관리

불과하다. '상세'를 클릭했을 때 가장 왼쪽 하단에 나타나는 '라이브로'도 '소음관리'에서의 〈그림 6.98〉의 ⑤와 동일한 기능이다.

보청기에서 어떤 음악이 감지되면 이 음악을 최적의 상태로 청취할 수 있는 메모리로 변경된다. 이처럼 음악 청취를 위한 메모리에서의 출력은 '음악'(그림 6.112의 ③)에서 설정한 이득으로 조절된다. 다시 말하면 '음악'의 앞에 적혀 있는 '상세'를 클릭했을 때 나타나는 〈그림 6.113〉에서 음악소리의 크기를 '끄기', '1(최소)', '2(보통)', '3(강)'과 '4(최대)' 중에서 한 가지를 설정하면 된다.

'환경관리'의 '방향성'(그림 6.112의 ④)은 '소음관리'에서 〈그림 6.98〉의 ②와 ③이 통합된 기능이다. '방향성'의 앞에 적혀 있는 '상세'를 마우스로 클릭하면 〈그림 6.114〉에서와 같은 선택사항이 나타난다. 여기서 '방향성 모드'는 방향성 모드의 종류를 나타내는 〈그림 6.98〉의 ②에, '방향성스위칭'은 무지향성에서 지향성으로 변경될 때의 민감도(빈도수)인 〈그림 6.99〉의 ①에, '시간값'은 무지향성에서 지향성으로 변경될 때의 속도를 나타내는 〈그림 6.99〉의 ②에 해당한다(이 장의 4. 세부적합에서 1) 적합의 (5) 소음관리 참조). 그리고 '방향성 플러스'는 소음이 존재하는 청취환경에서 말소리를 좀 더 편안하게 들을 수 있도록 방향성을 사용하는 기능이다(제5장 '보청기의 부가가능'의 1. 소음 및 음질관리에서 'Directionality Plus' 참조). 따라서 마이크로폰이 방향성 모드로 작동할 때 '방향성 플러스' 기능도 함께 작동시킬지에 대하여 설정한다. 그리고 〈그림 6.112〉의 ⑤는 양이

그림 6.113
환경관리의 음악

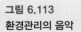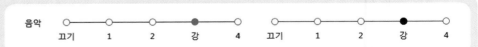

음악	○ 끄기	○ 1	○ 2	● 강	○ 4	○ 끄기	○ 1	○ 2	● 강	○ 4

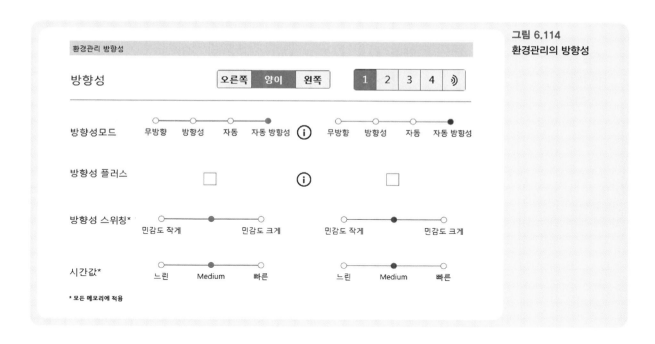

그림 6.114
환경관리의 방향성

통신(ear to ear)이 가능한 기능에서 양이통신을 활용할지에 대해 설정한다.

(10) 인디케이터

보청기의 설정상태가 변동되었을 때 보청기에서 알림음을 발생시켜 이들 변동에 대한 정보를 난청인에게 제공하는 기능을 인디케이터라고 부른다(제5장 '보청기의 부가기능'의 6. 도구에서 'Indicator' 참조). 여기서 보청기의 설정상태 변화란 건전지, 메모리, 볼륨, 전원, 전화, 자가점검, 이명, 뮤트, T2, TruLink와 휴대전화 등에 관련된 각종 스위치 및 조절기의 조작과 변경에 관련된다.

보청기의 설정변화를 알려주는 알림음은 크게 '모든 알림음 조절'과 '개별 알림음 조절' 방식으로 다음과 같이 설정할 수 있다.

● **모든 알림음 조절**

〈그림 6.115〉에서 보여주는 것처럼 알림음으로 순음, Speech/Chimes(차임벨 소리) 또는 어음 등을 사용할 수 있다. 여기서 어음은 여러 나라의 언어를 선택해서 사용할 수도 있는 가운데, 남성 또는 여성이 말하는 한국어로 된 어음도 있다. 그리고 순음과 Speech/Chimes의 크기는 ⊞ 또는 ⊟ 버튼을 이용하여 5dB 간격으로 조절할 수 있다. 또한 재설정 버튼을 클릭하면 알림음의 크기를 '최적적합'에서의 크기로 다시 되돌려준다. 어떤 청취환경에서 소음의 크기에 따라서 알림음의 크기를 자동으로 변경할 것인지에 대한 여부를 '자동 인디케이터음 레벨 변경 활성화'에서 설정할 수도 있다. 만약 '자동 인디케이터음 레벨 변경 활성화' 기능을 사용하고자 할 경우에는 '자동 인디케이터음 레벨 변경 활성화'에 있는 □에 체크(✔)하면 된다.

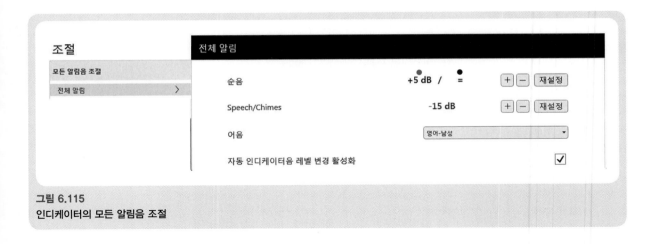

그림 6.115
인디케이터의 모든 알림음 조절

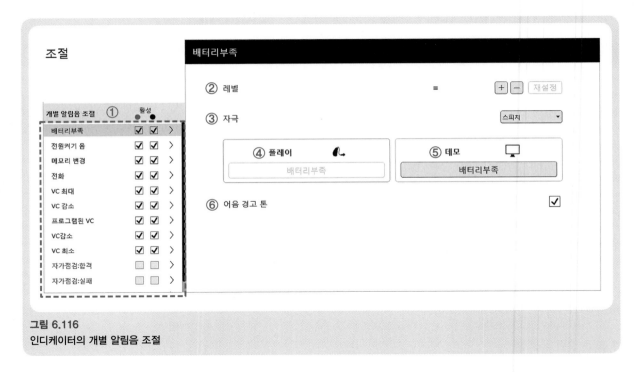

그림 6.116
인디케이터의 개별 알림음 조절

● **개별 알림음 조절**

보청기 모델에 따라서 인디케이터 신호음을 발생시키는 보청기 기능의 종류, 즉 각각의 보청기에서 인디케이터 신호음을 발생시켜줄 수 있는 기능을 〈그림 6.116〉의 ①에서 보여준다. 이들 중에서 인디케이터 신호음의 발생을 원하지 않는 경우에는 □에 체크(✔)를 하지 않으면 된다. 이들 인디케이터 신호음이 가질 수 있는 특징을 살펴보면 다음과 같다.

● **레벨(그림 6.116의 ②)**

알림음(자극)의 크기를 ⊞ 또는 ⊟ 버튼을 이용하여 5dB 간격으로 조절한다. 그리고 재설정

버튼을 클릭하여 알림음의 크기를 '최적적합'에서의 크기로 다시 되돌릴 수 있다.

● **자극(그림 6.116의 ③)**

알림음을 순음(500Hz, 1kHz, 1.5kHz, 2kHz, 3kHz), 와블톤(warble tone), 스피치(어음)와 Chimes(차임벨 소리) 중에서 한 가지를 선택한다.

● **플레이(그림 6.116의 ④)**

난청인의 보청기를 적합하는 과정에서 각 기능에서 발생하는 알림음을 난청인에게 실제로 들어볼 수 있도록 한다. 양쪽 귀에 보청기를 착용하는 경우에는 왼쪽 보청기에서 알림음이 먼저 발생하고 2초가 지난 후에 오른쪽 보청기에서도 알림음이 발생한다.

● **데모(그림 6.116의 ⑤)**

컴퓨터를 사용하여 알림음을 난청인 또는 난청인의 동반가족에게 들려준다.

● **어음 경고 톤(그림 6.116의 ⑥)**

알림음으로 '스피치(어음)'을 선택한 경우에 어음으로 된 알림음을 발생시키기 이전에 알림음과 동일한 크기를 갖는 일종의 경고음을 발생시킬 수도 있다. 여기서 경고음을 발생시키기 위해서는 '어음 경고 톤'에 있는 □에 체크(✔)하면 된다. 다만 컴퓨터를 사용하는 '데모'에서는 '어음 경고 톤'이 발생되지 않는다.

(11) 적합요약

보청기의 적합에 관련된 여러 가지 기능과 음향특성들에 대한 설정을 요약하여 보여준다. 예를 들면, '메모리', '인디케이터', '상태'와 '사용자 조절' 등에 관련된 설정사항이 '적합요약'에서 상세히 나타난다(그림 6.117의 ①). 특히 '메모리'에는 '주파수이동', '환경관리'와 '이명' 등에 대한 기능도 포함되어 있다. 이들 기능을 표시하는 글씨 앞의 '상세'를 마우스로 클릭하면 Inspire 프로그램에서 '적합'에 포함되어 있는 이들 메뉴를 클릭했을 때의 화면으로 바뀐다. 예를 들어, '적합요약'에서 '메모리'에 있는 '주파수이동'의 '상세'를 마우스로 클릭하면 Inspire 프로그램의 '적합'에 포함된 '주파수이동'을 클릭했을 때와 동일한 화면으로 바뀌게 된다. 〈그림 6.117〉②에서의 '다중그래프 보기' 버튼을 클릭하면 Inspire 프로그램의 '보기'에서 '다중곡선'을 마우스로 클릭했을 때의 화면이 보여진다. 〈그림 6.117〉③의 '데이터로그 재설정'을 클릭하면 Inspire 프로그램에 연결된 보청기의 '자가학습(Data Log)' 기능으로 수집된 데이터를 모두 지우고 다시 수집하게 된다. 이때 '자가학습'에 관련된 설정은 변경되지 않는다. 그리고 보청기를 적합하는 과정에서 특별히 기록하여 보관할 필요가 있는 사항이 있다면 〈그림 6.117〉④의 '적합 코멘트'에 기록한 후에 '확인' 버튼을 누르면 된다. 만약 이들 적합에 관련된 모든 과정을 하나의 세션으로 저장하기를 원한다면 〈그림 6.117〉⑥의 '저장'을 마우스로 클릭하면 된다. 〈그림 6.117〉⑤의 '인쇄' 버튼을 누르면 〈그림 6.117〉에서 보여지는 여러 가지 요약 내용을 프린터를 통해 인쇄할 수 있다.

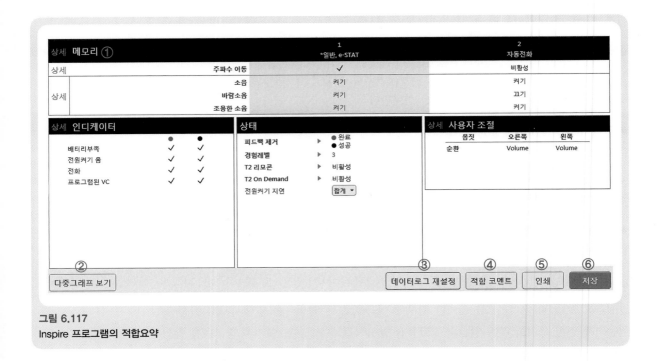

그림 6.117
Inspire **프로그램의 적합요약**

(12) 데이터 로그

처음에는 보청기전문가가 난청인의 청력상태에 맞추어 보청기를 적합하게 된다. 그러나 난청인의 청력상태에 따라 추정된 보청기의 적합조건은 실제의 청취환경에서 다소간의 조정이 필요할 수 있다. 이처럼 보청기를 착용한 상태에서 청취환경이나 조건에 따른 보청기의 조절 및 설정에 관한 여러 사항을 저장하고 분석하는 기능을 '데이터 로그(Data Log)'라고 한다. 이 기능은 향후에 보청기의 세부조절을 다시 수행하거나 난청인의 불만사항을 해결하는 데 유용하게 활용할 수 있다(제5장 '보청기의 부가기능'의 6. 도구에서 'Data Log' 참조).

보청기의 '데이터 로그' 기능은 다음과 같이 '요약', '자가학습', '자가진단'과 '라이프 스케이프 분석' 등으로 구성된다.

① 요약

보청기의 모델에 관계없이 '데이터 로그' 기능을 통해 수집할 수 있는 기본적인 정보를 〈그림 6.118〉에서 보여준다. 이들 수집된 정보에 대하여 자세히 살펴보면 다음과 같다.

● 데이터 로그

앞서 '적합요약'에서 설명한 〈그림 6.117〉 ③의 '데이터로그 재설정'과 동일한 기능으로서, 데이터 수집을 다시 시작하게 만들어준다(그림 6.117의 ①).

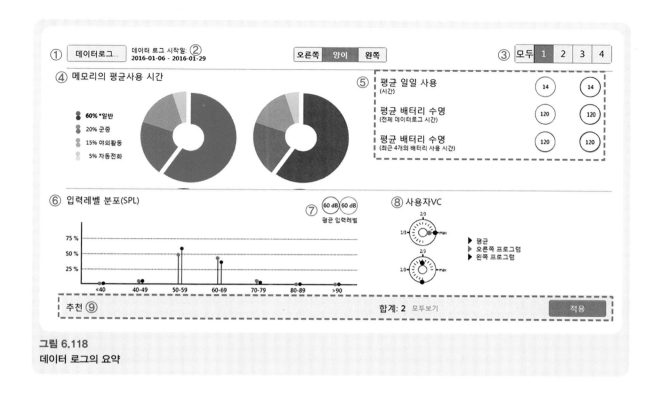

그림 6.118
데이터 로그의 요약

● **데이터 로그 시작일**

보청기에 저장된 현재의 정보가 언제부터 수집되기 시작했는지와 수집이 종료된 날짜를
함께 보여준다(그림 6.118의 ②).

● **메모리 선정**

'데이터 로그'의 '요약' 화면에 어떤 메모리에서 수집되고 분석한 '입력레벨 분포(SPL)'와
'사용자VC(볼륨)'에 관련된 정보를 보여줄지 선택한다(그림 6.118의 ③). 여기서 '모두'는
모든 메모리에 수집되어 있는 모든 정보를 통합하여 분석한 결과를 의미한다.

● **메모리의 평균사용시간**

보청기에 있는 각각의 메모리가 사용된 평균사용시간을 전체 사용시간에 대한 퍼센트(%)
로 나타내준다. 예를 들어, 〈그림 6.118〉 ④의 경우 '일반', '군중', '야외 활동' 그리고 '자
동전화'로 설정된 각각의 메모리가 전체 사용시간의 60%, 20%, 15% 그리고 5%로 각각 사
용되었음을 보여준다.

● **건전기의 사용특성**

보청기의 사용에 관련된 데이터가 수집된 이후부터 1일 평균사용시간과 건전지 사용에 관
련된 정보를 다음과 같이 제공한다(그림 6.118의 ⑤).

　• 평균 일일 사용 : 난청인이 하루에 보청기를 평균적으로 몇 시간 착용했는지 나타낸다.

- 평균 배터리 수명(전체 데이터로그 시간) : 데이터가 수집된 이후부터 건전지의 평균 사용시간을 보여 준다.
- 평균 배터리 수명(최근 4개의 배터리 사용시간) : 최근에 사용한 4개의 건전지에 대한 평균사용시간을 보여 준다.

● **입력레벨 분포(SPL)**

전체 메모리 또는 각각의 메모리별로 입력된 신호의 크기를 7개의 구간으로 나눈 후에 각각의 구간별로 입력된 신호의 크기를 퍼센트(%)로 나타낸다(그림 6.118의 ⑥). 따라서 보청기에 입력된 소리의 크기에 대한 분포를 각각의 메모리별로 또는 전체 메모리에서 쉽게 확인할 수 있다. 〈그림 6.118〉의 ⑦에서는 전체 또는 각각의 메모리에서의 평균입력레벨을 보여주는데, 이때의 메모리 설정은 〈그림 6.118〉의 ③에서 선택한다.

● **사용자VC**

난청인이 각각의 보청기에서 볼륨을 조정한 정보를 보여준다(그림 6.118의 ⑧). 우선 보청기에 설정된 볼륨의 크기(기준이득)를 기준으로 한 볼륨의 평균적인 변화를 나타내는 가운데 이들 사이의 차이가 어느 정도인지를 알려주기도 한다. 각각의 보청기에 대하여 환경음에 따른 노출시간의 퍼센트(%)도 알려준다. 다만 '소음 속 어음'의 환경음에 대해서 이 기능을 지원하지 않는 보청기 모델도 있다. 그리고 볼륨을 조정할 수 있는 범위를 보여준다.

● **추천**

'데이터 로그' 기능으로 수집된 정보를 분석한 결과에 의해 Inspire 프로그램이 추천하는 적합조건의 변경사항을 〈그림 6.118〉 ⑨의 '모두보기'를 클릭하여 볼 수 있다. 이때의 변경사항은 〈그림 6.118〉의 ③을 이용하여 모든 메모리에 대하여 또는 각각의 메모리별로 볼 수도 있으며, 이들 변경사항을 전체 또는 메모리별로 '적용' 버튼으로 적용할 수 있다.

② 자가학습

각각의 메모리(프로그램)별로 수행된 볼륨의 조정에 대한 데이터를 수집하여 보청기가 자동으로 서서히 난청인이 선호하는 볼륨이 되도록 조절하는 기능을 말한다(제5장 '보청기의 부가기능'의 6. 도구에서 'Self Learning' 참조). 이때의 이득은 모든 메모리('모두') 또는 각각의 메모리별로 확인할 수 있다(그림 6.119). 이 기능은 시뮬레이션 모드에서 활용할 수 없다.

③ 자가진단

보청기를 구성하는 마이크로폰, 앰프(DSP)와 리시버가 정상적으로 작동하고 있는지를 자체적으로 확인해주는 기능을 말한다(제5장 '보청기의 부가기능'의 6. 도구에서 'Self Check' 참조). 여기서 마이크로폰은 지향특성에 관련된 방향성(지향성)과 전방향(무지향성) 모드로 분리된다. 이 기능은 각각의 메모리가 아닌 '모두'에서만 수행할 수 있다(그림

표 6.11 난청인의 불만사항에 따른 전문가 지원(계속)

난청인의 불만사항	전문가 지원	난청인의 불만사항	전문가 지원
귀가 막힌 것 같음	저주파수 이득 축소	목소리가 너무 큼	전체 이득 축소
	고주파수 이득 확대		최대출력 축소
	벤트 변경 고려		큰 소리 이득 축소
말소리가 애매하거나 모호함	직접 듣고 확인하기 검토	물 흐르는 소리가 너무 큼	최대출력 축소
	FBC 수동으로 설치		큰 소리 이득 축소
	소음적응감소		주파수이동 이득 축소
말소리가 혀짤배기소리가 남	4kHz 이상의 고주파수 이득 축소	보청기 소리가 너무 약함	전체 이득 확대
	고주파수 최대출력 축소		직접 듣고 확인하기 검토
	고주파수 이득 축소	보청기가 웅웅거림	FBC 초기화
	주파수이동 이득 축소		직접 듣고 확인하기 검토
	주파수이동 미사용		전화기능 미적용 검토
먼 곳의 소리가 가까운 곳의 소리보다 잘 들림	큰 소리 이득 확대	보청기가 쨱쨱거림	FBC 초기화
	작은 소리 이득 축소		중간주파수 이득 축소
모든 말소리의 깊이가 없음	저주파수 이득 축소		벤트 변경 고려
	저주파수 이득 확대		문제가 있는 주파수영역의 확인 및 수정을 위해 스피치 매핑 사용 검토
	중간주파수 이득 축소	보청기가 펑펑함	방향성기능 롤오프 축소
	벤트 변경 고려		조용한 소음조절기능 축소
모든 소리가 깨끗하지 않음	고주파수 이득 확대		큰 소리 이득 확대
	전체 이득 확대		직접 듣고 확인하기 검토
	중간주파수 이득 확대	보청기에서 휘파람 소리가 남	FBC 초기화
	주파수이동 활성		고주파수 큰 소리 이득 축소
모든 소리가 날카로움	4kHz 이상의 고주파수 이득 축소		벤트 변경 고려
	2kHz 이상의 고주파수 이득 축소		문제가 있는 주파수영역의 확인 및 수정을 위해 스피치 매핑 사용 검토
	저주파수 이득 확대	보청기의 변화가 없음	직접 듣고 확인하기 검토
	고주파수 큰소리 이득 축소	본인 목소리가 먹먹하게 들림	큰 소리 이득 확대
모든 소리가 너무 큼	전체 이득 축소		최대출력 확대
	저주파수 이득 축소		고주파수 이득 확대
	최대출력 축소		저주파수 이득 축소
	큰 소리 이득 축소		벤트 변경 고려

(계속)

표 6.11 난청인의 불만사항에 따른 전문가 지원(계속)

난청인의 불만사항	전문가 지원	난청인의 불만사항	전문가 지원
본인 목소리가 목욕탕/동굴에 있는 것처럼 들림	저주파수 이득 축소	소리가 웅웅거림	저주파수 이득 축소
	주파수이동 이득 축소		최대출력 축소
	주파수이동 밴드 축소		전체 이득 축소
	벤트 또는 쉘 변경 검토	소음이 너무 심함	조용한 소음조절기능 축소
본인의 목소리가 울림	저주파수 이득 축소		저주파수 이득 축소
	전체 이득 축소		작은 소리 이득 축소
	최대출력 축소		직접 듣고 확인하기 검토
	벤트 변경 고려	소음이 있을 때 말소리를 들을 수 있음	고주파수 이득 확대
본인 목소리에 깊이가 없음	중간주파수 이득 감소		소음 적응 증가
	저주파수 이득 축소		저주파수 이득 축소
소리가 왜곡됨	최대출력 확대	소음이 큰 곳에서 보청기가 꺼짐	방향성기능 롤오프 축소
	최대출력 축소		소음 적응 감소
	4kHz 이상의 고주파수 이득 축소		최대출력 확대
	주파수이동 밴드 축소	시끄러운 곳에서 소리가 점점 사라져 감	방향성기능 롤오프 축소
	주파수이동 미사용		소음적응 감소
	직접 듣고 확인하기 검토		최대출력 확대
열쇠 소리/종이 비비는 소리가 너무 큼	고주파수 출력 축소	접시 소리가 너무 큼	고주파수 출력 축소
	고주파수 이득 축소		최대출력 축소
	고주파수 큰 소리 이득 축소		고주파수 이득 축소
	주파수이동 이득 축소		주파수이동 이득 축소
조용한 곳에서 소리가 점점 사라져 감	조용한 소음 조절 기능 축소	큰 소리가 너무 큼	큰소리 이득 축소
주변소음이 너무 큼	저주파수 이득 축소		최대출력 축소
	소음 적응 증가		고주파수 큰 소리 이득 축소
	방향성 저주파수 보상량 확대		
혀짤배기소리가 혼란스러움	주파수이동밴드 축소		
	주파수이동 미사용		

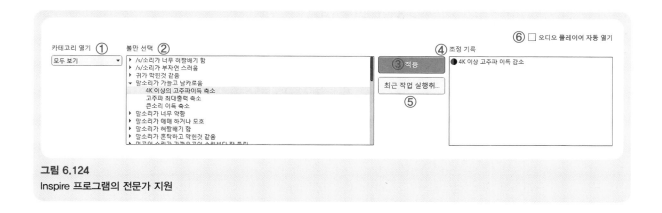

그림 6.124
Inspire 프로그램의 전문가 지원

다. 〈그림 6.124〉의 ④에 난청인의 불만사항을 해소하기
위해 보청기에 적용된 해결방법이 표시된다. 이때 적용된
해결방법이 난청인의 불만사항을 해소하지 못하는 경우
에는 〈그림 6.124〉의 ⑤를 마우스로 클릭하여 해결방법
의 적용을 해제할 수 있다. 여기서 〈그림 6.124〉의 ⑤를
클릭할 때마다 보청기에 적용된 해결방법이 최근부터 역
순으로 하나씩 차례로 해제된다. 〈그림 6.124〉의 ⑥은 오
디오(미디어) 플레이어를 자동으로 실행시켜가면서 난청
인의 불만사항에 대한 해소여부를 직접 확인할 수 있다.

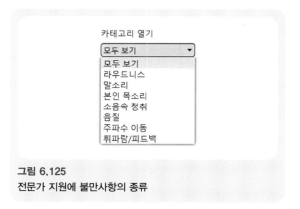

그림 6.125
전문가 지원에 불만사항의 종류

(3) 보청기 검사

보청기의 최대이득, 사용자 이득과 레퍼런스 테스트 이득(Reference Test Gain, RTG, 기준
시험이득)을 검사할 수 있는 기능이다(그림 6.126). 이들에 대한 검사를 자세히 살펴보면
다음과 같다.

● 최대이득

제조사에서 결정한 최대이득(Full On Gain, FOG)을 보청기에 설정하고자 할 때 〈그림
6.126〉 ①의 버튼을 누른다. 보청기에 최대이득이 제공되면 보청기에서 큰 소리가 발생하
여 난청인에게 큰 고통을 줄 수 있기 때문에, 난청인의 귀에서 보청기를 제거하라는 〈그림
6.127〉의 경고 메시지가 나타난다. 보청기를 제거하고 난 이후에 〈그림 6.127〉의 '확인'
버튼을 클릭하면 최대이득이 설정된다.

● 사용자 이득

보청기에 들어 있는 〈그림 6.126〉 ⑤의 적응(adaptive)기능을 개별적으로 시험하기 위해
이들 적응기능이 모두 꺼진 상태에서 사용자 이득을 보청기에 설정한다. 이들 적응기능이
모두 꺼지게 되면 이들 기능에 의해 영향을 받지 않고 탐침마이크로폰으로부터 측정이 완
료된다. 그리고 이들 각각의 적응기능은 〈그림 6.126〉의 ⑤에 있는 버튼을 이용한 조정에

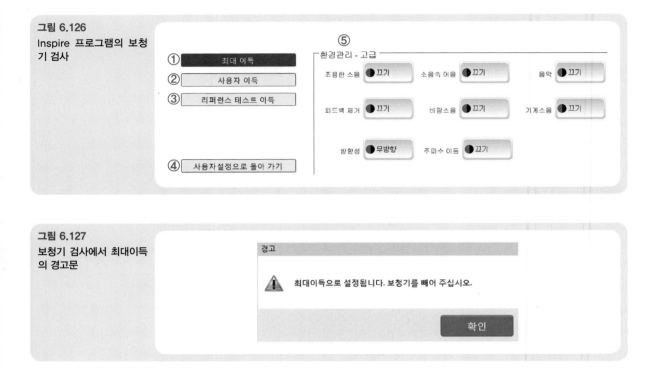

그림 6.126
Inspire 프로그램의 보청기 검사

그림 6.127
보청기 검사에서 최대이득의 경고문

따라 검사가 수행된다.

● 레퍼런스 테스트 이득(기준시험이득)

모든 적응기능을 끈 상태에서 보청기에 기준시험이득(RTG)을 설정할 때 사용한다. 기준시험이득을 설정하기 위해 〈그림 6.126〉의 ③을 마우스로 클릭하면 〈그림 6.127〉과 같이 보청기를 귀에서 제거하라는 경고 메시지가 나타난다. 이 경고 메시지에 있는 '확인' 버튼을 클릭하기 전까지는 보청기에 최대출력(FOG)이 제공되지 않는다.

〈그림 6.128〉의 ①에서는 보청기 검사에 따른 기준시험이득을 보여준다. 그리고 〈그림 6.128〉의 ②에서는 텔레코일을 시험할 수 있는 가운데 〈그림 6.128〉의 ③에서는 보청기의 압축비율을 최소(1 : 1) 또는 최대(3 : 1) 중에서 선택할 수 있다.

● 사용자 설정으로 돌아가기

Inspire 프로그램의 '보청기 검사'로 수행된 변경사항을 보청기의 적합과정에 적용하지 않고, '보청기 검사'가 수행되기 이전의 설정상태로 되돌리고자 할 때 사용한다.

(4) 스피치매핑

보청기가 입력신호를 어떻게 증폭하여 난청인의 청력손실을 회복시켜주는지에 대해 시각적으로 보여주는 기능이다(제5장 '보청기의 부가기능'의 6. 도구에서 'Live Speech Mapping'과 이 장의 3. 초기적합의 3) 퀵피팅에서 (5) 스피치 매핑 참조). 난청인과 상담할 때 유용하게 활용할 수 있는 기능으로서, 〈그림 6.129〉의 ①은 〈그림 6.20〉의 ⑤와, 〈그림

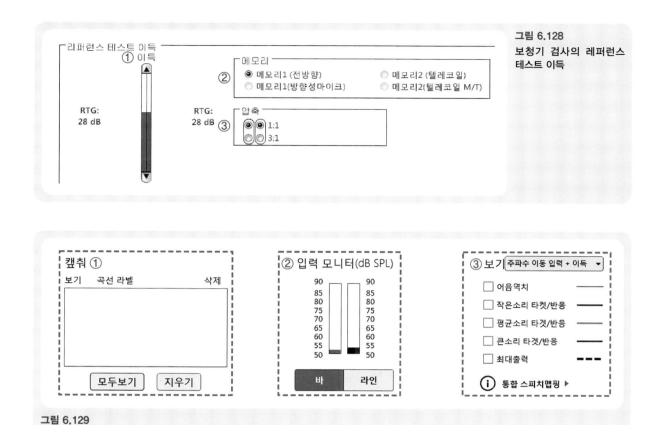

그림 6.128
보청기 검사의 레퍼런스 테스트 이득

그림 6.129
Inspire 프로그램의 스피치 매핑

6.129〉의 ②는 〈그림 6.20〉의 ④와, 〈그림 6.129〉의 ③은 〈그림 6.20〉의 ⑥과 정확히 일치하기 때문에 〈그림 6.20〉의 ④~⑥을 참조하면 된다.

(5) 조절 확인

50dB과 90dB의 음압레벨을 갖는 '작은 소리'와 '큰 소리'를 순음의 형태로 난청인에게 들려준다. 이때 '작은 소리'와 '큰 소리'가 갖는 주파수반응곡선은 〈그림 6.130〉에서 보여준다. 이들 소리(신호음)는 단일주파수, 일정한 범위의 주파수대역 또는 모든 주파수대역의 형태로 난청인에게 제공될 수 있다. 이때의 소리들은 낮은 주파수에서 높은 주파수로 또는 높은 주파수에서 낮은 주파수의 순서로 연속하여 발생시킬 수 있는 가운데 주파수가 변하는 스위핑 속도(sweeping speed)도 〈그림 6.131〉에서 변경할 수 있다.

● 스위핑 속도

신호음의 주파수를 어느 정도의 속도로 바꿀지를 설정한다. 여기서 '천천히'는 1,000ms(1초) 간격으로, '보통'은 600ms 간격으로, 그리고 '빠르게'는 300ms 간격으로 새로운 주파수로 변화시킨다. 여기서 '간격'은 어떤 주파수가 발생되는 '동안'으로 이해해도 된다.

그림 6.130
조절 확인의 그래프

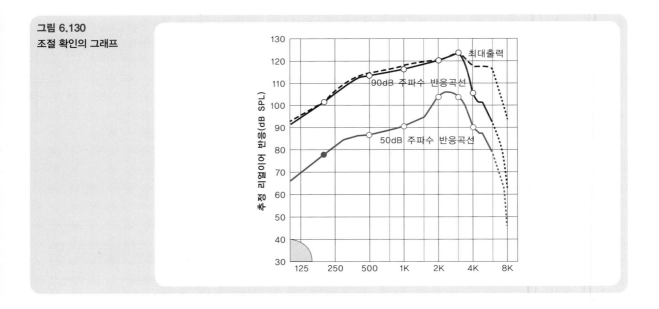

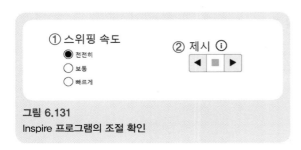

그림 6.131
Inspire 프로그램의 조절 확인

● 제시

- ▶ : 신호음의 주파수를 낮은 주파수에서 높은 주파수로 변화시킨다.
- ◀ : 신호음의 주파수를 높은 주파수에서 낮은 주파수로 변화시킨다.
- ■ : 신호음의 주파수 변화를 정지시킨다.

이 기능에서는 '작은 소리' 또는 '큰 소리'가 난청인에게 들릴 때 '작은 소리'는 '작은 소리'대로 또는 '큰 소리'는 '큰 소리'대로 동일한 크기로 들려야 한다. 예를 들면, 난청인이 '작은 소리'를 들을 때 들리지 않는 소리(순음)가 있거나(소리가 끊어지는 현상) 또는 다른 소리보다 크게(또는 작게) 들리는 소리(순음)가 있으면 안 된다. '큰 소리'의 경우에도 마찬가지로 다른 소리에 비해 작게 들리거나 또는 너무 커서 고통스러움(또는 불쾌감)을 느끼면 이를 보청기전문가에게 알려줘야 한다.

3) 환경설정

(1) 일반

Inspire 프로그램이 실행될 때 나타나는 그래프, 언어, 제품의 카탈로그와 여러 가지 적합 과정과 조정에 관련된 내정값(default)과 보청기의 잠금코드키 등을 설정할 수 있다. 우선 〈그림 6.132〉의 ①에서 취급하는 환경설정에 대한 선택사항을 살펴보면 다음과 같다.

- 사용지역 : Inspire 프로그램이 사용되는 지역이 한국일 경우에 'Starkey Korea(스타키 한국)'를 설정하면 된다.

- 언어 : Inspire 프로그램에서 사용하는 언어로서, 'Korean(한국어)'을 설정한다.
- 보이스 언어 : 여러 메시지나 신호음의 언어로서 '한국어-남성 또는 여성' 외에 다른 나라 언어(예 : 영어)도 선택하여 사용할 수 있다.
- 기본 그래프 보기 : Inspire 프로그램에서 그래프를 보여주고자 할 때 기본적으로 나타나는 그래프의 종류를 선택한다.
- 기본적합 보기 : 보청기가 연결된 이후에 또는 시뮬레이션을 위해 보청기를 선정한 이후에 수행되는 적합과정으로 전환되는 Inspire 프로그램의 화면을 '퀵피팅', '상세조절' 그리고 '청력검사기' 중에서 선택한다. 예를 들어, '기본적합 보기'가 '상세조절'로 설정되었다면 보청기가 연결 또는 선정된 이후의 적합과정을 위해 '상세조절' 화면이 나타난다.
- 인스파이어 모드 : Inspire 프로그램을 모든 기능이 들어 있는 '정상 모드'로 사용할지 아니면 일부의 기능만으로 구성된 '간편모드'로 사용할지를 선택한다.

〈그림 6.132〉의 ②에서는 그래프와 적합 그리고 Inspire 프로그램을 보청기전문가가 좀 더 편리하게 사용할 수 있도록 만들어주는 여러 가지의 선택사항을 보여준다. 〈그림

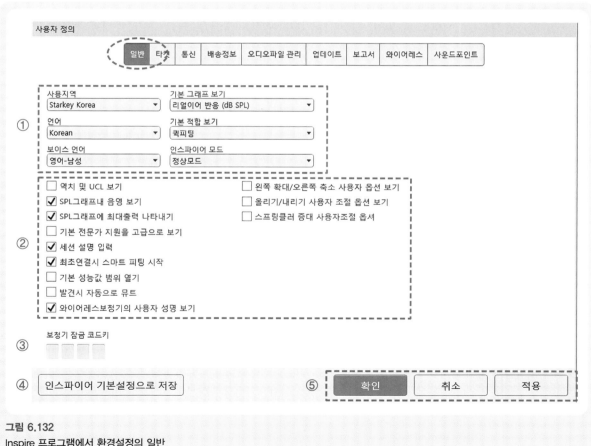

그림 6.132
Inspire 프로그램에서 환경설정의 일반

6.132〉 ③의 '보청기 잠금코드키'는 난청인의 보청기가 갖고 있는 적합특성을 아무나 변경할 수 없도록 4개의 코드(숫자)로 이루어진 일종의 잠금장치를 만드는 기능이다. 〈그림 6.132〉 ④의 버튼을 클릭하면 〈그림 6.132〉의 ①~③에서 변경된 모든 설정조건이 Inspire 프로그램의 기본적인 설정조건(내정값)으로 저장된다. 〈그림 6.132〉의 ⑤는 Inspire 프로그램의 '일반'에서 변경하거나 조정한 모든 설정조건을 '확인'하거나 '취소' 또는 '적용'하게 된다.

(2) 타겟

난청인의 청력재활을 위한 보청기 처방과 적합과정에서의 목표이득, 처방공식, 볼륨, 예비이득, 경험과 환경에 관련된 선택사항은 다음과 같이 설정할 수 있다(그림 6.133).

● **타겟목표**

'작은(soft)', '평균(moderate)' 그리고 '큰(loud)' 소리에 해당하는 목표음압레벨의 내정값을 다음과 같이 설정한다(그림 6.133의 ①).

- 작은(soft) : 50dB이 프로그램의 내정값으로 설정되어 있는 '작은' 소리에 대한 목표음압레벨을 '없음(none)', '40dB', '45dB', '50dB' 그리고 '55dB' 중에서 한 가지로 변경할 수 있다. 만약 '없음(none)'이 설정되면 '작은' 소리에 대한 목표음압레벨과 주파수반응곡선이 나타나지 않는다.
- 평균(moderate) : 65dB이 프로그램의 내정값으로 설정되어 있는 '평균' 소리에 대한 목표음압레벨을 '없음(none)', '60dB', '65dB', '70dB' 그리고 '75dB' 중에서 한 가지를 설정한다. 만약 '없음(none)'이 설정되면 '평균' 소리에 대한 목표음압레벨과 주파수반응곡선이 나타나지 않는다.
- 큰(loud) : 80dB이 프로그램의 내정값으로 설정되어 있는 '큰' 소리에 대한 목표음압레벨을 '없음(none)', '80dB', '85dB', '90dB' 그리고 '95dB' 중에서 한 가지를 설정한다. 만약 '없음(none)'이 설정되면 '큰' 소리에 대한 목표음압레벨과 주파수반응곡선이 나타나지 않는다.

● **볼륨조절기**

'사용자 조절'의 'VC 예비이득 및 단계크기'에서 설명한 '예비이득'에 관련된 기능으로서 예비이득 변경에 관련된 프롬프트(prompt)를 표시할 것인지에 대한 여부를 설정한다(그림 6.133의 ②). 만약 '추후 반영되는 예비이득 설정'에 체크(✔)를 하면(내정값에 의해 체크가 되어 있음), Inspire 프로그램의 최적적합(Best Fit) 과정에서 발생하는 변화가 아무런 프롬프트도 제시하지 않고 예비이득을 변경한다. 그러나 '추후 반영되는 예비이득 설정'에 체크를 하지 않으면 보청기 처방의 목표(타겟)를 최적으로 만들기 위한 최적적합과정의 변화를 예비이득에 반영할 수 있는 프롬프트가 나타난다. 이때 나타나는 프롬프트에서는 이들을 예비이득의 변경을 위해 적용할 것인지에 대해 묻는다. 다시 말하면 최적적합과정의

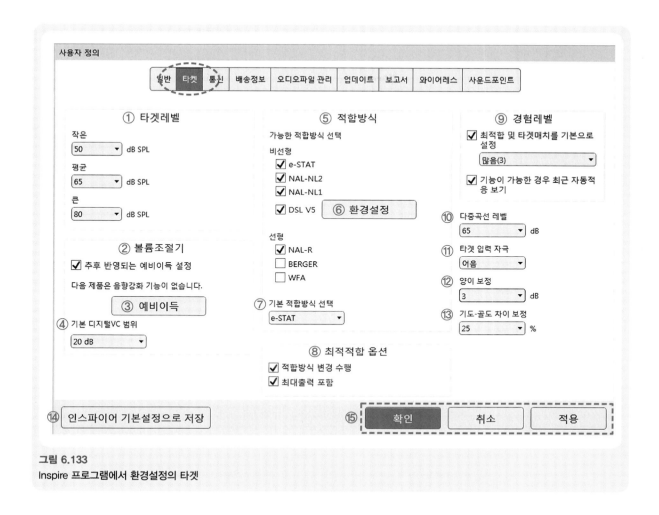

그림 6.133
Inspire 프로그램에서 환경설정의 타겟

변화를 예비이득에 적용하려면 'OK'를 클릭하는 반면에, '무시'를 누르면 이들의 변화가
예비이득에 적용되지 않고 원래의 설정으로 되돌아간다.

● **예비이득**

예비이득은 2dB 간격으로 0~20dB의 범위에서 설정할 수 있다(이 장의 4. 세부적합의
1) 적합에서 (1) 사용자조절의 'VC 예비이득 및 단계크기' 참조, 그림 6.133의 ③). 보청기
의 종류에 따른 예비이득의 내정값은 〈그림 6.134〉와 같다.

- 맞춤형 보청기(볼륨의 장착여부에 관계없음) : 10dB
- OTE(On the Ear)와 RIC(Receiver in the Canal) : 0dB
  ※ RIC T2＝10 dB
- BTE(Behind the Ear) : 14dB
  ※ 볼륨이 없는 BTE 13과 BTE 312＝0dB

그림 6.134
환경설정에서 타겟의 예비
이득

적합방식	CIC VC	CIC no VC	ITC VC	ITC no VC	ITE VC	ITE no VC	BTE 13 V	BTE 13 no	BTE 312 V
BERGER	10	10	10	10	10	10	14	14	14
DSL V5	10	10	10	10	10	10	14	14	14
e-STAT	10	10	10	10	10	10	14	14	14
NAL-NL2	10	10	10	10	10	10	14	14	14
NAL-NL1	10	10	10	10	10	10	14	14	14
NAL-R	10	10	10	10	10	10	14	14	14
WFA	10	10	10	10	10	10	14	0	14

● **기본 디지털VC 범위**

디지털 볼륨(VC)을 사용하여 '상세조절'에서 조정할 수 있는 이득의 범위로서 8dB, 12dB, 20dB과 40dB 중에서 한 가지를 선택할 수 있다(그림 6.133의 ④). Inspire 프로그램에서 설정한 디지털 볼륨의 내정값(default)은 20dB이다.

● **적합방식**

보청기의 적합과정에 필요한 처방공식으로 고려할 수 있는 처방공식의 대상을 설정한다. 이들 처방공식은 크게 비선형과 선형방식으로 분류할 수 있다(그림 6.133의 ⑤). 여기서 선형방식의 처방공식으로는 NAL-R, BERGER와 WAF 등이 있는 반면에 비선형방식의 처방공식으로는 e-STAT, NAL-NL1, NAL-NL2와 DSL V5 등이 있다(이 장의 3. 초기적합의 3) 퀵피팅에서 (14) 처방공식 참조). 이들 처방공식에 있는 □에 체크(✔)하게 되면 Inspire 프로그램의 상단에서 가장 오른쪽에 위치한 보청기의 처방공식을 설정하는 메뉴에 나타난다.

만약 〈그림 6.133〉의 ⑥을 마우스로 클릭하면 DSL V5에 대한 선택사항을 보여주는 〈그림 6.135〉가 나타난다. '오디오메트리'의 〈그림 6.135〉의 ①에서는 〈그림 6.136〉과 같이 청력검사를 수행할 때 검사음의 재생(transducer)방식을 설정하도록 한다. 예를 들면, 헤드폰(인서트 헤드폰, 삽입형 몰드 TDH 헤드폰) 방식, 자유음장(스피커 0°, 스피커 45°, 스피커 90°) 방식 또는 실이측정(리얼이어 SPL) 방식 중에서 한 가지를 선택한다. 〈그림 6.135〉의 ②는 인서트 헤드폰 또는 삽입형 몰드를 사용하여 ABR 검사를 수행한 경우에 사용하는 선택사항이다. ABR 검사에 의한 결과를 사용하고자 할 때는 ABR에 있는 □에 체크(✔)하고, 검사결과지에서 보여지는 청력손실의 단위(nHL 또는 eHL)를 〈그림 6.135〉의 ②에 표시하면 된다. 〈그림 6.135〉의 ③은 〈그림 6.135〉의 ②에서 설정한 단위와 연동하는 표로서, nHL를 eHL로 변경할 때의 보정값을 주파수별로 보여준다. 그리고 〈그림 6.133〉의 ⑦에서는 보청기의 적합과정에서 요구되는 처방공식에 대한 Inspire 프로그램의 내정값을 선택할 수 있다. 여기에서 내정한 처방공식이 보청기의 적합과정에서 자동으로 선택되지만, 이를 보청기전문가가 난청인의 적절한 청력재활을 위해 가장 적절하다고 판단되는 처방공식으로 Inspire 프로그램의 상단에서 변경할 수도 있다.

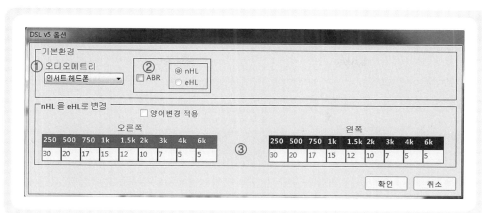

그림 6.135
환경설정의 처방공식에서
DSL V5의 옵션

● 최적적합 옵션

보청기를 적합할 때 '최적적합(Best Fit)'의 운영에 관련
된 선택사항은 다음과 같다(그림 6.133의 ⑧).

- 적합방식 변경수행 : 보청기의 적합과정에서 처방공
  식을 변경할 때마다 적합을 '최적적합' 방식으로 수
  행할지에 대하여 설정한다. 만약 '적합방식 변경 수
  행'에 있는 □에 체크(✔)하면 처방공식이 변경되고
  난 이후에 보청기 적합은 '최적적합'으로 수행된다.

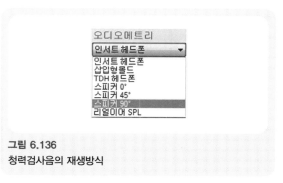

그림 6.136
청력검사음의 재생방식

- 최대출력 포함 : '최적적합'이 계산될 때마다 최대출력의 조정을 포함할 것인지에 대
  하여 설정한다.

● 경험레벨

'최적합 및 타겟매치를 기본으로 설정'의 □에 체크(✔)함으로써 난청인의 착용경험에 따
라 보청기의 이득을 조정하는 기능이다(그림 6.133의 ⑨). 이때 난청인의 착용경험을 '초
기(1)', '약간(2)', '많음(3)' 그리고 '이전(T)'으로 나누어 이득을 제공한다(이 장의 3. 초
기적합에서 3) 퀵피팅의 (11) 경험레벨 참조).

'기능이 가능한 경우 최근 자동적응 보기'는 보청기의 착용경험에 관련된 '자동적응' 기
능에 의해 연산된 주파수이득곡선을 그래프에 나타낼지의 여부에 대하여 설정한다(이 장
의 4. 세부적합의 1) 적합에서 (7) 적응의 '자동적응' 참조). □에 체크(✔)함으로써 '자동
적응'에 의해 연산된 주파수이득곡선이 다른 주파수반응곡선들과 함께 점선으로 그래프에
표시된다.

● 다중곡선레벨

Inspire 프로그램의 '보기' 메뉴에서 '다중곡선'이 선택되었을 때 나타나는 각 메모리에 대한
주파수반응곡선의 입력레벨을 설정한다(이 장의 3. 초기적합에서 3) 퀵피팅의 (2) 그래프
참조). 여기서 입력레벨의 범위는 40~90dB로서 5dB 간격으로 주어진다(그림 6.133의 ⑩).

● **타겟 입력 자극**

선택된 처방공식에 의해 보청기의 목표이득이 계산되는 과정에서 요구되는 입력신호의 형태를 설정한다(그림 6.133의 ⑪). 이는 청력을 검사할 때 사용한 입력신호의 형태에 따라서 목표이득이 달라질 수 있기 때문이므로 어음(speech) 또는 사인파 형태(sinusoidal) 중 한 가지를 선택한다.

● **양이 보정**

보청기의 양이착용으로 인해 발생하는 양이합산(binaural summation)에 의한 효과를 보청기의 목표이득을 설정하는 적합과정에 반영할 것인지에 대한 여부를 선택한다(그림 6.133의 ⑫). 다시 말하면 보청기를 양쪽 귀에 착용함으로써 소리의 크기가 약 3dB 정도 증가하는 것(양이합산효과)으로 알려져 있다. 보청기의 목표이득을 설정할 때 이 효과를 반영할지에 대하여 선택할 수 있을 뿐만 아니라 어느 정도(0dB, 3dB, 5dB)로 반영할 것인지도 〈그림 6.133〉의 ⑫에서 설정할 수 있다.

● **기도 · 골도 차이 보정**

기도청력역치와 골도청력역치 사이의 차이를 줄여주는 보정값을 퍼센트(%)로 설정하는 기능이다. 기도청력역치와 골도청력역치 사이의 차이가 어느 정도인지를 퍼센트(%)로 나타내는 것으로서 이들 퍼센트(0%, 25%, 50%, 75%, 100%)에 따라서 보청기의 목표이득이 조정된다(그림 6.133의 ⑬).

● **인스파이어 기본설정으로 저장**

〈그림 6.133〉 ⑭의 버튼을 클릭하면 〈그림 6.133〉에서 변경된 모든 설정조건이 Inspire 프로그램의 기본적인 설정조건으로 저장된다.

● **확인, 취소, 저장**

〈그림 6.133〉의 ⑮는 Inspire 프로그램의 '타겟'에서 변경하거나 조정한 모든 설정조건을 '확인'하거나 '취소' 또는 '적용'하게 된다.

(3) 통신

각각의 Inspire 세션 동안에 사용자의 데이터를 추적할 것인지를 설정한다. 만약 '사용 데이터 추적'의 □에 체크(✔)를 하면 사용자의 데이터가 기록되기 시작한다.

(4) 배송정보

보청기의 배송에 관련된 '청구 거래처 #(번호)'와 '배송 거래처 #(번호)'를 추가하거나 편집하거나 또는 삭제할 수 있다.

(5) 오디오파일 관리

미디어 플레이어를 위한 오디오의 카테고리나 파일을 다음과 같이 유지하거나 만드는 기능이다.

● **카테고리**

Inspire 프로그램에 들어 있는 오디오 파일을 카테고리(종류)에 따라서 분류하여 보여준다. '카테고리'의 하단에 있는 '추가', '편집'과 '삭제'를 통해 카테고리를 추가하거나 편집하거나 삭제할 수 있다.

● **오디오 파일**

각각의 카테고리에 들어 있는 오디오 파일을 보여준다. '오디오 파일'의 하단에 있는 '추가', '오디오 파일편집'과 '선택된 사항 지우기'를 통해 오디오 파일을 추가하거나 편집하거나 또는 삭제할 수 있다.

(6) 업데이트

Inspire 프로그램의 업데이트를 자동으로 수행할지에 대한 여부를 설정한다. 만약 '인스파이어를 업데이트하기 위해 Inspire Updater의 사용 허락'의 □에 체크(✔)를 하면 Inspire 프로그램이 자동으로 업데이트된다. 그러나 Inspire 프로그램의 자동 업데이트 기능을 사용하지 않으려면 'Inspire Updater 제거' 버튼을 클릭하여 업데이트를 수행하는 프로그램을 삭제하면 된다.

(7) 보고서

모든 보고서의 왼쪽 상단에 '제조사 로고(스타키)' 또는 '개인별 로고(청각전문가 등)' 중에 한 가지가 인쇄되도록 만들 수 있다. 여기서 '개인별 로고'를 사용할 경우에는 리포트에 사용하고자 하는 로고 파일을 '브라우즈' 버튼을 통해 Inspire 프로그램으로 불러들일 수 있다. '성공 팁'에는 리포트에 포함시킬 수 있는 팁을 최대한 4개까지 적을 수 있다. 여기서 팁이란 난청인이 반드시 알아두어야 할 전달이나 지시사항도 포함한다.

(8) 와이어레스

무선형 보청기의 일련번호를 확인하는 기능으로서 '진행하는 동안 일련번호 무시'에서는 TruLink 또는 SurfLink 프로그래머들이 탐지되었을 때 무시해야 할 무선일련번호를 추가(기록)하거나 삭제한다. 그리고 '와이어레스 구성'에서는 SurfLink 프로그래머에서 사용하는 무선통신주파수의 프로화일을 국가의 단위로 선택한다.

(9) 사운드포인트

난청인에 의해 사용되고 있는 사운드포인트의 기능을 실시간으로 주파수반응곡선에 반영하지에 대한 여부를 선택할 수 있다(제5장 '보청기의 부가기능'의 6. 도구에서 'SoundPoint' 참조). 만약 '실시간 반응곡선 업데이트'의 □에 체크(✔)를 하면 사운드포인트의 수행에 의해 주파수반응곡선이 실시간으로 업데이트된다.

Genie 프로그램

Genie 프로그램의 '선택'에서는 보청기의 모델과 기능 그리고 음향변수를 구체적으로 선정하여 기본적인 적합을 수행한다. 이때 난청인이 개인적으로 선호하는 음질특징에 대해서도 적합에 반영할 수 있다. 이들 외에도 보청기에는 난청인의 손실된 청력을 효과적으로 재활하는 데 도움이 될 수 있는 부가기능이 있다. 이들 기능을 난청인의 청력상태에 적절하도록 세부적으로 설정하거나 조정하여 청력재활의 효과를 최대한 높여주는 과정을 '피팅'이라고 한다.

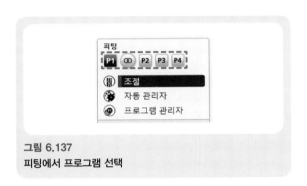

그림 6.137
피팅에서 프로그램 선택

1) 피팅

보청기를 적합하는 '피팅'과정에서는 '조절', '자동 관리자' 그리고 '프로그램 관리자' 등에 관련된 기능을 설정하고 조정할 수 있다(그림 6.137). 가장 마지막의 '프로그램 관리자'는 이미 초기적합과정의 '선택'에서 설정한 바 있다. 그리고 '조절'과 '자동 관리자'를 세부적합과정에서 설정할 수 있는데, 어떤 프로그램(메모리)에 대해 이들 설정작업을 수행할지 Genie 프로그램의 왼쪽 상단에 있는 〈그림 6.137〉에서 한 가지를 선택하면 된다.

(1) 조절

난청인의 청력상태에 맞추어 보청기를 적절하게 적합하는 가장 기본적인 과정이 바로 '조절'이다. 이때의 '조절'은 각각의 프로그램별로 최대출력(MPO)과 입력의 크기(큰 소리, 중간 소리, 작은 소리)에 따라서 적합을 수행한다. 그 결과는 〈그림 6.138〉에서 그래프의 형태로 나타난다. 그리고 현재 보여주는 그래프가 어떤 프로그램(예 : P1)에 해당하고, 이때의 '주요 선택사항', '근거' 그리고 '개인 프로파일'을 〈그림 6.138〉의 ①에서 알려준다. 뿐만 아니라 신호음의 형태(예 : 순음/와블톤)와 주파수반응특성에 대한 입력레벨(예 : '타겟값 65', '시뮬레이션 65') 그리고 피드백 제한에 대한 문자가 그래프 안에 함께 표시된다. 여기서 '시뮬레이션'은 '삽입이득'을, 그리고 '65'는 65dB로서 신호음의 입력레벨을 말한다.

① 커브 형태

〈그림 6.138〉에 나타낼 수 있는 주파수반응곡선(삽입이득, 출력, 이득, SPLogram 등)의 종류를 변화시킬 수 있다. 뿐만 아니라 신호의 형태, 입력의 크기, 목표이득곡선과 적합범위 등도 조정할 수 있다. 우선 주파수반응곡선의 종류는 〈그림 6.138〉 ③의 '커브 형태'에서 설정할 수 있다. 여기서 '커브'는 아마도 주파수반응곡선을 의미하는 가운데 '반응'

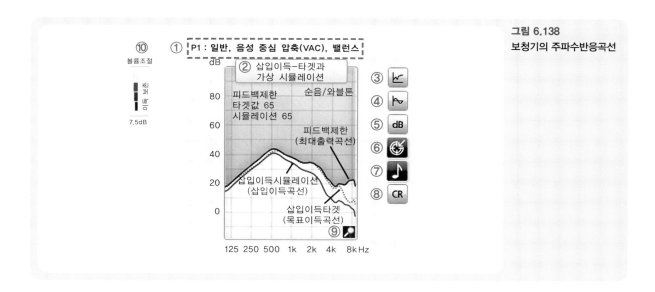

그림 6.138
보청기의 주파수반응곡선

은 바로 〈그림 6.139〉의 선택사항을 말한다. 다시 말해서 '반응'이란 그래프의 수직축(y축)에 나타내는 특성을 의미한다. 이들 특성의 종류를 살펴보면 다음과 같다.

● 삽입이득

보청기가 외이도에 삽입되었을 때를 가정하여 연산한 주파수에 따른 실이삽입이득을 말한다. 여기서 그래프의 상단에 어두운 부분은 보청기에서 최대로 출력할 수 있는 Full-on 이득보다 높은 이득을 말한다. 신호음으로는 순음/와블톤, 백색 소음, ANSI S3.42, ICRA 고정(ANSI S3.5)과 IEC 645-2 등이 사용된다.

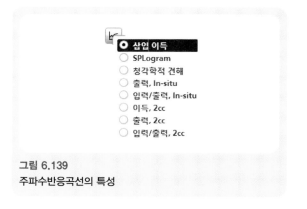

그림 6.139
주파수반응곡선의 특성

● SPLogram

난청인이 보청기를 착용하지 않은 상태에서 얻을 수 있는 일상적인 말소리나 소음의 스펙트럼이 현재의 적합상태로 보청기를 착용했을 때 어떻게 달라지는지를 확인할 수 있는 기능이 SPLogram이다. 이들 스펙트럼의 비교를 통해 난청인이 보청기를 착용했을 때와 착용하지 않을 때 말소리에 대한 이해가 어느 정도로 차이가 발생하는지를 알 수 있다. 이때 사용할 수 있는 신호음으로는 '일반적인 목소리', '자신의 목소리'와 '교통소음' 등이 있다. '신호 형태'(그림 6.140의 ②)와 '입력레벨'(그림 6.140의 ③)의 크기에 따라서 'SPLogram'의 '흐린 회색 영역 ⓕ', '진한 회색 영역 ⓔ'와 '말소리에 대한 시뮬레이션' 등이 달라진다.

〈그림 6.140〉의 ①에서 'SPLogram'를 선택함에 따라 새롭게 만들어지는 〈그림 6.140〉의 ④를 클릭하면 화면에 나타낼 수 있는 그래프의 종류를 설정(그림 6.141)할 수 있으며,

그림 6.140
SPLogram

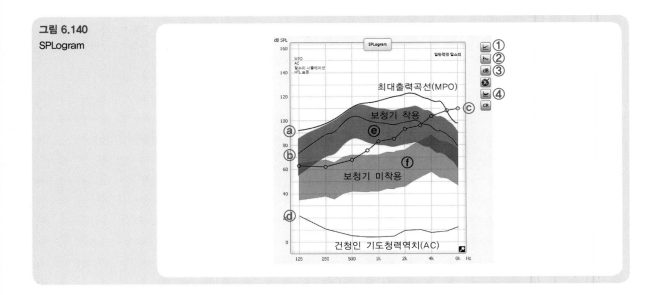

이들 그래프에 관련된 특징을 살펴보면 다음과 같다.

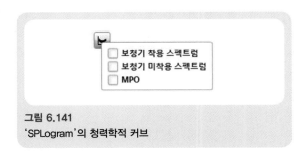

그림 6.141
'SPLogram'의 청력학적 커브

- 굵은 실선(ⓐ) : 90dB SPL의 입력에 대한 보청기의 최대출력곡선(MPO)이다.
- 굵은 실선(ⓑ) : 말소리에 대해 연산한 삽입이득곡선으로서 50~75dB까지 입력의 크기를 선택할 수 있다.
- —○—(ⓒ) : 주파수에 따른 기도청력역치곡선(AC)이다.
- 가는 실선(ⓓ) : 건청인이 갖는 기도청력역치곡선이다.
- 진한 회색 영역(ⓔ) : 난청인이 현재의 상태로 적합된 보청기를 착용했을 때 말소리나 소음이 갖는 주파수별 음압레벨의 분포(스펙트럼)를 보여준다(보청기를 착용했을 때의 영역).
- 흐린 회색 영역(ⓕ) : 보청기를 착용하지 않아도 되는 건청인이 갖는 말소리 또는 소음에 대한 주파수별 음압레벨의 분포(스펙트럼)를 보여준다(보청기를 착용하지 않았을 때의 영역).

● 청각학적 견해

난청인의 청각에 남아 있는 역동범위(Auditory Dynamic Range, ADR)는 불쾌지수와 순음청력역치 사이의 범위에 해당한다. 만약 외부에서 귀로 들어오는 말소리의 크기가 이 범위에 해당한다면 난청인이 이들 말소리를 듣는 데 크게 불편을 느끼지는 않을 것이다. 일반적인 어음들의 분포도(speech banana)를 의미하는 〈그림 6.142〉의 중간 회색 영역(ⓐ)과 역동범위의 위치를 비교하면 난청인이 보청기를 착용하지 않았을 때 말소리를 어느 정도 이해할 수 있을지를 예상할 수 있다. 뿐만 아니라 난청인이 보청기를 착용했을 때 기대할 수 있는 어음청취능력도 함께 눈으로 확인할 수가 있는데, 이러한 기능을 Genie 프로그램

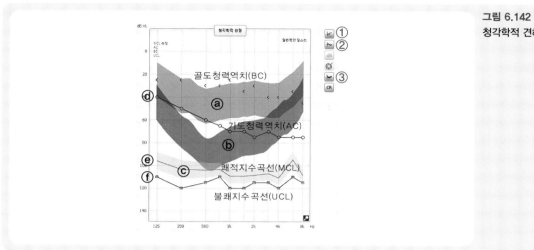

그림 6.142
청각학적 견해

에서 청각적 견해(Audiological View)라고 부른다.

〈그림 6.142〉의 ①에서 '청각학적 견해'를 선택함으로써 〈그림 6.142〉와 같은 그래프가 화면에 나타나면서 신호음의 종류가 '일반적인 목소리', '큰 말소리', '자신의 목소리'와 '교통소음' 등으로 분류된다(그림 6.142의 ②). 그리고 '청각학적 견해'를 선택함에 따라 새롭게 만들어지는 〈그림 6.142〉의 ③을 클릭하여 화면에 나타낼 수 있는 그래프의 종류를 설정(그림 6.143)할 수 있으며, 이들 그래프에 관련된 특징을 살펴보면 다음과 같다.

그림 6.143
'청각학적 견해'의 청력학적 커브

- 중간 회색 영역(ⓐ) : 어음분포도로서 신호음의 종류에 따라서 위치가 변한다.
- 진한 회색 영역(ⓑ) : 보청기의 출력영역으로서 중간 회색 영역인 어음분포도와 함께 신호음의 종류에 따라서 위치가 변한다.
- 흐린 회색 영역(ⓒ) : 사람들이 편하게 들을 수 있는 쾌적영역이라고 할 수 있으며, 신호음의 종류와 관계가 없다.
- < (또는 >) : 주파수에 따른 골도청력역치(BC)를 말한다.
- ─o─(ⓓ) : 주파수에 따른 기도청력역치곡선(AC)을 말한다.
- 가는 실선(ⓔ) : 주파수에 따른 쾌적지수곡선(MCL)을 말한다.
- ─m─(ⓕ) : 주파수에 따른 불쾌지수곡선(UCL)이다.

● **출력, In-situ**

마치 In-situ로 측정한 것처럼 연산한 출력을 1/3 옥타브밴드 또는 파워스펙트럼 밀도(Power Spectral Density, PSD)에 따라서 나타낼 수도 있다. 〈그림 6.144〉에서 굵은 실선은 연산된 출력인 반면에 가는 점선은 목표(타겟)출력을 의미한다. 신호음으로는 순음/와블톤, 백색 소음, ANS S3.42, ICRA 고정(ANSI S3.5)과 IEC 645-2 등이 사용된다.

그림 6.144
In-situ 상태에서의 연산
과 목표출력곡선

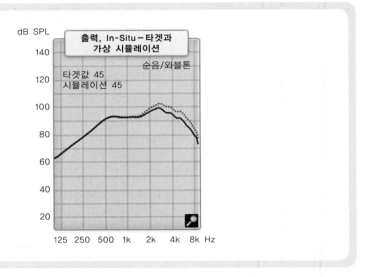

그림 6.145
In-situ 상태에서 연산된
입/출력관계

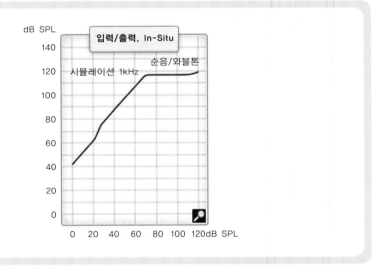

- **입력/출력, In-situ**

마치 In-situ로 측정한 것처럼 연산된 입력과 출력 사이의 관계를 말한다. 〈그림 6.144〉에서 x축은 입력을 그리고 y축은 출력을 의미한다. 이때 신호음으로는 1kHz의 순음/와블톤만 사용된다.

- **이득, 2cc**

마치 2cc 커플러를 사용하여 측정한 것처럼 연산한 주파수에 따른 보청기의 이득을 말한다. 〈그림 6.146〉에서 굵은 실선은 연산된 출력인 반면에 가는 점선은 목표(타겟)출력을 의미한다. 신호음으로는 순음/와블톤, 백색 소음, ANS S3.42, ICRA 고정(ANSI S3.5)과

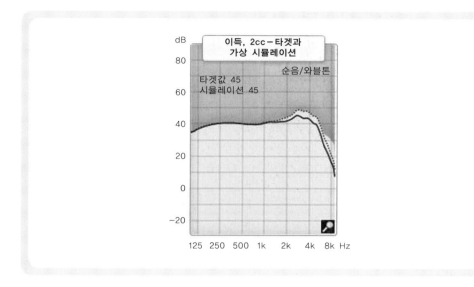

그림 6.146
2cc 커플러에서의 연산 또
는 목표출력곡선

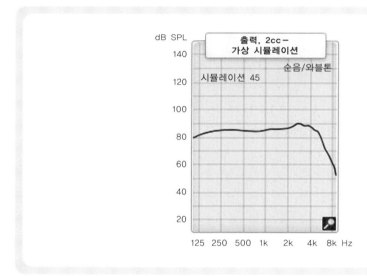

그림 6.147
2cc 커플러에서 연산된 입
출력관계

IEC 645-2 등이 사용된다.

● 출력, 2cc

마치 2cc 커플러를 사용하여 측정한 것처럼 연산한 주파수에 따른 보청기의 출력을 말한다
(그림 6.147). 신호음으로는 순음/와블톤, 백색 소음, ANS S3.42, ICRA 고정(ANSI S3.5)
과 IEC 645-2 등이 사용된다.

● 입력/출력, 2cc

마치 2cc 커플러를 사용하여 측정한 것처럼 연산된 입력과 출력 사이의 관계를 말한다.
〈그림 6.148〉에서 x축은 입력을 그리고 y축은 출력을 의미한다. 이때 신호음으로는 1kHz

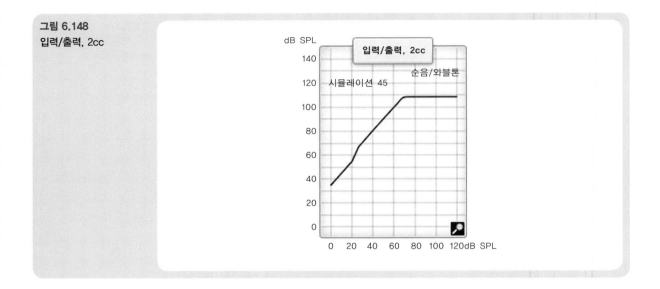

그림 6.148
입력/출력, 2cc

의 순음/와블톤만 사용된다.

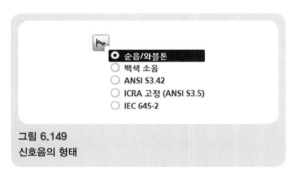

그림 6.149
신호음의 형태

② 신호 형태

〈그림 6.138〉의 ④는 '신호 형태'로서, 신호음의 종류를 〈그림 6.149〉에서 보여준다. 이들 각각의 신호음들이 갖는 특징은 다음과 같다.

- 순음/와블톤 : 주파수가 하나인 소리를 순음이라고 하는 반면에 와블톤은 순음에서 발생할 수 있는 문제점을 극복하기 위해 주파수를 변조한 신호음을 말한다.
- 백색 소음 : 신호음이 20~20,000Hz의 모든 가청주파수 성분들로 구성되어 있으며, 이들 각 주파수에서의 파워가 모두 동일하다.
- ANSI S3.42 : ANSI S3.42에 의해 어음잡음으로 만들어진 신호음으로서 주파수가 높을수록 파워가 감소하기 때문에 고음에서 충분한 이득이 제공되지 못할 수도 있다(일종의 핑크잡음).
- ICRA 고정(ANSI S3.5) : 비선형특성을 검사하기 위해 Byrne LTASS를 변형한 신호음이다.
- IEC 645-2 : 1,000Hz까지의 출력은 모두 동일한 반면에 그 이상의 주파수에서는 옥타브당 12dB씩 감소하는 신호음을 말한다. 이 신호음의 스펙트럼이 어음에 가까워서 '스피치 노이즈'라고도 불린다.
- 일반적인 목소리 : 조용한 청취환경에서 1m 앞에 있는 남성이 말을 할 때의 목소리를 말한다.
- 큰 말소리 : 소음이 존재하는 청취환경에서 1m 앞에 있는 남성이 상대방에게 자신의

말을 알아들을 수 있도록 크게 말하는 것을 말한다. '일반적인 목소리'에 비해 특정한
주파수대역에서의 음압레벨이 15dB 이상 높으며 중음과 고음에서의 음향에너지가 더
커지는 경향을 갖는다.

- 자신의 목소리 : 난청인이 '일반적인 목소리'로 말을 할 때 보청기의 마이크로폰을 통
해 입력되는 자신의 목소리를 말한다.
- 교통소음 : 소음의 크기가 '일반적인 목소리'나 '큰 말소리'보다도 매우 큰 가운데 역
동범위 (Dynamic Range)가 작은 장기간소음(long-term noise)을 말한다.

③ 입력레벨

보청기로 입력되는 신호음의 크기(입력레벨)에 따라 주
파수반응특성이 변할 수 있다. 따라서 입력신호의 크기
를 〈그림 6.138〉의 ⑤에서 설정할 수 있으며, 입력신호
의 크기는 45~90dB SPL까지 5dB 간격으로 10단계로 나
누어져 있다(그림 6.150). 여기서 45dB SPL, 65dB SPL과
80dB SPL을 '작은 소리', '중간 소리' 그리고 '큰 소리'로
정의한다.

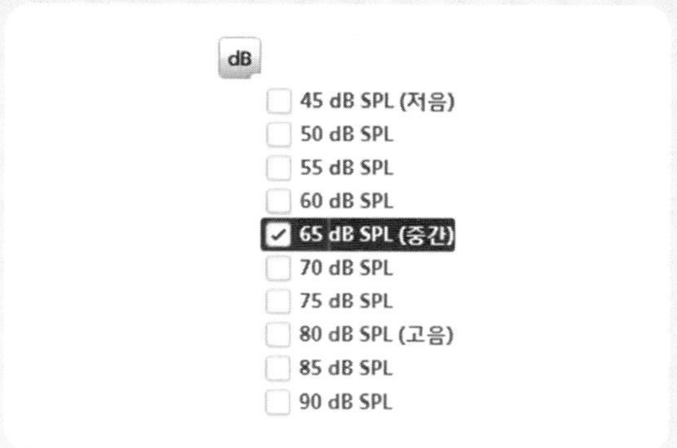

④ 타겟 보기

난청인의 청력을 재활하는 데 가장 적절하다고 예측되는
보청기의 주파수별 이득(또는 출력)이 Genie 프로그램에

그림 6.150
신호음의 입력레벨

의해 자동으로 제공된다. 보청기의 처방공식을 비롯한 여러 가지 음향변수에 따라 주파수
별 이득(또는 출력)이 서로 다르게 제시될 수 있다. 예를 들면, 각각의 처방공식에서 제시
하는 주파수별 이득(또는 출력)이 서로 다르다.

　Genie 프로그램에 의해서 제공된 이득(또는 출력)곡선은 보청기의 적합에 있어서 일종
의 목표(타겟)가 되는 가운데 목표이득(또는 출력)곡선이라고 부른다. 보청기에 벤트(환
기구)의 존재여부에 따른 목표이득곡선이 가는 실선 또는 가는 점선으로 표시된다. 〈그림
6.138〉처럼 가는 점선은 벤트를 영향을 고려했을 때(벤트가 존재)에 가는 실선은 벤트가
없는 것으로 가정한 목표이득곡선이다. 이처럼 '타겟 보기'에서 벤트의 유/무는 Genie 프
로그램의 상단에 있는 '설정' 메뉴에서 설정할 수 있다(그림 6.151). 일반적으로 삽입이득
곡선을 Genie 프로그램에서 제시한 목표이득곡선과 일치하도록 적합을 시도하기도 한다.
〈그림 6.138〉에서와 같이 목표이득곡선을 삽입이득곡선과 함께 그래프에 표시할 것인지
에 대한 여부는 〈그림 6.138〉의 ⑥에서 설정할 수 있다.

⑤ 피드백 한계 보기

보청기의 출력이 높아지면 음향되울림이 발생할 수 있다. 따라서 음향되울림이 발생하지
않도록 주파수에 따른 보청기의 최대출력곡선이 〈그림 6.138〉의 그래프에서 굵은 실선으

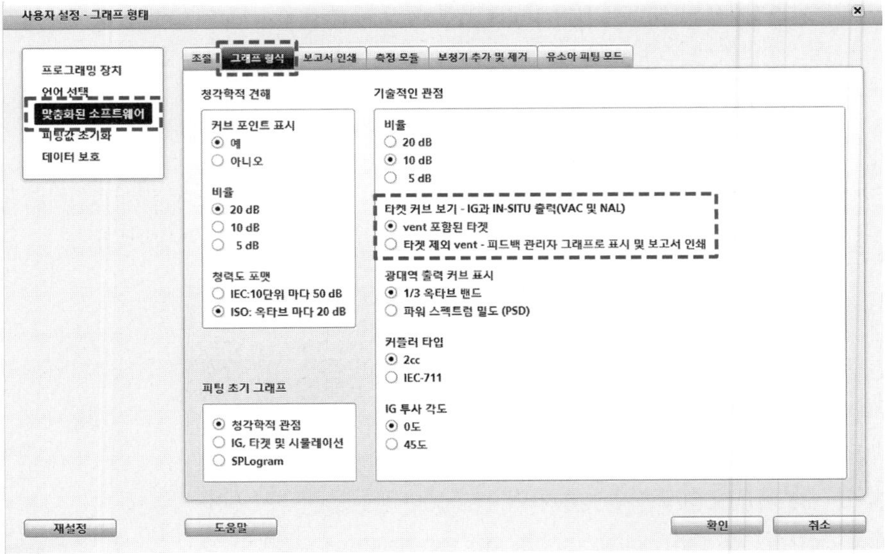

그림 6.151
'설정'에서 타겟 커브 보기의 설정

로 표시되어 있다. 만약 피드백 관리자(feedback manager)에 의해 피드백 한계(최대출력)가 측정되었다면 이때의 최대출력곡선이 그래프에 표시된다.

피드백 한계를 통해 보청기에서 음향되울림이 일어나기까지 어느 정도의 이득이 남아 있는지도 알 수 있다. 그리고 주파수에 따른 목표이득을 최대출력에 비해 약간 낮게 설정함으로써 음향되울림의 발생을 억제할 수 있다. 이들 목표이득과 최대출력 사이의 차이는 음향되울림을 주로 발생시키는 고음에서 증가한다. 삽입이득곡선 및 목표이득곡선과 함께 피드백의 발생을 억제하는 최대출력곡선을 〈그림 6.138〉의 그래프에 나타낼 것인지에 대해 〈그림 6.138〉의 ⑦에서 설정할 수 있다.

⑥ 압축비

만약 작은 소리에 제공되던 높은 이득이 큰 소리에도 그대로 적용되면 보청기의 출력이 지나치게 증가하여 난청인에게 불쾌감을 만들 수 있다. 따라서 보청기의 입력이 증가할수록 작은 이득을 제공하기 위해 이득을 줄여줘야 한다. 이처럼 보청기의 출력에 제공되는 이득을 감소시켜주는 기능을 압축이라고 하며, 이득이 감소되는 비율을 '압축비(또는 압축비율)'라고 부른다.

Genie 프로그램에서는 압축비율을 보청기의 적합상태에 따라 자동으로 연산한 후에 〈그림 6.138〉의 ⑧을 마우스로 클릭하면 〈그림 6.152〉와 같은 별도의 창에 주파수별로 압축비가 제시된다. 이때 〈그림 6.152〉의 ①과 ②처럼 두 종류의 압축비가 나타나는데, 이는 각 주파수별로 2개의 압축기능(컴프레서)이 입력의 크기에 따라 운영되고 있음을 의미한다. 다시 말하면 Genie 프로그램의 화면에 나타나지는 않지만 실제로 2개의 압축역치(CK1

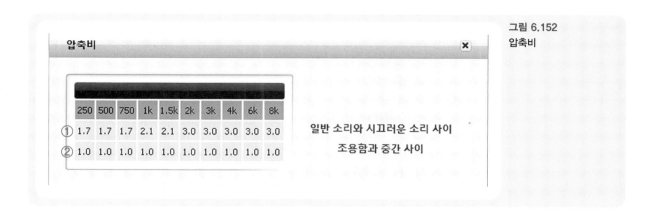

그림 6.152
압축비

과 CK2)가 존재하며 2개의 압축구간(1차압축구간과 2차압축구간)이 독립적으로 운영되는
것이다(그림 6.212 참조).

압축역치와 연동되지 않는 압축비는 1.00부터 4.00까지 조정될 수 있다. 여기서 '1.00'
이라는 압축비는 입력과 출력의 비율이 1 : 1로서 압축이 발생하지 않는다는 것을 말한다.
반면에 '4.00'은 입력과 출력 사이의 비율이 4 : 1임을 의미하는데, 만약 압축역치가 60dB
로 설정된 상태에서 80dB의 말소리가 보청기로 입력되었을 때의 출력을 다음과 같이 계산
할 수 있다.

첫 번째, 입력에서 압축역치를 뺀다(80dB−60dB=20dB).

두 번째, 20dB의 1/4을 계산한다(20dB×1/4=5dB). 왜냐하면 압축비가 4 : 1이라는 것
은 1/4로 감소한다는 것과 동일한 의미를 갖기 때문이다.

세 번째, 압축역치에 5dB을 더한 음압레벨(60dB+5dB=65dB)이 보청기의 최종 출력이
된다.

다시 말하면 압축역치보다 더 큰 음압레벨에 대해서만 압축비가 적용되는 것이다. 그리
고 압축비는 〈그림 6.153〉 ②의 이득을 수동방식으로 직접 조정했을 때 자동으로 변하게
된다. 예를 들면, 〈그림 6.153〉 ②의 이득을 낮추면 압축비는 높아진다. 이는 낮은 이득을

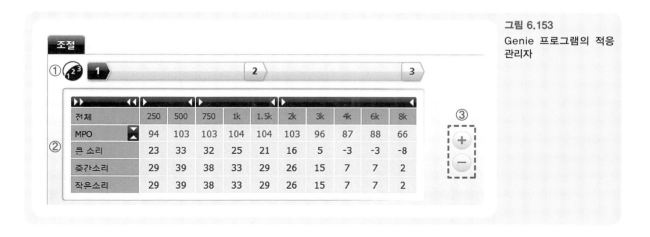

그림 6.153
Genie 프로그램의 적응
관리자

그림 6.154
유동 그래프

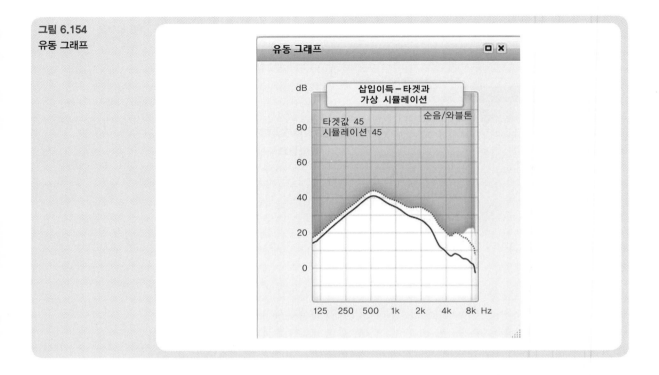

제공하기 위해서는 높은 압축비를 제공해야 하기 때문이다.

⑦ 유동 그래프

〈그림 6.138〉에 있는 그래프를 컴퓨터의 화면에 별도의 창으로 크게 확대하여 보여주는 기능으로서 〈그림 6.138〉의 ⑨를 클릭하여 좀 더 자세하게 그래프의 특성을 확인할 수 있도록 해준다(그림 6.154). 이 그래프 창은 마우스를 사용하여 화면의 여러 곳으로 위치를 이동시킬 수도 있다.

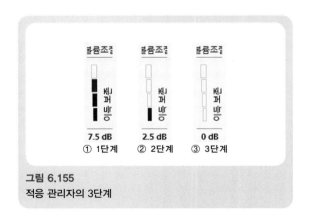

그림 6.155
적응 관리자의 3단계

⑧ 조절

〈그림 6.138〉의 ⑩에 있는 '적응 관리자'는 난청인이 보청기를 얼마나 착용한 경험이 있는가에 따라서 이득의 수준을 선택하는 기능이다. 이는 '선택'에서 '개인 프로파일'의 보청기 착용경험에 관련된 '경험' 기능과도 연결되어 있다. 보청기의 착용경험을 3단계로 다음과 같이 나눈 후에 난청인의 착용경험에 맞추어 적절한 단계를 선정하면 된다(그림 6.155). 여기서 〈그림 6.155〉의 1~3단계는 〈그림 6.153〉 ①의 세 가지 단계에 각각 대응한다.

• 1단계 : 보청기를 처음으로 착용하는 경우로서 〈그림

6.155〉의 ①처럼 목표이득으로부터 7.5dB 정도의 이득을 더 제공할 수 있는 여유가 있는 가운데 3단계에 비해 높은 압축이 주어진다.

• 2단계 : 6개월 이하의 착용경험을 가진 경우로서 〈그림 6.155〉의 ②처럼 목표이득으로부터 2.5dB 정도의 이득을 더 제공할 수 있는 여유가 있는 3단계에 비해 높은 압축이 주어진다.

• 3단계 : 6개월 이상의 착용경험이 있는, 보청기에 익숙한 경우로서 이득이 목표이득과 동일하여 최대출력으로부터 여유가 없다(그림 6.155의 ③).

16세 이하 어린이의 경우에는 대체로 보청기의 착용경험에 관계없이 3단계의 이득을 원하는 것으로 보고되고 있다. 따라서 Genie 프로그램에서는 16세 이하 어린이의 경우에 3단계를 내정값(default)으로 한다.

보청기의 착용경험에 관련된 '적응 관리자'는 입력의 크기를 '큰 소리', '중간 소리' 그리고 '작은 소리' 등으로 나누고, 이들 각각에 대하여 이득을 약간 다르게 적용한다(그림 6.153의 ②). 그러나 〈그림 6.153〉의 ②에서 보여주는 최대출력(MPO)은 난청인의 보청기 착용경험에 상관없이 항상 일정하다. 그러나 보청기의 주파수별 이득이나 최대출력은 〈그림 6.153〉의 ③을 이용하여 수동으로 직접 조정할 수 있다. 조정하고자 하는 주파수와 소리의 크기에 관련되는 이득(또는 최대출력)값을 마우스의 커서로 클릭하여 활성화시켜놓은 후에 〈그림 6.153〉의 ③을 마우스로 클릭하여 이득(또는 최대출력)을 높이거나 낮추면 된다. '큰 소리', '중간 소리' 또는 '작은 소리'에 해당하는 모든 주파수별 이득값을 마우스로 활성화시킨 후에 〈그림 6.153〉의 ③을 이용하여 모든 주파수에서의 이득을 동시에 조정할 수도 있다. 그러나 최대출력의 경우에는 Genie 프로그램에 의해 자동으로 연산된 최대출력 이상으로 높게 조정할 수는 없다.

(2) 자동 관리자

① YOUMATIC

YouMatic은 난청인이 개인적으로 가지고 있는 특성(필요성, 청취능력, 선호하는 음질 등)들을 보청기의 적합에 반영해주는 기능이라고 앞에서 설명한 바 있다. '선택'의 '개인 프로파일' 메뉴에 있는 '선호 관리자'에서 YouMatic에 관련된 난청인의 개인적 특성을 설정할 수 있다. 이때 난청인이 일상생활을 하는 동안에 얼마나 많은 종류의 청취환경에 노출되는지 결정할 수 있다. 각각의 음질의 종류에 따른 청감적인 특징은 제5장 '보청기의 부가기능'에서 설명한 바 있다.

〈그림 6.156〉 ②의 'YOUMATIC'에서는 난청인에 대한 개인 프로파일을 보여주는 가운데 조정하거나 바꿀 수도 있다. 여기서 조정이라 함은 '선택'의 '개인 프로파일'에서 난청인이 개인적으로 선호하는 음질에 의해 자동으로 선정된 YouMatic의 음질특성을 다른 특성으로 바꿀 수 있다. 만약 〈그림 6.156〉의 ④에서 난청인이 선호하는 음질의 종류를 선택하면 〈그림 6.156〉의 ①에 표시되는 소음감소, 방향성, 압축과 청취보조 등에 관련된 자동

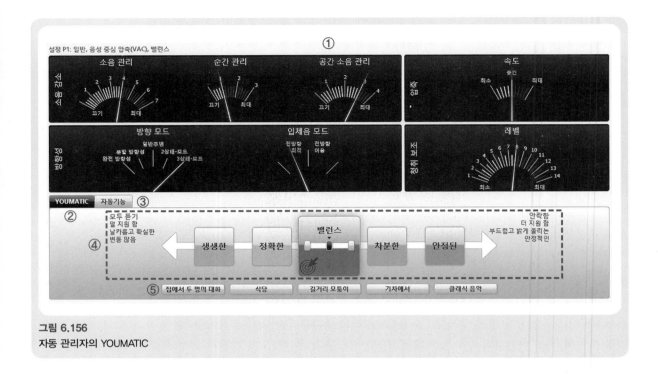

그림 6.156
자동 관리자의 YOUMATIC

기능의 설정이 변하게 된다.

'YOUMATIC'에서 제시하고 있는 음질의 종류에 따른 음향특성을 살펴보면 다음과 같다.

● **왼쪽 방향으로 갈수록 나타나는 음질**

난청인이 노출되는 청취환경에 적절하도록 보청기의 특성이 자주 변동되는 가운데 말소리를 좀 더 명확하게 들을 수 있도록 한다. 반면에 목소리가 날카로운 청각적인 느낌을 준다. 이러한 음질특성으로 인해 주변에서 들리는 모든 소리를 들을 수 있는 특징을 갖지만 말소리를 좀 더 잘 청취할 수 있도록 도와주는 보조기능이 줄어든다.

● **오른쪽 방향으로 갈수록 나타나는 음질**

청취환경에 따른 보청기의 특성에 큰 변동이 없어서 음질이 대체로 안정적으로 변한다. 음질이 갖는 청각적인 느낌은 부드럽고 밝게 들리는 가운데 말소리를 편안하게 들을 수 있다. 이러한 음질특성을 얻을 수 있도록 도와주는 기능이 증가한다.

〈그림 6.156〉의 ⑤에서는 〈그림 6.156〉 ④의 YouMatic에 대한 각각의 음질 종류를 난청인이 직접 스피커나 이어폰을 통해 들어보도록 하고 있다. YouMatic에서 선택할 수 있는 음질의 종류에 대해 단순히 말로만 설명을 듣는 것보다 실제로 여러 가지 소리(예 : 집에서 두 사람의 대화, 식당, 길거리 모퉁이 등)를 직접 들어봄으로써 난청인이 선호하는 음질을 좀 더 쉽게 스스로 선택할 수 있다.

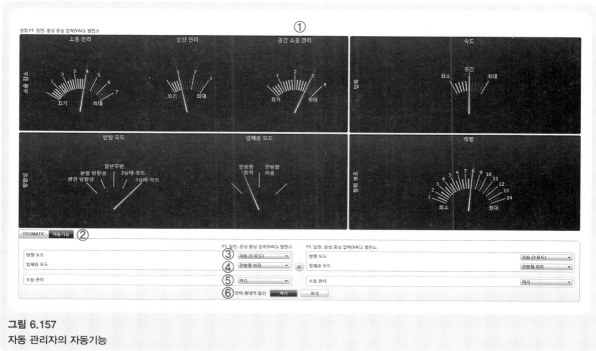

그림 6.157
자동 관리자의 자동기능

② 자동기능

보청기에 들어 있는 기능을 자동으로 조정하는 것을 '자동기능'(그림 6.157의 ②)이라고 한다. 〈그림 6.157〉 ③~⑥의 선택사항을 설정하면 〈그림 6.157〉의 ①에 있는 각각의 바늘 이 이들 기능이 갖는 현재의 설정상태를 알려준다.

　'자동기능'에서 관리하는 보청기의 기능들에는 '방향 모드', '입체음 모드', '소음관리' 와 '양이 광대역 통신' 등이 있다. 이들 각각의 기능이 갖는 특징을 살펴보면 다음과 같다.

● 방향 모드(그림 6.157의 ③)

보청기의 지향성 모드에 관련하여 앞에서 설명한 'Free Focus'와 'Multi-Band Adaptive Directionality'에 관련 된 기능이다. 이때의 지향특성은 무지향성을 갖는 '일반 주변(surround)' 모드와 지향성을 갖는 '완전지향성(split directional)'과 '분할지향성(split directional)' 모드로 구 성되어 있다(그림 6.158). 그리고 '방향 모드'는 이들 세 가지 종류의 방향성 모드들과 '일반 주변'과 '완전지향 성'이 결합한 '자동(듀얼모드)' 그리고 '일반 주변', '완전 지향성'과 '분할지향성'이 모두 결합된 '자동(3-모드)' 등이 있다.

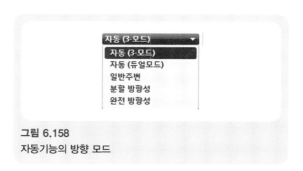

그림 6.158
자동기능의 방향 모드

　이들 다섯 종류의 방향모드 중에서 청취환경이나 난청인의 필요성에 의해 한 가지를 적 절히 선택하여 신호대잡음비(SNR)를 높일 수가 있다. 그리고 '자동(듀얼모드)'과 '자동

(3-모드)'에서는 앞에서 설명한 세 가지의 지향특성('일반 주변', '완전지향성'과 '분할지향성') 중에 한 가지가 청취환경에 따라서 자동으로 선정된다. 각각의 방향 모드가 갖는 특징을 살펴보면 다음과 같다(제5장 '보청기의 부가기능'의 1. 소음 및 음질 관리에서 'Free Focus'와 'Multi-Band Adaptive Directionality' 참조).

- 완전 방향성(full directional) : 후방에서 들어오는 소리를 최대한으로 감소시켜 난청인의 전방에서 들어오는 말소리에 집중하도록 한다. 중고도 이상의 청력손실을 가진 경우에는 음량이 충분하지 않을 수 있어서 '완전 방향성'이 적절하지 않을 수도 있다.
- 분할 방향성(split directional) : 저음이 갖는 무지향성과 고음이 갖는 지향특성을 함께 사용한다. 이때 무지향적 특성과 지향적 특성의 경계를 1,250Hz로 한다. 소음이 적은 청취환경에서도 사용할 수 있다.
- 일반 주변(surround) : 귓바퀴가 존재함에 따라서 후방보다는 전방에서 들어오는 소리를 좀 더 잘 들을 수가 있다(귓바퀴 효과). 이때의 지향특성은 '무지향성(omni)'을 가지며 좀 더 자연스러운 말소리를 얻을 수가 있다.
- 자동(듀얼모드) : 보청기의 지향성이 청취환경에 따라서 '일반 주변'과 '완전지향성' 모드 중에 한 가지가 자동으로 선정된다. 〈그림 6.157〉의 ①에서는 '2상태-모드'로 표시된다.
- 자동(3-모드) : 보청기의 지향성이 청취환경에 따라서 '일반 주변', '분할지향성'과 '완전지향성' 모드 중에 한 가지가 자동으로 선정된다. 〈그림 6.157〉의 ①에서는 '3상태-모드'로 표시된다.

'방향 모드'를 '자동(듀얼모드)'으로 설정하면 Genie 프로그램에서 '방향성'을 나타내는 화면의 '방향모드'에 있는 바늘이 '2상태-모드'를 가리키게 된다(그림 6.159의 ①).

그림 6.159
방향 및 입체음 모드

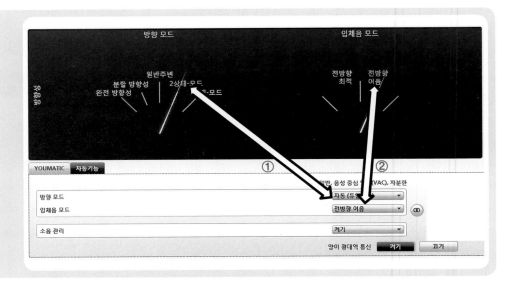

● **입체음 모드(그림 6.157의 ④)**

전방에서 들려오는 소리에 대해 집중력을 높여주는 귓바
퀴 효과의 모방을 통해 어떤 청취공간 내에서 소리가 발
생하는 음원의 공간적 위치를 입체적으로 지각할 수 있
도록 도와준다. 이 기능은 '일반 주변'에 속하는 '전방향
최적'과 '전방향 어음' 모드로 나누어진다(그림 6.160).

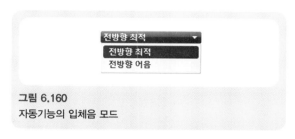

그림 6.160
자동기능의 입체음 모드

이들 모드는 지향특성을 갖는 〈그림 6.160〉의 '완전 방향성'과 '분할 방향성'에서 '입체
음 모드'가 실행되지 않으며 어떤 모드가 실행되는지는 〈그림 6.159〉②의 '입체음 모드
(surround mode)'에서 바늘이 지시한다. 그리고 이들 모드가 갖는 특징을 살펴보면 다음
과 같다(제5장 '보청기의 부가기능'의 1. 소음 및 음질 관리에서 'Free Focus' 참조).

  ● 전방향 최적 : 기본적으로 무지향성의 지향특성을 갖는 가운데 2.5~4.0kHz에서의 지
    향특성을 약간 강화하여 전방에서 들리는 소리를 좀 더 잘 들을 수 있도록 한다.
  ● 전방향 어음 : 1,880Hz 이상의 주파수가 갖는 지향특성을 활용하여 후방보다 전방에
    서 들리는 소리를 좀 더 잘 들도록 한다. 1,880Hz 이하의 주파수에서는 무지향적 특
    성을 갖는다.

● **소음관리(그림 6.157의 ⑤)**

〈그림 6.161〉에서 '소음관리' 기능을 사용할지 아니면 사
용하지 않을지를 설정할 수 있다. 여기서 '소음관리' 기
능은 보청기의 입력에 말소리가 존재하는지의 여부를 보
청기가 스스로 판단할 수 있는 'VoiceFinder'를 사용하며
(제5장 '보청기의 부가기능'에서 1. 소음 및 음질 관리의
'TriState Noise Management' 참조), 소음 속에서도 말소

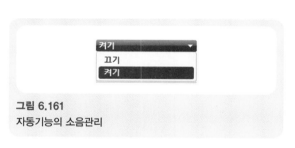

그림 6.161
자동기능의 소음관리

리를 편안하게 들을 수 있도록 해준다. 말소리가 존재하는 상황에서는 말소리에 대한 중
요한 단서를 그대로 유지시키기 위해 소음의 감소를 제한하게 된다.

● **양이 광대역 통신(그림 6.157의 ⑥)**

양쪽 귀에 착용한 보청기를 마치 하나의 보청기처럼 연동하도록 작동시키는 기능을 양이광
대역통신(Binaural Broadband)이라고 한다. 이 기능을 통해 말소리에 대한 이해도를 향상
시키는 가운데 음질을 좀 더 자연스럽게 만들 수 있다. '양이 광대역통신'에 대한 통신방식
으로는 'binaural processing', 'binaural synchronisation'과 'binaural coordination' 등이
있다(제5장 '보청기의 부가기능'의 1. 소음 및 음질 관리에서 'Binaural Broadband' 참조).
이 기능을 사용할지에 대한 여부를 〈그림 6.157〉의 ⑥에서 설정할 수 있다.

(3) 프로그램 관리자

앞에서 설명한 초기적합의 '선택'에서 '프로그램 관리자'를 참조하라.

2) 도구모음

(1) 자동적응 관리자

보청기를 처음으로 착용할 때는 난청인의 청력을 재활하는 데 필요한 이득을 한꺼번에 제공하기가 어렵다는 것은 이미 앞에서 설명한 바 있다. 따라서 목표이득에 비해 낮은 이득을 처음에 제공하다가 난청인이 보청기에서 나오는 소리(특히 고음)에 적응해가는 정도에 따라서 이득을 높여준다. 보청기의 추가적인 이득조정은 난청인이 다시 보청기전문가를 방문해야 하는 번거로움이 있다.

보청기의 이득을 조정하기 위해 보청기전문가를 방문하지 않고도, 보청기가 일정한 기간에 걸쳐 스스로 이득을 서서히 높여가는 기능을 '자동적응 관리자'라고 한다. '자동적응 관리자'의 선택사항을 설정하기 위해서 〈그림 6.162〉 ①의 '자동적응 활성화'에 체크(✔)하면 된다. 이때 '자동적응 관리자'를 구성하고 있는 선택사항들을 살펴보면 다음과 같다 (그림 6.162).

● **남은 기간(그림 6.162의 ②)**

난청인의 착용경험에 따라 설정된 '현재 단계'의 이득이 목표이득에 도달하는 데까지 남은 기간(날짜)을 의미한다. 여기서 1일의 기준은 보청기를 10시간 동안 착용하는 것으로 가정한다.

● **현재 단계(그림 6.162의 ③)**

보청기의 적응을 시작하는 단계를 말한다. 여기서 세 가지 종류의 단계는 '선택'의 '조절'에서 이미 설명한 바 있다. 보청기가 Genie 프로그램에서 분리되는 순간부터 '자동적응 관리자' 기능이 시작되며, 보청기의 전원이 켜져 있을 때만 '단계의 지속' 기간으로 적용한다.

● **마무리 단계(그림 6.162의 ④)**

보청기의 적응을 마무리하는 단계를 말한다. 마무리 단계의 지속기간이 모두 지나고 나면 '자동적응 관리자'는 더 이상 작동하지 않는다.

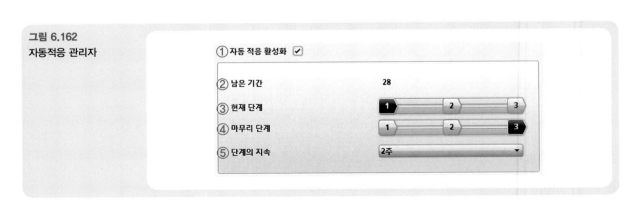

그림 6.162
자동적응 관리자

● 단계의 지속(그림 6.162의 ⑤)

각 단계를 지속하는 기간(1주, 2주, 3주, 1개월, 2개월, 3개월, 4개월)을 말하며, 〈그림 6.163〉에서 선택할 수 있다.

각 단계 사이에 있는 바(bar)의 색깔이 회색인 경우는 '자동적응 관리자' 기능이 켜져 있다는 것을 의미하는 반면에 붉은색 또는 초록색이면 '자동적응 관리자'가 얼마나 진행이 되었는지를 알려준다. 그리고 '자동적응 관리자'가 작동하고 있는 동안에는 보청기의 '학습(Learning)' 기능이 작동을 멈추다가, '자동적응 관리자'의 마무리 단계가 종료되고 난 이후에 자동으로 다시 작동을 시작한다.

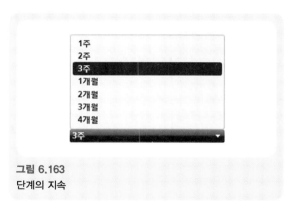

그림 6.163
단계의 지속

(2) 음향상태

앞에서 설명한 초기적합의 '선택'에서 '음향상태'를 참조하라.

(3) 피드백 관리자

보청기에서 음향되울림을 일으킬 수 있는 피드백의 발생을 억제하기 위한 '피드백 관리자(Feedback Manager)'는 '피드백 측정(Feedback Measurement)'과 'DFC(Dynamic Feedback Cancellation)' 기능에 의해 수행된다. 〈그림 6.164〉에서 피드백제한, 삽입이득 시뮬레이션과 삽입이득타겟 등에 관련된 주파수반응곡선을 보여준다. 그리고 '전 피드백 보기' 버튼(♪)을 클릭하면 이전에 사용했던 '피드백제한'에 대한 주파수반응곡선이 실선의 형태로 〈그림 6.164〉에 새롭게 나타나게 된다. 따라서 지금 측정한 피드백제한곡선과 이전에 사용했던 피드백제한곡선을 서로 비교할 수가 있다.

'피드백 관리자'는 보청기의 적합을 시작할 때 '피드백 측정'을 권장한다. 왜냐하면 초기적합이나 세부적합과정에서 발생할 수 있는 음향되울림을 억제할 수 있기 때문이다. 다시 말하면 음향되울림이 발생할 때까지 주파수에 따른 여유분의 이득이 어느 정도인지를 알고 이를 적합에 반영할 수 있기 때문이다. 만약 난청인이 피드백 관리를 받고 나서도 보청기에서 발생하는 음향되울림을 계속 경험한다면 보청기의 이득을 수동으로 다시 조정해야 한다. 이때 〈그림 6.165〉의 ①을 사용하여 이득을 조정하고자 하는 쪽의 보청기를 선택한 후에 ②의 화살표 버튼을 이용하여 피드백한계를 높이거나 낮추면 된다.

● **피드백 측정**

보청기의 적합을 시작할 때 피드백 측정을 수행하는 것은 음향되울림의 발생을 억제하기 위한 것이다. 피드백 측정을 시작하기 이전에 어느 쪽(왼쪽, 오른쪽 또는 양쪽)의 보청기를 측정할 것인지를 가장 먼저 결정해야 한다. 만약 양쪽 보청기에 대해 피드백 측정을 수행할 경우에는 양쪽 보청기의 측정이 동시에 수행되도록 해야 한다. 측정결과에 대한 신뢰도를 높이기 위해 주변에서 발생하는 소음을 피드백 측정이 수행되는 동안에 최소로 줄이는

그림 6.164
피드백 관리자

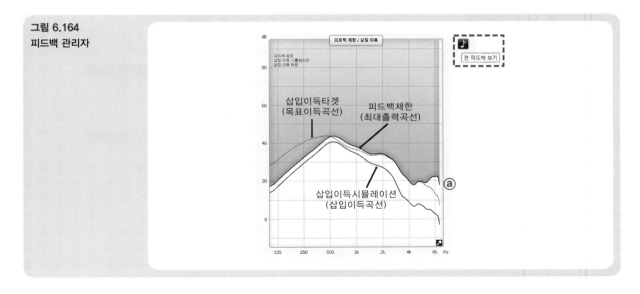

그림 6.165
피드백 측정

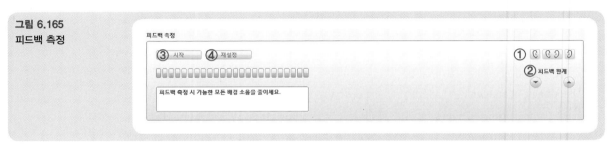

것이 좋다.

〈그림 6.165〉 ③의 '시작' 버튼을 클릭함으로써 피드백 측정이 시작된다. 그리고 측정이 시작된 이후에는 '시작' 버튼이 '종료' 버튼으로 자동으로 바뀐다. 만약 측정이 수행되고 있는 동안에 '종료' 버튼을 누르게 되면 현재 측정하고 있던 모든 데이터가 없어지고 피드백제한곡선은 측정하기 이전으로 되돌아간다. 그리고 보청기의 벤트나 돔(dome)이 바뀌게 되면 〈그림 6.165〉 ④의 '재설정(reset)' 버튼을 클릭하여 피드백제한을 다시 설정해야 한다. 모든 피드백 측정이 완료된 이후에 피드백제한곡선이 〈그림 6.164〉에 검은색 굵은 실선(ⓐ)으로 표시된다.

만약 〈그림 6.165〉 ④의 '재설정' 버튼을 누르게 되면 초기에 주어졌던 피드백제한곡선이 〈그림 6.164〉에 다시 나타난다. 이 기능은 피드백제한곡선을 다시 설정하고 싶을 때 유용하다. 예를 들어, 귀걸이형 보청기의 귀꽂이, 벤트나 돔을 다른 것으로 교체했을 때 사용하면 좋다.

● DFC

음향되울림이 발생하는 것을 억제하기 위해 보청기로 들어오는 입력을 항상 분석하는 기능을 'DFC(Dynamic Feedback Cancellation)'라고 한다(제5장 '보청기의 부가기능'의 2. 음향되울림에서 'Binaural Dynamic Feedback Cancellation' 참조). 만약 보청기에서 음향되울림이 감지되면 DFC는 음향되울림을 일으키는 주파수 성분의 이득을 곧바로 줄이게 된다. DFC는 난청인이 노출되는 모든 청취환경에 적응할 수 있도록 설계되어 있다. 귀걸이형 보청기의 귀꽂이나 귓속형 보청기의 위치가 서서히 바뀌었을 때 발생할 수 있는 '느린' 음향상태의 변화뿐만 아니라 전화통화를 위해 전화기를 갑자기 귀에 가까이 접근시키는 '갑작스러운' 음향상태의 변화에서도 작동한다.

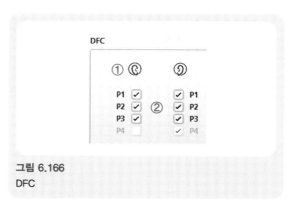

그림 6.166
DFC

　DFC 기능은 '일반', '음악'과 'MT' 프로그램에서 작동하는 반면에 '텔레코일'과 '전화(T)' 프로그램에서는 작동하지 않는다. 다만 양쪽 귀에 착용한 보청기의 '전화(M)' 프로그램에서 전화기능을 사용하지 않는 보청기에서는 작동하지 않는다(전화기능을 사용하는 보청기에서만 작동). DFC 기능의 사용여부는 〈그림 6.166〉에서 수동으로 설정할 수 있다. 실제로 DFC 기능은 내정값(default)에 의해 '사용'으로 설정되어 있다. 만약 DFC 기능의 사용을 원하지 않을 때는 〈그림 6.166〉의 ①에서 사용하기를 원하지 않는 쪽의 귀를 클릭하면 된다. 그리고 양쪽 보청기에서 프로그램별로 DFC 기능을 사용하지 않기 위해서는 각 프로그램의 옆에 있는 □에서 체크(✔)를 제거하면 된다(그림 6.166의 ②). 만약 난청인이 음향되울림을 간헐적으로 경험하는 경우에는 DFC 기능을 좀 더 높은 수준으로 설정하는 것도 좋은 방법이다.

(4) 라이브

보청기의 착용했을 때 청취환경별로 증폭, 방향성이나 소음관리 기능이 실제로 어떤 착용효과를 줄 수 있는지에 대하여 난청인(또는 보호자)에게 눈으로 쉽게 확인시킬 수 있다. 다시 말하면 난청인이 보청기를 착용했을 때 얻을 수 있는 효과를 난청인(또는 보호자)과 상담할 때 직접 보여줄 수 있다. 이 기능은 매우 간단하면서도 종합적이고 이해하기가 쉽게 만들어져 있다. 특히 Hi-Pro를 사용하여 'Binaural Communication'의 장점이나 효과를 실제로 난청인에게 눈으로 보여줄 수가 있다.

　Genie 프로그램에 보청기를 연결하기만 하면 '라이브' 기능이 자동으로 수행되지만 〈그림 6.167〉 ①에 있는 on/off 스위치를 사용하여 '라이브' 기능을 작동시키든지 아니면 정지시킬 수 있다. 〈그림 6.167〉의 ②를 통해 '라이브'의 '증폭' 기능은 한 번에 한쪽 귀만을 수행할 수 있다. 이때 선택한 오른쪽(또는 왼쪽) 보청기에 대한 '증폭', '방향성' 그리고 '소음관리' 등이 갖는 특징을 살펴보면 다음과 같다.

● **증폭**

〈그림 6.167〉 ③의 '증폭'에서는 난청인이 보청기를 착용했을 때와 착용하지 않았을 때의 출력 그리고 이들 모두의 출력을 dB HL의 막대그래프로 보여준다(그림 6.167의 ④). 이

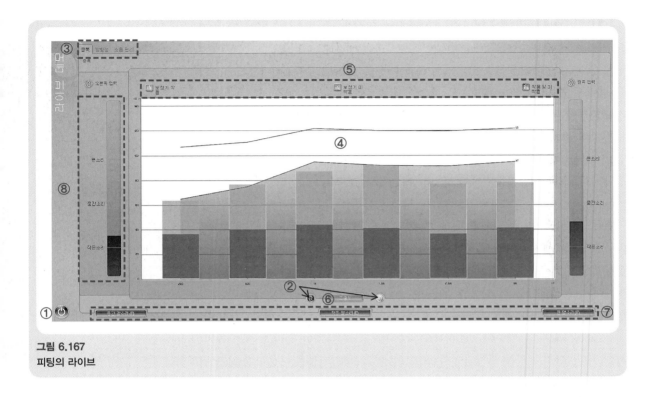

그림 6.167
피팅의 라이브

들 막대그래프를 각각 별도로 나타낼 것인지 아니면 이들을 함께 보여줄 것인지를 〈그림 6.167〉의 ⑤에서 선택할 수 있다. 여기서 '보청기를 착용했을 때의 출력'은 보청기로 들어오는 말소리에 주파수별로 이득이 더해진 반면에(그림 6.168의 ①), '보청기를 착용하지 않았을 때의 출력'은 보청기로 들어오는 말소리 자체가 갖는 고유의 음향특성(주파수별 소리의 크기)이라고 할 수 있다(그림 6.168의 ②). 이들 출력을 서로 비교하게 되면 보청기에서 주파수별로 어느 정도 증폭했는지를 알 수 있다. 예를 들면, '보청기 착용'에 대한 출력에서 '보청기 미착용'에 대한 출력을 뺀 차이가 바로 보청기에서 만들어진 증폭(이득)이 된다(그림 6.168의 ③).

Genie 프로그램에 의해 연산된 또는 측정된 불쾌지수(UC)와 청력역치(HT)들도 주파수

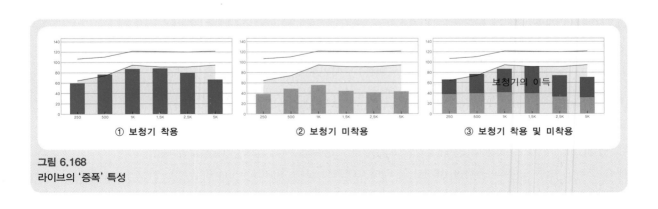

그림 6.168
라이브의 '증폭' 특성

반응곡선의 형태로 함께 그래프에 표시된다(그림 6.167의 ④). 이들을 통해 출력된 소리가 난청인이 들을 수 있을 정도로 청력역치보다 더 높게 증폭되었는지 그리고 불쾌수준을 넘지는 않는지를 보여줄 수 있다.

만약 〈그림 6.167〉 ⑥의 '조용히(mute)'를 활성화시키면 '라이브'의 '증폭'특성이 '보청기 미착용'으로 설정된다. 비록 '증폭'특성이 '보청기 착용'이나 '보청기 착용 및 미착용'으로 설정되어 있었다고 해도 '보청기 미착용'으로 자동으로 전환되는 것이다. 따라서 '조용히' 버튼을 사용하여 '보청기 미착용'과 '보청기 착용'(또는 '보청기 착용 및 미착용')에 관한 그래프들을 서로 비교할 수 있다. 그러나 '조용히(mute)'가 활성화되면 '방향성'이나 '소음관리' 기능을 사용할 수 없다.

난청인이 보청기에서 출력되는 말소리의 증폭특성을 실제로 경험할 수 있도록 도와주기 위해 〈그림 6.167〉의 ⑦을 사용할 수 있다. 이는 '보통의 목소리', '부드러운 목소리' 그리고 '큰 목소리' 등으로 구분한 후에 소리의 크기에 따라 세 가지로 경험할 수가 있다. 여기서 '보통의 목소리'는 '중간 소리', '부드러운 목소리'는 '작은 소리' 그리고 '큰 목소리'는 '큰 소리'에 해당한다. 그리고 현재 보청기로 입력되는 있는 소리의 크기가 '큰 소리', '중간 소리'와 '작은 소리'로 표시된 〈그림 6.167〉의 ⑧에 막대그래프의 형태로 표시된다.

● **방향성**

양쪽 보청기에서 현재 작동하고 있는 지향성 모드에 관련된 기능을 '방향성'이라고 한다(그림 6.169). 만약 보청기의 방향성 모드가 청취환경에 따라 바뀌게 되면 새로 변경된 방향성 모드가 〈그림 6.169〉의 ①과 ②에 표시된다. 이때의 방향성 모드에는 '피팅'에서 '자동 관리자'의 '자동기능'에 있는 '방향모드'의 '완전 방향성', '분할 방향성', '일반 주변'에 '바람'이 새로 추가되어 있다. 그러나 '방향성' 기능은 IIC, CIC와 MIC에서 작동하지 않는다. 그리고 입력신호에 따라 자동으로 설정된 현재의 지향성 모드가 어떻게 작동하고 있는지에 대한 설명을 〈그림 6.169〉의 ④에서 보여준다.

양쪽 귀에 착용한 보청기의 프로그램을 서로 다르게 설정하는 방식으로 소음의 영향을 줄이는 가운데 어음의 명료도를 높여주는 'Binaural Synchronization' 기능이 작동할 때는 양쪽 보청기의 '방향성'이 별로로 표시되지 않는다. 이때의 화면에서는 'Binaural Synchronization'이 수행되고 있음을 알려준다.

'증폭'에서와 같이 〈그림 6.169〉의 ④를 이용하여 방향성 모드에 따라 말소리의 특징이 어떻게 변하는지를 '대화', '교통수단 안에서'와 '파티(모임)' 등의 청취환경에서의 말소리 샘플을 사용하여 난청인에게 실제로 경험시킬 수 있다. 이들 세 가지의 말소리 샘플은 '일반 주변'의 방향성 모드로 시연되는 소리로서, '자동기능'의 '방향모드'에 있는 '자동(듀얼 모드)'과 '자동(3-모드)'을 경험하는 데 가장 좋은 방법이다.

● **소음관리**

현재 보청기의 '소음관리기능'에 의해 소음의 영향을 얼마나 감소시키고 있는지를 또는 말소리가 얼마나 보존되고 있는지를 보여준다(그림 6.170). 이때 소음의 영향을 줄이기 위해

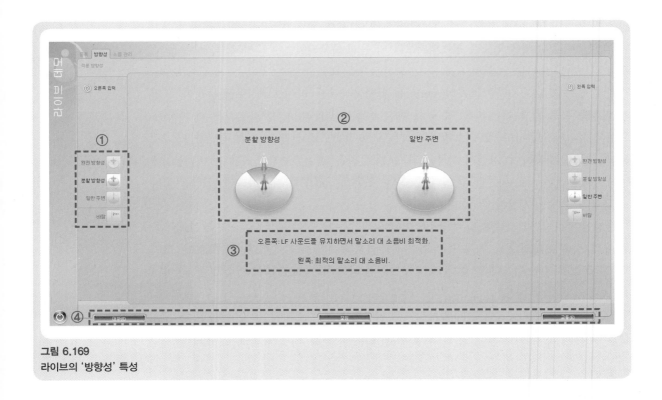

그림 6.169
라이브의 '방향성' 특성

감소시킨 이득을 주파수에 따라 dB HL 단위로 보여준다.

보청기에서 작동하는 청취조건이 〈그림 6.170〉의 ①에서 활성화되어 밝게 표시된다. 이 때의 청취환경은 '말소리', '소음이 있는 곳에서의 말소리', '소음', '조용한 상태' 그리고 '바람' 등으로 분류된다. 여기서 '말소리'는 주변이 조용한 가운데 말소리만 있는 경우를, '소음이 있는 곳에서의 말소리'는 소음 속에 말소리가 들어 있는 경우를, 그리고 '소음'은 소음만 존재하는 경우를 의미한다.

'소음관리' 기능에서 어느 쪽(왼쪽 또는 오른쪽) 보청기에 대한 그래프를 〈그림 6.170〉의 ②에 나타낼지는 〈그림 6.170〉의 ④에서 선택하면 된다. 그 결과 Genie 프로그램에 의해 자동으로 설정된 현재 청취조건에서 '소음관리' 기능이 어떻게 작동하고 있는지를 그래프로 보여준다. 예를 들면, 〈그림 6.170〉 ②에서와 같이 250Hz에서는 약 6dB, 500Hz에서는 2dB 그리고 1kHz에서는 1dB씩 소음의 영향을 줄이기 위해 감소시킨다. 그리고 〈그림 6.170〉의 ③에서 이들에 대해 문자로 자세히 설명해주고 있다. 뿐만 아니라 '소음관리' 기능에서 사용하고 있는 세 가지 청취환경은 〈그림 6.170〉의 ⑤를 이용하여 난청인이 실제로 경험해볼 수도 있다(제5장 '보청기의 부가기능'의 1. 소음 및 음질 관리에서 'TriState Noise Management' 참조).

(5) 메모리

보청기를 착용한 난청인이 어떤 청취환경에 노출되고 있는지 그리고 보청기에 들어 있는

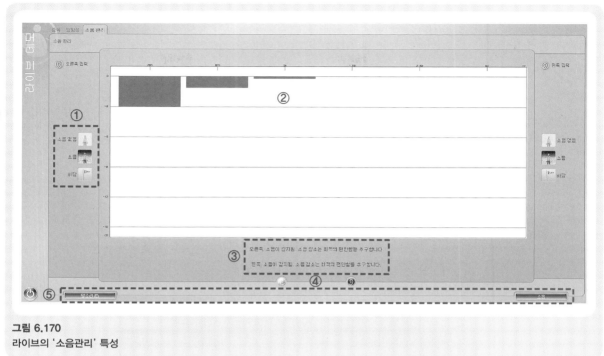

그림 6.170
라이브의 '소음관리' 특성

여러 기능이 어떻게 학습(조정)하고 있는지를 보청기에 모두 저장해두는 기능을 메모리라고 한다. 이와 같이 보청기의 실질적인 사용에 관련된 정보는 보청기의 적합을 향후에 다시 조정할 때 매우 유용하게 사용될 수 있다. 뿐만 아니라 보청기에 어떤 정보가 수집되고 있는지와 보청기의 착용시간이 경과함에 따라서 보청기의 설정이 얼마나 학습되었는지를 알 수 있다.

Genie 프로그램에 의해 보청기의 적합이 종료되고 난 이후에 전원이 켜지면 보청기에서는 여러 가지 정보의 수집과 학습이 시작된다. 그리고 Genie 프로그램을 통해 '메모리'에 수집 및 학습된 정보를 볼 수 있다.

보청기의 전원이 켜지면 '메모리'와 'Life Learning' 기능이 바로 작동을 시작하면서 최근에 수집된 정보를 우선으로 보존한다. 다시 말하면 새로운 정보의 기록을 위해 오래된 정보가 지워질 수도 있다는 것을 의미한다. 그러나 이들 기능의 작동은 '구성'에서 중지시킬 수 있다. '메모리'에 관련된 여섯 가지의 기능이 갖는 특징을 살펴보면 다음과 같다.

① 요약

요약(summary)에서는 가장 중요하게 수집되거나 학습된 정보를 보여준다. 예를 들면, 〈그림 6.171〉 ①의 '전체 소리 수준 환경도(envirogram)'에서 보여주는 것처럼 모든 프로그램(메모리)에서의 '전체 소리 수준'을 보여준다. 여기서 '전체 소리 수준'은 보청기에서 출력되는 최종 출력(master volume)의 크기를 말한다. 전체 소리 수준의 크기를 7단계로 나눈

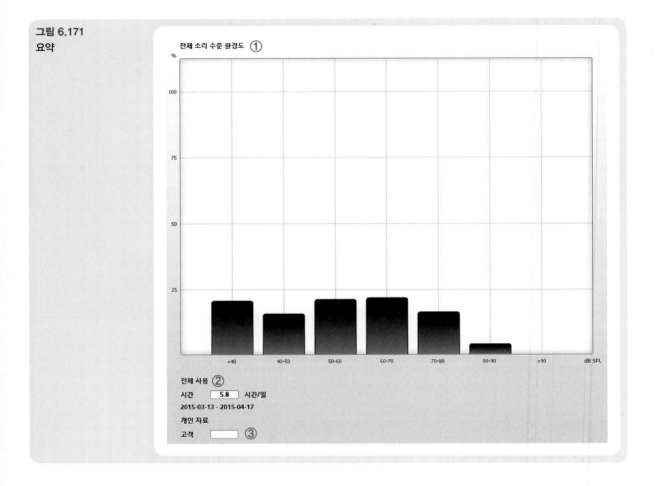

그림 6.171
요약

후에, 전체 사용시간 중에서 각각의 단계에 해당하는 출력이 사용된 시간의 비중을 퍼센트 (%)로 〈그림 6.171〉의 ①에서 나타낸다. 그리고 이들 보청기를 사용한 1일 동안의 평균사용시간과 세션기간을 〈그림 6.171〉의 ②에서 보여주는 가운데, '개인자료'인 고객의 이름을 〈그림 6.171〉의 ③에 나타낸다.

② 사용

난청인이 보청기를 착용하는 동안에 사용된 기능들에 대한 정보를 사용(usage)에서 확인할 수 있다. 이때 난청인이 확인할 수 있는 정보로는 '상대적인 프로그램(program use)', '사용시간(usage time)' 그리고 '스트리머 사용(streamer use)' 등이 있다. 이들을 화면의 하단에서 선택할 수 있으며 각각에 대한 특징을 살펴보면 다음과 같다.

● 상대적인 프로그램

'상대적인 프로그램'은 보청기의 전체 사용시간에서 각각의 프로그램(P1~P6)이 차지하는 비중을 퍼센트(%)로 표시해준다. 〈그림 6.172〉를 한 예로서 들어서 설명하면, 이 난청인은 보청기를 하루 동안에 5.8시간을 사용했다. 그리고 전체 사용시간의 50%를 P1 프로그램으

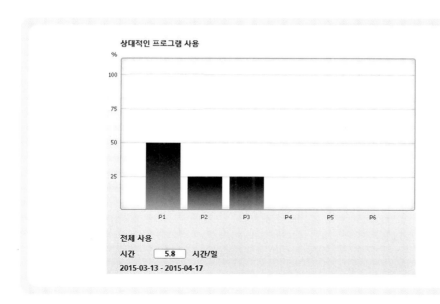

그림 6.172
'사용'의 상대적인 프로그램

로, 25%를 P2 프로그램으로, 그리고 나머지 25%가 P3 프로그램으로 사용했음을 알 수 있다.

● **사용시간**

1일 동안의 보청기 사용시간을 7구간으로 나누고, 각 구간이 사용된 비율(%)을 막대그래프로 나타낸다(그림 6.173). 예를 들면, 어떤 난청인이 2015년 3월 1일부터 4월 17일까지 사용한 보청기의 1일 사용시간은 평균적으로 5.8시간이며, 이 기간 동안에 보청기를 사용한 1일 사용시간의 분포를 막대그래프의 형식으로 〈그림 6.173〉에서 보여준다. 다시 말하면 이 기간 동안에 하루에 30분 이하로 보청기를 사용한 경우가 약 38%, 30분~2시간인 경우가 약 10%, 2~4시간인 경우가 약 26% 등으로 볼 수 있다. 만약 사용시간의 대부분이 짧은 시간일 경우에는 난청인이 보청기의 전원을 자주 '껐다'/'켰다' 한다는 것을 의미할 수도 있다. 그리고 사용시간이 지나치게 긴 경우에는 보청기를 착용하지 않을 때 전원을 끄지 않고 보관했음을 암시한다.

● **스트리머 사용**

스트리머의 1일 사용시간과 각각의 기능에 대한 상대적인 사용시간을 퍼센트(%)로 보여준다(그림 6.174). 예를 들어, 2015년 3월 13일부터 4월 17일까지 보청기를 사용한 1일 평균 사용시간이 5.8시간이고 스트리머가 사용된 시간 동안에 'TV'을 시청하는 데 약 25%를, '전화'를 사용하는 데 약 25%를, 나머지 50%는 '마이크'를 사용하는 데 이용되었다. 만약 스트리머가 사용되지 않았다면 전체 사용이 0%로 나타나든지 아니면 화면이 활성화되지 않는다.

③ **볼륨조절**

볼륨조절(volume control)은 수동방식의 볼륨을 가지고 있는 보청기에서 사용할 수 있다.

**그림 6.173
사용시간**

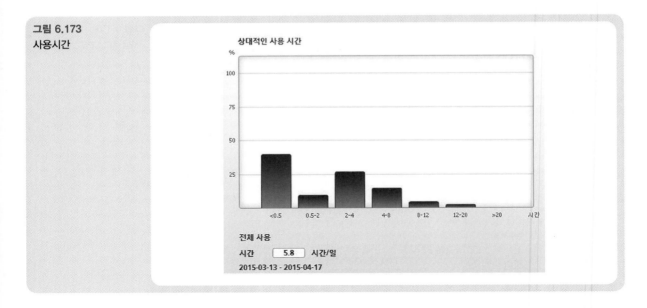

**그림 6.174
스트리머 사용**

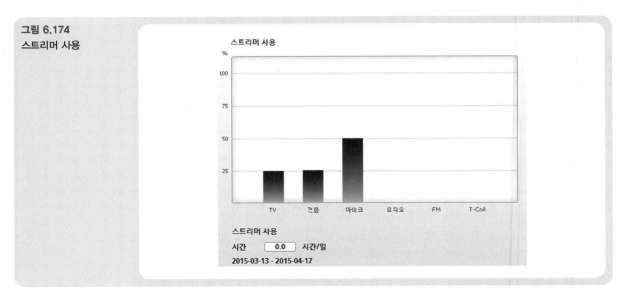

그리고 '작은(soft) 소리', '중간(moderate) 소리'와 '큰(loud) 소리' 등에서 난청인이 조정했던 볼륨의 정보를 분석한다. 예를 들면, 선택한 프로그램에서 소리의 크기별로 볼륨이 어느 정도로 조정(높였는지 아니면 낮추었는지)되었는지를 음압레벨(dB)의 단위로 보여준다(그림 6.175). 다시 말하면 〈그림 6.175〉에는 2개의 그래프 양식이 존재하며, 이들 그래프의 중간에는 난청인이 사용했던 전체 볼륨의 평균을 의미하는 '평균'이라는 글씨가 있다. 비록 '평균'에 해당하는 음압레벨을 정확히 알 수는 없지만, 이를 기준으로 삼아 볼륨의 변화를 소리의 크기별로 숫자와 막대그래프로 표시한다. 여기서 〈그림 6.175〉의 상단에 있는 그래프는 볼륨을 높였을 때의, 그리고 하단에 있는 그래프는 볼륨을 낮추었을 때

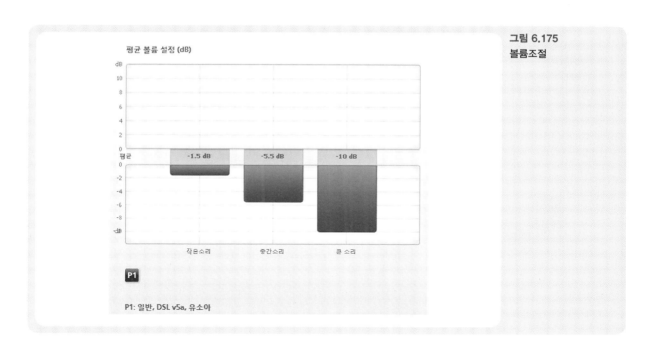

그림 6.175
볼륨조절

의 볼륨변화를 막대그래프로 표시하는 것이다. 예를 들면, 〈그림 6.175〉의 경우에는 난청인이 일정한 기간 동안에 '작은 소리'에서는 1.5dB, '중간 소리'에서는 5.5dB, '큰 소리'에서는 10dB의 음압레벨이 평균적으로 낮아지도록 P1 프로그램(일반, DSL v5a, 유·소아)에서 볼륨을 조정하여 사용했음을 보여준다.

④ 신호처리

난청인은 여러 가지 종류의 청취환경에 노출될 수 있다. 각각의 청취환경별로 보청기의 기능을 적절하게 작동시키기 위해 신호처리(signal processing)과정을 거친다. 청취환경에 따라 적절히 신호처리하기 위해 청취환경에 대한 데이터를 세 가지 요소로 다음과 같이 나눈다.

● 환경

화면의 왼쪽에는 보청기의 전체 사용시간 중에서 각각의 단계에 해당하는 출력이 사용된 시간의 비중을 퍼센트(%)로 표시하는 환경도(envirogram)가 나타난다. 따라서 '환경'에 관련된 내용과 그래프들은 앞에서 설명한 '요약'에서의 그들과 동일하다(그림 6.171).

● TriState 소음관리

어음감지와 변조감지기능들을 결합시켜 소음환경에서 말소리에 대한 단서는 그대로 유지시키는 가운데 가청력과 편안함 사이의 균형을 높여주는 기능을 'TriState 소음관리(TriState Noise Management)'라고 한다(제5장 '보청기의 부가기능'의 1. 소음 및 음질 관리에서 'TriState Noise Management' 참조). 'TriState 소음관리'에서는 청취환경을 다음과

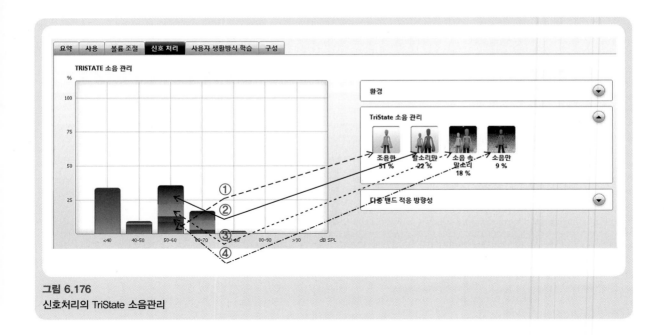

그림 6.176
신호처리의 TriState 소음관리

같이 세 가지로 분류한다.

- 조용한 가운데 말소리가 있는 청취환경(speech in quite) : 조용한 청취환경에서 말소리가 존재하는 경우를 말한다. 예를 들어, 입력신호의 크기가 50~60dB인 〈그림 6.176〉 ①의 경우가 전체의 51%를 차지한다.
- 말소리만 있는 청취환경(speech) : 소음이 없는 가운데 말소리만 존재하는 경우를 말한다. 예를 들어, 입력신호의 크기가 50~60dB인 〈그림 6.176〉 ②의 경우가 전체의 22%를 차지한다.
- 소음만 있는 청취환경(noise only) : 말소리는 없는 대신에 소음만 존재하는 경우를 말한다. 예를 들어, 입력신호의 크기가 50~60dB인 〈그림 6.176〉 ③의 경우가 전체의 18%를 차지한다.
- 소음 속에 말소리가 있는 청취환경 : 말소리가 주변의 소음 속에 들어 있는 경우를 말한다. 예를 들어, 입력신호의 크기가 50~60dB인 〈그림 6.176〉 ④의 경우가 전체의 9%를 차지한다.

● **다중 밴드 적응 방향성**

전체 주파수를 4개의 밴드로 나눈 후에 이들 밴드별로 각각의 적응지향시스템을 독립적으로 작동시켜 소음의 영향을 감소시키는 기능을 다중 밴드 적응 방향성(Multi-Band Adaptive Directionality)이라고 한다(제5장 '보청기의 부가기능'의 1. 소음 및 음질 관리에서 'Multi-Band Adaptive Directionality' 참조). 이때의 방향성 모드는 입력신호의 크기에 따라서 다음과 같이 세 가지 종류로 나눈다.

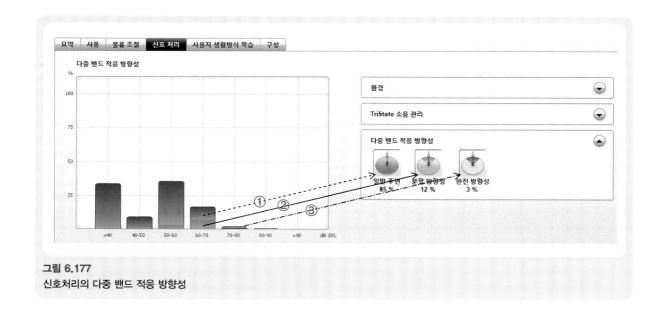

그림 6.177
신호처리의 다중 밴드 적응 방향성

- 일반 주변 : 소음성분이 존재하지 않는 가운데 입력신호가 작을(soft) 때 사용하는 모드로서 작은 크기의 입력신호를 향상시키는 데 매우 유용하다. 예를 들어, 〈그림 6.177〉의 ①에서 전체 방향성의 85%가 '일반 주변' 모드로 사용되었다.
- 분할 방향성 : 보통에서 약간 크다고 느낄 정도의 소음에 보통(moderate) 정도의 크기를 가진 입력신호가 존재할 때 사용하는 지향성 모드로서 '일반 주변'와 '분할 방향성' 중에 하나가 선택된다. 예를 들어, 〈그림 6.177〉의 ②에서 전체 방향성의 12%가 '분할 방향성' 모드로 사용되었다.
- 완전 방향성 : 소음과 함께 큰 신호가 입력될 때 사용되는 지향성 모드로서, 각각의 독립적인 지향패턴을 가진 4개의 주파수대역이 동시에 작동한다. 예를 들어, 〈그림 6.177〉의 ③에서 전체 방향성의 3%가 '완전 방향성' 모드로 사용되었다.

⑤ 사용자 생활방식 학습

청취환경에 따른 각각의 프로그램에서 볼륨조절에 관한 정보를 수집하여 자동으로 서서히 난청인이 선호하는 볼륨이 되도록 조정하는 기능을 사용자 생활방식 학습(Life Learning)이라고 한다(제5장 '보청기의 부가기능'의 6. 도구에서 'Life Learning' 참조). 여기서 '학습'은 난청인이 선호하는 소리의 크기를 스스로 알아낸다는 의미로서, 보청기의 볼륨이 난청인이 선호하는 소리의 크기가 되도록 서서히 자동으로 조절한다. 이 기능은 〈그림 6.178〉과 같이 나타나며, 이때의 '현재'와 '과거내역'이 갖는 특징을 살펴보면 다음과 같다.

● 현재

보청기에 설정했던 볼륨과 '사용자 생활방식 학습'이 시작되고 난 이후에 Genie 프로그램에 저장된 현재의 볼륨들 사이의 차이를 프로그램(메모리)과 청취환경별로 소리의 크기에

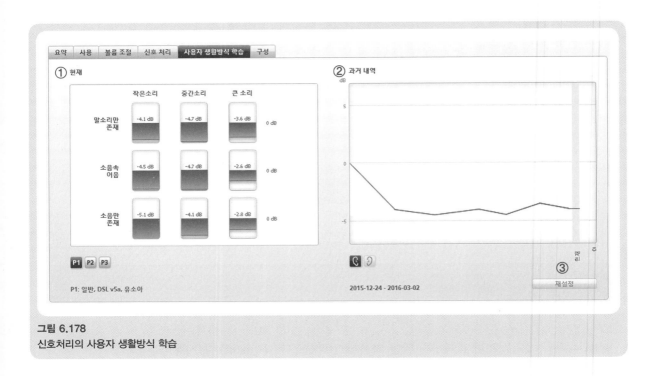

그림 6.178
신호처리의 사용자 생활방식 학습

따라 막대그래프와 숫자로 보여준다(그림 6.178의 ①). 이때의 차이는 보청기에 설정된 볼륨을 기준(0dB, 청취환경별로 큰 소리 옆에 표시됨)하여 난청인이 변경한 볼륨의 정도로서 막대그래프와 숫자로 표시된다. 〈그림 6.178〉의 ①에서 한 가지 예를 들면, '말소리만 존재'하는 청취환경에서의 '작은 소리'에 대해 보청기에 설정된 볼륨보다 난청인이 4.1dB 낮게 사용한다는 것이다.

'사용자 생활방식 학습'에서의 청취환경으로는 '신호처리'의 'TriState 소음관리'에서 사용하는 '말소리만 존재(조용한 가운데 말소리가 있는 청취환경)', '소음 속 어음(소음 속에 말소리가 있는 청취환경)'과 '소음만 존재(소음만 있는 청취환경)' 등이 있다. 그리고 보청기에 수동방식의 볼륨이 장착되었을 때의 소리 크기는 '작은 소리', '중간 소리'와 '큰 소리'로 구분된다.

● **과거내역**

과거의 볼륨에 대한 학습은 곡선 그래프로 표시된다(그림 6.178의 ②). '사용자 생활방식 학습'으로부터 제공된 현재의 볼륨 조정을 비롯하여 과거에 수집(학습)했던 볼륨의 조정량도 함께 볼 수 있다. 이들 데이터의 수집(학습)기간을 화면의 하단에서 확인할 수 있으며, 〈그림 6.178〉 ③의 '재설정' 버튼을 클릭하여 '사용자 생활방식 학습' 결과를 다시 설정할 수 있다.

⑥ **구성**

보청기에 들어 있는 이전 또는 현재의 정보를 확인하기 위해 '구성'에 관련된 기능을 다음

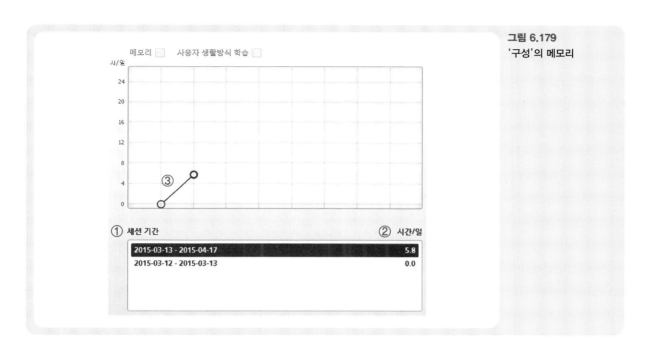

그림 6.179
'구성'의 메모리

과 같이 설정할 수 있다.

● '메모리'와 '사용자 생활방식 학습'의 구성

〈그림 6.179〉에 있는 '메모리'와 '사용자 생활방식 학습'의 옆에 있는 □에 체크(✔)하거나
제거함에 따라서 이들 기능을 사용하거나 또는 사용하지 않을 수 있다. Genie 프로그램의
'설정'에서도 '구성'에서와 같이 이를 동일하게 설정할 수 있다.

- 메모리 : 각 세션기간(그림 6.179의 ①)에 따른 1일 평균사용시간(그림 6.179의 ②)을
  상단에 있는 그래프(그림 6.179의 ③)에 표시한다.
- 사용자 생활방식 학습 : '구성'에 있는 '사용자 생활방식 학습'은 앞에서 설명한 '사용
  자 생활방식 학습'과 동일한 기능이다.

● 오래된 정보의 표시

보청기를 Genie 프로그램에 연결하여 현재 사용하고 있는 메모리의 정보를 보여줄 수도
있지만 나중에 다시 확인할 수 있도록 저장할 수도 있다. 실제로 보청기에서는 현재의 메
모리에 들어 있는 정보만을 확인할 수 있다. 과거에 저장해두었던 정보를 확인하기 위해서
는 보청기를 Genie 프로그램에 연결해야만 한다.

● 메모리 삭제

보청기의 메모리에 들어 있는 정보를 삭제하기 위해서 '모든 메모리 데이터 삭제' 버튼(그
림 6.179의 ④)을 누르면 된다. 수집된 정보들은 보청기가 가지고 있는 어떤 기능에 관련
된 것이다. 따라서 보청기의 메모리에 들어 있는 정보는 자동으로 Genie 프로그램에 저장

된다. 만약 어떤 프로그램의 설정이 변경된다면 메모리에서 그 프로그램에 관련된 정보가 삭제될 것이다. 그리고 Genie 프로그램의 사용을 종료하거나 또는 Genie 프로그램에서 보청기를 분리하면 Genie 프로그램에서 이들에 대한 정보가 모두 없어진다.

(6) 피팅 보조자

보청기의 적합을 시도하는 과정이나 난청인이 실제로 착용하는 과정에서 발생할 수 있는 일반적인 문제점(불평)을 해결하는 데 도움을 주는 기능이다. 이때 〈그림 6.180〉의 상단에 나타나 있는 그래프는 이미 '피팅'의 '조절'에 있는 '커브 형태'에서 자세히 설명한 바 있다. 그리고 난청인이 불만족스럽게 생각할 수 있는 문제점을 다음과 같이 크게 세 가지로 분류했다.

● 일반적 인지

〈그림 6.180〉의 '일반적 인지'는 일반적인 청취환경에서 상대방의 말소리를 들을 때 소리의 크기, 음질 또는 먼 거리에서 들려오는 소리 등에 관련된 불만사항을 다음과 같이 해결할 수 있다.

- 소리 크기 : 현재 보청기에서 출력되는 소리의 크기가 〈그림 6.180〉의 ①에 있는 바(bar)의 중앙으로 표시되어 있다. 만약 난청인이 소리가 작아서 불편하다면 바를 오른쪽으로 이동시켜 이득을 높여주고, 소리가 크다면 바를 왼쪽으로 이동시켜 이득을 감소시키면 된다. 이처럼 보청기의 이득이 조정됨에 따른 삽입이득곡선의 변화를 상단에 있는 그래프에서 확인할 수 있다.
- 음질 : 〈그림 6.180〉 ②의 중앙에 있는 바를 이동시켜 보청기에서 출력되는 말소리를 좀 더 풍부하게 또는 밝게 만들 수 있다. 만약 중앙을 제외한 각각의 바에 마우스의 커서를 이동시키면, '저음(LF)', '중음(MF)'과 '고음(HF)'별로 '최대출력(MPO)', '큰소리', '중간 소리' 그리고 '작은 소리'에 대하여 이득이 얼마나 변하는지를 알 수 있다(그림 6.181). 여기서 '더 풍부하게' 음질을 만들기 위해서는 고음을 낮추고 중음을 높여주는 반면에 '밝게' 소리를 만들기 위해서는 정반대로 저음을 줄이고 고음의 이득을 높여준다.
- 먼 거리에서의 소리 : 먼 곳에서 들려오는 소리를 '더 작게' 또는 '더 크게' 만들 수 있

그림 6.180
피팅 보조자의 일반적 인지

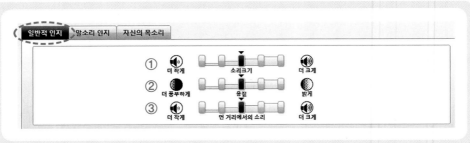

는 기능이다(그림 6.180의 ②). 이때도 '소리 크기'에서와 같이 바를 오른쪽으로 이동하면 소리가 커지는 반면에 왼쪽으로 이동하면 작아진다. 그리고 '음질'에서와 같이 커서를 바에 접근시키면 '저음(LF)', '중음(MF)'과 '고음(HF)'별로 '최대출력(MPO)', '큰 소리', '중간 소리' 그리고 '작은 소리'에 대한 이득의 변화를 알 수 있다. 실제로 소리의 크기를 '더 크게' 만들기 위해서는 '작은 소리'의 이득을 높

더 크게	LF	MF	HF
MPO			
큰 소리			2
중간소리	-2		2
작은소리			

그림 6.181
음질 조정을 위한 이득의 변화

여주는 반면에 '더 작게' 만들기 위해서는 '작은 소리'의 크기를 줄여준다.

'일반적 인지'에 대한 Genie 프로그램의 하단에서 '집에서 두 명의 대화', '교통수단 안에서', '날카로운 소리'와 '발자국 소리' 등을 이용하여 '소리 크기', '음질'과 '먼 거리에서의 소리' 등에 관련된 변화를 실제로 경험할 수 있다.

● **말소리 인지**

말소리의 인지에 관련된 불만사항도 '일반적 인지'와 매우 유사하다. 우선 불만사항을 '소리 크기'와 청취환경을 '조용한 상황'과 '소음이 존재하는 상황'으로 분류하여 다음과 같이 조정할 수 있다(그림 6.182).

- 소리 크기 : '일반적 인지'에서와 동일하게 조정한다.
- 조용한 상황 : 소음이 존재하지 않는 조용한 청취환경에서 말소리를 좀 더 '편안하게' 또는 '더 명료하게' 들을 수 있도록 조정할 수 있다. 이를 조정하는 방법은 〈그림 6.180〉에서와 같이 오른쪽으로 갈수록 더 명료해지고, 왼쪽으로 갈수록 편안하게 만들어준다. 오른쪽은 고음(HF) 방향으로 '작은 소리'의 이득을 높여주는 반면에 왼쪽은 저음(LF) 방향으로 '작은 소리'의 이득을 감소시킨다.
- 소음이 존재하는 상황 : 소음이 존재하는 청취환경에서도 '조용한 상황'과 마찬가지로 말소리를 좀 더 '편안하게' 또는 '더 명료하게' 들을 수 있도록 만들어준다. 〈그림 6.180〉에서와 같이 왼쪽은 좀 더 '편안하게' 그리고 오른쪽은 좀 더 '더 명료하게' 해준다. 이때는 '큰 소리'와 '중간 소리'의 저음(LF)을 중심으로 이득을 감소시켜 편안

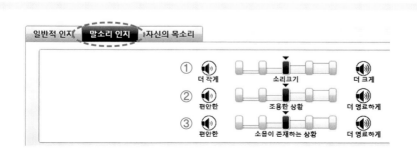

그림 6.182
피팅 보조자의 말소리 인지

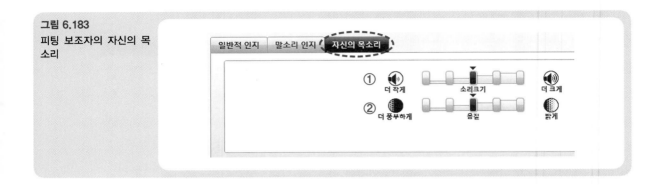

그림 6.183
피팅 보조자의 자신의 목소리

한 소리를 만드는 가운데, 이들의 이득을 높여서 명료한 소리를 만든다.

'말소리 인지'에 대한 Genie 프로그램의 하단에서 '취침시간 대화', '복잡한 길거리에서의 대화', '환영인사'와 '말소리' 등을 직접 들어가면서 '소리 크기', '조용한 상황'과 '소음이 존재하는 상황' 등에서의 변화를 난청인이 실제로 느껴볼 수 있다.

● **자신의 목소리**

자신의 목소리에 대한 불만사항을 해결하기 위해 '소리 크기'와 '음질'을 다음과 같이 조정할 수 있다(그림 6.183).

- 소리 크기 : 소리의 크기를 조정할 때는 '중간 소리'와 '작은 소리'에 대한 저음(LF)을 중심으로 이득을 감소시키거나 높여준다(그림 6.183의 ①).
- 음질 : '일반적인 인지'의 '음질'에서와 같이 보청기에서 출력된 소리의 음질은 '더 풍부하게' 또는 '밝게' 조정할 수 있다. 더 풍부한 음질을 만들기 위해 '중간 소리'의 중음(MF)은 높이고, '중간 소리'와 '작은 소리'의 고음(HF)은 낮춘다. 그리고 더 밝은 소리를 얻기 위해서는 '중간 소리'를 중심으로 이득을 낮추는 대신에 '큰 소리'와 '중간 소리'에 대한 고음(HF)의 이득을 높여준다.

(7) In-site 청력검사

난청인의 맞춤형 귀꽂이를 사용하는 귀걸이형 보청기나 귓속형 보청기의 적합을 개선하기 위해 일부의 보청기 모델은 In-situ 청력검사에 이용될 수 있다. 다만 In-situ 청력검사는 16세 이하의 난청인과 감각신경성 또는 혼합성 난청인의 경우에 수행할 수 없다. 만약 보청기를 교체하거나 또는 귀꽂이와 돔을 변경했을 때는 In-situ 청력검사를 다시 실시해야 한다. In-situ 청력검사의 장점을 살펴보면 다음과 같다.

- 난청인이 사용하는 보청기를 사용하여 청력역치를 귀에서 직접 측정할 수 있다.
- 청력측정은 보청기전문가의 청력검사실이나 난청인의 집과 같이 조용한 장소에서 손쉽게 수행할 수 있다.
- 보청기의 착용효과를 실제로 체험시키기 위한 데모(demonstration)에서 실시되는 간

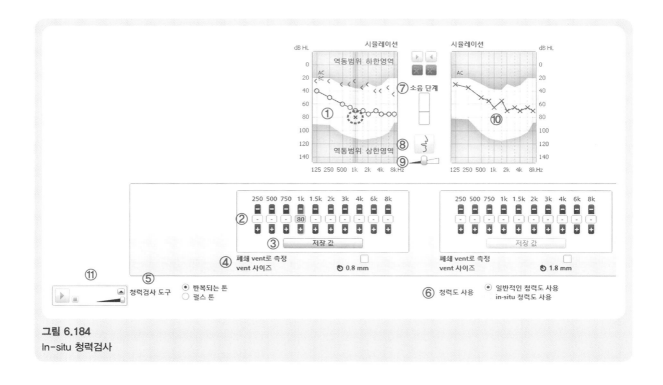

그림 6.184
In-situ 청력검사

단한 적합(instant fitting)을 좀 더 개선하는 데 사용할 수 있다.

In-situ 청력검사를 위한 방법이나 도구도 일반적인 표준 청력검사기와 매우 유사하다. Genie 프로그램에 보청기를 연결한 이후에 마우스나 컴퓨터의 자판을 이용하여 〈그림 6.184〉에서 청력검사를 실시할 수 있다. 일반적인 표준 청력검사기로 측정되어 '고객'의 '청력도'에 입력된 기도청력역치와 골도청력역치에 대한 청력도들도 〈그림 6.184〉 ①의 그래프에 함께 보여준다.

〈그림 6.184〉의 In-situ 청력검사는 〈그림 6.184〉의 ②에서 주파수별로 검사음을 난청인에게 제공한다. 이때 검사음의 크기는 〈그림 6.184〉 ②의 중앙에 있는 □에 숫자로 표시되며, ➕ 또는 ➖를 이용하여 음압레벨을 조정할 수 있다. 〈그림 6.184〉 ①의 그래프에서 검사음의 크기를 표시하는 'x'도 음압레벨의 조정에 따라서 이동한다. 청력검사음을 난청인에게 들려주기 위해 화면의 가장 왼쪽 하단에 있는 'Play Tone' 버튼(그림 6.184의 ⑪)을 마우스로 클릭하면 되는데, 마우스의 왼쪽 버튼을 누르고 있는 동안에 검사음이 지속적으로 발생한다. 뿐만 아니라 컴퓨터 자판의 '엔터(Enter)'나 '스페이스 바(Spacer bar)'를 눌러 검사음을 발생시킬 수도 있다. 난청인의 청력역치에 해당하는 검사음의 크기가 최종적으로 결정되면 〈그림 6.184〉 ③의 '저장값'을 클릭하여 저장한다. 만약 '저장값'을 클릭하지 않고 다른 주파수로 이동하면 청력역치에 해당하는 음압레벨값이 저장되지 않고 다른 주파수로 옮겨진다.

모든 주파수에서의 In-situ 청력검사가 종료되면 〈그림 6.184〉 ①의 그래프에는 오른쪽

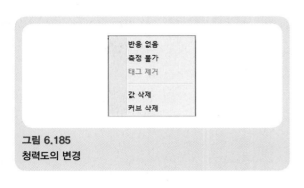

그림 6.185
청력도의 변경

귀 그리고 〈그림 6.184〉의 ⑩의 그래프에는 왼쪽 귀의 기도청력역치에 대한 청력도가 완성된다. 〈그림 6.184〉의 ①에는 In-situ 청력검사가 가능한 역동범위도 함께 보여준다. 여기서 난청인의 잔존청력에 따른 역동범위와는 다른 의미를 갖는 역동범위는 단순히 In-situ 청력검사가 가능한 검사음의 크기범위를 말한다. 검사음의 역동범위는 보청기와 벤트의 종류에 따라서 다르며, 〈그림 6.184〉 ①의 그래프에서 색으로 표시된 '역동범위 상한영역'과 '역동범위 하한영역' 사이의 하얀색 영역을 말한다.

〈그림 6.184〉의 ②에서 검사음의 크기를 조정할 때 이들 색 영역에 해당하는 검사음의 크기를 설정할 수가 없다. 왜냐하면 이들 색 영역에 해당하는 음압레벨의 검사음을 보청기에서 발생시킬 수 없기 때문이다. 만약 난청인의 잔존청력이 이들 색 영역에 해당한다면 (검사음의 역동범위를 벗어난다면) 〈그림 6.184〉의 ②에서 검사음의 크기를 역동범위 안에서 최대(또는 최소)로 설정한 다음에 '저장값'을 누른다. 그리고 〈그림 6.184〉 ①의 그래프에서 조금 전에 저장하여 'x'로 표시된 청력역치에 마우스의 커서를 옮긴 후에 오른쪽 버튼을 누르고 '반응 없음(no response)' 또는 '측정 불가(unmeasurable)'를 선택하면(그림 6.185), 현재의 청력역치에 '↘'가 표시되면서 '해당하는 주파수에서 청력역치의 측정이 불가능'했음을 알려준다. 그리고 〈그림 6.185〉에서 보여주는 다른 선택사항의 살펴보면 다음과 같다.

- 태그 제거 : '반응 없음' 또는 '측정 불가'에 해당하던 청력역치를 실질적인 측정값으로 수정하기 위해 '↘'표시를 제거한다.
- 값 삭제 : 해당하는 주파수에서의 청력역치를 제거한다.
- 커브 삭제 : In-situ 청력검사로 측정한 청력역치곡선을 제거한다.

In-situ 청력검사에서 보청기를 사용하여 청력역치를 측정할 수 있는 주파수의 범위는 대체로 250~8,000Hz이다. 그러나 개방(open) 또는 돔(dome)을 가진 보청기의 경우에는 750~8,000Hz이며, 슈퍼파워(super power)형 보청기는 125~6,000Hz까지 청력역치의 측정이 가능하다. 그리고 〈그림 6.184〉에 있는 다른 기능이 갖는 특징을 살펴보면 다음과 같다.

● 벤트

〈그림 6.184〉의 ④에서 보여주는 벤트에 관련된 선택사항에서 In-situ 청력검사에 벤트(또는 돔)에 의한 영향을 고려할 것인지 아니면 고려하지 않을 것인지를 선택할 수 있다. 여기서 벤트의 영향을 고려하지 않는다는 것은 보청기에 있는 벤트를 다른 물질(예 : 귓본 재료)로 폐쇄한 것을 말한다. 실제로 벤트의 영향을 고려하지 않았을 경우의 In-situ 청력검사결과가 그렇지 않았을 경우에 비해 신뢰성이 더 높다. 그리고 저음을 중심으로 청력검사

를 수행한 보청기의 역동범위가 더 넓어진다. 보청기에 설치된 벤트의 크기(직경)도 〈그림 6.184〉의 ④에서 보여주고 있다.

　만약 벤트를 폐쇄했을 때는 '폐쇄 vent로 측정' 옆에 있는 □에 체크(✔)하면 된다. 그러나 돔(dome)을 함께 사용하는 경우에는 벤트를 폐쇄하기가 어려워질 수 있다. 만약 파워 돔(power dome)을 사용하는 경우에는 '파워 돔을 가진 측정(Meaaure with Power Dome)'에 옆에 있는 □에 체크(✔)하면 된다. 그리고 '폐쇄 vent로 측정'에 있는 □에 체크(✔)를 제거한다면, '벤트 사이즈'에 표시된 직경을 갖는 벤트의 영향을 In-situ 청력검사에 고려한다는 의미가 된다.

● 청력검사 도구

In-situ 청력검사를 수행할 때 사용하는 검사음의 형태를 다음과 같이 설정할 수 있다(그림 6.184의 ⑤).

- 반복되는 톤 : 검사음을 연속해서 들려주는 방식을 말한다.
- 펄스 톤 : 검사음을 톤의 형태로 들려주는 방식을 말하는데, 이명을 가진 난청인에게 유용하다.

● 청력도 사용

보청기의 주파수별 목표이득을 계산할 때 In-situ 청력검사에 의해 측정된 청력도를 사용할 것인지 아니면 '고객'의 '청력도'에서 입력한 청력도를 사용할지를 〈그림 6.184〉의 ⑥에서 다음과 같이 설정한다.

- 일반적인 청력도 사용 : 일반 표준 청력검사기를 이용하여 측정한 후에 '고객'의 '청력도'에서 입력한 청력도를 사용한다.
- In-situ 청력도 사용 : In-situ 청력검사에서 측정된 청력도를 사용한다.

● 소음 단계

In-situ 청력검사가 청력검사실이 아닌 일반 공간에서도 수행할 수 있지만 주변의 소음에 의해 검사결과에 대한 신뢰성이 떨어질 수 있다. 따라서 주변소음을 보청기에 있는 마이크로폰에서 측정하여 〈그림 6.184〉의 ⑦에 소음의 수준을 표시한다. 만약 청력검사에 영향을 줄 수 있을 정도로 소음이 크다면 〈그림 6.184〉의 ⑦에 있는 소음지시기(noise level warning indicator, 사각형 안에 있는 선)가 켜지게 된다.

● Talk Over

In-situ 청력검사가 수행되고 있는 동안에 보청기에서는 검사음을 발생시켜 난청인에게 들려주는 가운데 마이크로폰은 정확한 측정을 위해 작동하지 않는다. 따라서 보청기전문가가 정확한 청력검사를 수행하기 위한 지시사항을 난청인에게 전달하기 위해 보청기의 마이크로폰을 잠시 작동시키는 기능을 'Talk Over'라고 한다(그림 6.184의 ⑧). 'Talk Over'가 작동하는 동안에 난청인에게 전달되는 말소리의 크기를 〈그림 6.184〉의 ⑨에 있는 슬라이더(slider)를 사용하여 조정할 수 있다. 'Talk Over'가 작동할 때는 검사음이 발생하지 않기 때문에 'Talk Over'를 끄기 위해서는 〈그림 6.184〉의 ⑧을 다시 클릭해야 한다.

● 시뮬레이션

Genie 프로그램에 보청기가 연결되어 있지 않아도 In-situ 청력검사기능을 시뮬레이션(simulation) 모드로 수행할 수도 있다. 비록 보청기로 검사음을 보내지는 않지만 주파수별로 음압레벨을 조정하여 변경된 In-situ 청력도를 보청기 적합에 사용할 수 있다.

(8) REM

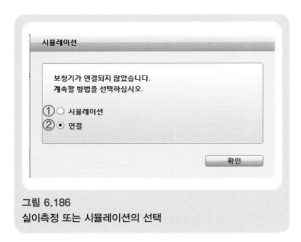

그림 6.186
실이측정 또는 시뮬레이션의 선택

난청인이 보청기를 착용했을 때 외이도의 잔여공간에서 삽입이득이 어떻게 주어지는지를 실제로 주파수에 따라 측정할 수 있다. 이때 측정된 주파수별 이득을 실이삽입이득(Real Ear Insertion Gain, REIG)이라고 하며, 이를 수행하는 측정을 실이측정(Real Ear Measurement, REM)이라고 한다. 실이측정은 Genie 프로그램에 보청기를 연결한 후에 REM 기능을 활용하여 쉽게 측정할 수 있다. 그리고 어린이를 위해 보청기를 적합하거나 또는 실이대커플러차이(RECD)를 측정할 경우에는 '선택' 메뉴에서 'EasyRECD' 기능을 사용할 수도 있다.

실이측정을 위해 Genie 프로그램에서 REM 기능을 선택하기 이전에 보청기를 먼저 연결한다. 그리고 REM 기능을 마우스로 클릭하면 실이측정에 관련된 소프트웨어가 자동으로 실행되는 가운데 시뮬레이션 기능을 사용할지(그림 6.186의 ②) 아니면 보청기를 연결하여 실이측정을 수행할지(그림 6.186의 ①)를 선택할 수 있다.

실이측정으로 얻을 수 있는 그래프(그림 6.187의 ①)는 '조절'에서 설명했던 그래프(그림 6.138)와 동일하다(이 장의 4. 세부적합의 1) 피팅에서 '조절' 참조). 〈그림 6.187〉의 ②는 '피팅'의 '조절'에서 설명했던 '적응 관리자'의 '조절'과 유사하게 이해하면 된다(이 장의 4. 세부적합의 1) 피팅의 '조절' 참조). 그리고 〈그림 6.187〉 ③의 'REM설정'에서 선택할 수 있는 고급 기능을 살펴보면 다음과 같으며, 이들 옆에 있는 □에 체크(✔)하여 해당 기능을 실행시킬 수 있다.

• NM : 소음관리(Noise Management)기능을 말한다(이 장의 4. 세부적합의 2) 도구모음에서 (2) 자동 관리자의 ② 자동기능에서 '소음관리' 참조).
• AD : '일반 주변', '완전지향성'과 '분할지향성' 등의 지향성이 청취환경에 맞게 자동으로 선택되는 기능(Automatic Directionality)을 말한다(이 장의 4. 세부적합의 2) 도구모음에서 (2) 자동 관리자의 ② 자동기능에서 '소음관리' 참조). 만약 AD기능을 사용하지 않을 경우 지향성은 '일반 주변'으로 설정된다. 그리고 보청기의 지향성이 '일

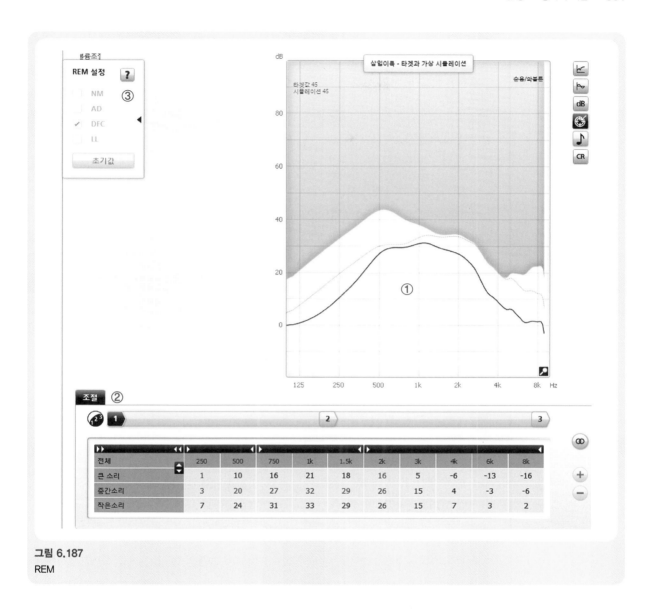

그림 6.187
REM

반 주변', '분할 방향성' 그리고 '완전 방향성' 중에서 한 가지 모드로 고정되었다면 REM의 지향성이 다른 모드로 변경되지 않는다.

- DFC : 음향되울림을 일으키는 피드백의 발생을 억제하기 위한 기능을 말한다(이 장의 4. 세부적합의 2) 도구모음에서 (3) 피드백 관리자의 'DFC' 참조).
- LL : 학습(Learning)을 말한다(이 장의 4. 세부적합에서 2) 도구모음의 (5) 메모리의 ⑤ 사용자 생활방식 학습 참조).
- 초기값 : 보청기에서 목표로 하는 주파수반응곡선들이나 시뮬레이션된 주파수반응곡선들에 대해 보청기의 설정을 확인하기 위해 사용할 수 있다. 내정값을 의미하는 초기값은 측정된 주파수반응곡선들을 서로 비교할 수 있도록 설계되어 있다. REM에서

보청기의 설정을 초기값으로 설정한 후에 순음, 백색잡음 또는 변조되지 않은 어음 형태의 신호(un-modulated speech-shaped signal) 등을 이용하여 '조용한 청취환경에서의 어음'에서의 이득을 측정하여 비교할 수 있다.

다음에서 보여주는 각각의 기능을 수행하기 위해 〈그림 6.187〉 ②의 'REM설정'을 어떻게 설정해야 하는지는 다음과 같다.

- 순음을 사용하여 주파수반응곡선을 비교하기 위해서는 NM, LL, AD와 DFC를 모두 작동시켜서는 안 된다. 이러한 설정은 DFC를 비활성화시키는 것을 제외하고 모두 내정값과 동일하다(내정값에서는 DFC를 활성화한다).
- 변조된 어음신호(예 : 변조된 ICRA 소음)를 사용하여 실제의 어음에 대한 이득을 측정하기 위해서는 LL과 DFC는 작동시키는 반면에, NM과 AD는 작동시키지 않는다.
- 서로 다른 배경소음에서 측정한 이득을 확인하기 위해서는 AD를 제외하고 NM, LL과 DFC를 작동시킨다.
- '소음관리' 기능을 작동시켰을 때 그 효과를 확인하고 싶을 경우에는 변조되지 않은 소음신호(예 : 백색잡음)를 사용하는 가운데 NM을 작동시킨다. 그리고 모든 주파수반응곡선이 다 그려질 때까지 검사음(소음)을 지속시킨다. 그 결과 첫 번째와 두 번째 주파수반응곡선의 차이가 바로 NM의 작동에 의한 '소음관리' 기능의 효과이다.

3) 피팅 끝내기

난청인의 청력재활에 필요한 초기와 세부적합에 관련된 모든 과정을 끝마치기 위해 '피팅 끝내기'를 수행한다. 이때 모든 적합과정에서 설정된 다음의 특성을 간단히 요약하여 보여준다(그림 6.188).

- 보청기의 종류 : 보청기의 모델명과 출력
- 보청기의 적합내용 : 보청기의 일련번호, 각 프로그램의 설정, 자동전화, 건전지(배터리) 수명, 사용자 생활방식, 볼륨조절
- 스트리머 : 기본 스트리머와 두 번째 스트리머의 일련번호
- 리모컨 : 리모컨의 일련번호

4) 설정

보청기의 적합을 위한 Genie 프로그램을 좀 더 효과적으로 사용하기 위해 〈그림 6.189〉에서 여러 기능의 내정값을 다음과 같이 설정할 수 있다.

(1) 프로그램 장치

Genie 프로그램과 연결하여 사용할 수 있는 프로그래밍 장치가 있는지를 탐색할 수 있다(그림 6.189). 만약 〈그림 6.189〉의 ①을 이용하여 탐색된 프로그래밍 장치가 있다면 그 장

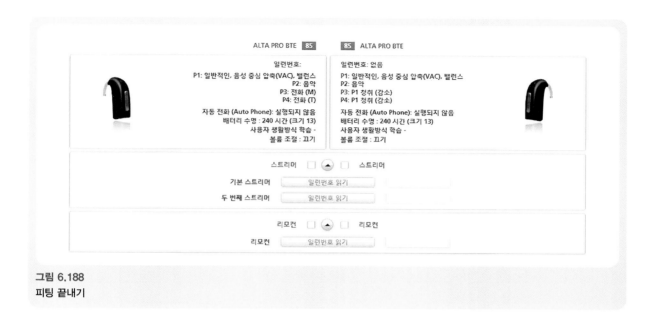

그림 6.188
피팅 끝내기

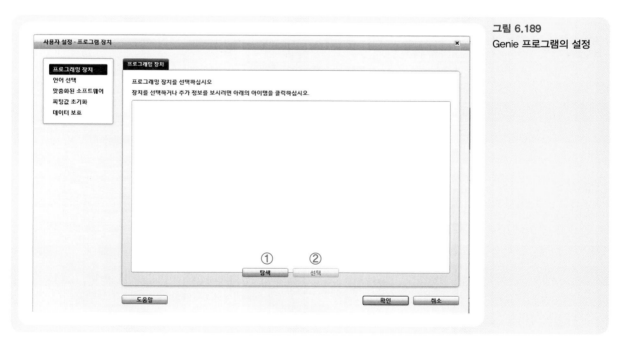

그림 6.189
Genie 프로그램의 설정

치를 선택(그림 6.189의 ②)하여 추가정보를 볼 수도 있다.

(2) 언어 선택

Genie 프로그램에서 사용하는 언어를 말하는데, 한국어로만 설정할 수 있다.

(3) 맞춤화된 소프트웨어

Genie 프로그램이 실행부터 종료될 때까지의 조절방식, 그래프 형식, 보고서 인쇄형식, 측정모듈, 보청기 추가 및 제거와 유소아 피팅 모드 등에 관련된 여러 가지 조건을 다음과 같이 설정한다.

① 조절방식

이득의 크기, 채널과 최대출력(MPO) 등에 대하여 어떻게 보여줄지를 3채널, 모든 채널 또는 MPO를 포함한 모든 채널 방식에서 한 가지를 선택한다(그림 6.190).

② 그래프 형식

여러 가지 주파수반응곡선과 같이 음향특성을 그래프로 나타낼 때의 형식을 '청각학적 견해', '피팅 초기 그래프'와 '기술적인 관점'으로 나누어 다음과 같이 설정할 수 있다(그림 6.191).

그림 6.190
'맞춤화된 소프트웨어'의 조절방식

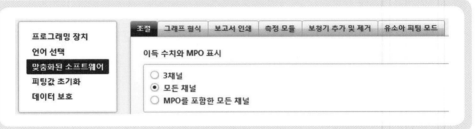

그림 6.191
'맞춤화된 소프트웨어'의 그래프 형식

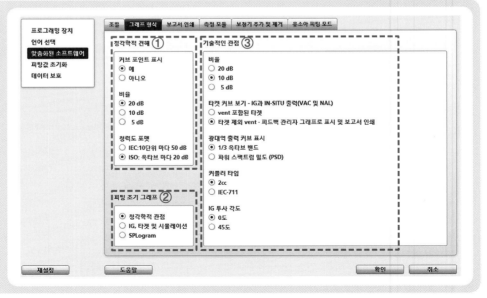

● **청각학적 견해**

청력도를 한 예로서 사용하여 '청각학적 견해'(그림 6.191의 ①)에 관련된 그래프의 형식
을 설명하고자 한다.

- 커브 포인트 표시 : 주파수반응곡선과 같은 그래프에 o, x 또는 m과 같은 표시를 포
  함할 것인지 아니면 포함하지 않을 것인지를 설정한다. 이들 표시를 사용함으로써 그
  래프가 어떤 주파수반응곡선인지를 〈그림 6.192〉에서와 같이 쉽게 알 수 있다.
- 비율 : dB HL 단위의 세로(y)축은 한 칸이 20dB씩으로 나누어져 있는데, 이들 간격
  안에 다시 좀 더 세밀한 선을 추가로 그려넣을지를 선택한다. 〈그림 6.193〉과 같이 이
  들 세밀한 선을 10dB 또는 5dB 간격으로 추가할 수도 있다.
- 청력도 포맷 : 청력도에 관련한 형식으로서, 'IEC : 10단위마다 50dB'과 'ISO : 옥타

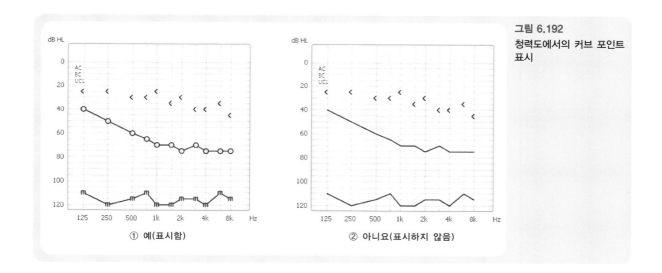

그림 6.192
**청력도에서의 커브 포인트
표시**

① 예(표시함)

② 아니요(표시하지 않음)

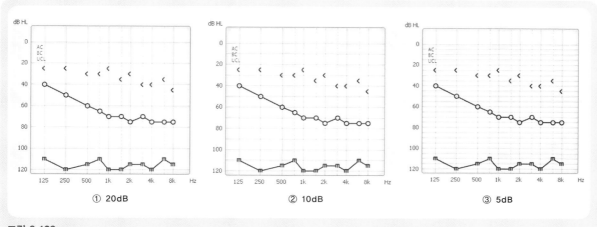

① 20dB

② 10dB

③ 5dB

그림 6.193
청력도에서의 비율

그림 6.194
청각학적 견해의 청력도 포맷

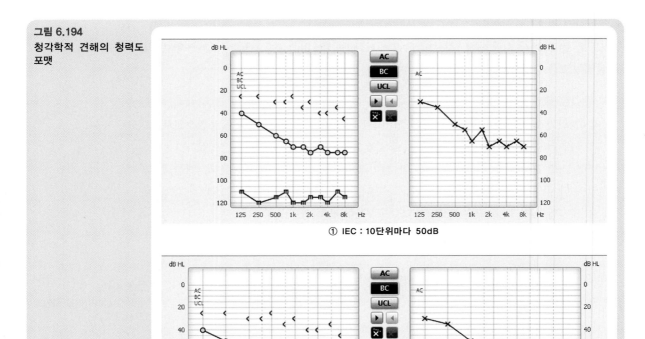

① IEC : 10단위마다 50dB

② ISO : 옥타브마다 20dB

브마다 20dB' 사이의 차이는 가로(x)축의 폭에서 외관상으로 나타난다(그림 6.194). 다시 말하면 청력도를 IEC 방식으로 표시할지 아니면 ISO 방식으로 표시할지를 선택한다.

● **피팅 초기 그래프**

'선택'에서 '피팅'으로 전환될 때 Genie 프로그램의 화면에 나타나는 '커브 형태'를 '청각학적 관점', 'IG, 타겟 및 시뮬레이션' 그리고 'SPLogram' 중에서 한 가지를 선택할 수 있다(그림 6.191의 ②).

● **기술적인 관점(그림 6.191의 ③)**

• 비율 : '청각학적 견해'의 '비율'과 동일하지만, '청각학적 견해'와의 차이는 청력도가 아닌 주파수반응곡선에 적용된다는 것이다(그림 6.195).

• 타겟 커브 보기-IG와 IN-SITU 출력(VAC 및 NAL) : 299쪽 ④ 타겟 보기 참조

• 광대역 출력 커브 표시 : 295쪽 '출력, In-situ' 참조

• 커플러 타입 : 2cc 커플러를 사용할지 아니면 IEC-711을 사용할지를 선택한다.

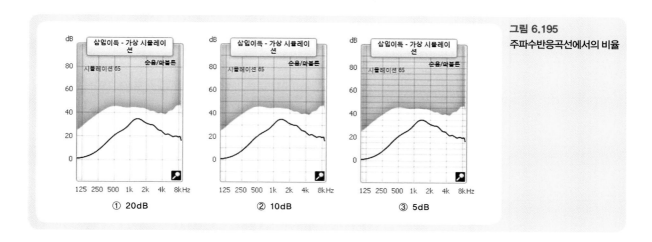

그림 6.195
주파수반응곡선에서의 비율

① 20dB ② 10dB ③ 5dB

- IG 투사 각도 : 삽입이득을 결정하기 위해 자유음장에서 검사음을 입력시키는 각도를 0° 또는 45° 중에서 한 가지를 선택한다(이 장의 3. 초기적합의 2) '청력 데이터에서 (3) REUG 참조).

③ 보고서 인쇄

모든 적합과정을 종료한 이후에 Genie 프로그램의 오른쪽 맨 위에 있는 'Genie 보고서 인쇄(🖨)' 버튼을 이용하여 보고서(고객 리포트)를 인쇄할 수 있다. 이때 보고서에 나타나는 그래프에 관련된 특성을 다음과 같이 설정할 수 있다(그림 6.196).

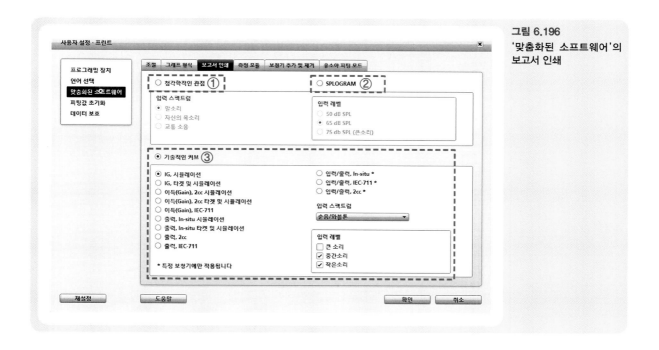

그림 6.196
'맞춤화된 소프트웨어'의
보고서 인쇄

● 청각학적인 관점

'커브 형태(🔲)'의 '청각학적 견해'에 관련된 그래프의 설정으로서 '입력 스펙트럼'을 설정한다(그림 6.138의 ③). 여기서 입력 스펙트럼은 신호음에 관련한 신호 형태(🔲)인 '일반적인 말소리', '큰 말소리', '자신의 목소리'와 '교통 소음' 중에서 한 가지를 선택할 수 있다.

● SPLogram

'커브 형태(🔲)'의 'SPLogram'에 대한 그래프의 설정으로 '입력 스펙트럼'과 '입력레벨'에 대해 다음과 같이 설정한다(그림 6.196의 ②).

- 입력 스펙트럼 : 신호음에 관련한 신호 형태(🔲)를 '큰 말소리', '자신의 목소리'와 '교통 소음' 중에서 한 가지를 선택할 수 있다.
- 입력레벨 : 입력신호의 크기(🔲)를 '50dB SPL', '65dB SPL'와 '75dB SPL(큰 소리)' 중에서 한 가지를 선택할 수 있다.

● 기술적인 커브

보고서에 나타낼 '커브 형태(🔲)', '신호 형태(🔲)'와 '입력레벨(🔲)'을 다음과 같이 선택한다(그림 6.196의 ③).

- 커브 형태 : '청각학적 견해'와 'SPLogram'을 제외한 나머지 주파수반응곡선(커브) 중에서 한 가지를 선택한다.
- 신호 형태 : 신호음의 형태로서 '순음/와블톤', '백색 잡음', 'ANSI S3.42', 'ICRA 고정(ANSI S3.5)'과 'IEC 645-2' 중에서 한 가지를 선택한다.
- 입력레벨 : 보고서의 그래프에 어떤 입력레벨에 대한 주파수반응곡선을 포함시킬지에 대해 '큰 소리', '중간 소리'와 '작은 소리' 중에서 선택한다. 이때 모든 크기의 소리를 그래프에 포함할 수도 있고 아니면 이들 중에서 선택적으로 그래프에 나타낼 수도 있다.

④ 측정모듈

REM에 관련된 측정모듈의 특성을 다음과 같이 선택할 수 있다(그림 6.197).

● REM AutoFit

REM 측정시스템을 이용한 보청기의 주파수반응곡선이 목표이득이 되도록 자동으로 수정할 수 있는 모듈을 선택한다(그림 6.197의 ①).

● 지원되는 REM 스크린 자동실행

Genie 프로그램에서 자동방식으로 수행이 가능한 REM 모듈을 선택한다(그림 6.197의 ②). 'REM AutoFit'을 선택했을 경우에 대한 사용법은 '피팅'의 '도구모음'에서 'REM'에서 이미 설명한 바 있다.

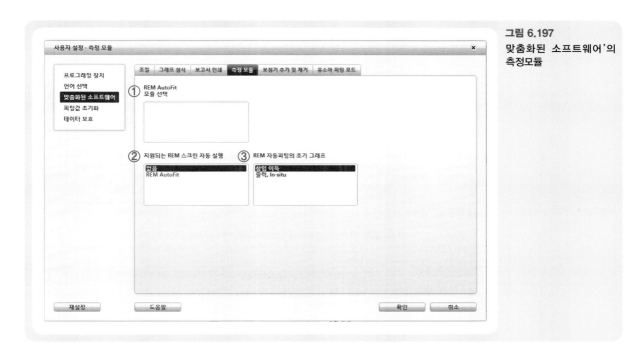

그림 6.197
'맞춤화된 소프트웨어'의
측정모듈

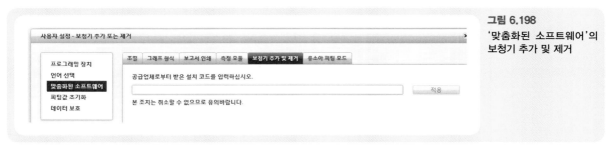

그림 6.198
'맞춤화된 소프트웨어'의
보청기 추가 및 제거

● REM 자동피팅의 초기 그래프

'REM AutoFit'의 결과를 '삽입이득'에 대한 그래프로 나타낼지 아니면 '출력, In-situ'에
나타낼지를 선택한다(그림 6.197의 ③).

⑤ 보청기 추가 및 제거

보청기를 추가할 때 사용하는 기능이다. 보청기를 추가하기 위해서는 〈그림 6.198〉에 설
치코드를 입력해야 하는데, 한번 입력되면 취소할 수 없음에 유의해야 한다.

⑥ 유소아 피팅 모드

〈그림 6.199〉에 있는 □에 체크(✔)하면 0세부터 16세까지의 모든 유소아를 위한 피팅을
가능하게 만들어주는 모드이다. 그러나 'In-site 청력검사'와 'YouMatic' 등에서 일부의
기능을 사용할 수 없는 경우도 있다.

그림 6.199
'맞춤화된 소프트웨어'의
유소아 피팅 모드

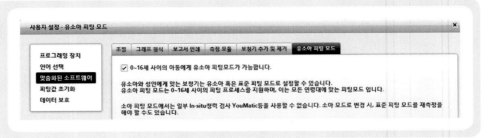

그림 6.200
'피팅값 초기화'의 처방공식

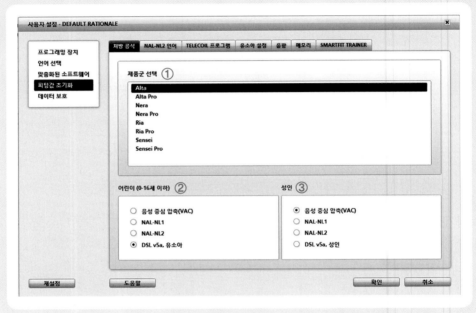

(4) 피팅값 초기화

Genie 프로그램을 이용하여 보청기를 처방할 때 여러 가지 기능에 대한 내정값을 다음과 같이 설정한다(그림 6.200).

① 처방공식

보청기의 적합을 시작할 때 Genie 프로그램이 내정값으로 시작하는 보청기 제품군과 처방 공식을 다음과 같이 설정한다.

- 제품군 선택 : 보청기의 적합을 위해 보청기의 제품군을 〈그림 6.200〉 ①의 어느 것으로 시작할지를 설정한다.
- 어린이(0~16세 이하) : 16세 이하의 어린이에 대하여 어떤 처방공식을 내정값으로 사용할지에 대하여 선택한다(그림 6.200의 ②).
- 성인 : 16세 이상의 성인에 대하여 어떤 처방공식을 내정값으로 사용할지에 대하여

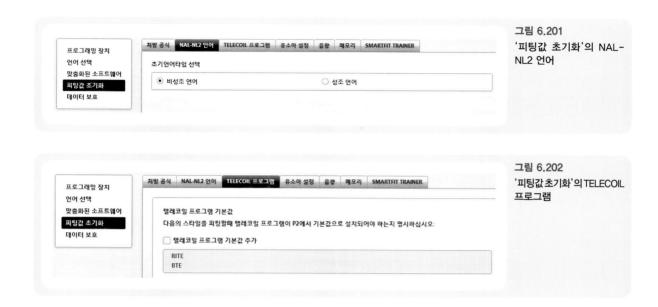

그림 6.201
'피팅값 초기화'의 NAL-
NL2 언어

그림 6.202
'피팅값 초기화'의 TELECOIL
프로그램

선택한다(그림 6.200의 ③).

② NAL-NL2 언어

보청기를 적합할 처방공식을 NAL-NL2로 사용할 때 초기의 언어형태로 비성조 언어를 사용할지 아니면 성조 언어를 사용할지를 〈그림 6.201〉에서 설정한다. 여기서 성조 언어는 음성의 높낮이 변화로 서로 다른 음소를 만들어내는 언어를 말한다.

③ TELECOIL 프로그램

텔레코일에 대한 기능을 P2의 프로그램에 내정값으로 설정할 수 있다. 다시 말하면 BTE, BTE Power, RITE, RITE Power와 Super Power를 적합할 때 텔레코일 프로그램을 P2에 내정값으로 설정할 수 있다(그림 6.202).

④ 유소아 설정

유소아를 위한 적합에서 〈그림 6.203〉의 자동기능 방향성, 소음관리와 버튼 볼륨조절 등의 기능을 연령대로 나누어 다음과 같이 설정할 수 있다.

● 연령대

0~16세까지의 유소아 연령을 세 가지 연령대로 나눈다. 이들의 각 연령대는 ⊕와 ⊖ 버튼을 이용하여 조정할 수 있다(그림 6.203의 ①).

● 자동기능 방향성

'자동기능 방향성'에 대한 기능을 사용할지 여부에 대하여 설정할 수 있다(그림 6.203의 ②). 만약 '자동기능 방향성' 기능을 'on'으로 설정하면 방향성 모드가 자동으로 설정되는

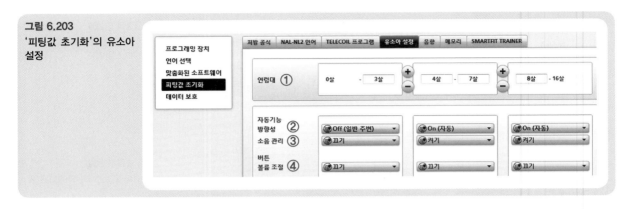

그림 6.203
'피팅값 초기화'의 유소아
설정

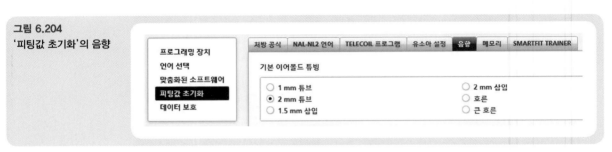

그림 6.204
'피팅값 초기화'의 음향

반면에 'off'로 설정하면 지향특성이 '일반 주변' 모드로 고정된다(이 장의 4. 세부적합에서 1) 피팅의 (2) 자동 관리자에서 ② 자동 기능 참조).

● 소음관리
〈그림 6.203〉의 ③에서 '소음관리' 기능을 끄거나 켤 수 있다(이 장의 4. 세부적합에서 1) 피팅의 (2) 자동 관리자에서 ② 자동 기능 참조).

● 버튼 볼륨조절
버튼을 이용하여 수동으로 볼륨을 조정할 수 있는 기능을 끄거나 켤 수 있다(그림 6.203의 ④).

⑤ 음향
보청기의 처방을 시작할 때 Genie 프로그램에서 내정값으로 사용할 귀꽂이(이어몰드)에 대한 튜브를 〈그림 6.204〉에서 선택한다(이 장의 3. 초기적합의 1) 선택의 (3) 음향상태에서 ③ 튜빙 참조).

⑥ 메모리
메모리에서는 난청인이 청취환경에 따라 보청기를 어떻게 사용하는지에 대한 정보를 수집하거나 학습할 수 있다(이 장의 4. 세부적합의 2) 도구모음에서 (5) 메모리 참조). 이때 메모리에서 보청기의 사용정보를 수집할 것인지에 대한 여부를 〈그림 6.205〉의 ①에서 선택

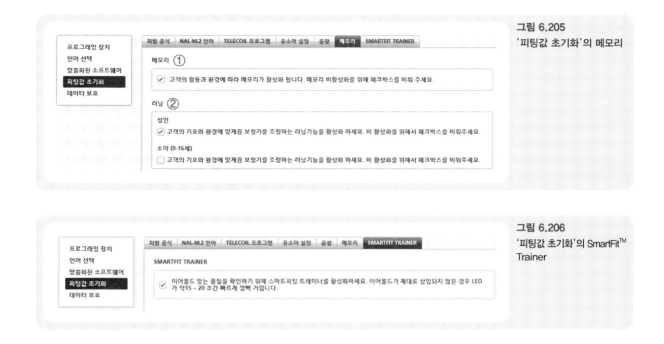

그림 6.205
'피팅값 초기화'의 메모리

그림 6.206
'피팅값 초기화'의 SmartFit™ Trainer

할 수 있다. 그리고 메모리에서 학습기능을 작동시킬지에 대한 여부도 성인과 소아로 각각 분류하여 설정할 수 있다(그림 6.205의 ②).

⑦ SMARTFIT TRAINER

보청기의 전원이 켜졌을 때 소리가 새어나오는 곳이 없는지를 'SmartFit™ Trainer'로 확인할 수 있다. 예를 들면, 귀꽂이가 외이도에 잘 맞지 않으면 'SmartFit™ Trainer'의 LED가 15~20초 동안 빠르게 깜빡거리게 된다. 이 기능을 사용할지에 대한 여부를 〈그림 6.206〉에서 설정할 수 있다.

(5) 데이터 보호

① 패스워드 사용자 설정

보청기 적합에 관련된 정보나 설정이 임의로 변경되거나 유출되는 것을 보호하기 위해 패스워드를 사용할 것인지에 대한 여부와 비밀번호를 〈그림 6.207〉에서 설정할 수 있다.

② 활동 로깅

보청기의 적합과정에 관련된 모든 정보를 수집하여 Genie 프로그램을 업데이트하는 데 활용하거나 또는 파일로 저장하여 외부로 내보내거나 가져오는 기능을 말한다. 이 기능은 다음과 같이 '사용 로그'와 '활동 로그'로 나누어져 있으며, 이들 각각에 대하여 정보의 수집 여부를 별도로 설정할 수 있다(그림 6.208).

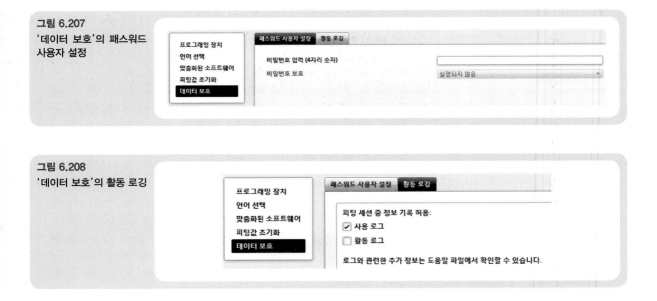

그림 6.207
'데이터 보호'의 패스워드
사용자 설정

그림 6.208
'데이터 보호'의 활동 로깅

- **사용 로그(usage log)**

Genie 프로그램의 업데이트를 위해 난청인에 대한 보청기전문가의 실제적인 적합조건이 적합과정에서 일종의 데이터로 제조사에 수집(logging)되는 기능이다. 모든 로깅 데이터는 익명으로 처리되며 오직 오티콘에서만 이들 데이터를 관리하게 된다. 다시 말하면 이들 데이터는 난청인이나 다른 보청기전문가에게 전달되지는 않는다.

- **활동 로그(Genie active logging)**

Genie 프로그램에서의 '활동 로그'는 보청기의 적합과정에서 발생하는 모든 활동을 수집하게 된다. 심지어 보청기전문가의 '사용자 ID'까지도 수집되는데, 이렇게 수집된 데이터는 Genie 프로그램에서 사용할 수 있는 파일로 저장된다. 그리고 이 파일은 Genie 프로그램에서 내보내거나 또는 Genie 프로그램으로 불러들일 수도 있다.

Connexx 프로그램

1) 세부 피팅

(1) 주파수별 이득조절(Frequency Shaping)

보청기에서는 8kHz까지의 주파수대역을 사용하는 것이 일반적이지만, 보청기의 종류에 따라 고음대역을 12kHz까지 확장하기도 한다. 이 주파수대역을 16개(또는 20개)의 작은 주파수대역(채널)으로 나누고, 이들 각각의 주파수대역(채널)별로 이득(그림 6.209의 ①)이나 최대출력(MPO, 그림 6.209의 ①)을 프로그램(그림 6.209의 ②)별로 조정할 수 있다. 보청기의 이득이나 최대출력을 각각의 채널별로 조정하거나 여러 개의 인접한 채널을 묶

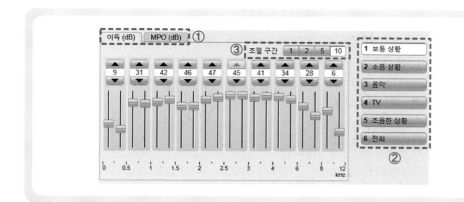

그림 6.209
'세부 피팅'에서의 '주파수
별 이득조절' 기능

어서 조정하거나 또는 모든 채널을 마치 하나의 채널처럼 결합하여 주파수반응곡선을 조절할 수 있다. 다시 말하면 Connexx 프로그램에서 여러 조절구간으로 나누어서 이득 또는 최대출력을 조정하게 된다. 여기서 조절구간(그림 6.209의 ③)이란 전체 주파수대역을 몇 개의 작은 조절구간(주파수대역)으로 나누어 조정할 것인지를 말한다. 예를 들면, 0~8kHz의 주파수대역을 1개(전체 주파수대역을 모두 1개로 묶음), 2개(전체 주파수대역을 8채널씩 2개의 구간으로 나눔), 4개(전체 주파수대역을 4채널씩 4개의 구간으로 나눔) 또는 8개(전체 주파수대역을 2채널씩 8개의 구간으로 나눔)의 구간으로 나누어 조정할 수도 있고 또는 0~12kHz의 주파수대역을 1개, 2개, 5개 또는 10개의 조절구간 중에서 한 가지를 선택하여 나눌 수 있다.

　최대출력(MPO, 그림 6.210의 ①)에 관한 주파수반응특성을 조정할 때는 '멀티채널'과 '광대역' 방식이 있다(그림 6.210의 ②). 이들 사이의 차이는 전체 주파수대역을 여러 채널로 나누어서 조정할 것인지 아니면 모든 채널을 마치 하나의 채널처럼 한꺼번에 조정할 것인지를 선택하는 것에 불과하다(그림 6.210의 ③). 그리고 '멀티채널' 방식의 보청기에서 실제로 출력되는 임상적인 최대출력이 보청기 자체가 갖는 기능적인 최대출력(OSPL90)에서 설정한 음압레벨만큼 낮아진다. 예를 들면, 1kHz에서 보청기의 기능적인 최대출력이 100dB인 가운데 최대출력을 −12dB로 설정했다면 보청기에서 실제로 출력되는 1kHz에서

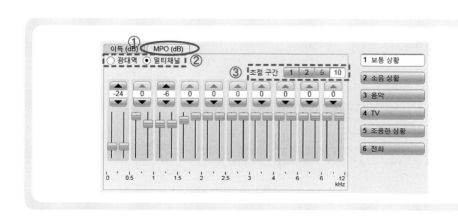

그림 6.210
'주파수별 이득조절'에서
의 '멀티채널'과 '광대역'
방식

의 최대출력은 88dB(=100dB−12dB)이라는 의미이다.

(2) 압축

Connexx 프로그램의 압축에 관한 메뉴에서는 이득(그림 6.211의 ①)과 압축에 관한 압축역치(CK), 압축비율(CR)과 압축방법(CM) 등을 조정할 수 있다. 앞에서 설명한 '주파수별 이득조절'에서와 같이 이들은 한 채널에 대해서만 인접한 여러 개의 채널을 결합해서 또는 모든 채널을 한꺼번에 프로그램(그림 6.211의 ②)별로 조정할 수 있다. 다시 말하면 12kHz의 전체 주파수대역을 1개, 2개, 5개, 10개 또는 20개(또는 8kHz의 전체 주파수대역을 1개, 2개, 4개, 8개, 16개)의 조절구간(Handles, 그림 6.211의 ③)으로 나누어서 조정한다. 이득과 압축에 관련된 각각의 특징을 살펴보면 다음과 같다.

① 이득

'주파수별 이득조절'에서와 같이 주파수별로 이득을 조정할 수 있다. 그러나 '주파수별 이득조절'에서는 보청기로 입력되는 소리의 크기를 구분하지 않고 이득을 주파수별로 조정하는 반면에 '압축'에서는 소리를 큰 소리(80dB), 보통 소리(65dB)와 작은 소리(50dB)로 입력된 소리의 수준을 나누어서 이득을 조절한다(그림 6.211의 ④).

② 압축

압축에 관련된 조건을 각각의 프로그램(메모리)별로 청취환경에 맞도록 별도로 설정할 수 있다(그림 6.212의 ①). Connexx 프로그램에서 조정할 수 있는 세 가지 선택사항에 대한 특징을 살펴보면 다음과 같다.

● 압축역치

난청인의 역동범위 안으로 큰 소리를 입력하기 위해 소리의 크기를 압축하게 된다. 이때 압축기능을 수행하기 위해서는 압축역치(그림 6.212의 ②)와 압축비율(그림 6.212의 ②)을 조절구간(Handles, 그림 6.212의 ③)별로 결정해야 하는데, 보청기가 2개의 압축구간

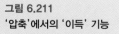

그림 6.211
'압축'에서의 '이득' 기능

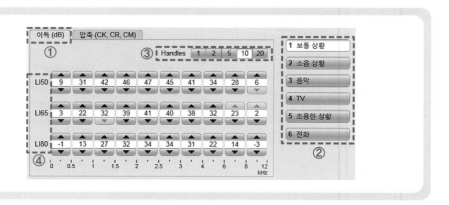

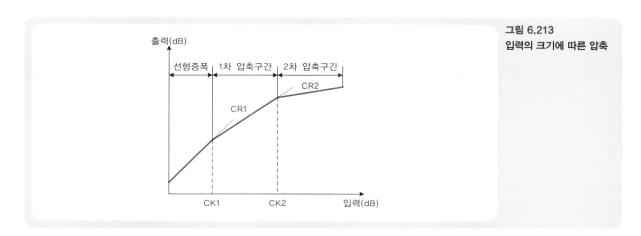

그림 6.212
보청기의 '압축' 기능

그림 6.213
입력의 크기에 따른 압축

을 가지고 있다(그림 6.213). 이는 첫 번째 압축역치(CK1)까지는 입력신호를 선형적으로 증폭하게 되고(선형증폭구간), 첫 번째 압축역치(CK1)에서 두 번째 압축역치(CK2)까지는 첫 번째 압축비율(CR1)이 적용된다(1차 압축구간). 그리고 두 번째 압축역치(CK2)부터는 두 번째 압축비율(CR2)이 적용된다(2차 압축구간).

　20dB과 86dB 사이의 입력크기범위에서 결정할 수 있는 2개의 압축역치(CK1과 CK2)에서 CK1은 CK2보다 낮은 입력크기를 갖는다. 따라서 CK1을 조정할 때 CK1이 CK2와 동일한 크기가 되는 이후부터는 CK2가 자동적으로 CK1의 압축역치와 동일하게 함께 변경된다. 마찬가지로 CK2를 조정할 때도 CK2가 CK1과 동일한 크기가 되는 이전부터는 CK1이 CK2의 압축역치와 동일하게 자동으로 변경된다.

　만약 보청기를 적합할 때 제조사에서 제공한 'micon fit'를 처방공식으로 사용하면 Connexx 프로그램이 압축에 관한 모든 기능(압축역치, 압축비율, 압축방법)을 자동으로 설정한 이후에 보청기전문가가 조정할 수 없도록 하고 있다. 그러나 NAL-NL1, NAL-NL2와 DSL v5 등의 처방공식을 사용할 경우에는 압축에 관련된 이들 세 가지 기능을 보청기전문가가 적절히 조정할 수 있다.

● **압축비율**

1.00부터 4.00까지 변경할 수 있는 압축비율은 압축역치와 연동되지 않고 별도로 조절된다. 다시 말하면 압축비율을 변경한다고 해서 압축역치가 달라지지 않는다. 여기서 압축비율이 '1.00'이라는 것은 입력과 출력의 비율이 1 : 1로서 압축이 발생하지 않는다는 것을 의미한다. 반면에 '4.00'은 입력과 출력사이의 비율이 4 : 1로서, 압축역치가 60dB로 설정된 상태에서 100dB의 입력은 압축으로 인해 1/4(4 : 1)로 감소하여 70dB로 출력되는 것을 말한다. 다시 말하면 압축역치보다 더 큰 음압레벨에 대해서만 압축비가 적용되는 것이다. 압축역치와 마찬가지로 보청기전문가가 난청인의 청력상태에 맞게 압축비율을 적절히 변경하기 위해서는 'micon fit'이 아닌 NAL-NL1, NAL-NL2 또는 DSL v5의 적합공식을 사용해야 한다.

● **압축방식**

압축방식(그림 6.212의 ②)은 압축역치나 압축비율에 영향을 받지 않는다. 따라서 이들과 관계없이 조절구간에 따라서 'Syll'과 'Dual' 중 어느 한쪽을 선택하면 된다. 여기서 'Syll'은 Syllabic의 약자로서, 대체로 10~75ms의 해제시간을 갖는 '빠른 압축'을 의미한다. 그리고 'Dual'은 압축에 대한 해제를 느리게 실행하여 음절을 구성하는 음소들 사이의 음량차이를 그대로 유지시킴으로써 음질을 자연스럽게 만들어준다.

(3) 주파수 전위(Frequency Compression)

비선형압축(non-linear frequency compression)방식으로 주파수 전위(frequency compression, frequency lowering)를 수행하는 기능은 청취환경(그림 6.214의 ①)별로 말소리의 음질을 자연스럽게 만들어주고 가청력을 높여준다. 특히 고음에서의 청력손실이 심한 난청인에게 유용한 기능으로서, /s/와 /sh/를 구분할 수 있을 정도까지 도움이 되기도 한다.

'주파수 전위' 기능에는 최소주파수(f_{min})와 최대주파수(f_{max})가 존재한다(그림 6.214의 ②). 여기서 최소주파수란 '주파수 전위' 기능이 시작되는 주파수를 말하는 반면에 최대주

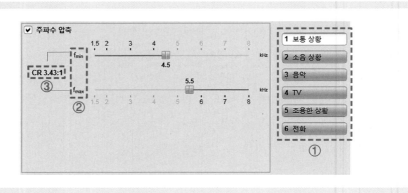

그림 6.214
보청기의 '주파수 압축' 기능

파수는 '주파수 전위'가 수행된 이후에 난청인이 들을 수 있는 가장 높은 주파수를 의미한다. 다시 말하면 보청기에서 최대주파수 이상의 주파수대역에 대해서는 출력을 내보내지 않는다. 주파수 전위에 대상이 되는 주파수대역(대상영역)은 최소주파수부터 8kHz(또는 12kHz)까지로 한다. 그리고 마이크로폰으로 입력되는 모든 소리에서 최소주파수 이상의 주파수 성분들은 주파수 전위에 의해 최소주파수부터 최대주파수 사이의 주파수대역(목표영역)으로 이동하게 된다. 이들 최소/최대주파수들이 처음에는 난청인의 청력조건에 따라 Connexx 프로그램에 의해 자동으로 설정되지만, 그 이후부터는 보청기전문가가 난청인과의 상담을 통해 적절히 조정할 수 있다. 그러나 Connexx 프로그램의 초기적합과정에서 자동으로 수행된 주파수 전위에 의한 음질을 난청인이 최소한 2주일 동안 적응을 시도하도록 권장하는 것이 좋다. 〈그림 6.214〉의 ③에서는 최소주파수와 최대주파수들 사이의 압축비율(CR)을 보여준다. 이때의 압축비율은 소리의 크기를 압축할 때의 압축비율과 전혀 다른 것이다.

'주파수 전위' 기능을 통해 음질과 가청력을 향상시키기 위해 최소주파수와 최대주파수를 다음과 같이 설정하는 것이 좋다.

● **음질**
  • 최소주파수≤2.5kHz인 경우 : 난청인에게 청력이 남아 있는 주파수대역이 좁은 경우로서 최대주파수를 3.0kHz에서 5.25kHz으로 높이는 것이 좋다. 그 결과 입력신호에서 증폭되는 않는 고음대역이 감소하는 반면에 주파수 전위가 이루어지는 '목표영역'이 넓어진다.
  • 최소주파수>2.5kHz인 경우 : 난청인에게 청력이 남아 있는 주파수대역이 넓은 경우에는 최소주파수를 3.0kHz에서 4.5kHz으로 높여서 입력신호가 갖는 고유의 음향특성을 최대한 유지하는 것이 좋다.

● **가청력**
  • 만약 가청력을 높이기 위해 주파수 전위의 '대상영역'을 넓힐 필요가 있다면 최대주파수를 8kHz에서 6kHz로 감소시키는 것이 좋다. 그 결과 입력신호에서 증폭되지 않는 고음영역에 있는 정보가 '목표영역'으로 이동하여 가청력이 향상될 것이다.
  • 만약 보청기를 착용함으로써 난청인이 들을 수 있는 최고주파수가 좀 더 고음영역으로 확대될 수 있다면, 최소주파수를 4kHz에서 2.5kHz로 낮추어 주파수 전위의 '대상영역'을 넓힘으로써 가청력을 향상시킬 수 있다.

(4) 소리관리

① 어음강화와 소음감소

소음이 존재하는 청취환경에서 어음에 대한 명료도를 높이기 위해서는 소음의 영향을 감소시켜야 한다. 소음의 형태는 파형이 크게 변하지 않고 항상 존재하는 정상소음

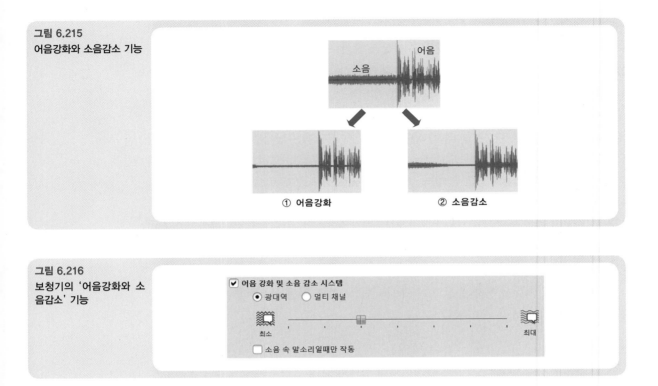

그림 6.215
어음강화와 소음감소 기능

① 어음강화   ② 소음감소

그림 6.216
보청기의 '어음강화와 소음감소' 기능

☑ 어음 강화 및 소음 감소 시스템
　　⦿ 광대역　　○ 멀티 채널

최소　　　　　　　　　　　　　　　　　　최대
　☐ 소음 속 말소리일때만 작동

(stationary noise), 문 닫는 소리와 같은 펄스형 소음, 어음에 혼합된 소음, 바람소리 그리고 마이크로폰 잡음 등으로 분류할 수 있다.

　이들 소음의 영향을 줄이기 위해 '어음강화(speech enhancement)와 소음감소(noise reduction)' 기능을 사용한다. 첫 번째, 매우 빠르게 작동하는 위너필터(Wiener filter)라고 불리는 어음강화기능은 입력신호에서 소음의 크기를 계속해서 감시하여 어음(또는 음절들 사이)에 들어 있는 소음성분을 감소시킨다(그림 6.215의 ①). 두 번째, 느리게 작동하는 소음감소기능은 입력신호에서 어음성분의 변조(modulation)를 감시한다. 만약 어음이 감지되지 않으면 전체 입력신호를 소음으로 간주하여 감소시킨다. 따라서 입력신호에 어음성분이 없이 소음성분만 존재할 때 효과가 매우 높다(그림 6.215의 ②). 이들 두 가지 기능은 동시에 작동하지만 소음성분 없이 어음만 존재할 때는 이들 모두가 작동하지 않는다.

　Connexx 프로그램에서는 '광대역'과 '멀티채널'의 선택사항이 존재하는데(그림 6.216), 이들 특성은 '주파수반응특성'의 '최대출력'에서와 동일하다. 다시 말하면 '멀티채널'의 경우에 주파수대역별로 그리고 '광대역'은 모든 주파수대역을 한꺼번에 결합하여 소음을 감소시키는 정도를 조정한다. 그리고 '소음 속 말소리일 때만 작동'(그림 6.216)을 선택하면, 말소리와 소음이 동시에 감지될 때만 '어음강화와 소음감소' 기능이 작동한다. 그러나 '소음 속 말소리일 때만 작동'을 선택하지 않으면, 말소리의 존재여부에 관계없이 소음만 입력되어도 '어음강화와 소음감소' 기능이 작동한다.

② Sound Smoothing

마이크로폰으로 어음과 함께 들어온 순간잡음을 제거하여 어음의 명료도를 향상시키는 기능으로서 'Sound Smoothing' 기능의 강도를 다음과 같이 3단계로 나누어 수행한다(그림 6.217, 제4장 '보청기의 처방공식' 참조). 이는 순간소음의 감쇠를 높일수록 어음의 손실이 함께 발생할 수 있기 때문이다.

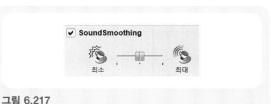
그림 6.217
보청기의 'Sound Smoothing' 기능

- 최소 : 음압레벨이 60dB 이상인 순간소음을 20dB 감소시킴
- 중간 : 음압레벨이 50dB 이상인 순간소음을 30dB 감소시킴
- 최대 : 음압레벨이 40dB 이상인 순간소음을 40dB 감소시킴

③ eWindScreen

바람이 불 때 바람이 마이크로폰의 표면에 부딪치거나 마이크로폰 음구에서 발생하는 난기류에 의해 소음이 만들어진다. 이 소음은 어음의 명료도를 크게 감소시킬 수가 있다. 2개의 마이크로폰에서 나온 출력신호의 연관성을 이용하여 바람소리에 의한 영향을 감소시킨다.

　'eWindScreen'은 음악을 청취환경으로 설정한 프로그램(메모리)을 제외한 대부분의 프로그램에서 자동으로 수행되지만, 'eWindScreen'의 □에 체크(✔)하지 않으면 이 기능은 작동하지 않는다(그림 6.218, 제4장 '보청기의 처방공식' 참조). 그리고 이 기능이 작동하는 강도를 '최소', '중간', '최대' 중에서 선택할 수 있다.

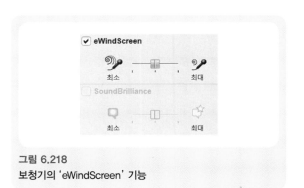
그림 6.218
보청기의 'eWindScreen' 기능

④ SoundBrilliance

보청기에서 사용하는 고음의 한계를 8kHz에서 12kHz까지 확장시킴으로써 소리의 음질을 향상시켜준다(제4장 '보청기의 처방공식' 참조). 특히 8kHz 이상의 고음성분이 많은 음악을 청취할 때 유용하다. 이 기능을 적용하는 강도를 '최소', '중간', '최대' 중에서 선택할 수 있으며 (그림 6.219), 이들 선택에 따른 8~12kHz 사이의 주파수 반응곡선의 변화를 〈그림 6.220〉에서 볼 수 있다.

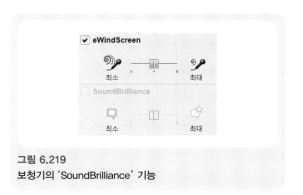
그림 6.219
보청기의 'SoundBrilliance' 기능

⑤ 피드백 제거기능

보청기에서 음향되울림이 발생하는 것을 억제하기 위해 'FeedbackStopper'를 사용한다

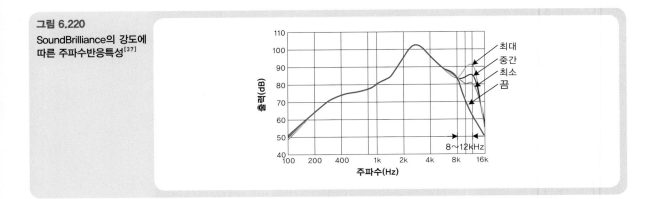

그림 6.220
SoundBrilliance의 강도에 따른 주파수반응특성[37]

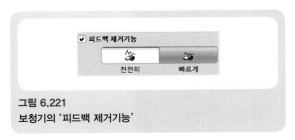

그림 6.221
보청기의 '피드백 제거기능'

(제4장 '보청기의 처방공식' 참조). 이는 적응위상상쇄(adaptive phase cancellation)와 과도주파수편이(transient frequency shift) 기능을 결합한 시스템으로서 음향되울림의 발생을 능동적으로 매우 빠르게 억제할 수 있다. 보청기의 음질은 'FeedbackStopper'가 작동하지 않을 때 더욱 우수하기 때문에 음향되울림이 발생할 때만 이 기능을 사용한다. 다시 말하면 리시버로 출력되는 소리의 위상을 변조시킨 후에 보청기에 있는 위상변조검파기에서 위상이 변조된 이 신호가 감지되었을 때만 'Acoustic Fingerprint Technology' 기능을 수행한다(제4장 '보청기의 처방공식' 참조). 이 기능을 다음과 같이 '천천히', '중간' 그리고 '빠르게'로 작동시킬 수 있다(그림 6.221).

- '천천히' : 음향되울림에 둔감하여 주파수편이가 필요 없는 대신에 음질을 최적화시킬 수 있다.
- '중간' : 주파수편이를 꼭 필요할 때만 작동시킨다.
- '빠르게' : 음향되울림에 민감하여 주파수편이를 자주 작동시켜야 한다. 이때 음질은 다소 감소할 수 있다.

(5) 마이크/Audio

보청기에는 여러 가지 형태의 신호가 입력될 수 있다. 예를 들면, 마이크로폰을 통해 사람들이 나누는 대화 또는 TV와 같은 전자기기에서 나오는 소리 등이 입력될 수 있다. 이들 중에서도 다른 사람들의 말소리가 마이크로폰을 통해 좀 더 명확하게 입력되는 것이 매우 중요하다. 특히 소음이 있는 청취환경에서는 말소리에 대한 명료도가 크게 감소하는 경향이 있다. 어음명료도를 높이기 위해 각각의 청취환경(그림 6.222의 ①)에 맞는 마이크로폰 종류를 '마이크' 모드(그림 6.222의 ②)에서 다음과 같이 선택할 수 있다.

● TruEar 자동조절
마이크로폰의 종류가 청취환경에 맞춰 무지향성(전방향성) 또는 지향성(방향성) 사이에서

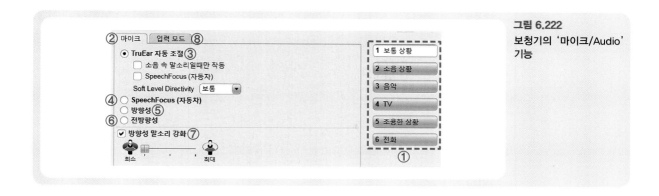

그림 6.222
보청기의 '마이크/Audio'
기능

자동으로 선택된다. 이때 말소리가 발생하는 음원의 위치를 정확하게 파악할 수 있도록 도와주는 'TruEar' 기능(그림 6.222의 ③)이 포함한다. 여기서 'TruEar'는 음원이 난청인의 전방에 있는지 아니면 후방에 위치하고 있는지를 판단하는 데 큰 역할을 하는 귓바퀴를 대신하는 기능이다(제4장 '보청기의 처방공식' 참조). 'TruEar 자동조절' 기능에서 다음의 '소음 속 말소리일 때만 작동'과 'SpeechFocus' 기능의 포함여부를 선택할 수 있다.

- 소음 속 말소리일 때만 작동 : 만약 이 기능을 선택하면 말소리와 소음이 동시에 감지될 때만 지향성 마이크로폰이 작동한다. 그러나 이 기능을 선택하지 않으면 말소리의 존재여부에 관계없이 소음만 입력되어도 지향성 마이크로폰이 작동한다.
- SpeechFocus(자동차) : 현재 난청인이 노출된 청취환경이 자동차 내부로 인식되어 보청기의 프로그램이 '자동차'로 전환되었을 때 작동한다. 이는 자동차 안의 대화에서 어음명료도를 높일 수 있는 기능으로서 'TruEar 자동조절'에서 자동으로 작동시킬 수 있다. 이때 차 안에서 가장 큰 말소리가 들어오는 방향으로 마이크로폰의 지향성이 자동으로 조정된다.
- Soft Level Directivity : 소음의 크기가 작을 때 지향성 마이크로폰의 지향특성을 조절하여 내부잡음의 발생을 감소시킴으로써 어음명료도가 향상될 수 있다(제4장 '보청기의 처방공식' 참조). 이때 마이크로폰의 지향특성을 무지향성에서 지향성으로 전환시키는 소음의 크기를 '낮음(48dB)', '보통(54dB)', '높음(60dB)' 중에서 선택할 수 있다. 여기서 '낮음(48dB)'을 선택하면 마이크로폰의 지향특성이 대체로 지향성으로 설정되는 반면에 '높음(60dB)'으로 설정하면 무지향성이 주로 사용된다.

- SpeechFocus

'SpeechFocus'는 〈그림 6.222〉의 ②의 '마이크'에서 'TruEar 자동조절'(그림 6.222의 ③)이 아닌 'SpeechFocus'(그림 6.222의 ④)에서도 활성화될 수 있다. 이 기능은 말소리가 가장 크게 들리는 방향으로 마이크로폰의 지향성이 향하게 만든다(제4장 '보청기의 처방공식' 참조). 그리고 기본(1번) 프로그램에서는 사용하지 않는 것이 바람직한 가운데, 난청인과 상대방이 서로 정면으로 마주 보며 대화를 나눌 수 없는 청취환경을 설정한 프로그램에 사용하는 것이 좋다. 말소리에 대한 명료도를 향상시키기 위해 무지향성, 역지향성과 적응지향성 마이크로폰을 사용한다.

● 방향성

난청인의 전방에서 들어오는 소리만을 중점적으로 감지한다(그림 6.222의 ⑤).

● 전방향성

모든 방향에서 들어오는 소리를 감지한다(그림 6.222의 ⑥).

● 방향성 말소리 강화

'방향성' 마이크로폰 모드에서 주변소음의 영향을 크게 줄일 수 있다. 이 기능을 통해 후방에서 들어오는 소음의 영향도 줄일 수 있는데, 이때 소음의 크기가 자주 변해도 소음을 억제할 수 있다. 다만 소음의 영향을 얼마나 억제할 것인가는 〈그림 6.222〉 ⑦의 '최소', '중간' 그리고 '최대' 중에서 하나를 선택하면 된다.

보청기에 입력될 수 있는 신호의 종류가 다양하다고 이미 설명했다. 그 종류를 살펴보면 마이크로폰, 텔레코일, 블루투스, 리모컨, 음향입력(DAI) 등이 있다. 이들 중 한 가지를 '입력모드'에서 선택할 수 있다(그림 6.222의 ⑧).

(6) 이명

난청이 심한 경우에 이명을 동반하는 경우가 많다. 이때 이명을 느끼지 못하도록 보청기에서 이명차폐음(tinnitus noiser)을 발생시킬 수 있다. 뒤에서 설명하게 될 '프로그램 설정'에서 기본(1번) 프로그램을 제외한 다른 프로그램(메모리)을 '이명' 억제를 위한 전용 프로그램으로 설정할 수 있다. 그리고 각각의 프로그램에서 이명차폐음이 발생하도록 설정할 수도 있다. 그리고 차폐음의 주파수반응곡선을 프로그램에 따라 다르게 설정할 수 있다(그림 6.223의 ①). 이명을 느끼지 못하게 만들어주는 차폐음을 발생시키기 위해서는 '세부적합'의 '이명'에서 '차폐음(Noise)' 또는 '차폐음+마이크로폰(Noise+Microphone)'을 선택해야 한다(그림 6.223의 ②). 여기서 이들을 선택했을 때 나타나는 특징은 다음과 같다.

- 마이크(Microphone) : 차폐음을 발생시키지 않는 가운데 마이크로폰으로 입력되는 신호만 들린다.
- 차폐음(Noise) : 마이크로폰으로 입력되는 신호는 증폭하지 않고 이명을 차폐하기 위한 차폐음만 들린다.
- 차폐음+마이크로폰(Noise+Microphone) : 차폐음과 마이크로폰으로 입력되는 신호가 모두 들린다.

차폐음은 '차폐음 미리설정' 기능에서 미리 설정해놓은 다음과 같은 네 가지 종류의 차폐음 중에서 한 가지를 선택할 수 있다(그림 6.223의 ③).

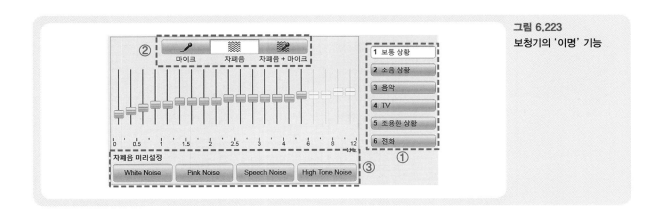

그림 6.223
보청기의 '이명' 기능

- 백색잡음(White Noise) : 모든 주파수에서 음압레벨이 동일한 잡음
- 핑크잡음(Pink Noise) : 주파수가 한 옥타브 증가할 때마다 음압레벨이 3dB씩 감소하는 잡음
- 어음잡음(Speech Noise) : 저음성분이 상대적으로 강한 잡음
- 고음잡음(High Tone Noise) : 고음성분이 상대적으로 강한 잡음

이들 차폐음 중에서 백색잡음을 내정값으로 한다. 그리고 각각의 차폐음을 주파수(채널)별로 이득을 조절하여 주파수반응곡선을 변경할 수도 있다. 이때 각 주파수별로 또는 여러 개의 주파수를 하나의 그룹으로 결합시켜 한번에 이득을 조정하기도 한다. 만약 차폐음의 볼륨을 난청인이 직접 조절하기 원한다면 '환경설정'의 '보청기'에서 '이명차폐음 볼륨조절' 기능을 선택한 이후에 오직 로커 스위치만으로 조절할 수 있다. 그리고 e2e wireless 2.0을 사용할 경우에 한쪽 귀의 보청기로 다른 반대편 보청기의 볼륨도 같이 조절할 수 있다. 'Tek Connect' 리모컨을 사용하면 'SoundBalance'의 조절기능이 세부적합의 '이명'에서는 자동으로 차폐음의 볼륨처럼 작동한다.

2) miGuide

(1) 데이터 수집

난청인이 보청기를 착용하기 시작한 이후에 보청기가 가지고 있는 각종 기능이나 조건에 대한 사용이력을 보청기에 자동으로 기록하고 저장하여 확인할 수 있다. 이들은 보청기의 세부적합에 유용한 자료가 될 수 있다. 따라서 오른쪽 또는 왼쪽 보청기가 관리하는 데이터 수집의 종류는 다음과 같다(그림 6.224).

● **보청기의 착용 시작일, 최종 착용일, 총 착용시간과 일일 평균 착용시간 등**

● **전체**
보청기를 착용했던 전체 착용시간 중에서,

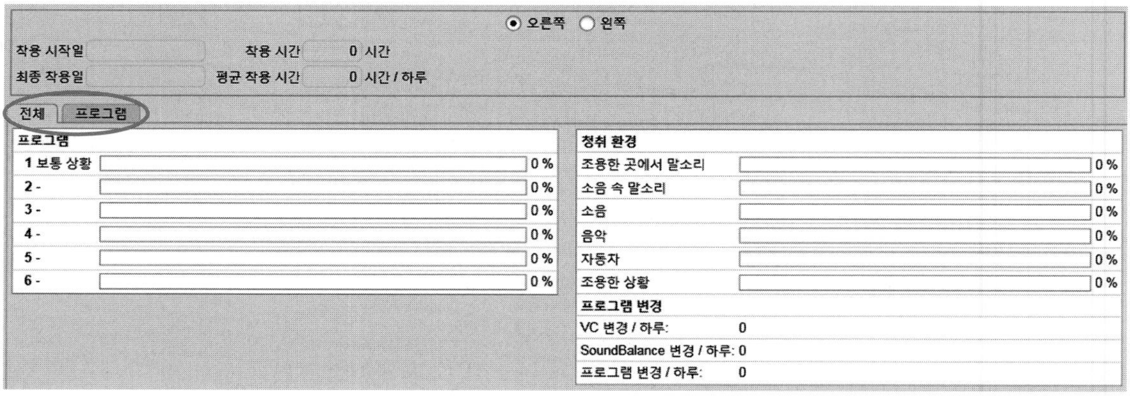

그림 6.224
보청기의 '데이터 수집' 기능

- 각각의 프로그램이 사용된 시간을 퍼센트(%)를 보여준다.
- 각각의 청취환경(조용한 곳에서 말소리, 소음 속 말소리, 소음, 음악, 자동차, 조용한 상황)별로 사용된 시간을 퍼센트(%)로 보여준다.
- 하루 동안 볼륨을 조정한 횟수
- 하루 동안 Sound/Balance를 조정한 횟수
- 하루 동안 프로그램을 조정한 횟수

● **프로그램**

각각의 프로그램에서,

- 각각의 청취환경(조용한 곳에서 말소리, 소음 속 말소리, 소음, 음악, 자동차, 조용한 상황)별로 사용된 시간을 퍼센트로 보여준다.
- 하루 동안 볼륨을 조정한 횟수
- 하루 동안 Sound/Balance를 조정한 횟수
- 하루 동안 프로그램을 조정한 횟수

(2) 사운드 이퀄라이저

청취환경에 따라서 어음에 대한 가청력과 명료도는 변할 수 있다. 따라서 이들을 향상시켜 말소리를 편안하게 들을 수 있도록 청취환경별로 주파수반응곡선을 조정할 수 있다(그림 6.225의 ①). 이때의 주파수반응곡선은 난청인의 청력에 맞추어 이득을 세부적으로 조정하는 청취환경별 세부적합에 필요한 기본적인 주파수반응곡선으로 사용된다.

'사운드 이퀄라이저(Sound Equalizer)' 기능은 8kHz까지의 주파수대역을 최대 8개 밴드(조절구간)로 나누어 이득을 조정할 수 있다(그림 6.225의 ②, 제4장 '보청기의 처방공식'

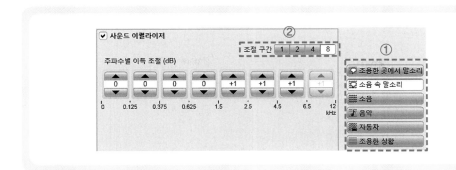

그림 6.225
보청기의 '사운드 이퀄라
이저' 기능

참조). '말소리(프로그램 1)'에 대한 주파수반응곡선은 가장 일반적인 '조용한 가운데 말소리가 있는 청취환경'에 대응하는 주파수반응곡선으로서 보청기전문가가 임의로 주파수반응곡선의 이득을 조정할 수 없도록 하고 있다. 다만 '조용한 가운데 말소리가 있는 청취환경'에 대한 주파수반응곡선은 'Basic Tuning'이나 '세부적합'에서 주파수반응특성이나 압축을 변경하여 바꿀 수는 있다. '조용한 가운데 말소리가 있는 청취환경'을 제외한 다른 청취환경에 대한 주파수반응곡선들은 '조용한 가운데 말소리가 있는 청취환경'을 기초하여 기본적으로 결정된다. 청취환경이 변경된 이후에 평균적으로 16~20초 정도의 시간이 지나야만 그 청취환경에 맞는 주파수이득곡선으로 변경된다. 이는 주파수반응곡선이 자연스럽게 변경되도록 유도하는 가운데, 일시적인 소리에 의해 주파수반응곡선이 수시로 바뀌는 것을 방지하기 위한 것이다.

(3) 학습

'학습'기능을 통해 난청인이 노출되는 각각의 청취환경에 따른 프로그램에서 볼륨조절에 관한 데이터를 수집하여 서서히 자동으로 난청인이 선호하는 볼륨(또는 좌/우측의 볼륨균형)이 되도록 조절한다(제4장 '보청기의 처방공식' 참조). 모든 프로그램을 동시에 또는 각각의 프로그램별로 학습기능의 '시작'과 '종료' 그리고 '학습범위'를 설정할 수 있으며, '청취환경'에 따라서 '학습범위'를 설정할 수도 있다. 여기서 학습범위는 원래의 음압레벨로부터 어느 정도의 편차(차이)를 정상적인 변화로 간주할 것인지에 대한 것으로서 최소 3dB부터 최대 16dB까지의 범위에서 설정할 수 있다. 예를 들면, '최소화(Maximum down)'를 −12dB로, 그리고 '최대화(Maximum up)'를 16dB로 설정했다면 볼륨의 변화가 −12~16dB의 범위에 속하는 학습기능을 정상적인 작동으로 인정하게 된다.

● 프로그램(그림 6.226의 ①)

모든 프로그램을 결합시켜 동시에 조절할 수 있으나(그림 6.226의 ②), 프로그램별로 학습기능의 시작과 종료를 별도로 설정할 수도 있다(그림 6.226의 ③). 이때의 학습범위(그림 6.226의 ④)는 모든 프로그램을 한꺼번에 또는 프로그램별로 '학습 시작'과 학습 종료'를 설정하는 것에 관계없이 동일하게 적용된다. 학습기능이 종료된 프로그램에는 초록색 기

그림 6.226
'학습'의 '프로그램' 기능

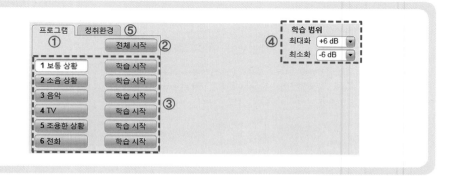

어 모양의 표시가 나타난다(학습기능이 시작되면 초록색 기어 모양의 표시가 없어진다).

● **청취환경(그림 6.226의 ⑤)**

'학습'기능에서 〈그림 6.226〉의 ⑤를 선택하면 청취환경에 따른 '학습범위'의 선택사항 (예 : 최대화와 최소화)이 나타난다(그림 6.227). 다만 볼륨의 조절이 충분히 수행되었던 프로그램에서 수집한 정보만이 보청기 적합에 실제로 활용된다.

(4) 적응도 자동조절

보청기를 처음 착용하는 난청인의 경우에 청력재활에 필요한 목표이득을 처음부터 한꺼번 에 제공하기란 쉽지 않다. 따라서 보청기의 이득을 충분한 시간을 갖고 서서히 높이는 방 식으로 난청인에게 필요한 목표이득에 도달시킨다. 이를 위해 보청기가 자동으로 서서히 이득을 다음과 같이 스스로 조정하도록 할 수 있다.

● **적응도 타겟(Acclimatization Target)**

난청인이 보청기의 착용에 완전히 순응했을 때의 목표이득을 어떤 적합공식을 사용하여 연산할 것인지 선택한다(그림 6.228의 ①).

- micon fit – 경험자(experienced)
- NAl-NL2 – 경험자(experienced)

그림 6.227
'학습'의 '청취환경' 기능

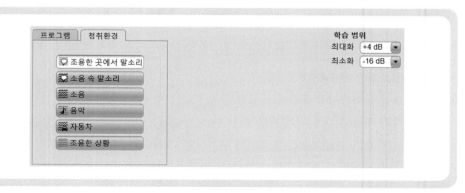

기와 리모컨이 컴퓨터에 연결되어 있어야 한다.

(2) System Sounds

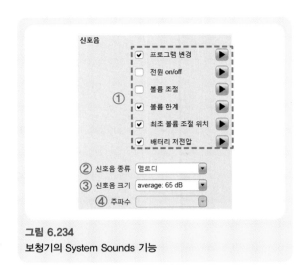

그림 6.234
보청기의 System Sounds 기능

보청기의 상태나 설정의 변경을 지시하는 신호음을 발생시켜서 난청인에게 알려준다. 이때 신호음에 관련된 선택사항을 살펴보면 다음과 같다(그림 6.234).

① 신호음

신호음을 발생시키는 보청기의 상태나 설정의 변경은 다음과 같다(그림 6.234의 ①). 이들 중에서 실제로 신호음이 보청기에서 발생하기를 원하는 것에 대해서만 선택할 수 있다.

- 프로그램 변경 : 프로그램(메모리)이 변경될 때 신호음이 발생한다.
- 전원 on/off : 보청기의 전원이 켜지거나 꺼질 때 신호음이 발생한다.
- 볼륨조절 : 소리의 크기를 조절하기 위해 볼륨을 조정할 때 신호음이 발생한다.
- 볼륨 한계 : 볼륨이 조정범위 안에서 한계에 접근할 때 신호음이 발생한다.
- 최초 볼륨 위치 : 보청기의 전원을 켰을 때 볼륨이 최초의 위치(Power-On Position) 로 접근해갈 때 신호음이 발생한다.
- 배터리 저전압 : 건전지의 전압이 일정 이하로 떨어지면 신호음이 발생한다.

② 신호음의 종류

신호음을 '기본' 또는 '멜로디' 중에서 한 가지를 선택하여 들을 수 있다(그림 6.234의 ②).

③ 신호음의 크기

신호음은 크기가 네 종류로 나누어져 있는데, 이들 중에서 한 가지를 선택하면 된다(그림 6.234의 ③). 이때 신호음의 크기는 다음과 같다.

- soft 55dB : '작은 소리'에 해당한다.
- average 65dB : '보통 소리'에 해당한다.
- loud 75dB : '큰 소리'에 해당한다.
- extra loud 85dB : '매우 큰 소리'에 해당한다.

④ 주파수

'기본' 신호음의 주파수를 선택한다(그림 6.234의 ④).

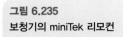

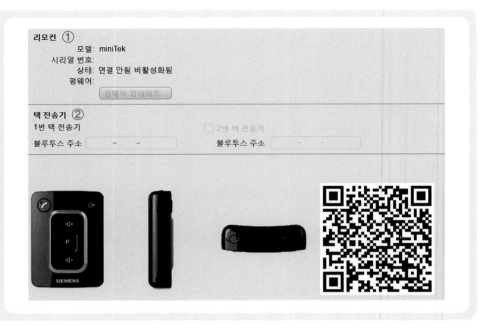

그림 6.235
보청기의 miniTek 리모컨

(3) 리모컨

e2e wireless 2.0 기능을 가진 보청기에 무선방식으로 신호를 보내주거나 보청기의 기능을 조절할 수 있는 리모컨의 종류로는 'miniTek', 'Tek Connect', 'ProPocket', 'ePen'과 'easyPocket' 등이 있다. 사용하는 리모컨을 선택하면 Connexx 프로그램의 하단에서 해당 리모컨의 사진과 특징을 보여준다. 이들 각각에 대한 선택사항이 리모컨별로 다음과 같이 나타난다.

① miniTek

블루투스를 이용하여 무선통신방식으로 보청기를 조절할 수 있을 뿐만 아니라 전화, TV, MP3, 컴퓨터 등의 음향기기와 연결하여 멀티미디어도 즐길 수가 있다(그림 6.235). 그리고 텔레코일이나 FM시스템과 연결할 수 있으며, 양쪽 귀에 모두 'miniTek'을 사용할 수도 있다. 'miniTek'에 관한 Connexx 프로그램의 화면에서 다음과 같은 정보를 보여준다.

- 리모컨 : 모델, 시리얼 번호, 상태(연결여부)와 펌웨어(그림 6.235의 ①)
  ※ '펌웨어 업데이트' 메뉴를 이용하여 펌웨어를 최신 버전으로 업데이트할 수도 있다.
- 택 전송기 : 각각의 택 전송기(Tek transmitter) 뒤에 있는 블루투스 주소를 입력한다(그림 6.235의 ②). 만약 양쪽 귀에 사용하는 2개의 'miniTek'을 마치 하나처럼 동기화하려면, '2번 택 전송기' 앞에 있는 □에 마우스를 눌러 체크(✔)하면 된다.

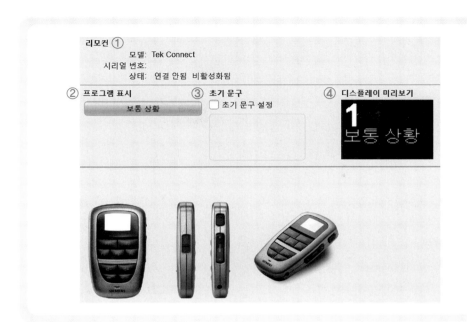

그림 6.236
보청기의 Tek Connect 리
모컨

② Tek Connect

'miniTek'과 같이 블루투스를 이용하기 때문에 보청기의 기능조절뿐만 아니라 멀티미디어
를 즐길 수도 있다(그림 6.236). 리모컨의 화면을 통해 프로그램과 볼륨 상태를 확인할 수
있다. 'Tek Connect'에 관한 Connexx 프로그램의 화면에서 다음과 같은 정보를 알려준다.

- 리모컨 : 모델, 시리얼 번호, 상태(연결여부)(그림 6.236의 ①)
- 프로그램 표시 : '프로그램 설정'에서 설정된 청취환경을 Connexx 프로그램의 화면
  에서 보여준다(그림 6.236의 ②). 각 프로그램의 이름을 리모컨의 화면에 어떻게 나
  타낼 것인지를 Connexx 프로그램의 '디스플레이 미리보기' 화면에서 미리 확인할 수
  있으며 현재 작동되고 있는 프로그램의 이름이 '디스플레이 미리보기' 화면에서와 동
  일하게 리모컨의 화면에 나타난다.
- 초기 문구(Start-up Text) : '초기 문구 설정' 앞에 있는 □에 체크(✔)한 이후에 아래
  에 있는 흰색 박스에 문구를 쓰면 옆에 있는 '디스플레이 미리보기' 화면에 나타난다
  (그림 6.236의 ③). 이 문구는 리모컨이 켜질 때 리모컨의 화면에 가장 먼저 나타난다.
- 디스플레이 미리보기(Preview Remote Control Display) : 리모컨의 화면에 나타나는
  프로그램과 초기 문구를 Connexx 프로그램에서 미리 보여준다(그림 6.236의 ④).

③ ProPocket

블루투스가 아닌 FM방식으로 보청기와 통신하는 리모컨으로서 보청기의 볼륨조절과 프
로그램을 변경할 수 있다(그림 6.237). 'ProPocket'에 관련된 Connexx 프로그램의 화면에
서 모델과 시리얼 번호를 제공한다.

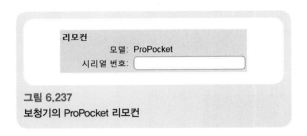

그림 6.237
보청기의 ProPocket 리모컨

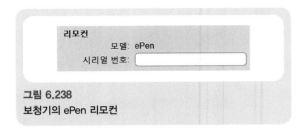

그림 6.238
보청기의 ePen 리모컨

④ ePen

펜의 형태를 가진 리모컨으로서 'ProPocket'과 거의 동일한 특징을 갖는다(그림 6.238).

⑤ easyPocket

무선통신방식은 'ProPocket'이나 'ePen'에서와 같이 FM방식이지만 'Tek Connect'처럼 리모컨에 화면을 가지고 있어서 현재 작동되고 있는 볼륨이나 프로그램을 보여줄 수 있다(그림 6.239). 'easyPocket'에 관련된 Connexx 프로그램의 화면에서 다음과 같은 정보를 볼수 있다.

- 리모컨 : 모델, 시리얼 번호, 상태(연결여부)(그림 6.239의 ①)
- 프로그램 표시 : 각각의 프로그램에 설정되어 있는 청취환경들을 보여준다(그림 6.239의 ②).
- 리모컨 액정 미리보기(Preview Remote Control Display) : 리모컨 화면에 나타난 프로그램과 푸시 버튼의 아래쪽과 위쪽 버튼이 설정한 기능을 화면을 3등분하여 그림의 형태로 미리 보여준다(그림 6.239의 ③). 이들은 '디스플레이 미리보기' 화면과 동일하게 리모컨의 화면에 나타난다.
- 푸시 버튼 설정 : 위쪽과 아래쪽 버튼을 사용하여 다음과 같은 기능을 설정할 수 있다(그림 6.239의 ④).
  - 위쪽 버튼 : 보청기 초기화, 이명차폐음 증가, SoundBalance 증가, Contact data

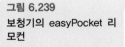

그림 6.239
보청기의 easyPocket 리모컨

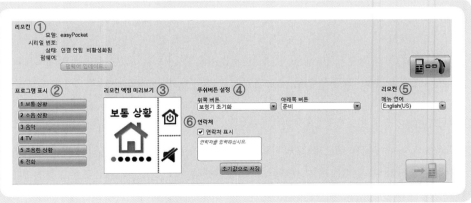

그리고 프로그램 등을 설정할 수 있다.
　– 아래쪽 버튼 : 준비, 이명차폐음 증가, SoundBalance 증가, Contact data 그리고
　　프로그램 등을 설정할 수 있다.
• 메뉴 언어 : 사용하고자 하는 언어를 영어(English), 프랑스어(French), 독일어
　(German), 일본어(Japanese), 스페인어(Spanish) 중에서 선택할 수 있다(그림 6.239
　의 ⑤).
• 연락처(Contact Data) : 난청인(가족 포함)과 연락이 가능한 전화번호를 저장한다(그
　림 6.239의 ⑥). 이 연락처가 〈그림 6.239〉의 ③에 나타나고 ☐ 연락처 표시의 ☐에 체크
　(✔)함으로써 리모컨 화면에 나타낼 수도 있다.

4) 프로그램 설정

보청기가 가지고 있는 각각의 프로그램(메모리)에 청취환경을 지정한다(그림 6.240). 보
청기의 종류에 따라서 프로그램을 최대 6개까지 가질 수 있기 때문에 총 6개의 청취환경
을 설정할 수 있다. 여기서 청취환경의 종류로는 '보통 상황', '소음 상황', '전화', '전화
(텔레코일)', '블루투스 전화', '음악', 'TV', '야외활동/스포츠', '조용한 상황', '이명'과
'Induction Loop' 등이 있다. 특히 첫 번째 프로그램에는 '보통 상황'이 지정되어 있으며
이는 임의로 지정을 취소하거나 다른 프로그램으로 변경할 수 없다. 첫 번째 프로그램을
제외한 다른 프로그램에 대해서 다음과 같은 작업을 수행할 수 있다.

• 프로그램의 순서 변경 : 프로그램의 번호에 커서를 옮긴 후에 마우스를 클릭하여 하
　얀색으로 바탕으로 바꾼다. 그리고 마우스를 다시 누른 채로 옮겨가고자 하는 위치로
　프로그램을 옮긴다.
• 프로그램의 복사 : '복사하려는 프로그램'의 이름 옆에 있는 버튼을 누른 채로 '복사
　하고자 하는 프로그램'으로 옮긴다. 그 결과 '복사하고자 하는 프로그램'이 '복사하려
　는 프로그램'으로 복사된다.

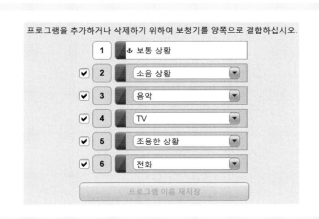

그림 6.240
보청기의 '프로그램 설정'
기능

- 프로그램의 삭제 : 프로그램의 왼쪽에 있는 □에 마우스를 눌러 체크(✔)를 해제한다.
- 프로그램의 이름변경 : 프로그램의 이름을 지우고 다시 적은 후에 하단에 있는 '프로그램 이름 재저장'을 누른다.

1. Larson, V. D., Williams, D. W., Henderson, W. G., Luethke, L. E., Beck, L. B., Noffsinger, D., et al. (2000). Efficacy of 3 commonly used hearing aid circuits : A crossover tral. NIDCD/VA Hearing Aid Clinical Trial Group. *Journal of the American Medical Association, 284(11)*, 1806-1813

2. Humes, L. E. Christensen, L., Thomas, T., Bess, F. H. Hedley-Williams, A. Bentler, R. (1999). A comparison of the aided performance and benefit provided by a linear and a two-channel wide dynamic range compression hearing aid. *Journal of Speech, Language, and Hearing Research, 42(1)*, 65-79

3. Arthur Schaub, *Digital Hearing Aids, Thieme*, New York/Stuttgart, (2008).

4. Bentler. R. A., and Duve, M. R. (2000). Comparison of hearing aids over the 20th century, *Ear & Hearing, 21(6)*, 625-39

5. Hansen M. (2002). Effects of multi-channel compression time constants on subjectively perceived sound quality and speech intelligibility. *Ear & Hearing, 23(4)*, 369-380

6. Marriage, J. E., and Moore, B. C. (2003). New speech tests reveal benefit of wide-dynamic-range, fast-acting compression for consonant discrimination in children with moderate-to-profound hearing loss. *International Journal of Audiology, 42(7)*, 418-425

7. Cox RM. (1979). Acoustic aspects of hearing aid-ear canal coupling systems. *Monographs in Contemporary Audiology*, 1(3) : 1-44

8. Dillon H, *Hearing Aid*, 2nd Ed., Thieme, Boomerang press, (2012)

9. Foley D. (2007) Quantifying the venting effects of current open-canal and receiver-in-canal ear pieces. *Masters Dissertations*, Macquarie Univ. Sydney

10. O'Brien A, etal. (2010) Validity and reliability of in-situ air conduction thresholds measured through hearing aids coupled to closed and open instant-fit tips. Int J Audiol, 49(12) : 868-876

11. Mueller HG, Ricketts TA. (2006) Open-canal fittings : Ten take home tips, The Hear J. 59(11) : 24-39

12. http://www.hearinghaven.com/ite-hearing-aid-wax-removal/siemens-wax-guard/ & http://www.ebay.com/bhp/starkey-hearing-aids

13. http://www.thehearingaidstoreredwoodcity.com/hearing-aids/

14. Connexx 7.1 적합 프로그램에서 지멘스 'Motion' 그룹의 'P 7mi' 제품 사진

15. Connexx 7.1 적합 프로그램에서 지멘스 'Motion' 그룹의 'M 5mi' 제품 사진

16. Connexx 7.1 적합 프로그램에서 지멘스 'Pure' 그룹의 '3mi S' 제품 사진

17. Connexx 6 적합 프로그램에서 Audio Service 'Aumea Bizz' 그룹의 '2 S Audio Scope-55' 제품 사진

18. Connexx 6 적합 프로그램에서 Audio Service 'Aumea Bizz' 그룹의 '1 S-45' 제품 사진

19. Connexx 6 적합 프로그램에서 지멘스 'Motion' 그룹의 '101 CT 118/45' 제품 사진

20. Connexx 6 적합 프로그램에서 지멘스 'Motion' 그룹의 '101 CIC 113/47' 제품 사진

21. www.embracehearing.com & http://www.superiorhearing.com

22. Byrne D, Tonisson W. (1986). Selecting the gain of hearing aids for persons with sensorineural hearing impairment. Scand Audiol, 5 : 51-59

23. Dillon H, Hearing Aid, 2nd Ed., Thieme, Boomerang press. (2012)

24. Berger K. W, Hagberg E. N, Rane R. L. (1977). Prescription of hearing aids : Rationale, procedures and results(Available from Speech and Hearing Clinic, Kent State University, Kent, OH)

25. McCandless GA, Lyregaard PE, (1983). Prescription of gain/output (POGO) for hearing aids, Hear Instrum, 34(1) : 16-21

26. Killion MC, Fikret-Pass S, (1993). The 3 types of sensorineural hearing loss : loudness and intelligibility considerations, The Hear J. 46(11) : 31-36

27. Cornelisse L, Seewald R, Jamieson D, (1995). The input/output formula : a theoretical approach to the fitting of personal amplification devices, J. Acoust Soc Amer, 97(3) : 1854-1864

28. Dillon H, (1999). NAL-NL1 : A new prescriptive fitting procedure for non-linear hearing aids, The Hear J. 52(4) : 10-16

29. https://starkeypro.com/pdfs/technical-papers/WTPR0006-EE-ST.pdf

30. BestSound Technology Compendium, Siemens

31. Julie Neel Weile & Bo Littau, Technical Paper-2013, Free Focus, Oticon

32. http://www.starkey.com/hearing-aids/surflink-wireless-accessories

33. Mueller HG, (1994). CIC hearing aids : What is their impact on the occlusion effect? The Hear J. 47(11) : 29-35

34. https://spectaclehearingaids.wordpress.com/bone-conduction-systems

35. httpadvancedhearing.comhearing-aid-domessiemens-click-domes

36. http://www.phoenixhearing.com.au/Proshop/viewcategory.php?groupid=21

37. BestSound Technology Compendium, Siemens

|저자 소개|

오세진

성균관대학교 물리학과 졸업

성균관대학교 대학원 졸업

미국 올드도미니언대학교 물리학과 졸업(석사, 박사)

포항공과대학교 재료공학과 Post-Doc.

지식경제부 지역기술혁신센터장

교육과학기술부 산학협력중심대학육성사업단장

한국음향학회 음향자격검정위원회 위원장

한국음향학회 음향표준 및 규격위원회 위원장

현재 충북보건과학대학교 언어재활보청기과 교수

[저서]

심리음향학, 보청기개론, 스피커 개론, 오디오 연감, 스피커 공학, 스피커 총론 외 다수